Humoralmedizinische Praxis

BAND 2

Praktische Arzneitherapie

Zu den Bildern und Grafiken: Soweit nicht anders angegeben, stammen die Fotos und Grafiken in diesem Buch von den beiden Autoren oder aus dem Buch «Grundlagen der Traditionellen Europäischen Naturheilkunde TEN» (Bacopa Verlag). Die Illustrationen stammen aus: Gotthilf Heinrich v. Schubert, Naturgeschichte des Pflanzenreichs nach dem Linne'schen System, Stuttgart 1887; Carl Hoffmann's Botanischer Bilder-Atlas, Stuttgart, 1896; Köhler's Medizinal-Pflanzen in naturgetreuen Abbildungen, 3 Bände, Gera-Untermhaus 1890;

4521 Schiedlberg/Austria, Waidern 42
E-Mail: verlag@bacopa.at, office@bacopa.at
www.bacopa.at

Printed in the European Union

ISBN: 9783903071339
3. korrigierte Auflage, 2021

Friedemann Garvelmann, Christian Raimann

Humoralmedizinische Praxis

BAND 2

Praktische Arzneitherapie

BACOPA VERLAG

1.
HEILPFLANZEN-MONOGRAFIEN

2. MONOGRAFIEN POTENZIERTER HEILMITTEL

ANHANG

1. HEILPFLANZEN-MONOGRAFIEN

Aus Sicht der Traditionellen Europäischen Naturheilkunde (TEN) repräsentiert jedes Arzneimittel seine spezifischen humoralen Qualitäten, welche sich aus dem Elementen- und Säftebezug der Ausgangssubstanzen ergeben. Anliegen dieses Buches ist es, neben den üblicherweise beschriebenen stofflichen Aspekten der Heilpflanzen die energetisch-informativen Qualitäten vertieft und aus heutiger Sicht betrachtet wiederzugeben.

1.1 Heilpflanzenqualitäten

Primäre Qualitäten

Die primären Qualitäten beziehen sich auf die Wärme- und Feuchtigkeitsqualität einer Heilpflanze, die sich aus der Elementenlehre ableiten und teilweise bereits durch Tastwahrnehmung, Aussehen oder Geruch erkennbar sind. Im humoralmedizinischen Sinne können Heilmittel warm oder kalt sowie feucht oder trocken sein.

Dabei werden verschiedene Intensitätsgrade (Grade) unterschieden:

1° schwach spürbar
2° klar erkennbar
3° heftig spürbar
4° extrem stark, potenziell schädigend

Eine Heilpflanze wie Engelwurz (Angelica archangelica) wird beispielsweise als warm im 2. Grade und trocken im 2. bis 3. Grade beschrieben: *Warm 2 / trocken 2–3.*

In dieser qualitativen Betrachtung stellen Heilpflanzen, wie bereits in Band 1 erwähnt, kein „aktives“ Wirkprinzip dar, welches im Organismus eine bestimmte Wirkung „erzwingen“ kann. Vielmehr wird die Wirkung der Pflanze – besser gesagt, ihr Wirkungsvermögen – als spezifischer Reiz im Sinne einer Information verstanden, welcher entsprechende Reaktionen des Organismus auszulösen vermag.

Die Gradeinteilung ist lediglich eine grobe Einschätzung des Wirkungspotenzials einer Heilpflanze – die effektive Wirkung hängt einerseits von der Zubereitung und Anwendung des Heilmittels ab, wird vor allem aber vom individuellen Reaktionsvermögen des betreffenden Menschen, der das Mittel einnimmt, geprägt. Dieses wiederum basiert auf seiner Konstitution und der aktuellen Krankheitssituation.

In der traditionellen Literatur finden sich relativ häufig unterschiedliche, teilweise sogar gegensätzliche Beschreibungen der Heilpflanzenqualitäten.

Dafür gibt es mehrere Gründe, welche in Band 1, Kapitel 14, näher beschrieben sind. Neben der individuellen Reaktion des Patienten auf einen Heilreiz ist der unterschiedliche Betrachtungswinkel der Heilpflanzenwirkung sicherlich der wichtigste Grund für die verschiedenartigen Einschätzungen der jeweiligen Pflanzenqualitäten:

Bei der therapeutischen Anwendung vieler Pflanzen erfolgt eine Erst- und darauf eine Folgewirkung. Die Erstwirkung beinhaltet das Vermögen der Pflanze, Prozesse und Funktionen im Organismus anzustoßen, aufrechtzuerhalten/zu vermindern oder einzudämmen, ebenso die unmittelbare Reaktion des Organismus auf diesen Impuls.

Viele Leber-Galle-Pflanzen, wie Löwenzahn u.a., wirken beispielsweise verdauungsfördernd, indem sie Tonus und Peristaltik der beteiligten Organe und die Sekretion der Verdauungssäfte (Speichel, Magensaft, Galle, Bauchspeichel) anregen. Diese Funktionssteigerung kann nur durch Wärme erfolgen – eine kalte Pflanze vermag keine Steigerung der physiologischen Verdauungsfunktion zu erzielen. Dabei wird u.a. die Leber erwärmt, die Produktion von Gallenflüssigkeit und der Gallenfluss angeregt und als Folge davon gesteigerte oder pathologische Hitze (übermäßige Gelbgalle oder gelbgallige Schärfe) in den Darm abgeleitet und mit dem Stuhl ausgeschieden. Dadurch wird, falls der Organismus adäquat auf diesen Impuls reagieren kann, als Folgereaktion schlussendlich eine Kühlung erreicht. Je nach Blickwinkel kann nun der ursprüngliche Ansatz der Heilpflanzenwirkung (wärmend) oder aber dessen Folge (kühlend) als Richtpunkt für die Bestimmung der Heilpflanzenqualitäten beigezogen werden. Daraus entstehen unterschiedliche Qualitätsbeurteilungen, je nachdem, ob sich die jeweiligen Angaben auf die Erst- oder auf die Folgewirkung beziehen. Cholagoga wie Löwenzahn werden daher in einigen Quellen als wärmend, in anderen als kühlend bewertet.

Die gleiche Problematik besteht bei vielen ausscheidungsfördernden Heilpflanzen, also z.B. bei Aquaretika, Diaphoretika und Emetika.

Um diesen Gegebenheiten Rechnung zu tragen, werden in diesem Buch die Erstwirkungen aufgeführt, was durchaus zur Folge haben kann, dass Unterschiede zu anderen Veröffentlichungen (welche ihrerseits sowieso bereits bestehen) auftreten. Aus Sicht der Autoren ist es sinnvoll, als Wirkungsvermögen einer Heilpflanze zu beschreiben, was diese im Körper bewegt oder welche Impulse sie generieren kann. Eine mögliche Folgereaktion darauf zu beschreiben, die bei einigen Patienten unter Umständen gar nicht eintritt, erscheint uns wenig sinnvoll.

Sekundäre Qualitäten

Auch die zweite Gruppe von Eigenschaften wird mit den menschlichen Sinnen wahrgenommen, dabei unterscheidet man traditionell verschiedene Geschmacksrichtungen sowie die Festigkeiten „dick“, „mittel“ und „dünn“. Der Geschmack einer Pflanze oder eines Nahrungsmittels ist ein wichtiges Werkzeug, um das Wirkungsvermögen zu ermitteln.

Tertiäre, okkulte Qualitäten

Diese Eigenschaften lassen sich nicht direkt sensorisch herleiten, sondern sind erst therapeutisch nach einer gewissen Anwendungsdauer erfassbar.

1.2 Bestimmung der humoralen Qualitäten von Heilpflanzen

Aspekte 1. Ranges sind:

- ➡ Erkenntnisse aus der therapeutischen Anwendung (Welche Impulse vermag eine Heilpflanze zu geben, was vermag sie zu bewegen, zu vermindern…)
- ➡ Sinneswahrnehmung: Geschmack, Geruch
- ➡ Modifizierung durch Wahl des Pflanzenteils und der Zubereitungsform/-art (Galenik)

Aspekte 2. Ranges sind in der traditionellen Literatur auftretende, weniger verlässliche Kriterien wie Aussehen, Farbe, Standort, Verhalten oder auch herbalastrologische Aspekte. So sind beispielsweise Pflanzen mit roten Teilen (wie Chili) tendenziell wärmer als blaue oder weiße Pflanzen. Kühle Ausnahmen wie Mohn zeigen jedoch die Unzuverlässigkeit dieses Kriteriums. Gleichermaßen sind Wasserpflanzen oder am Wasser wachsende Pflanzen (wie die Weide) tendenziell eher kühl. Allerdings gibt es diesbezüglich ebenfalls Ausnahmen wie z.B. Kalmus.

Die Schlüsselkriterien lauten schlussendlich:

Bezüglich Wärmequalität	Die Pflanze vermag Reaktionen anzustoßen, welche die Wärmeprozesse anregen, steuern und aufrechterhalten.
Bezüglich Feuchtigkeitsqualität	Die Pflanze bringt entweder Feuchtigkeit in den Körper oder vermag im Körper Reaktionen anzustoßen, welche die Feuchtigkeitsprozesse unterstützen oder austrocknende Wärmeprozesse dämpfen.

1.3 Zuordnung zu den drei übergeordneten Therapieprinzipien

Die Klassifizierungen nach säfteoptimierenden, säftebewegenden und säfteableitenden Wirkungskriterien ist für die Therapiewahl ausschlaggebend – aber nicht einfach, da sich diese drei Aspekte teilweise gegenseitig bedingen und überschneiden.

Säfteoptimierendes Wirkungsvermögen und Heilpflanzenbeispiele

Erste Kochung fördernd	Magentonisierend, appetitanregend, allgemein verdauungsfördernd	Karminativa, Digestiva, Stomachika wie Tausendgüldenkraut
Zweite Kochung fördernd	Leber-Gallenfunktion anregend, Pankreasfunktion anregend	Cholagoga: Choleretika, Cholekinetika wie Artischocke
Dritte Kochung fördernd	– Blutverteilungsfördernd – Stärkend, allgemein tonisierend – Aufbauend, nährend	– Ginkgo, Schafgarbe – Roboranzien, Tonika wie Kalmus – Adaptogena wie Taigawurz

Säfteoptimierendes Wirkungsvermögen und Heilpflanzenbeispiele

In der praktischen Anwendung ist die Differenzierung der einzelnen Kochungsschritte nur schwer möglich, da es sich um einen gesamtheitlichen Prozess handelt. In den folgenden Monografien wird daher in den meisten Fällen diesbezüglich keine Differenzierung gemacht.	
Wärmend	Rosmarin, Meerrettich
Kühlend	Antiphlogistika, Refrigeranzien, Febrifuga wie Weide
Befeuchtend	Muzilaginosa wie Eibisch
Trocknend	Adstringenzien wie Tormentill
Verdickend	Koagulanzien wie Carrageen
Verdünnend, zerteilend (z.B. zähe Feuchtigkeit)	Diluenzien, Expektoranzien wie Fenchel
Erweichend	Emollenzien wie Eibisch
Beruhigend	Nervina wie Melisse
Organfunktionsstärkend	Lunge – Huflattich Herz – Weißdorn Leber – Mariendistel Milz – Erdrauch Gebärmutter – Beifuß Niere – Goldrute Psyche und Gehirn – Johanniskraut

Säftebewegendes Wirkungsvermögen und Heilpflanzenbeispiele

Aktivierend, tonisierend	Tonika wie Rosmarin
Krampflösend, entspannend	Antispasmodika/Spasmolytika, Relaxanzien wie Pestwurz
Blutfluss-, durchblutungsfördernd	Schafgarbe, Ginkgo
Venösen-Rückfluss-fördernd	Rosskastanie
Lymphflussfördernd	Lymphagoga wie Steinklee

Säfteableitendes Wirkungsvermögen und Heilpflanzenbeispiele

Leber-Galleanregend	Cholagoga: Cholekinetika, Choleretika, Cholezystokinetika wie Schöllkraut
Abführend	Laxanzien, Purganzien wie Faulbaum
Blähungstreibend	Karminativa wie Kümmel
Harntreibende Mittel	Diuretika (besser: Aquaretika) wie Birke
Schweißtreibend	Diaphoretika wie Linde
Menstruationsanregend	Emmenagoga wie Beifuß

Erbrechen auslösend (heute nicht mehr üblich)	Emetika wie Brechwurz
Auswurffördernd	Expektoranzien wie Fenchel
Speichelflussfördernd	Salivanzien wie Kalmus
Niesreizfördernd (heute nicht mehr üblich)	Sternutatoria wie Schlüsselblume (Wurzel)
Wurmtreibend	Anthelminthika wie Wermut
Reizend, blasenziehend auf der Haut	Rubefazienzien, Vesikatoria wie Meerrettich

1.4 Überprüfung und Neubestimmung der Heilmittelqualitäten

Die wichtigste aktuelle Aufgabe ist es, das humoralmedizinische Wissen an die Bedürfnisse und Gegebenheiten unserer Zeit anzupassen.

Eine unreflektierte Übernahme der antiken und mittelalterlichen Heilpflanzenqualitäten erscheint nicht sinnvoll. Neben den widersprüchlichen Angaben der Wirkungskriterien in den alten Quellen sind auch Gesundheitssituation, Konstitution und Reizempfindlichkeit keine fixen Konstanten. Sie sind abhängig von unterschiedlichsten Faktoren wie Zeitgeist, Klima, sozialen Aspekten u.a. Ebenso haben sich Ernährung und Lebensumstände wie auch die Beschaffenheit der Heilmittel verändert.

Bei der Sichtung der überlieferten Heilpflanzenqualitäten erstaunt beispielsweise die große Menge an wärmenden und trocknenden Heilpflanzen – befeuchtende und kühlende Qualitäten sind eher rar.

Das feucht-kalte Wetter unserer Klimazone war als pathogener Faktor für unsere Vorfahren viel gravierender als für heute lebende Menschen. Geheizte Räumlichkeiten, verändertes Essverhalten und ein komplett andersartiger Lebensstil sind nur einige Beispiele für veränderte Grundvoraussetzungen, die in unserer Zeit auch für die Anwendung von Heilpflanzen bestimmend sind. Therapeuten stehen heute nicht selten vor der Aufgabe, das physiologische Feuchtigkeitsprinzip von Patienten zu unterstützen oder aufzubauen, obwohl aufgrund Über- und Fehlernährung unphysiologische Feuchtigkeit häufig im Übermaß vorhanden ist.

Aus diesem Grunde ist es notwendig, alle traditionellen Qualitätsbestimmungen zu überdenken, zu überprüfen und gegebenenfalls anzupassen.

Eine zeitgemäße Beurteilung der Heilpflanzen fordert flexibles Denken sowie Wahrnehmungs- und Experimentierfreudigkeit in der praktischen Anwendung.

Die Humoralmedizin hat sich im Laufe ihrer Geschichte ständig gewandelt und an neue Erkenntnisse angepasst, was auch in Gegenwart und Zukunft weiterhin notwendig ist und sein wird. In diesem Sinne sind die qualitativen Angaben in den folgenden Monografien als „Ausgangswert“ zu interpretieren.

1.5 Weitere Erläuterungen zu den Monografien

Botanik

Die Familienzugehörigkeit der einzelnen Heilpflanzen wird nach aktuellstem Stand beschrieben. Da sich die systematische Botanik diesbezüglich jedoch momentan in einem großen Umbruch befindet – in den letzten 10 Jahren wurden Hunderte von Pflanzen anderen Familien zugeteilt – sind in naher Zukunft weitere Veränderungen zu erwarten.

Konstitutionsbezug

Viele Pflanzen werden, meist in Rezepturen mit synergistisch wirkenden weiteren Pflanzen und potenzierten Mitteln, in der Konstitutionstherapie verwendet. In dieser Rubrik werden die Konstitutionen in einer etwas modifizierten Terminologie des Konstitutionssystems nach Joachim Broy aufgeführt, bei denen die betreffende Pflanze eingesetzt werden kann.

Zubereitung und Anwendung

Bei der qualitativen Beurteilung von Heilpflanzen spielen, wie erwähnt, auch Zubereitungsart, Darreichungsform und Anwendungsort eine Rolle.

In den folgenden Monografien werden, wenn nicht anders beschrieben, die Zubereitung der frischen Droge als Teeauszug beurteilt. Die entsprechenden Qualitäten sind also als „Ausgangswerte" zu betrachten, welche je nach Auszugsmittel, Auszugsdauer, Anwendungsort etc. modifiziert werden können.

Ein Auszug aus Kamillenblüten kann z.B. je nach Auszugsdauer wärmer (kurzer Infus), kühler (langer Infus) zubereitet werden. Leinsamen als Kaltauszug besitzt schleimige, kühle – als Ölpressung sanft wärmende Qualitäten.

Zubereitungsformen

Zusätzlich zu den in den Monografien beschriebenen Arzneimittelformen sind für viele Heilpflanzen auch weitere erhältlich, welche nur in Ausnahmefällen aufgelistet werden:

- *Urtinkturen:* Werden meist aus Frischpflanzen gewonnen und sind Ausgangsstoff für die Herstellung potenzierter Arzneien. Übliches Symbol: Ø
- *Gemmomazerate:* In Alkohol und Glyzerin ausgezogene teilungsaktive Bestandteile (Knospen oder Wurzelspitzen) von Heilpflanzen.
- *Spagyrika:* Die klassische Spagyrik nach Zimpel kennt die drei Zubereitungsschritte Gärung, Destillation und Veraschung.
  Durch die spezifische Zubereitung wird der energetische Aspekt der Heilpflanze erhöht – dabei entfallen allfällige Toxizität, mögliche Nebenwirkungen und Kontraindikationen. Es existieren noch weitere, andersartige spagyrische Herstellungsverfahren.
- *Potenzierte Arzneien:* Siehe Einleitung zu diesem Thema (S. 343).
- *Anthroposophika:* Die Herstellungs- und Anwendungsweisen dieser Arzneimittelgruppe überschneiden sich mit einzelnen Aspekten der Heilpflanzenkunde, Spagyrik und Homöopathie. Einige Zubereitungsmethoden, z.B. die Herstellung vegetabilisierter Metalle wie auch die zugrunde liegende Philosophie sind spezifisch anthroposophisch.

- *Blütenessenzen:* Pflanzenauszug nach dem spezifischen Verfahren von E. Bach.
- *Reine ätherische Öle:* Verwendung in der Aromatherapie und in der Heilpflanzenkunde, vor allem für äußerliche Anwendungen.

Allgemeine Hinweise zur Dosierung

Folgende Informationen sind als „Faustregeln" zu betrachten und müssen für die praktische Anwendung unbedingt angepasst werden.

Zubereitungsart	Anweisung und Dosierung	Besonderes
Teezubereitung als Infus (mit getrockneten Teedrogen, bei frischen Heilpflanzen wird die Menge verdoppelt)	1–2 TL pro Tasse mit heißem Wasser übergießen, 5–10min ziehen lassen.	Üblichste Form der Teezubereitung – häufig auch als „Kompromiss" gewählt für Mischungen mit unterschiedlich zuzubereitenden Bestandteilen.
Teezubereitung als Mazerat	1–2 TL pro Tasse mit kaltem Wasser übergießen und bei Blatt- und Blütendrogen 1–2, bei Wurzel- oder harten Fruchtdrogen 6–8 Stunden ziehen lassen.	Speziell für empfindliche Pflanzenteile/ Inhaltsstoffe (z.B. Schleimstoffe), ebenso um gewisse unerwünschte Inhaltsstoffe (z.B. Gerbstoffe) möglichst nicht in Lösung zu bringen.
Teezubereitung als Dekokt	1–2 TL pro Tasse mit kaltem Wasser ansetzen, aufkochen und je nach Teedroge 5–30 Minuten köcheln lassen.	Für harte Pflanzenteile wie Hölzer, Früchte oder Samen. Viele empfindliche Inhaltsstoffe gehen dabei verloren.
Tinktur/Urtinktur	3 x 15–25 Tropfen täglich für Erwachsene in etwas Wasser einnehmen, Einnahmemodalität (vor, während, nach dem Essen) hängt von der verwendeten Heilpflanze ab.	
Spagyrika	3 x 2–3 Sprühstöße oder 3 x 5–7 Tropfen täglich für Erwachsene, je nach Heilmittel.	
Gemmomazerat	3 x 2–3 Sprühstöße tgl. für Erwachsene.	
Blütenessenzen	4 x 4 Tropfen tgl. des Einnahmefläschchen in etwas Wasser.	

1.6 Monografien

ACHILLEA MILLEFOLIUM – GEMEINE SCHAFGARBE

Familie	Asteraceae – Korbblütler
Synonyme	Tausendblättchen, Achilleskraut, Bauchwehkraut, Frauenkraut, Frauendank, Augenbraue der Venus (Supercilium veneris), Soldatenkraut, Blutstillkraut u.a.
Botanik	Ausdauernde, krautige Pflanze
Vorkommen	• Europa, Nordamerika, Nordasien, weltweit kultiviert • Auf trockenen Wiesen, an Acker-/Wegrändern, als Pionierpflanze

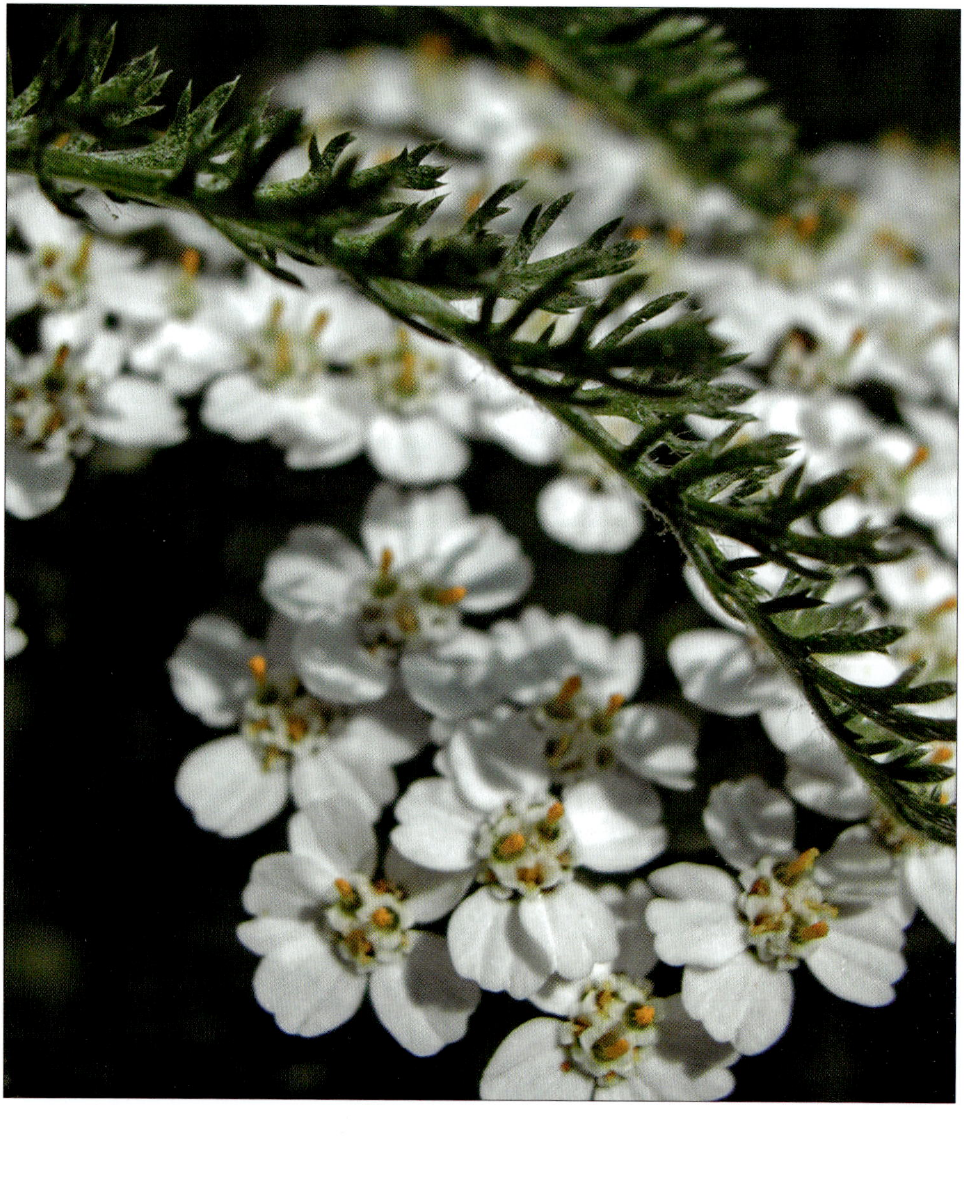

Millefolii herba/flos – Schafgarbenkraut/-blüte	
Humorale Qualitäten/ Geschmack	Warm 1–2, trocken 1 Bitter, leicht salzig und herb
Wirkungskriterien	**Säfteoptimierend:** • Fördert die Coctio • Wärmend, tonisierend, verdünnend • Vermindert zähe Feuchtigkeit **Säftebewegend:** • Venentonisierend • Blutzirkulationsanregend **Säfteableitend:** • Übermäßige Gelbgalle, GG-Schärfen
Konstitutionsbezug	• Sanguinogene Konstitution • Plethorische Konstitution • Cologene Konstitution • Gastrische Konstitution • Endokrin-vegetative Konstitution
Humorales Wirkungsprofil	• Erwärmt, öffnet den Magen, die Leber, Gebärmutter und reguliert ihren Tonus • Leitet übermäßige Gelbgalle und GG-Schärfen über die Leber ab • Harmonisiert die Blutwärme und reguliert so den Tonus der Gefäße v.a. im venösen Schenkel und fördert damit den venösen Abfluss aus den Geweben
Zusammenfassung	**Bei Kochungsstörungen, Blutzirkulationsstörungen und venösen Stauungen** Die Wirkungsweise der Schafgarbe lässt sich mit dem Begriff „Harmonisierung“ zusammenfassen. Dies erreicht sie primär über die Regulation der Wärmequalität der Säfte, womit sie sekundär den Tonus der Gewebe ausgleicht. In der Summation bewirkt das die Optimierung vieler unterschiedlicher Funktionen in sämtlichen Organsystemen. Sowohl hyper- als auch hypokinetische Zustände werden in ihr physiologisches Maß zurückgeführt. Damit ist ihr therapeutisches Einsatzgebiet sehr breit gefächert. Sie kann immer dann verordnet werden, wenn pathologische Abweichungen der Blutqualität und Störungen in der Tonusregulation pathophysiologische Grundlage der aktuellen Krankheit und der konstitutionellen Situation sind.

Inhaltsstoffe	Ätherische Öle, Bitterstoffe, Gerbstoffe, Flavonoide
Phytotherapeutische Wirkungen	Entzündungshemmend, krampflösend, karminativ, appetitanregend, leber-galleanregend, keimhemmend, blutzirkulationsfördernd, menstruationsregulierend Äußerlich: Wundheilend

Millefolii herba/flos – Schafgarbenkraut/-blüte	
Nebenwirkungen/ Interaktionen	Allergenes Potenzial (Korbblütler)
Zubereitungsformen (innerlich/äußerlich)	Tee, Tinktur, Ø, Spagyrika, Presssaft, Wildkräuterküche Äußerlich: Umschlag, Salbe, Bad
Indikationen	Verdauungsstörungen, Appetitlosigkeit, Leber-Gallenfunktionsschwäche, Magen-Darmkrämpfe, übermäßige oder schwache Menstruationsblutung, Menstruationskrampf Äußerlich: Wunden
Kontraindikationen	Korbblütlerallergie

Sonstiges	Eine der ältesten Heilpflanzen (60 000 Jahre alte Funde in einem iranischen Grab) **Mythologie:** Chiron, der heilkundige Zentaur, soll Achilles die wundheilende Pflanze gezeigt haben. *Griechischer Mythos*

ACORUS CALAMUS – KALMUS

Familie	Acoraceae – Kalmusgewächse
Synonyme	Magenwurz, Ackerwurz, Gewürzkalamus, Deutscher Ingwer, Schwanenbrot, Himmelsbrot u.a.
Botanik	Ausdauernde, krautige Sumpfpflanze mit fingerdicken Rhizomen
Vorkommen	• Asien, Europa, Sibirien, Nordamerika • An Teichrändern, Gräben, in Sümpfen

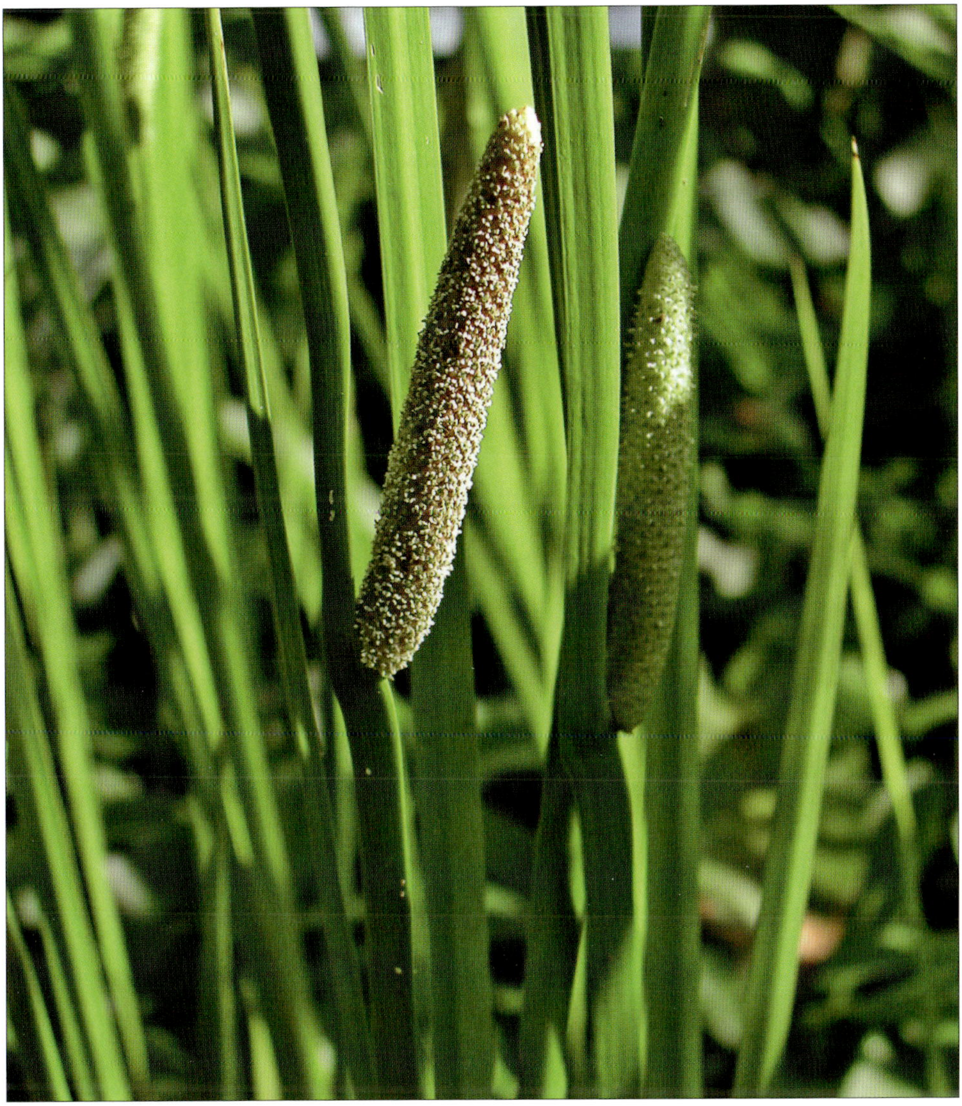

Calami rhizoma – Kalmuswurzelstock	
Humorale Qualitäten/ Geschmack	Warm 2–3, feucht 1 (nach anderen Quellen trocken) Scharf, bitter
Wirkungskriterien	**Säfteoptimierend:** • Fördert die Coctio • Allgemein tonisierend, wärmend, öffnend, verdünnend • Erwärmt kalte Feuchtigkeit **Säftebewegend:** • Feuchtigkeit **Säfteableitend:** • Übermäßige Gelbgalle, GG-Schärfen • Übermäßige Schwarzgalle, SG-Schärfen
Konstitutionsbezug	• Lymphatisch-hyperplastische Konstitution • Lymphatisch-hypoplastische Konstitution • Katarrhalisch-rheumatische Konstitution • Hydrogenoide Konstitution • Skrofulose, beide Formen
Humorales Wirkungsprofil	• Unterstützt die Erwärmung und Kochung von rohem Phlegma und damit die Energiebildung • Erwärmt und zerteilt zähe Feuchtigkeit v.a. in den Atem- und Verdauungswegen • Erwärmt, öffnet und entstaut Magen, Leber, Milz und erhöht ihren Tonus • Lymphflussfördernd, besonders bei entsprechender Symptomatik im Bereich des Kopflymphsystems • Leitet übermäßige Gelbgalle, Schwarzgalle und deren Schärfen ab
Zusammenfassung	**Bei Kälte- und Feuchtigkeitspathologien, Skrofulose** Das Wirkungsspektrum des Kalmus ist sehr breit gefächert: Einerseits ermöglicht er durch eine effiziente Durchführung aller Kochungen eine erhöhte *Bereitsstellung von Energie und Substanz,* welche bei allen Zuständen infolge Wärme- und Feuchtigkeitsmangel zum Tragen kommt. Andererseits bringt er in *Bewegung,* was durch fehlenden Wärmereiz oder Stauung stockt. Dieser Wirkungsaspekt ist im Bereich des Kopflymphsystems besonders deutlich ausgeprägt.

Inhaltsstoffe	Ätherische Öle, Bitterstoffe, Gerbstoffe, Schleimstoffe
Phytotherapeutische Wirkungen	Verdauungsfördernd, krampflösend, karminativ, sekretionsanregend, entzündungswidrig im Verdauungstrakt Äußerlich: Durchblutungsanregend
Nebenwirkungen/ Interaktionen	Selten Brechreiz erregend

Calami rhizoma – Kalmuswurzelstock	
Zubereitungsformen (innerlich/äußerlich)	Tee, Tinktur, Ø, Pulver, Kauen der Wurzelstücke, Gewürz Äußerlich: Gurgelwasser, Spiritus für Einreibungen, Bad
Indikationen	Verdauungsschwäche, Appetitlosigkeit, Dyspepsie, Erschöpfung, Magen-Darmkrampf, Leber-Galle-Pankreasfunktionsschwäche, Hypotonie Äußerlich: Blutverteilungsstörungen
Kontraindikationen	–
Sonstiges	**Signatur:** Das Rhizom deutet mit seinem darm-ähnlichen Aussehen auf die verdauungsfördernde Wirkung hin. „Mit Kalmus und Kümmel gedeiht der dümmste Lümmel“ (gemeint ist damit nicht eine verminderte Intelligenz, sondern „Gedeihfähigkeit“) *Volksmund*

AESCULUS HIPPOCASTANUM – ROSSKASTANIE

Familie	Sapindaceae – Seifenbaumgewächse Früher: Hippocastanaceae – Rosskastaniengewächse
Synonyme	Gemeine Rosskastanie, weiße Rosskastanie, Pferdekastanie, Saukastanie, Bitterkastanie u.a.
Botanik	Stattlicher, sommergrüner Baum, Alter bis 300 Jahre
Vorkommen	• Wurde erst 1576 aus dem Osten nach Mitteleuropa gebracht, heute Mittel-, Südeuropa, Nordamerika • In Gärten und Alleen

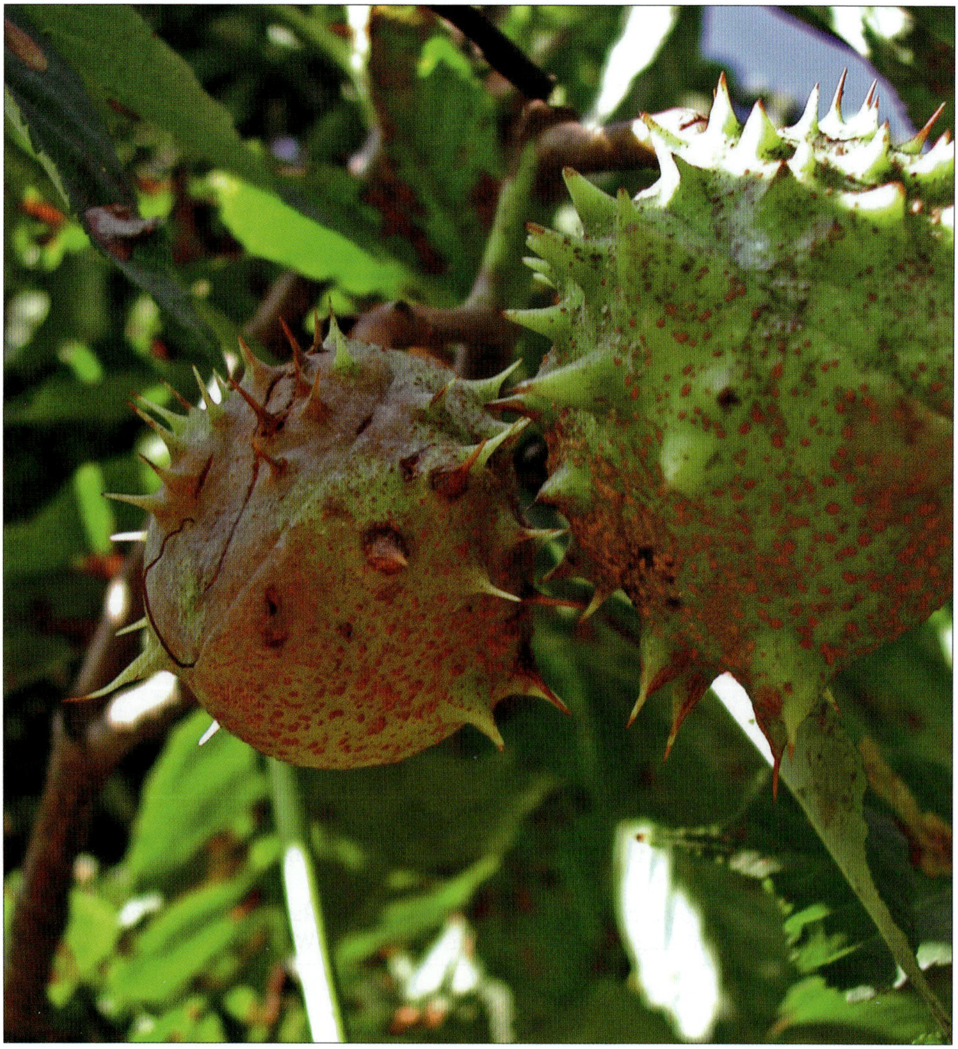

Hippocastani semen – Rosskastaniensamen	
Humorale Qualitäten/ Geschmack	Warm 1, neutral Bitter, herb, leicht scharf
Wirkungskriterien	**Säfteoptimierend:** • Wärmend • Vermindert zähe Feuchtigkeit **Säftebewegend:** • Venentonisierend • Bewegt gestaute Feuchtigkeit • Antiödematös
Konstitutionsbezug	• Plethorische Konstitution
Humorales Wirkungsprofil	• Erwärmt und zerteilt zähe Feuchtigkeit • Tonisiert die venösen Gefäße und den Rückfluss zum Herzen, wodurch auch Schärfen eliminiert werden
Zusammenfassung	**Bei Stauungspathologien** Die Rosskastanie wird als klassisches Venenmittel bei allen Beschwerden durch Krampfadern eingesetzt – darüber hinaus aber auch bei anderen stauungs- bzw. ödembedingten Beschwerden wie z.B. Rücken- oder Kopfschmerzen.

Inhaltsstoffe	Saponine: Aescin u.a.; Flavonoide: Rutin u.a.; Cumarine, Gerbstoffe, Bitterstoffe, Phytosterine
Phytotherapeutische Wirkungen	Venentonisierend, gefäßabdichtend, ödemhemmend, durchblutungsfördernd, entzündungshemmend, abschwellend Äußerlich: Entzündungshemmend, abschwellend
Nebenwirkungen/ Interaktionen	Schleimhautreizung des Magens (Einnahme nach dem Essen verbessert die Verträglichkeit)
Zubereitungsformen (innerlich/äußerlich)	Tinktur, Ø, Fertigarzneimittel Äußerlich: Bad, Umschlag, Salbe
Indikationen	Venöse Insuffizienz: Krampfadern, Wadenkrampf, Juckreiz, Beinschwellungen, Hämorrhoiden, Karpaltunnelsyndrom, Ödeme Äußerlich: Bluterguss, Gelenkschmerz, Hämorrhoiden, Krampfadern
Kontraindikationen	Äußerliche Anwendung auf offenen Wunden

Sonstiges	**Name:** Die Früchte sollen früher Pferden gegen Husten verfüttert worden sein. **Signatur:** Das Aufrichten der frischen, schlaff hängenden Blätter im Frühling als Hinweis auf die tonisierende Wirkung der Rosskastanie.

AGRIMONIA EUPATORIUM – ODERMENNIG

Familie	Rosaceae – Rosengewächse
Synonyme	Brustkraut, Sängerkraut, Leberklette, Heil aller Welt, König aller Kräuter, Odermandli u.a.
Botanik	Ausdauernde, krautige Pflanze
Vorkommen	• Europa, Nordasien, Nordamerika • In trockenen Wiesen, an Wegrändern, auf Ödplätzen

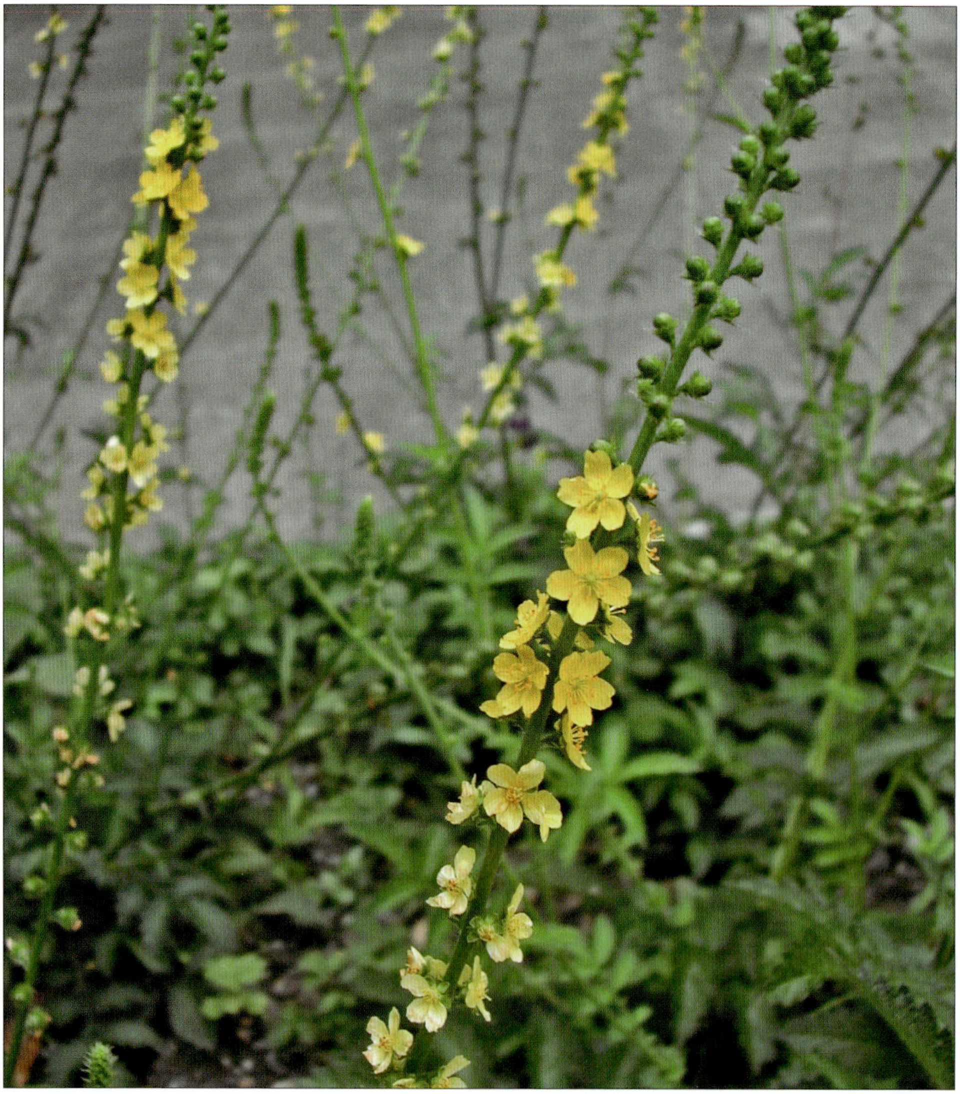

Agrimoniae herba – Odermennigkraut	
Humorale Qualitäten/ Geschmack	Warm 1, trocken 2 Bitter, herb
Wirkungskriterien	**Säfteoptimierend:** • Fördert die Coctio • Wärmend, trocknend, zusammenziehend **Säfteableitend:** • Übermäßige Gelbgalle, GG-Schärfen • Übermäßige Schwarzgalle, SG-Schärfen
Konstitutionsbezug	• Cologene Konstitution • Atonisch-asthenische Konstitution • Azide Diathese
Humorales Wirkungsprofil	• Erwärmt, öffnet und entstaut die Milz, Leber und Nieren • Leitet übermäßige Gelbgalle, Schwarzgalle und deren Schärfen ab • *Leber- und Milzfunktionsmittel*
Zusammenfassung	**Bei schärfeinduzierten Pathologien** Agrimonia kann als Unterstützungsmittel bei allen Beschwerden durch *gelb- und schwarzgallige Schärfen* eingesetzt werden. Abwaschungen mit Agrimonia-Infus sind eine Möglichkeit, Juckreiz symptomatisch zu lindern, ohne die zugrunde liegende Ersatzausscheidung zu unterdrücken.

Inhaltsstoffe	Gerbstoffe, Bitterstoffe, Flavonoide, Kieselsäure, ätherische Öle
Phytotherapeutische Wirkungen	Entzündungshemmend, antibakteriell, antiviral, krampflösend im Verdauungstrakt, leicht stopfend, leber-galleanregend Äußerlich: Wundheilend
Nebenwirkungen/ Interaktionen	–
Zubereitungsformen (innerlich/äußerlich)	Tee, Tinktur, Ø, Pulver, Wildkräuterküche Äußerlich: Kompresse
Indikationen	Mund- und Rachenschleimhautentzündung, Angina, Aphte, Heiserkeit, Durchfall, Magen-Darmschleimhautentzündung, Leber-Gallenfunktionsschwäche, Leberschwellung Äußerlich: Hautentzündung
Kontraindikationen	–

Sonstiges	**Name:** Der persische König Mithridates Eupator (1. Jahrhundert v. Chr.) soll Odermennig als Bestandteil eines Lebenselixiers gegen Vergiftung entdeckt haben. Die Rezeptur des Schwedenelixiers, auch Schwedenbitter genannt, wird auf diesen „Theriak“ zurückgeführt.

AGROPYRON REPENS – QUECKE

Familie	Poaceae – Süßgrasgewächse
Synonyme	**Elymus repens** Kriechquecke, Schliessgras, Apothekergras, Schnurgras, Laufquecke, kriechender Weizen, Zwecke, Hundsgras u.a
Botanik	Ausdauerndes Gras
Vorkommen	• Nordhalbkugel • An Wegrändern, auf Wiesen und Äckern

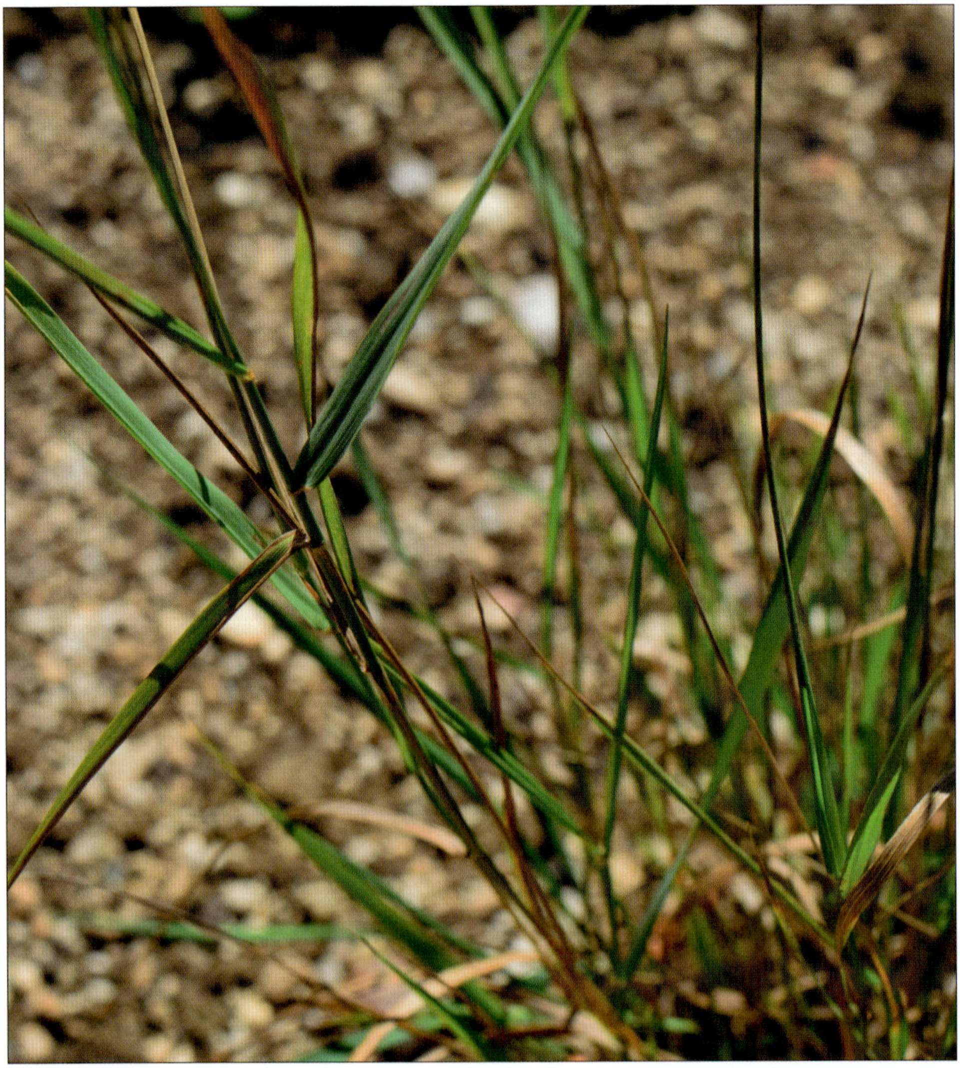

Graminis rhizoma – Queckenrhizom	
Humorale Qualitäten/ Geschmack	Neutral – warm 1, neutral – trocken 1 Süß, leicht bitter
Wirkungskriterien	**Säfteoptimierend:** • Sanft wärmend und trocknend **Säfteableitend:** • Übermäßige Gelbgalle, GG-Schärfen
Konstitutionsbezug	• Katarrhalisch-rheumatische Konstitution • Exsudative Diathese
Humorales Wirkungsprofil	• Leitet übermäßige Gelbgalle und GG-Schärfen über die Nieren ab • Vermindert übermäßige Feuchtigkeit
Zusammenfassung	**Bei cholera- und feuchtigkeitsinduzierten Pathologien** Die Quecke ist ein sanftes Mittel zur *Ableitung pathologischer Hitze und Verminderung übermäßiger Feuchtigkeit,* dies vor allem bei Zuständen, in denen sich dies auf Haut, Schleimhaut oder in den Gelenken manifestiert.

Inhaltsstoffe	Ätherische Öle: Agropyren u.a.; Saponine, Polysaccharide: Triticin u.a.; Kieselsäure
Phytotherapeutische Wirkungen	Harntreibend, entzündungswidrig, keimhemmend in den Harnwegen, auswurffördernd, schleimlösend und lungengewebestärkend
Nebenwirkungen/ Interaktionen	–
Zubereitungsformen (innerlich/äußerlich)	Tee, Tinktur, Ø, Fertigarzneimittel
Indikationen	Harnwegsinfektionen, Blasenentzündung, Nieren-Blasenfunktionsschwäche, Reizblase, Zellulitis, Ödeme, unterstützend bei Hauterkrankungen, Rheuma und Atemwegserkrankungen
Kontraindikationen	Durchspülungstherapie bei Ödemen infolge insuffizienter Herz- oder Nierenfunktion

Sonstiges	**Name:** Althochdeutsch „quec“ = (quick-)lebendig, da die Pflanze sehr vital als Spontanvegetation auftreten kann.

ALCHEMILLA VULGARIS – GEMEINER FRAUENMANTEL

Familie	Rosaceae – Rosengewächse
Synonyme	**Alchemilla xanthochlora, gelbgrüner Frauenmantel** Frauenmänteli, Muttergotteskraut, Sinau, Sintau, Mutterkraut, Taubecher, Tränenschön, Alchemistenkraut, Weiberkittel u.a.
Botanik	Mehrjährige, krautige Pflanze Alchemilla vulgaris dient als Art-Aggregat („Sammelname“) für mehr als 20 sehr nah verwandte Kleinarten.
Vorkommen	• Europa, Asien, Nordamerika • Wegränder, feuchte Wiesen

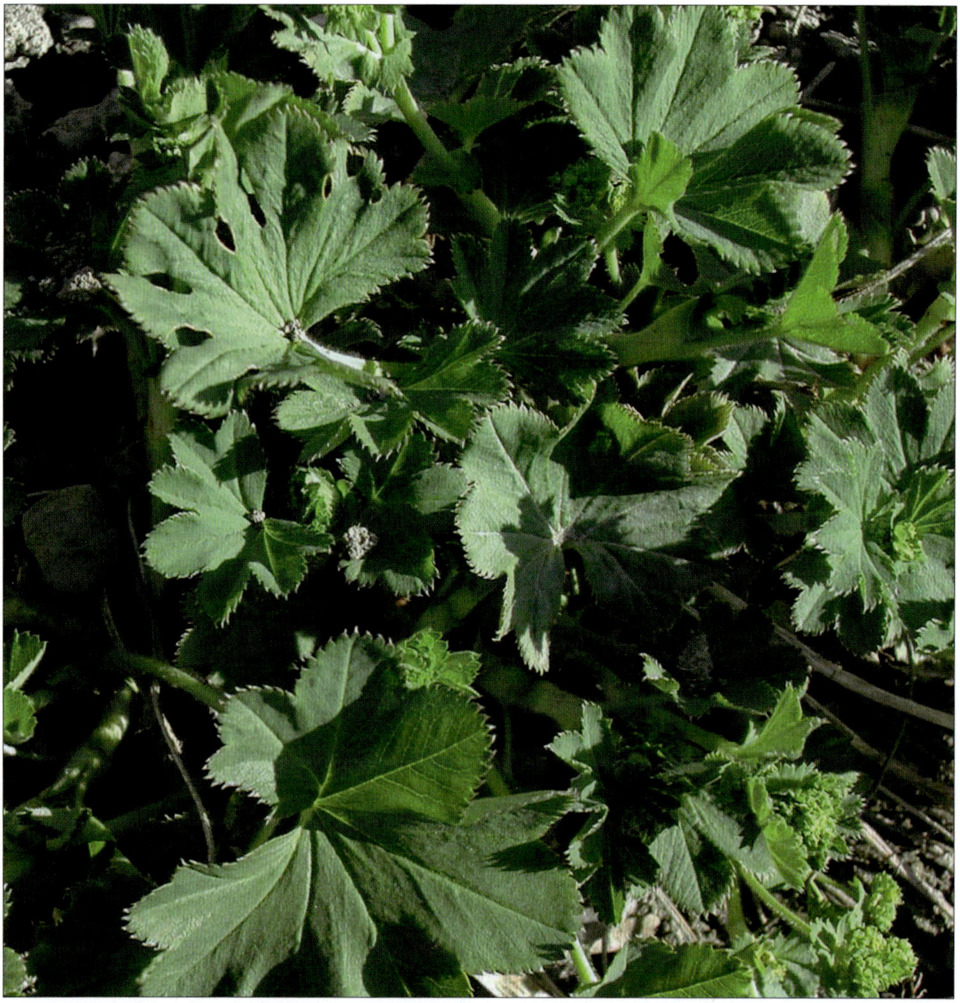

Alchemillae herba – Frauenmantelkraut	
Humorale Qualitäten/ Geschmack	Neutral – warm 1, trocken 2–3 Bitter, herb, zusammenziehend
Wirkungskriterien	**Säfteoptimierend:** • Wärmeregulierend, trocknend, adstringierend • Genitalfunktion stärkend
Konstitutionsbezug	• Nephrogen-lymphatische Konstitution • Endokrin-vegetative Konstitution
Humorales Wirkungsprofil	• Reguliert Sanguis, kühlt überhitztes Sanguis, v.a. im Unterleib • Kräftigende Wirkung auf den Unterleib (in milder Dosierung auch für Männer) • Vermindert Sekretion der Haut und Schleimhaut („stillt Flüsse") • *Genitalfunktionsmittel, v.a. für Frauen*
Zusammenfassung	**Bei cholerainduzierten Pathologien** Der Schwerpunkt dieser traditionellen Heilpflanzenwirkung liegt im Unterleib, wo ihre adstringierende, trocknende und wärmeregulierende Wirkung nicht als Hemmung oder Dämpfung, sondern als *konzentrierender, straffender und kräftigender Reiz* zum Tragen kommt.

Inhaltsstoffe	Gerbstoffe, Flavonoide, Bitterstoffe, Phytosterine, wenig ätherische Öle
Phytotherapeutische Wirkungen	Stopfend, entzündungshemmend, Menstruationsblutung regulierend, hormonell regulierend (gestagenartig) Äußerlich: Entzündungshemmend, blutstillend
Nebenwirkungen/ Interaktionen	Bei der Anwendung in der Frauenheilkunde ist die stopfende Wirkung nicht außer Acht zu lassen – allfällige Veränderungen der Stuhlgewohnheiten sollen während der Therapie erfragt werden.
Zubereitungsformen (innerlich/äußerlich)	Tee, Tinktur, Ø, Presssaft, Medizinalwein, Wildkräuterküche Äußerlich: Waschung, Spülung, Sitzbad, Suppositorien
Indikationen	Entzündungen im Genitalbereich, Ausfluss, Menstruationsbeschwerden, Menstruationskrämpfe, Prämenstruelles Syndrom, Infertilität, Wechseljahrbeschwerden, Unterstützend zur Geburtsvorbereitung, leichter Durchfall Äußerlich: Akne, Entzündung im Genitalbereich, Wunden
Kontraindikationen	keine bekannt

Sonstiges	**Name:** Überschüssiges Wasser wird als „Himmelswasser" aus dem Pflanzeninnern durch Drüsen am Blattrand ausgeschieden und sammelt sich in den Blatttrichtern. Der vermeintliche Tautropfen (Guttationstropfen) wurde von Alchemisten hoch geschätzt und für allerlei Elixiere verwendet, was zum Namen Alchemilla führte. **Signatur:** Die Blattform steht in Bezug zum aufnehmenden, weiblichen Prinzip, der Guttationstropfen als Hinweis auf die Fähigkeit, Wasserstauungen bei PMS oder während der Wechseljahre zu überwinden.

ALLIUM CEPA – ZWIEBEL

Familie	Amaryllidaceae – Amaryllisgewächse Früher: Liliaceae – Liliengewächse
Synonyme	Küchenzwiebel, Sommerzwiebel, Zipolle, Zippeln, Zwiebellauch, Bölle, Zibele u.a.
Botanik	Ausdauernde, krautige Pflanze Meist ein- oder zweijährig
Vorkommen	• Ursprünglich Vorder-/Mittelasien • Heute weltweit kultiviert

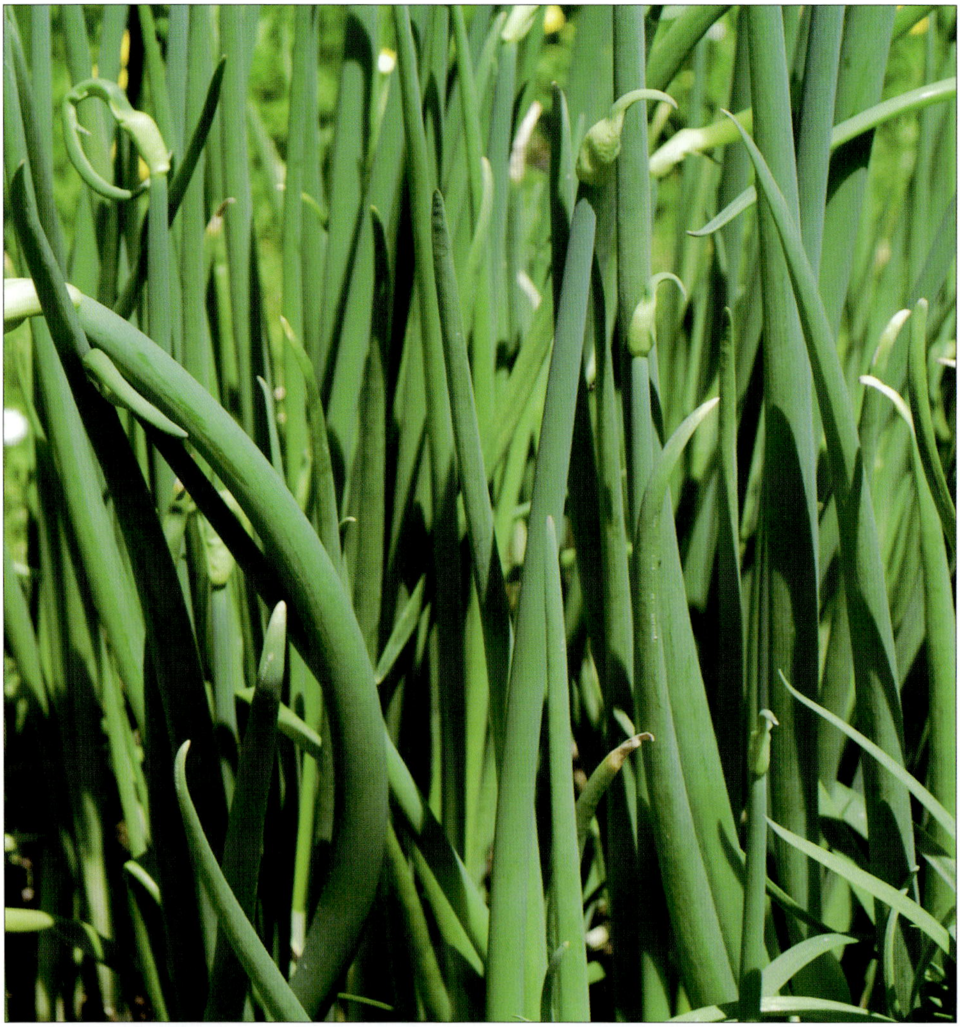

Allii cepae bulbus – Zwiebel	
Humorale Qualitäten/ Geschmack	Warm 4, trocken 2 Scharf, etwas süßlich
Wirkungskriterien	**Säfteoptimierend:** • Fördert die Coctio • Wärmend, verdünnend • Vermindert zähe Feuchtigkeit
Konstitutionsbezug	–
Humorales Wirkungsprofil	• Erwärmt, zerteilt zähe Feuchtigkeit und öffnet die Atem- und Verdauungswege • Fördert, im Übermaß, gegessen die Gelbgalle • „Die Zwybeln säubern und eröffnen die Gänge..." *Dioskurides*
Zusammenfassung	**Bei Kälte- und Feuchtigkeitspathologien** Die Zwiebel ist bei allen Beschwerden infolge Verschleimung angebracht, dies nicht nur in den Bauchorganen und Atemwegen, sondern auch im Kopfbereich (z.B. Nasennebenhöhlen und Mittelohr). Allium cepa wird in homöopathischer Potenzierung (z.B. D4) bei Erkältungen angewendet, die ähnliche Symptome haben, wie sie beim Zwiebelschneiden entstehen: Brennender Fluss aus Nase und Augen.

Inhaltsstoffe	Ätherische Öle, schwefelhaltige Verbindungen, Flavonoide
Phytotherapeutische Wirkungen	Verdauungsfördernd, entzündungshemmend, durchblutungsfördernd, lipidsenkend, blutdrucksenkend, antibakteriell, antiviral, auswurffördernd, antiallergisch und -asthmatisch (durch Regulation der Prostaglandinsynthese und Hemmung der Histaminfreisetzung)
Nebenwirkungen/ Interaktionen	Selten Schleimhautreizungen im Verdauungstrakt
Zubereitungsformen (innerlich/äußerlich)	Frische Zwiebel, Presssaft, Tinktur, Sirup, Fertigarzneimittel Äußerlich: Wickel, Kompresse (bewährt bei akuter Otitis media)
Indikationen	Atemwegserkrankungen: Husten, Asthma, Schleimhautkatarrhe, Erkältung; Durchblutungsstörungen, erhöhter Cholesterinspiegel, Arteriosklerose-Prophylaxe Äußerlich: Husten, Halsentzündung, Mittelohrenentzündung, Schnupfen
Kontraindikationen	Vorsicht bei hitzigen und trockenen Konstitutionen

Allii cepae bulbus – Zwiebel	
Sonstiges	**Rätsel:** Wer steht im Acker, hält sich wacker, hat viele Häute und beisst alle Leute? **Mythologie:** Als der Teufel nach seiner Vertreibung aus dem Paradies erstmals Fuß auf die Erde setzte, wuchs aus seinem linken Fußabdruck die Zwiebel, aus dem rechten der Knoblauch. *Aus der Türkei*

ALLIUM SATIVUM – KNOBLAUCH

Familie	Amaryllidaceae – Amaryllisgewächse Früher: Liliaceae – Liliengewächse
Synonyme	Gartenknoblauch, Stinkerzwiebel, Knofel, Stinkrose, Stinkwurzel, Knobli u.a.
Botanik	Ein- oder zweijährige, krautige Pflanze, aus vielen Teilzwiebeln bestehende Zwiebel
Vorkommen	• Ursprünglich Zentralasien • Heute weltweit kultiviert

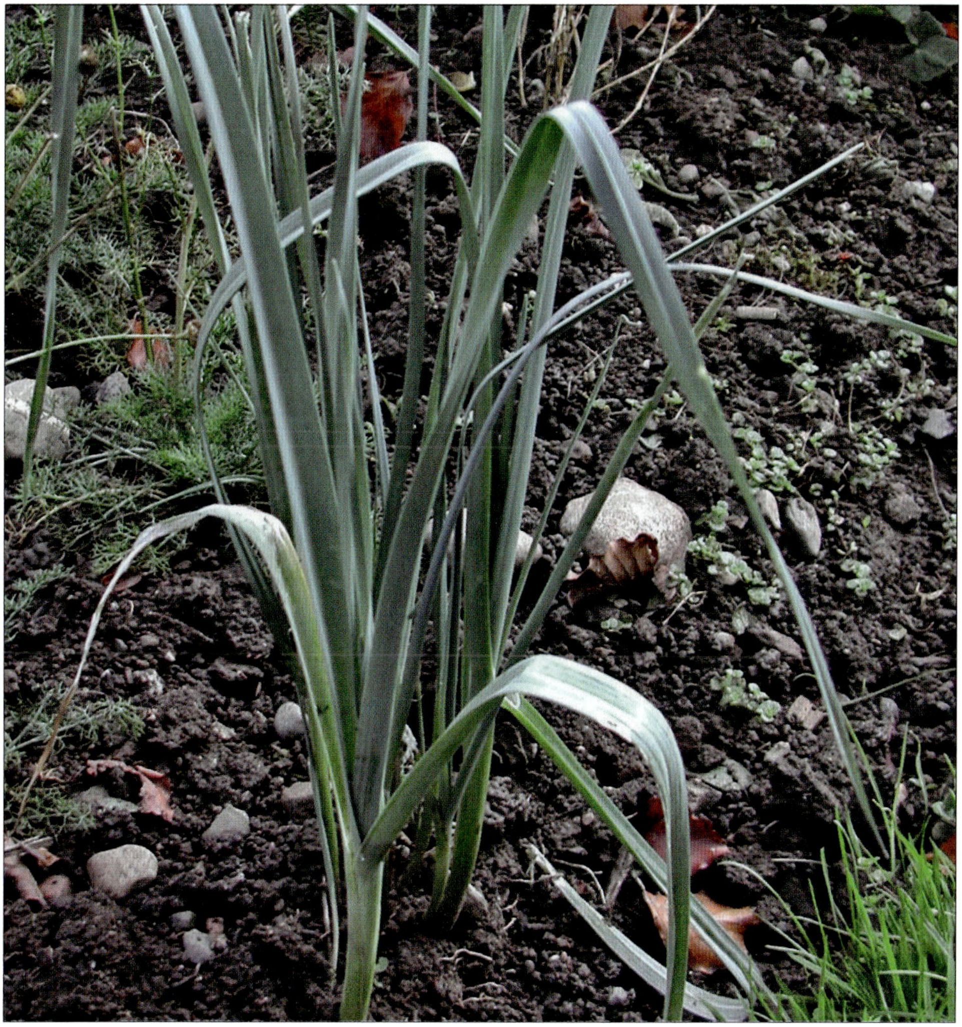

Allii sativi bulbus – Knoblauchzwiebel	
Humorale Qualitäten/ Geschmack	Warm 4, trocken 4 Scharf, leicht bitter
Wirkungskriterien	**Säfteoptimierend:** • Fördert die Coctio • Wärmend, trocknend, verdünnend • Vermindert zähe Feuchtigkeit **Säftebewegend:** • Erwärmt Blutflüssigkeit
Konstitutionsbezug	–
Humorales Wirkungsprofil	• Erwärmt und tonisiert die Verdauungsorgane, die Atemwege, das Herz, die Gefäße und Blutflüssigkeit • Verdünnt die Blutflüssigkeit • Erwärmt Haut, Schleimhaut und fördert deren Sekretion • Erwärmt und zerteilt zähe Feuchtigkeit • Fördert, im Übermaß gegessen, das gelbgallige Prinzip
Zusammenfassung	**Bei Kälte- und Feuchtigkeitspathologien**

Inhaltsstoffe	Ätherische Öle, Flavonoide, schwefelhaltige Verbindungen
Phytotherapeutische Wirkungen	Verdauungsfördernd, antibakteriell, -mykotisch, -viral Antiarteriosklerotisch, gefäßerweiternd, senkt Thrombozytenaggregation, herzkreislaufstärkend Cholesterinsenkend, wurmwidrig
Nebenwirkungen/ Interaktionen	Schleimhautreizung, Geruchsbildung **Interaktionen:** Kann Antikoagulanzien, Thrombozytenaggregationshemmer verstärken
Zubereitungsformen (innerlich/äußerlich)	Roh, Presssaft, Tinktur, Kapseln, Fertigarzneimittel Äußerlich: Zugpflaster
Indikationen	Verdauungsschwäche, Darmparasiten, Infektionen, Durchblutungsstörungen, Hypertonie, erhöhter Cholesterinspiegel, Pilzerkrankungen, Abwehrschwäche, zur Arteriosklerose-Prophylaxe Äußerlich: Haut-, Vaginal-, Nagelpilz, Warzen
Kontraindikationen	Vorsicht bei hitzigen und trockenen Konstitutionen

Sonstiges	Seit Jahrtausenden kultiviert und als Heilpflanze beschrieben.

Althaeae radix – Eibischwurzel	
Humorale Qualitäten/ Geschmack	Kalt 2, feucht 2 Geschmacklos, etwas süßlich
Wirkungskriterien	**Säfteoptimierend:** • Kühlend, befeuchtend, erweichend
Konstitutionsbezug	• Katarrhalisch-rheumatische Konstitution
Humorales Wirkungsprofil	• Befeuchtet, nährt und regeneriert Haut und Schleimhaut • Schützt Haut und Schleimhaut vor gelbgalliger Hitze und Trockenheit • Dämpft übermäßige Gelbgalle und gelbgallige Schärfen v.a. in den Verdauungs- und Atemwegen • Erweicht Gewebe und Stuhl • *Muzilaginosum*
Zusammenfassung	**Bei hitze- und trockenheitsinduzierten Pathologien der Schleimhäute** Eibisch *regeneriert die Schleimhaut* der Atem- und Verdauungswege, wenn sie durch unangepasste Lebensweise, Stress, trocknende Nahrungs- und Arzneimittel in Mitleidenschaft gezogen wurde.

Inhaltsstoffe	Schleimstoffe (im Winter geerntet bis 35%, im Sommer max. 15%), Flavonoide, etwas Gerbstoffe
Phytotherapeutische Wirkungen	Reizlindernde, entzündungshemmende Wirkung auf Schleimhäute, krampflösend, steigert Phagozytose Äußerlich: Reizlindernd, erweichend
Nebenwirkungen/ Interaktionen	Kann die Resorption gleichzeitig eingenommener Medikamente vermindern und verzögern
Zubereitungsformen (innerlich/äußerlich)	Tee, Tinktur, Ø, Sirup, Fertigarzneimittel Äußerlich: Gurgelwasser
Indikationen	Entzündungen der Atemwegs- oder Verdauungsschleimhäute, Reizhusten, Sodbrennen Äußerlich: Zahnungsschmerz
Kontraindikationen	–

Sonstiges	**Name:** Vom griech. „althaino“ = ich heile **Signatur:** Katzenfellartige Blattbehaarung als Hinweis auf die Flimmerhaare der Atemwegsschleimhaut

ANGELICA ARCHANGELICA – ECHTE ENGELWURZ

Familie	Apiaceae – Doldenblütler
Synonyme	Angelika, Erzengelwurz, Brustwurz, Zahnwurzel, Geilwurz, Theriakwurzel, Heiligenbitter u.a.
Botanik	2–4 jährige, krautige Pflanze Verwendet wird auch: *Angelica silvestris, Waldengelwurz*
Vorkommen	• Nord-, Mitteleuropa, Nordasien, Nordamerika • Häufig kultiviert, wild auf feuchten Wiesen, an Uferböschungen

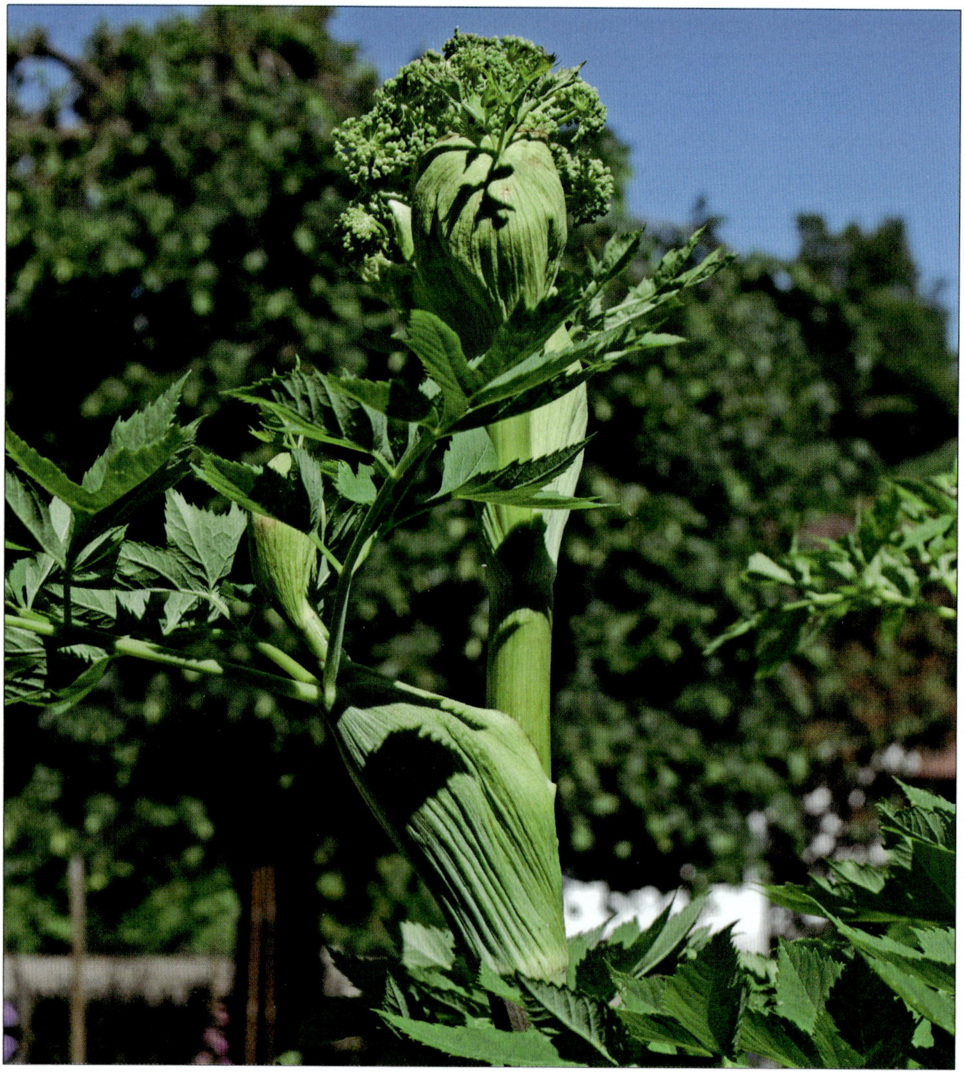

Angelicae radix – Engelwurzwurzel	
Humorale Qualitäten/ Geschmack	Warm 2, trocken 2–3 Aromatisch, scharf, bitter
Wirkungskriterien	**Säfteoptimierend:** • Fördert die Coctio • Wärmend, öffnend • Vermindert zähe Feuchtigkeit **Säftebewegend:** • Feuchtigkeit **Säfteableitend:** • Übermäßige Gelbgalle, GG-Schärfen • Übermäßige Schwarzgalle, SG-Schärfen
Konstitutionsbezug	• Katarrhalisch-rheumatische Konstitution • Atonisch-asthenische Konstitution • Skrofulose, beide Formen
Humorales Wirkungsprofil	• Erwärmt den kalten Magen, die Milz, die Leber, die Gebärmutter und die Atemwege • Leitet Gelbgalle, Schwarzgalle und deren Schärfen ab • Erwärmt, bewegt und zerteilt zähe Feuchtigkeit in den Verdauungs-, Atemwegen und der Gebärmutter • Tonisiert den Genitalbereich, menstruationsblutunganregend • Lymphflussanregend
Zusammenfassung	**Bei Kälte- und Feuchtigkeitspathologien und Tonusmangel im Bauch- und Brustraum** Die Engelwurz vermittelt Wärme, wo sie fehlt, und ermöglicht damit eine Tonusregulation in vielen Geweben. Ihre stabilisierende, kräftigende Wirkung beschränkt sich nicht nur auf die körperlichen Funktionen, sondern schließt auch die seelischen und geistigen Aspekte des Menschseins mit ein – Engelwurz *verleiht innere Stärke und Standfestigkeit.* Die erwärmende und damit schleimverflüssigende Wirkung zeigt sich nicht nur im Abdomen, sondern besonders an den Atmungsorganen („Brustwurz"). Angelika stabilisiert und verbessert die konsensuellen Beziehungen zwischen den Organen der Coctio und den Atmungsorganen. Dies macht sie sehr wertvoll für die Therapie chronischer Erkrankungen dieser Organe (Asthma bronchiale, COPD, chronische Bronchitis u.a.) Angelica unterstützt das Pneuma / die Spiritūs, indem sie deren Bewegung zum Wirkungsort vermittelt.

Inhaltsstoffe	Ätherische Öle, Cumarine, Bitterstoffe, Gerbstoffe, Phytosterine

Angelicae radix – Engelwurzwurzel	
Phytotherapeutische Wirkungen	Verdauungsfördernd, appetitanregend, sekretionsanregend, lebergalleanregend, krampflösend, entzündungshemmend, auswurffördernd, menstruationsblutunganregend Äußerlich: Durchblutungsfördernd
Nebenwirkungen/ Interaktionen	Photosensibilisierende Wirkungen In hohen Dosen abortiv
Zubereitungsformen (innerlich/äußerlich)	Tee, Tinktur, Ø, Likör, Medizinalwein, Pulver, Wildkräuterküche Äußerlich: Salben, Bäder, Wickel, Einreibungen, Räucherung
Indikationen	Allgemeine Schwäche, Verdauungsschwäche, Appetitlosigkeit, Magen-Darmkrämpfe, Leber-Galle-Pankreasfunktionsschwäche, chronische Atemwegserkrankungen, Verschleimung, schwache oder ausbleibende Menstruationsblutung, Lymphknotenschwellungen, Lymphstau, Gelenkschmerzen Äußerlich: Angina, Lymphknotenschwellung
Kontraindikationen	Schwangerschaft, Magen-, Darmgeschwüre

Sonstiges	Traditionelles Theriakkraut **Signatur:** Der hohle Stängel als Bezug zu den Atemwegen, seine verdickten Internodien als Hinweis auf die Lymphwirkung. „Hat jemand ungesunde und halbgiftige Speisen bekommen, so ist ein Tee, von ihren Wurzeln, Samen u. Blättern gesotten, ein vorzügliches Mittel, diese schlechten Stoffe wieder zu entfernen. Weil das Blut aus den verschiedenen Nährstoffen bereitet wird und die Nährstoffe nicht alle gut und gesund sind für die Natur, so leitet dieser Tee die schlechten Stoffe wieder aus dem Blut.“ *S. Kneipp*

ARCTOSTAPHYLOS UVA-URSI – ECHTE BÄRENTRAUBE

Familie	Ericaceae – Heidekrautgewächse
Synonyme	Wolfsbeere, Wolfstraube, Sandbeere, wilder Buchsbaum, Moosbeere, Bärentee, Harnkraut, Teppichstrauch, Steinbeerblätter u.a.
Botanik	Immergrüner, niederliegender Zwergstrauch
Vorkommen	• Nordhalbkugel, Europa, Asien, Nordamerika • In lichten Nadelwäldern, Heiden und Mooren, Geröllhalden

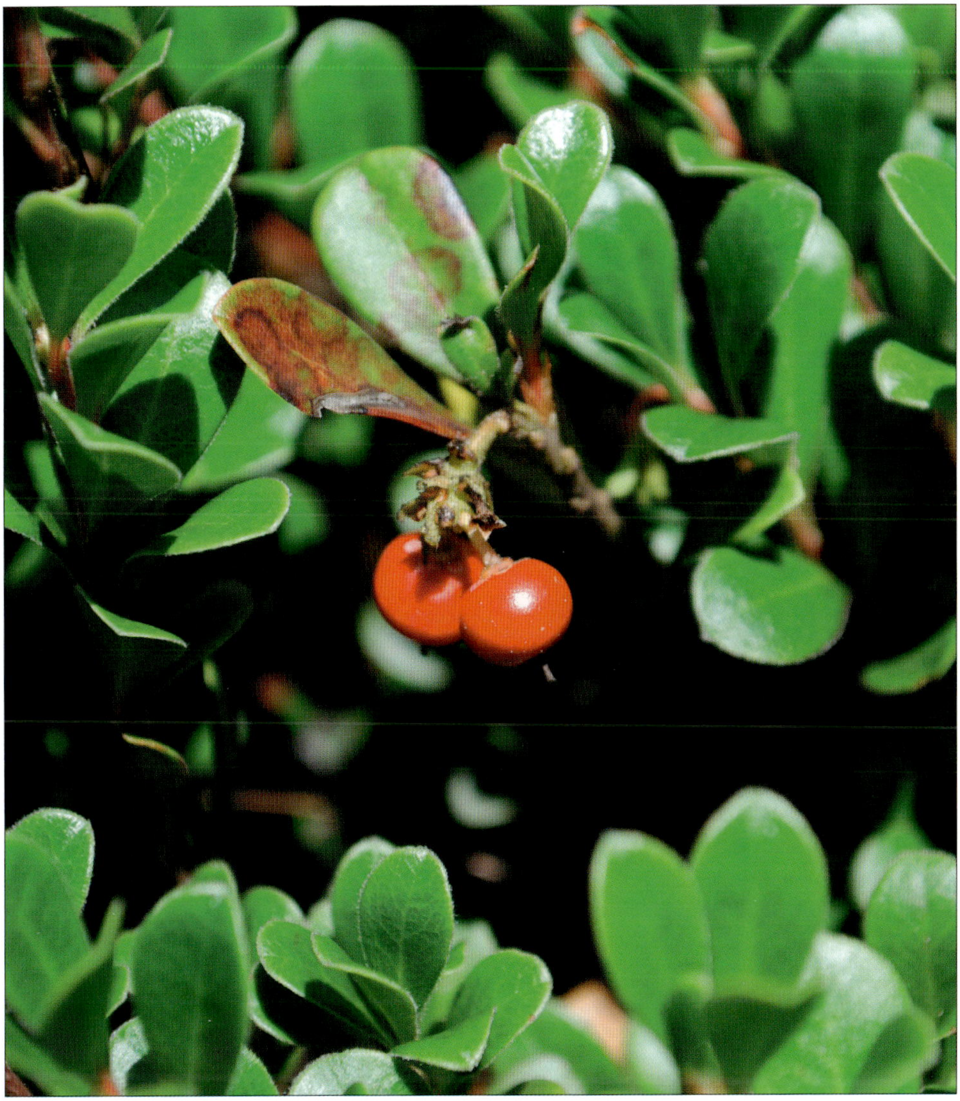

Uvae-ursi folium – Bärentraubenblätter	
Humorale Qualitäten/ Geschmack	Kalt 2, trocken 2 Herb, leicht bitter
Wirkungskriterien	**Säfteoptimierend:** • Kühlend, adstringierend
Konstitutionsbezug	–
Humorales Wirkungsprofil	• Mildert überhitzte Gelbgalle, GG-Schärfen und deren Trockenheit in den Harnwegen
Zusammenfassung	**Bei cholerainduzierten Pathologien**

Inhaltsstoffe	Glykoside: Arbutin u.a.; Flavonoide, Gerbstoffe
Phytotherapeutische Wirkungen	Harnwegsdesinfizierend, antibakteriell, entzündungshemmend
Nebenwirkungen/ Interaktionen	Magenschleimhautreizung durch Gerbstoffe, deshalb Simplicum als Kaltmazerat ausziehen oder zur Reizlinderung mit Malve oder Eibisch mischen.
Zubereitungsformen (innerlich/äußerlich)	Tee, Tinktur, Ø, Fertigarzneimittel **Zubereitung/Einnahme:** Durch gleichzeitige Einnahme eines Basenmittels wird der Harn alkalisiert und damit die Anwendung optimiert. Als Einzelmittel oder bei hohem Anteil (> 40%) in Mischungen nicht länger als eine Woche einnehmen. Keine Langzeitanwendungen
Indikationen	Blasenentzündung, Reizblase, Harnwegsentzündung, präventiv vor Katheterisierung
Kontraindikationen	Schwangerschaft, Stillzeit, keine Anwendungen bei Kindern unter 12 Jahren

Sonstiges	**Name:** Eine griechisch-lateinische Verdoppelung, ein Tautonom, aus griech. „arktos“ = Bär, „staphyle“ = Weintraube und lat. „uva“ = Beere, „ursus“ = Bär.

ARMORACIA RUSTICANA – MEERRETTICH

Familie	Brassicacea – Kreuzblütler
Synonyme	**Cochlearia armoracia** Kren, Scharfwurzel, Pfefferwurzel, Waldrettich, Fleischkraut, Krien, Meerettig u.a.
Botanik	Ausdauernde, krautige Pflanze
Vorkommen	• Ursprünglich Südosteuropa • Seit dem 12. Jahrhundert in Mitteleuropa angebaut, Amerika

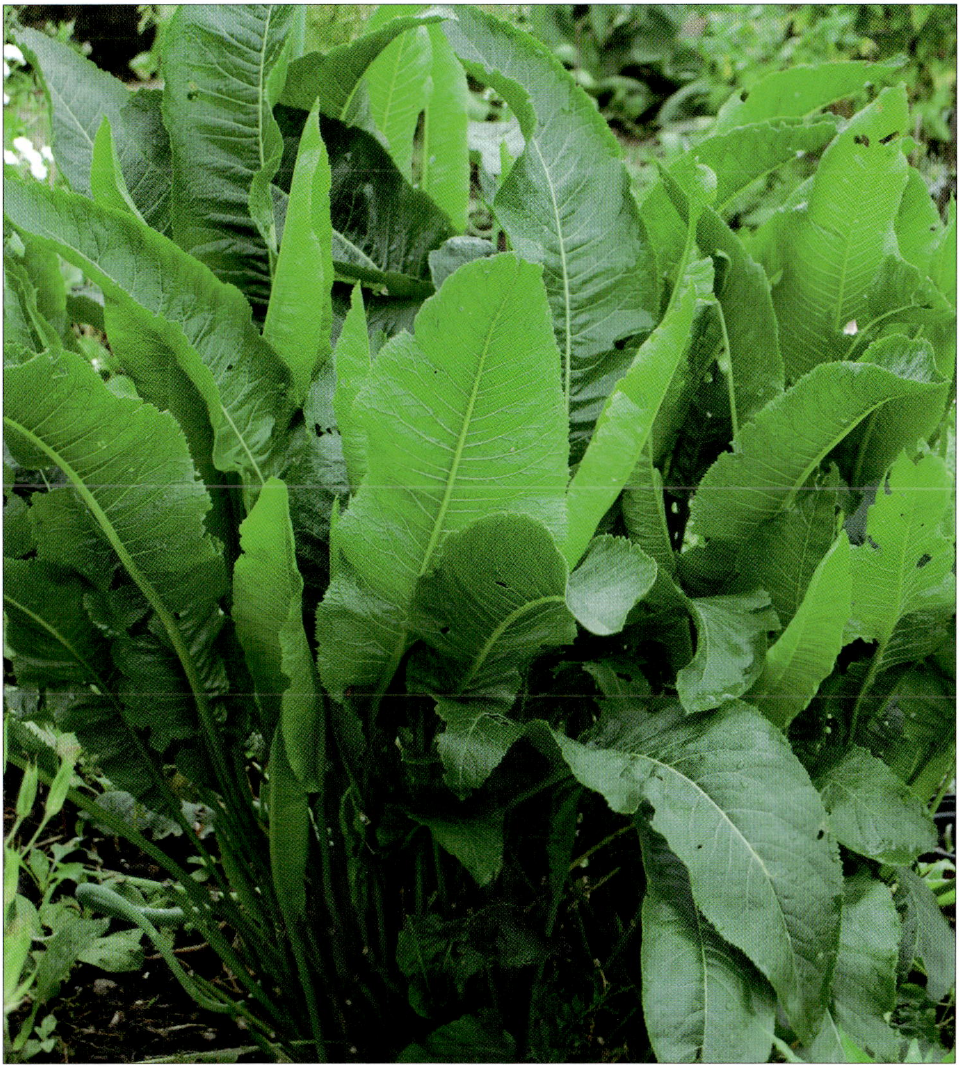

Armoraciae radix – Meerrettichwurzel	
Humorale Qualitäten/ Geschmack	Warm 4, trocken 3 Scharf
Wirkungskriterien	**Säfteoptimierend:** • Fördert die Coctio • Wärmend, vermindert zähe Feuchtigkeit **Säftebewegend:** • Durchblutungsfördernd • Feuchtigkeit **Säfteableitend:** • Leitet GG-Schärfen, übermäßige Schwarzgalle und SG-Schärfen ab
Konstitutionsbezug	• Torpide Skrofulose
Humorales Wirkungsprofil	• Erwärmt und öffnet die Atem-, Verdauungsorgane, Milz und Nieren • Erwärmt, zerteilt und vermindert zähe Feuchtigkeit • Regt Herz-Kreislauf und die Blutverteilung an • Lymphflussanregend • Fördert im Übermaß die Gelbgalle
Zusammenfassung	**Bei kälte- und feuchtigkeitsinduzierten Pathologien** Meerrettich *heizt Körperfunktionen und Ausscheidungsprozesse an*, wo diese unterkühlt oder durch Verschleimung behindert sind. Dabei wird auch eine geschwächte Abwehrfunktion reaktiviert und gesteigert.

Inhaltsstoffe	Senfölglykoside, Flavonoide
Phytotherapeutische Wirkungen	Verdauungsfördernd, abwehrstärkend, phytobiotisch (antibakteriell, -viral, -mykotisch), harntreibend, schleimlösend, herz-kreislaufanregend, durchblutungsanregend Äußerlich: Hyperämisierend, hautreizend, schmerzstillend
Nebenwirkungen/ Interaktionen	U.U. Schleimhautreizung im Magen Vorsicht bei hitzigen und trockenen Konstitutionen. Bei Menschen mit spasmophiler Diathese kann die Pflanze Bauchkrämpfe auslösen.
Zubereitungsformen (innerlich/äußerlich)	Presssaft, Tinktur, Ø, Küchengewürz, Fertigarzneimittel Äußerlich: Kompresse
Indikationen	Infektionen, Pilzerkrankungen, Atemwegserkrankungen, Verdauungsschwäche, Erkältung und Grippe, Harnwegsinfekt Äußerlich: Bronchitis, Sinusitis, Muskelschmerzen, Haut-, Nagelpilz
Kontraindikationen	Magen-Darmgeschwür, Nierenentzündung, Schwangerschaft, Stillzeit Keine Anwendung bei Kleinkindern

Sonstiges	Ein wahres *Phytobiotikum*: „Penicillin aus dem Garten“

ARNICA MONTANA – ARNIKA

Familie	Asteraceae – Korbblütler
Synonyme	Bergwohlverleih, Bergwurz, Stichkraut, Wolfsauge, Schnupftabaksblume, Kraftwurz u.a.
Botanik	Mehrjährige Staude
Vorkommen	• Mittel-, Nordeuropa • Auf sauren Magerwiesen, in lichten Wäldern

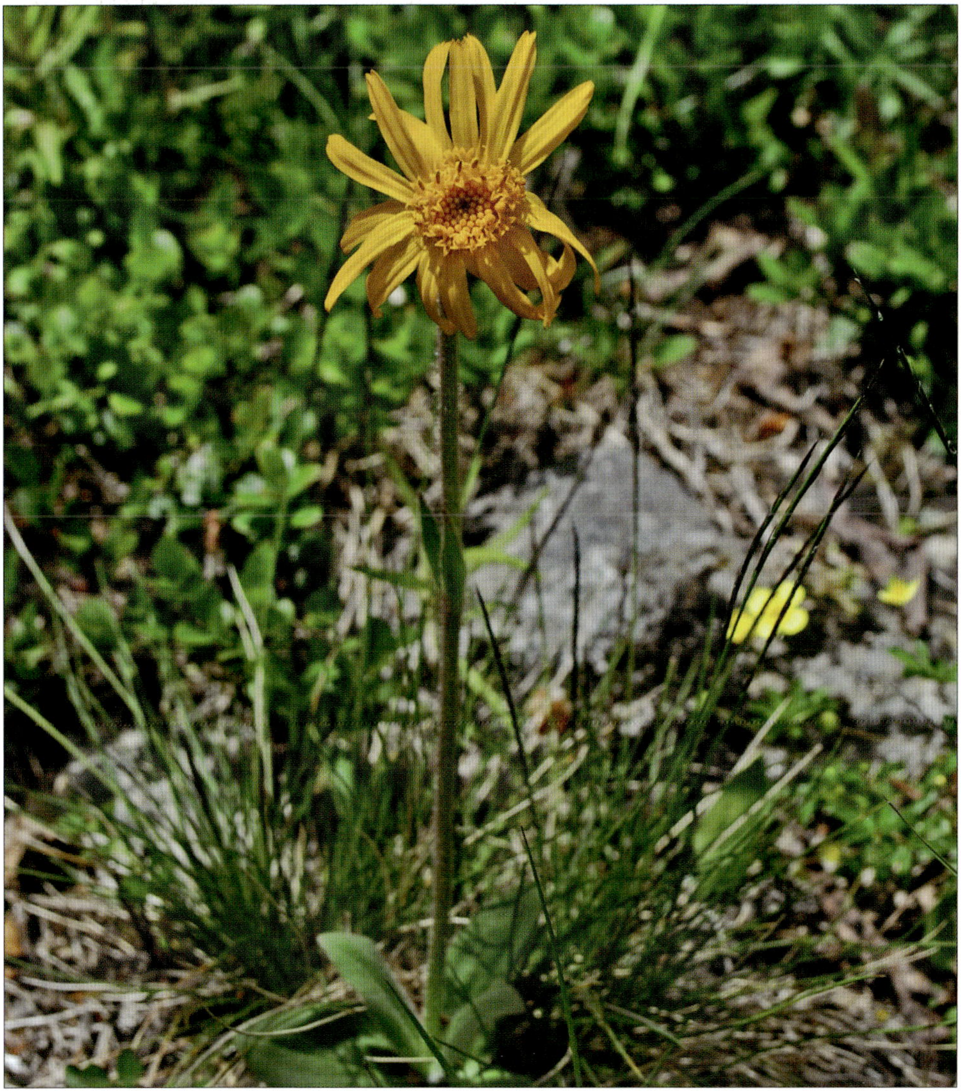

Arnicae flos – Arnikablüte	
Humorale Qualitäten/ Geschmack	Warm 2–3, trocken 2–3 Etwas bitter
Wirkungskriterien	**Säfteoptimierend:** • Fördert die Coctio • Wärmend, trocknend, verdünnend • Vermindert zähe Feuchtigkeit **Säftebewegend:** • Gefäßtonisierend • Fördert die Blutbewegung
Konstitutionsbezug	• Hämangiotische Konstitution (ab D4) • Atonisch-asthenische Konstitution
Humorales Wirkungsprofil	• Erwärmt und verdünnt die Blutflüssigkeit • Tonisiert die Gefäße und steigert die Bewegung der Blutflüssigkeit • Löst Kongestionen im Herz-Kreislaufsystem • Erwärmt und zerteilt zähe Feuchtigkeit in den Gefäßen, den Gelenken und den Atemwegen
Zusammenfassung	**Bei kälte- und feuchtigkeitsinduzierten Pathologien und Stauungspathologien** Stumpfe Verletzungen. Arnika *steigert die Wärmequalität der Blutflüssigkeit und Gefäße* und gewährleistet derart eine Optimierung des Gefäßtonus. Die Wirkung ist je nach Galenik unterschiedlich: Die ‚stoffliche' Zubereitung (Infus, Ø) tonisiert alle Blutgefäße und das Herz. Die Anwendung in potenzierter Form ab D4 reguliert den fehlerhaften Tonus des arteriellen Systems, kühlt das hyperkinetische Herz und tonisiert das venöse System. Die venentonisierende Wirkung beschleunigt die Resorption von Hämatomen und Ödemen, woraus die wundheilungsfördernde Wirkung der Arnika, besonders bei stumpfen Verletzungen, resultiert.

Inhaltsstoffe	Ätherische Öle, Flavonoide, Bitterstoffe, Cumarine, Polysaccharide
Phytotherapeutische Wirkungen	Herz-kreislaufanregend, gefäßstärkend, antiarteriosklerotisch, durchblutungsfördernd, entzündungshemmend, bakteriostatisch, fungostatisch Äußerlich: Entzündungshemmend, durchblutungsfördernd, geweberegenerierend, schmerzlindernd
Nebenwirkungen/ Interaktionen	Selten Reizung von Haut und Schleimhautentzündungen, Allergiepotenzial Bei Überdosierung: Übelkeit, Schwindel, Herzklopfen, Kollaps Entfallen bei einer spagyrischen oder potenzierten Anwendung!

Arnicae flos – Arnikablüte	
Zubereitungsformen (innerlich/äußerlich)	Tee und Tinktur heute selten, eher als Fertigarzneimittel, in potenzierter oder spagyrischer Form Äußerlich: Waschung, Salbe, Einreibung, Kompresse Teilweise wird auch die ganze Pflanze, Planta tota, verwendet.
Indikationen	Arteriosklerose, Herz-Kreislaufschwäche Äußerlich: Stumpfe Verletzungen, Prellung, Quetschung, Bluterguss, Durchblutungsstörung, Gelenkentzündung, rheumatische Schmerzen
Kontraindikationen	Korbblütlerallergie, Vorsicht bei Allergikern Äußerlich: nicht auf offenen Wunden anwenden Entfallen bei einer spagyrischen oder potenzierten Anwendung!

Sonstiges	„Ihr möget wohl beachten, dass diese herrliche Pflanze den freien Höhen des Urgesteins angehört, dass sie an den Stufen von Götterthronen steht.“ *J.W. Goethe*

ARTEMISIA ABROTANUM – EBERRAUTE

Familie	Asteraceae – Korbblütler
Synonyme	Stabwurz, Eberreis, Schoßkraut, weißer Beifuß, zarter Beifuß, Jungfernleid, Albraute, Herrgottshölzl u.a.
Botanik	Ausdauernder Halbstrauch
Vorkommen	• Süd-, Mitteleuropa, Vorderasien, China, Nordamerika • Häufig angebaut, selten verwildert auf nährstoffreichen Sand- und Kiesböden

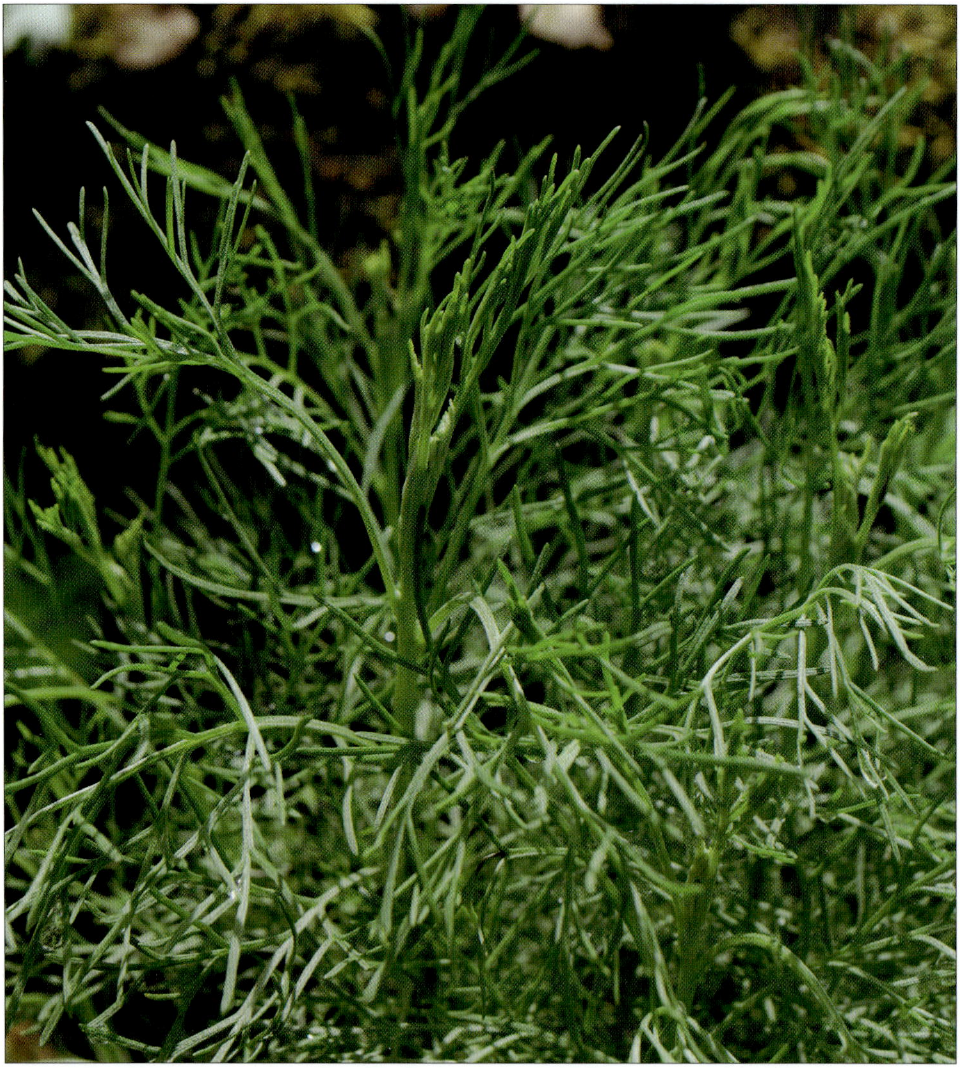

Abrotani herba – Eberrautenkraut	
Humorale Qualitäten/ Geschmack	Warm 1–2, trocken 3 Bitter
Wirkungskriterien	**Säfteoptimierend:** • Fördert die Coctio • Wärmend, trocknend, verdünnend • Vermindert zähe Feuchtigkeit **Säftebewegend:** • Feuchtigkeit („bringt alles ins Fließen“) **Säfteableitend:** • Übermäßige Gelbgalle, GG-Schärfen
Konstitutionsbezug	• Lymphatisch-hyperplastische Konstitution • Lymphatisch-hypoplastische Konstitution • Katarrhalisch-rheumatische Konstitution • Nephrogene Konstitution • Plethorische Konstitution • Anämische Konstitution • Skrofulose (torpide und erethische Form) • Allergische Diathese
Humorales Wirkungsprofil	• Erwärmt, tonisiert und entstaut die Verdauungsorgane, die Leber und die Gebärmutter • Vermindert übermäßige Gelbgalle, GG-Schärfen und leitet sie über den Darm aus • Zerteilt Feuchtigkeitsstauung und löst plethorische Zustände • Lymphflussanregend v.a. im Abdomen und bei entsprechender Symptomatik
Zusammenfassung	**Bei kälte-, feuchtigkeits- und cholerainduzierten Pathologien, Stauungspathologien** Abrotanum fördert sanft, aber tiefgreifend die Coctio sowie den Säftefluss im Abdomen. Es ist ein erstrangiges Konstitutionsmittel für das *abdominelle Lymphsystem* (GALT) mit seiner gesamten systemischen Funktionalität und jeder daraus resultierenden Pathologie – weshalb der Wirkungsbereich des Mittels sehr umfassend ist. Abrotanum schafft durch Optimierung des Schleimhautmilieus die Voraussetzungen für eine physiologische Symbiontenflora, was wiederum eine krankhaft gesteigerte Permeabilität der Darmschleimhaut (leaky gut syndrome) korrigiert und damit das intestinale Lymphsystem, insbesondere die Peyer‘schen Plaques entlastet. Damit ist Abrotanum ein wichtiges Basismittel für die Konstitutionstherapie der Skrofulose in allen Manifestationen, besonders der allergischen Diathese.

Inhaltsstoffe	Bitterstoffe, ätherische Öle, Flavonoide, Alkaloide, Cumarine

Abrotani herba – Eberrautenkraut	
Phytotherapeutische Wirkungen	Appetitanregend, leber-galleanregend, lymphflussanregend, emmenagog, wurmwidrig
Nebenwirkungen/ Interaktionen	Kann in hohen Dosierungen u.U. Zwischenblutungen provozieren
Zubereitungsformen (innerlich/äußerlich)	Tee, Tinktur, Ø, Kräuteressig Bei kleinen Kindern in D2 Äußerlich: Wickel, Räucherung
Indikationen	Verdauungsschwäche, Appetitlosigkeit, Leber-Galle-Pankreasfunktionsschwäche, Lymphstauungen, ausbleibende oder zu schwache Menstruationsblutung, unterstützend in der Rekonvaleszenz
Kontraindikationen	Korbblütlerallergie, Magen-Darmgeschwüre, Verschluss der Gallenwege, Schwangerschaft

Sonstiges	**Name:** Die ganze Gattung Artemisia ist nach der griechischen Göttin Artemis benannt. Die Tochter des Göttervaters Zeus und Zwillingsschwester des Apollo ist die Göttin des Mondes, der Jagd und auch der Weiblichkeit. Als Hüterin der Frauen und der Gebärenden kennt sie einerseits fruchtbarkeitsfördernde Mittel, andererseits aber auch solche, um ihre „Jungfräulichkeit" zu erhalten. Die Namensgeberin ist also zugleich Geburtshelferin wie auch Engelsmacherin. Bei gestillten Säuglingen mit skrofulösen Manifestationen oder mangelndem Appetit kann die Mutter Zubereitungen aus Abrotanum einnehmen. Die Wirkung wird dem Kind über die Milch übermittelt.

ARTEMISIA ABSINTHIUM – WERMUT

Familie	Asteraceae – Korbblütler
Synonyme	Wermuth, Absinth, bitterer Beifuß, Magenkraut, Heilbitter, Wurmtod, Alselm, Alsenkraut u.a.
Botanik	Ausdauernder Halbstrauch
Vorkommen	• Europa, Nordasien, Nordafrika • Auf sonnigen Böden, Pionierlandschaften, an Wegrändern und Böschungen

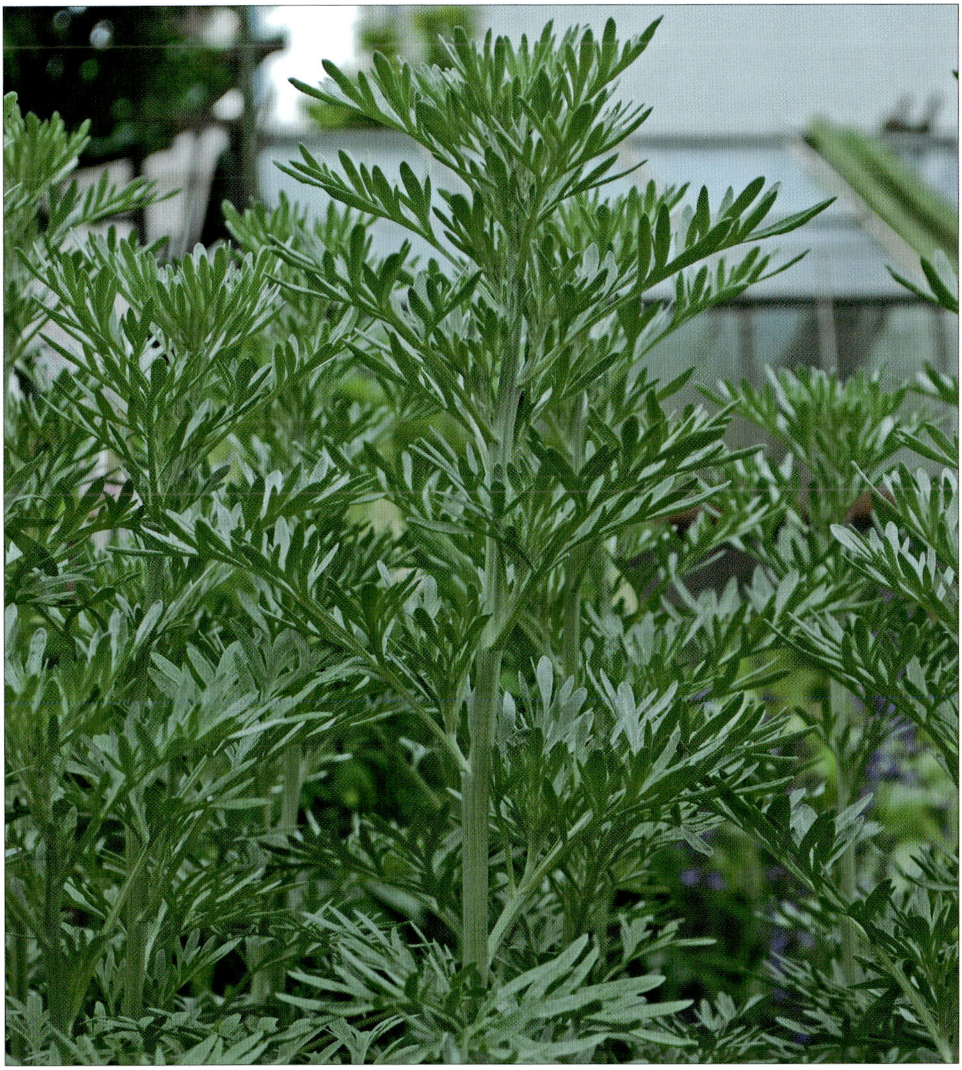

Absinthii herba – Wermutkraut	
Humorale Qualitäten/ Geschmack	Warm 1–2, trocken 3 Bitter, scharf
Wirkungskriterien	**Säfteoptimierend:** • Fördert die Coctio • Wärmend, trocknend • Vermindert zähe Feuchtigkeit **Säfteableitend:** • Übermäßige Gelbgalle, GG-Schärfen • Übermäßige Schwarzgalle, SG-Schärfen
Konstitutionsbezug	• Atonisch-asthenische Konstitution
Humorales Wirkungsprofil	• Erwärmt, tonisiert und entstaut den kalten Magen, das Leber-Gallensystem, die Pfortader, die Milz und die Gebärmutter • Erwärmt und zerteilt zähe Feuchtigkeit • Vermindert übermäßige Gelbgalle, GG-Schärfen und leitet sie über den Darm ab • Vermindert übermäßige Schwarzgalle, SG-Schärfen und leitet sie über die Milz ab • „Wermut heilt Schwermut" *Tabernaemontanus*
Zusammenfassung	**Bei kälte-, feuchtigkeits- und melancholerainduzierten Pathologien** Wermut eignet sich in vielen *Krankheitszuständen, in denen es an Kochungswärme und innerer Spannkraft fehlt.* Rohes Phlegma wird umgewandelt und zähe Verschleimung aufgelöst.

Inhaltsstoffe	Bitterstoffe, ätherische Öle: Thujon u.a.; Gerbstoffe, Flavonoide, Cumarine
Phytotherapeutische Wirkungen	Allgemein stärkend, verdauungsfördernd, magenstärkend, blähungswidrig, leber-galleanregend, menstruationsblutunganregend
Nebenwirkungen/ Interaktionen	Allergiepotenzial Abortiv Bei Überdosierung: Schwindel, Erbrechen Starke Amara als Einzelmittel oder in hohen Anteilen von Mischungen (> 35%) nach 3–4 Wochen pausieren, um eine Gewöhnung der Rezeptoren von Zunge und Mundhöhle zu vermeiden.
Zubereitungsformen (innerlich/äußerlich)	Tee, Tinktur, Ø, Pulver, Likör Äußerlich: Umschläge, Waschung, Bad, Räucherung
Indikationen	Appetitlosigkeit, Dyspepsie, Leber-Galle-Pankreas-Funktionsschwäche, ausbleibende oder zu schwache Menstruationsblutung, unterstützend in der Rekonvaleszenz Äußerlich: Parasitenbefall

Absinthii herba – **Wermutkraut**	
Kontraindikationen	Korbblütlerallergie, Magen-Darmgeschwüre, Gallenwegsverschluss, Schwangerschaft, Stillzeit

Sonstiges	**Absinth:** Wermut ist ein Hauptbestandteil des hochprozentigen Getränks mit gleichem Namen. Die Produktion der „grünen Fee“ war im letzten Jahrhundert in vielen europäischen Ländern verboten (CH: 1910-2005). „Ist einer grün wie ein Laubfrosch, mager wie eine Pappel, nimmt täglich ab an Gewicht und Humor und wirft keinen Schatten mehr, der probiere es mit einem Teelöffel voll Wermuttee alle zwei Stunden.“ *Pfarrer Künzle* Wermut-Traumatisierten sei empfohlen, der Heilpflanze nochmals eine Chance zu geben: Diesmal in milder Dosierung von max. ½ TL auf 2.5dl Wasser und kurzer Ziehdauer von 1 bis max. 5 Minuten.

ARTEMISIA VULGARIS – BEIFUSS

Familie	Asteraceae – Korbblütler
Synonyme	Gewöhnlicher Beifuß, Mutterkraut, Weiberkraut, Jungfernkraut, Machtwurz, Mugwurz, Sonnwendgürtel, Stabkraut, wilder Wermut, Schoßkraut u.a.
Botanik	Ausdauernde krautige Pflanze
Vorkommen	• Europa, Asien, Nordamerika, Nordafrika • Auf sandigen Böden, an Wegrändern, Böschungen und auf Ödplätzen

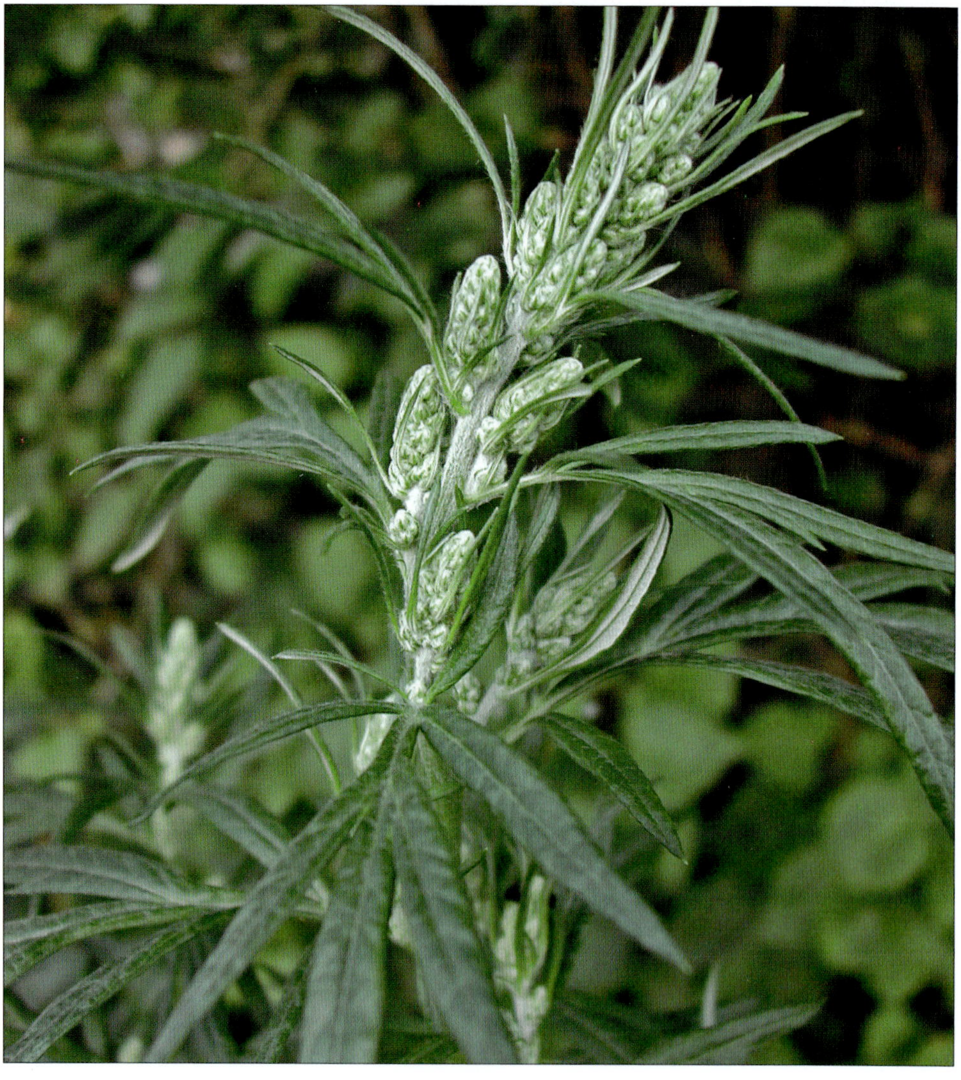

Artemisiae (vulgaris) herba – **Beifußkraut**	
Humorale Qualitäten/ Geschmack	Warm 2, trocken 2–3 Bitter
Wirkungskriterien	**Säfteoptimierend:** • Fördert die Coctio • Wärmend, trocknend, verdünnend • Vermindert zähe Feuchtigkeit **Säfteableitend:** • Übermäßige Gelbgalle, GG-Schärfen
Konstitutionsbezug	• Endokrin-vegetative Konstitution • Spasmophile Diathese
Humorales Wirkungsprofil	• Erwärmt und öffnet Magen, Darm, Leber und Gebärmutter • Leitet übermäßige Gelbgalle und gelbgallige Schärfen über die Leber-Galle und die Menstruationsblutung ab • Erwärmt und zerteilt zähe Feuchtigkeit v.a. in den Verdauungswegen und der Gebärmutter
Zusammenfassung	**Bei kälte-, feuchtigkeits- und melancholerainduzierten Pathologien** Beifuß *erwärmt die Verdauungsfunktion und die Gebärmutter.* Sie ist im Speziellen geeignet für Fraucn mit ständiger Kälte der Extremitäten, übermäßig langen Menstruationszyklen sowie prämenstruellen Krämpfen und Feuchtigkeitsstauungen. In geringer Dosierung oder in Mischungen mit anderen Mitteln fördert Artemisia vulgaris die Empfängnisfähigkeit der Frau.

Inhaltsstoffe	Bitterstoffe, ätherische Öle, Flavonoide, Cumarine
Phytotherapeutische Wirkungen	Verdauungsfördernd, leber-galleanregend, krampfstillend, uterustonisierend, emmenagog, weibliche Geschlechtshormone regulierend, wurmtreibend, fungizid, antibakteriell
Nebenwirkungen/ Interaktionen	Allergiepotenzial Abortiv
Zubereitungsformen (innerlich/äußerlich)	Tee, Tinktur, Ø, Medizinalwein, Pulver, Wildkräuterküche Äußerlich: Einreibung, Bad, Kompresse, Räucherung
Indikationen	Appetitlosigkeit, Verdauungsschwäche, Dysmenorrhoe, schwache oder ausbleibende Menstruationsblutung, Post-Pill-Syndrom, Leber-Galle-Pankreasfunktionsschwäche, chronisch kalte Extremitäten
Kontraindikationen	Korbblütlerallergie, Magen-Darmgeschwüre, Gallenwegsverschluss, Schwangerschaft, Stillzeit

Artemisiae (vulgaris) herba – **Beifußkraut**	
Sonstiges	Eine der ältesten Sakralpflanzen – Beifuß wurde auf Begräbnisplätzen in Neandertalerhöhlen gefunden. „Erinnerst du dich, Beifuß, was du verkündetest, was du anordnetest in feierlicher Kundgebung. Una heißt du, das älteste der Kräuter: Du hast Macht gegen drei und gegen dreißig, du hast Macht gegen Gift und Ansteckung, du hast Macht gegen das Übel, das über das Land dahinfährt.“ *Angelsächsischer Neunkräutersegen, 11. Jahrhundert*

Avenae herba (recens) – Haferkraut	
Humorale Qualitäten/ Geschmack	**Kraut:** Neutral, trocken 1 Leicht herb und süßlich Verwendet wird ebenfalls: **Haferstroh, Avenae stramentum:** Neutral, neutral Süßlich **Haferfrucht, Avenae fructus:** Warm 2 Süß
Wirkungskriterien	**Säfteoptimierend:** • Wärmeregulierend, trocknend • Vermindert zähe Feuchtigkeit **Säfteableitend:** • Übermäßige Gelbgalle und GG-Schärfen
Konstitutionsbezug	• Neurogene Konstitution • Atonisch-asthenische Konstitution • Spasmophile Diathese
Humorales Wirkungsprofil	• Mindert hyperkinetische Zustände • Leitet übermäßige Gelbgalle und gelbgallige Schärfen über die Nieren ab • Vermindert zähe Feuchtigkeit, v.a. im Nervensystem • Reguliert Sensibilität und Irritabilität, stärkt die Nerven • *Nervenfunktionsmittel* bei Hyperkinese
Zusammenfassung	**Bei cholerainduzierten Pathologien** Haferkraut dämpft keineswegs die Nervenkraft – im Gegenteil: Es stärkt diese, damit sie, auf eine gesunde Basis gestützt, den individuellen Bedürfnissen entsprechend funktionieren kann.

Inhaltsstoffe	**Kraut:** Flavonoide, Kieselsäure, Saponine, Polysaccharide **Haferstroh:** Kieselsäure, Saponine, Flavonoide
Phytotherapeutische Wirkungen	Nervenstärkend, beruhigend, mild harntreibend **Haferstroh:** Äußerlich: Entzündungshemmend, juckreizlindernd, bindegewebefestigend, pilzhemmend
Nebenwirkungen/ Interaktionen	–
Zubereitungsformen (innerlich/äußerlich)	**Kraut:** Tee, Tinktur, Ø, Fertigarzneimittel **Haferstroh:** Äußerlich: Bad, Umschlag, Waschung

Avenae herba (recens) – **Haferkraut**	
Indikationen	Nervosität, nervöse Erschöpfung, Spannungszustand, Schlaflosigkeit, vegetative Dystonie, Überreizung, nervöse Herz-Kreislaufbeschwerden, übermäßige Empfindlichkeit auf äußere Einflüsse (Wetterfühligkeit u.a), unterstützend bei Nieren-Blasenleiden und Ödemen **Haferstroh:** Äußerlich bei Hautentzündung, Juckreiz, Ekzeme, Neurodermitis, Hautpilz, Milchschorf
Kontraindikationen	–

Sonstiges	Ab dem Mittelalter bis zur Einführung der Kartoffel eines der wichtigsten Getreide Mitteleuropas. **Signatur:** Die hohe Belastbarkeit und Flexibilität der Pflanze als Hinweis auf ihre nervenstärkende Wirkung.

BELLIS PERENNIS – GÄNSEBLÜMCHEN

Familie	Asteraceae – Korbblütler
Synonyme	Maßliebchen, Müllerblümchen, Maiblümchen, Tausendschön, Augenblümchen, Kindsblume, Wundkraut, Balders Auge, Margritli u.a.
Botanik	Mehrjährige, krautige Pflanze
Vorkommen	• Europa, Amerika • Auf feuchten Wiesen, Weiden, an Wegrändern, Bahndämmen

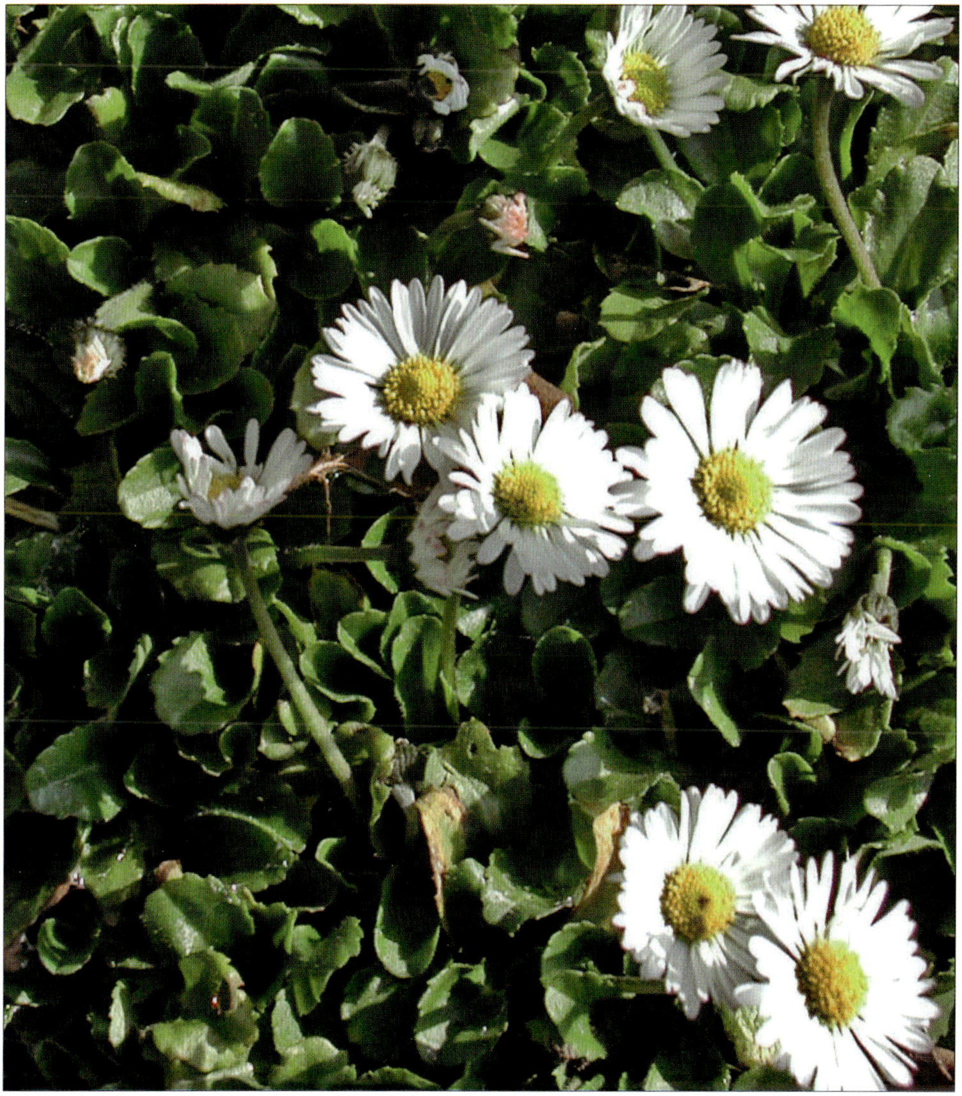

Bellidis flos/herba – Gänseblümchenblüte/-kraut	
Humorale Qualitäten/ Geschmack	Warm 1, trocken 1 Etwas sauer und bitter
Wirkungskriterien	**Säfteoptimierend:** • Wärmend, trocknend • Vermindert zähe Feuchtigkeit **Säftebewegend:** • Feuchtigkeit **Säfteableitend:** • Gelbgalle, GG-Schärfen
Konstitutionsbezug	–
Humorales Wirkungsprofil	• Erwärmt, bewegt und zerteilt zähe Feuchtigkeit, v.a. in den Verdauungsorganen und der Haut • Leitet übermäßige Gelbgalle und gelbgallige Schärfen ab • Lymphflussanregend • *Antidyskratikum*
Zusammenfassung	**Bei kälte-, cholera- und feuchtigkeitsinduzierten Pathologien** Ekzematische Ersatzausscheidungen der Haut (feuchte Ekzeme) Wundheilungsfördernd bei stumpfen Verletzungen der Muskeln, Bänder und Sehnen

Inhaltsstoffe	Saponine, Gerbstoffe, Bitterstoffe, Schleimstoffe, Flavonoide, wenig ätherische Öle
Phytotherapeutische Wirkungen	Entzündungshemmend, appetit- und stoffwechselanregend, leicht abführend, schleimlösend und auswurffördernd, hautstoffwechselregulierend Äußerlich: Wundheilend, juckreizlindernd, entzündungshemmend
Nebenwirkungen/ Interaktionen	–
Zubereitungsformen (innerlich/äußerlich)	Tee, Tinktur, Ø, Presssaft, Fertigarzneimittel, Wildkräuterküche Potenzierte Galenik (üblich: D4 bei Verletzungen) Äußerlich: Salbe, Waschung, Kompresse, Kataplasma
Indikationen	Verdauungs- und Stoffwechselschwäche, Husten, Erkältung, Fieber, Hautentzündung, Lymphdrüsenschwellung, Dysmenorrhoe Äußerlich: Juckreiz, Akne, Hautentzündung, Furunkel, Wunden
Kontraindikationen	Korbblütlerallergie

Bellidis flos/herba – Gänseblümchenblüte/-kraut	
Sonstiges	**Mythologie:** Der römische Gott des Wandels und der Jahreszeiten, Vertumnus, riss die von ihm begehrte Nymphe Belides an sich. Diese ließ sich unwillig zu Boden fallen und verwandelte sich dort in ein Gänseblümchen. Wer die ersten drei Blüten, die er findet, im Frühling verschluckt, ist ein ganzes Jahr vor Fieber und Zahnschmerzen gefeit. Die Blüten müssen allerdings mit den Zähnen abgebissen und unzerkaut verschluckt werden. *Volkstümlicher Glaube*

BERBERIS VULGARIS – GEMEINE BERBERITZE

Familie	Berberidaceae – Sauerdorngewächse
Synonyme	Sauerdorn, Dreidorn, Essigbeere, Gelbholz, Guggerbeeri, Fässlistrauch, Spiessbeere u.a.
Botanik	Mehrjähriger, sommergrüner Strauch
Vorkommen	• Mittel-, Südeuropa, Nordafrika • In Hecken, an Waldrändern

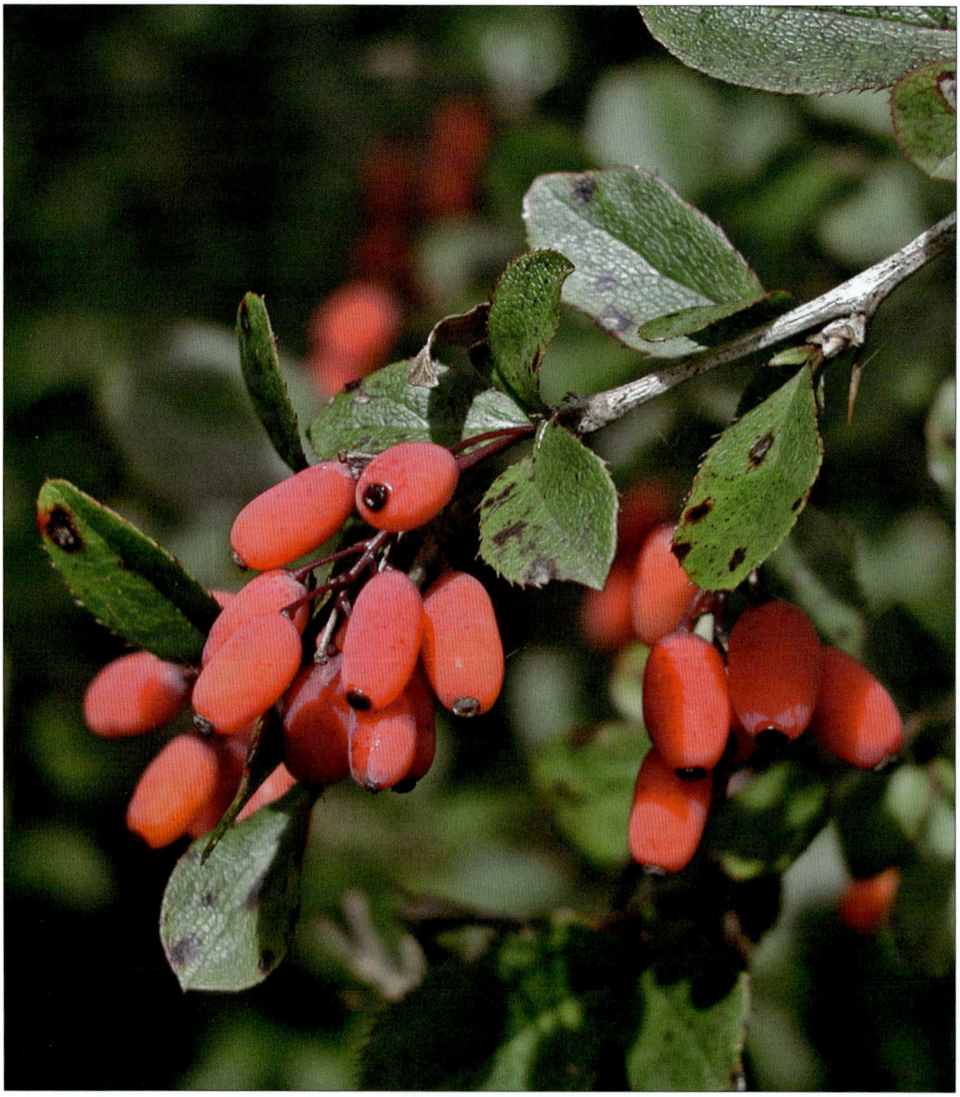

Berberidis fructus – Berberitzenbeere	
Humorale Qualitäten/ Geschmack	**Berberitzenfrucht:** Neutral – kalt 1, trocken 1 Sauer, herb Verwendet wird ebenfalls: **Berberidis cortex, Berberitzenrinde:** Warm 1, trocken 2 Bitter **Berberidis radix, Berberitzenwurzel** Warm 1, trocken 2 Bitter
Wirkungskriterien	**Berberitzenfrucht:** **Säfteoptimierend:** • Leicht kühlend, trocknend **Rinde/Wurzel:** **Säfteoptimierend:** • Fördert die Coctio • Wärmend • Vermindert zähe Feuchtigkeit **Säfteableitend:** • Übermäßige Gelbgalle, GG-Schärfen • Übermäßige Schwarzgalle, SG-Schärfen
Konstitutionsbezug	• Cologene Konstitution • Nephrogene Konstitution • Azide Diathese
Humorales Wirkungsprofil	**Berberitzenfrucht:** • Mildert Gelbgalle und gelbgallige Schärfen • Zusammenziehend, trocknet übermäßige Feuchtigkeit **Rinde/Wurzel:** • Erwärmt, zerteilt und vermindert übermäßige oder gestaute Feuchtigkeit • Leitet übermäßige Gelbgalle und gelbgallige Schärfen über das Leber-Gallesystem und die Nieren ab • Erwärmt und öffnet die gestaute Milz, leitet übermäßige Schwarzgalle und SG-Schärfen ab • *Antidyskratisches Mittel für das Leber-Galle-System*

Berberidis fructus – Berberitzenbeere	
Zusammenfassung	**Bei cholera- und feuchtigkeitsinduzierten Pathologien** Anwendung sowohl konstitutionell als auch symptomorientiert. Berberis optimiert die konsensuelle Zusammenarbeit zwischen Leber und Nieren (hepato-renales Syndrom). **Berberitzenfrucht:** Bei allen Manifestationen der aziden Diathese, bes. Gelenk- und Eingeweidegicht. **Rinde/Wurzel:** Zusätzlich bei melancholerainduzierten Pathologien. Die Berberitze eignet sich besonders für juckende und stechende *Beschwerden infolge gelbgalliger Hitze*. Die Rinde ermöglicht deren effiziente Ableitung über Leber und Nieren.

Inhaltsstoffe	**Berberitzenfrucht:** Fruchtsäuren, Gerbstoffe, Flavonoide, Anthozyane, Alkaloide höchstens in Spuren **Rinde/Wurzel:** Alkaloide, Gerbstoffe, Flavonoide, Polysaccharide
Phytotherapeutische Wirkungen	**Berberitzenfrucht:** Verdauungsfördernd, leicht abführend, entzündungshemmend, harntreibend, fiebersenkend **Rinde/Wurzel:** Leber-galleanregend, harntreibend, bakterizid, fungizid
Nebenwirkungen/ Interaktionen	**Rinde/Wurzel:** Leicht giftig, emmenagog Bei Überdosierung können Benommenheit, Atembeschwerden, Abort auftreten Entfallen bei einer spagyrischen oder potenzierten Anwendung!
Zubereitungsformen (innerlich/äußerlich)	**Berberitzenfrucht:** Tee, Tinktur, Saft, Likör, Wildkräuterküche **Rinde/Wurzel:** Tee, Tinktur heute nicht mehr üblich, sondern häufig Anwendung in potenzierter oder spagyrischer Form
Indikationen	**Berberitzenfrucht:** Gicht, Verdauungsstörung, Appetitlosigkeit, Fieber, Verstopfung, Mundschleimhautentzündung **Rinde/Wurzel:** Leber-Galle-Pankreasfunktionsschwäche, Nieren-Blasenfunktionsschwäche, unterstützend bei Hautausschlag und Rheuma
Kontraindikationen	**Rinde/Wurzel:** Schwangerschaft, Stillzeit, Gallenwegsverschluss, Nierenentzündung Entfallen bei einer spagyrischen oder potenzierten Anwendung!

Sonstiges	**Signatur:** Gelbe Blüten, gelbe Schicht unter Rinde deuten auf den Leberbezug hin, die dreiteiligen Dornen auf stechende, gelbgallige Schmerzen.

BETULA PENDULA – BIRKE

Familie	Betulaceae – Birkengewächse
Synonyme	Weißbirke, Hängebirke, Maibaum, Besenbaum, Hexenbesen u.a.
Botanik	Sehr frosthartes Pioniergehölz
Vorkommen	• Nord- und Mitteleuropa, Asien • Auf Kahlschlägen, in lichten Wäldern, Mooren, an Ufern und auf Brachflächen

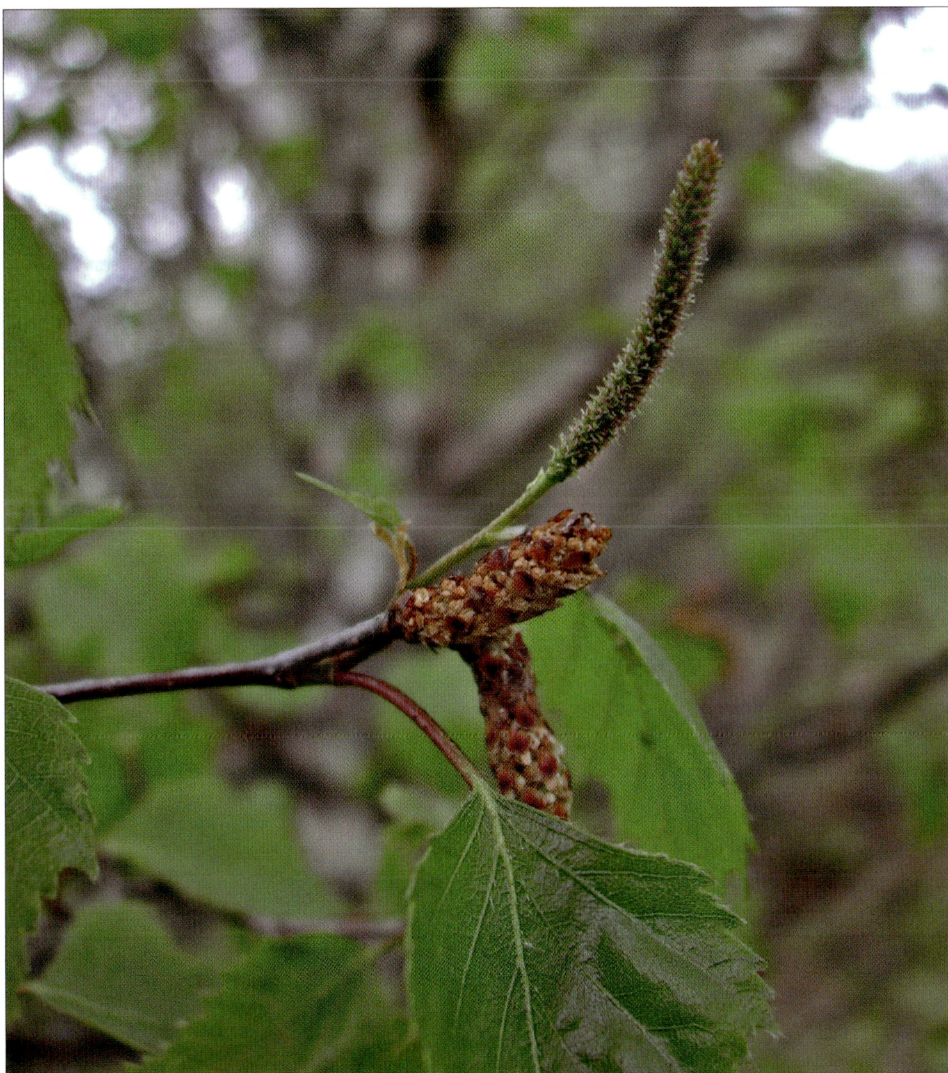

Betulae folium – Birkenblatt	
Humorale Qualitäten/ Geschmack	Neutral, neutral – trocken 1 Herb, sauer und bitter
Wirkungskriterien	**Säfteoptimierend:** • Wärmeregulierend, trocknend **Säfteableitend:** • Gelbgalle, GG-Schärfen
Konstitutionsbezug	• Harnsaure (azide) Diathese • Hydrogenoide Konstitution
Humorales Wirkungsprofil	• Leitet hitzige Gelbgalle, gelbgallige Schärfen über Nieren ab • Vermindert übermäßige Feuchtigkeit
Zusammenfassung	**Bei cholera- und feuchtigkeitsinduzierten Pathologien** Die Birke ermöglicht eine sanfte, aber trotzdem effiziente *Lösung hyperkinetischer oder stauungsbedingter Zustände.*

Inhaltsstoffe	Flavonoide, Saponine, Gerbstoffe, Bitterstoffe, wenig ätherische Öle
Phytotherapeutische Wirkungen	Harntreibend, leicht harndesinfizierend und krampflösend, entzündungshemmend im Harntrakt
Nebenwirkungen/ Interaktionen	–
Zubereitungsformen (innerlich/äußerlich)	Tee, Tinktur, Ø, Presssaft, Fertigarzneimittel, Wildkräuterküche Äußerlich: Bad, Waschung, Haarwasser
Indikationen	Harnwegsinfekte, Nieren-Blasenfunktionsschwäche, Nierengrieß, Zellulitis, Ödeme, unterstützend bei rheumatischen Beschwerden, Hauterkrankungen Äußerlich: Ekzem, Akne u.a. Hauterkrankungen
Kontraindikationen	Keine Durchspülungstherapie bei Ödemen infolge insuffizienter Herz- oder Nierenfunktion

Sonstiges	Eine 30-jährige Birke mit 12m Höhe kann an einem Sommertag bis 140 L Wasser aufnehmen und verdunsten. Verwendet wird ebenfalls: **Betulae cortex – Birkenrinde** **Betulae carbo – Birkenkohle** **Betulae pix – Birkenteer** und der **Stammsaft, „Birkenwasser“** **Signatur:** Abschilfernde Rinde deutet auf das Hautheilmittel, die große Beweglichkeit trotz grazilem Bau auf die „verjüngende“ Wirkung hin.

BORAGO OFFICINALIS – BORRETSCH

Familie	Boraginaceae – Raublattgewächse
Synonyme	Gurkenkraut, Liebäuglein, Boragen, Blauhimmelstern, Augenzier, Herzfreude, Beielichrut, Guggumerechrut u.a.
Botanik	Einjährige krautige Pflanze
Vorkommen	• Süd- und Mitteleuropa, Nordafrika • Häufig aus Kultur verwildert auf Schuttplätzen, Brachflächen

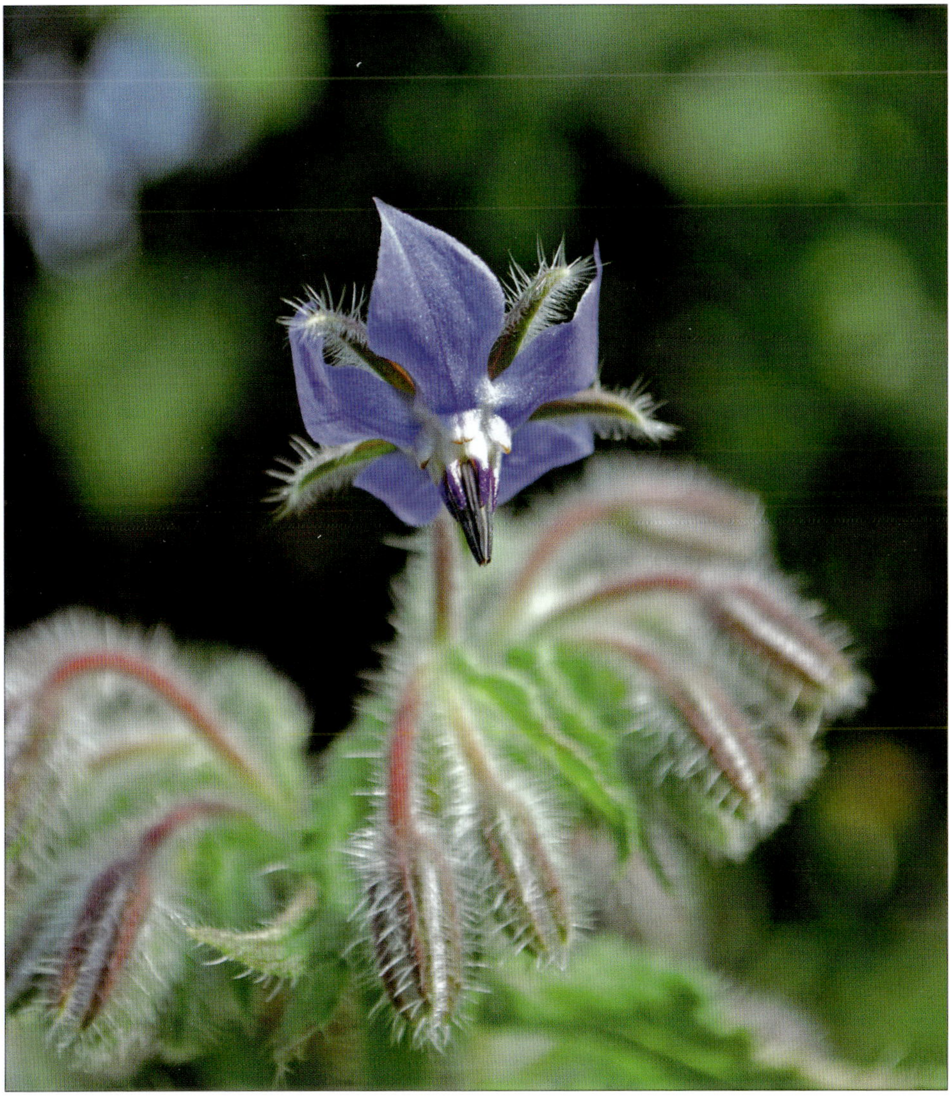

Boraginis herba – **Borretschkraut**	
Humorale Qualitäten/ Geschmack	Warm 1, feucht 1 Geschmacklos Verwendet wird außerdem: **Boraginis semen – Borretschsamen:** Warm 1, feucht 1 Fettig
Wirkungskriterien	**Säfteoptimierend:** • Wärmend, befeuchtend, erweichend • Milzfunktion stärkend **Säfteableitend:** • Übermäßige Schwarzgalle, SG-Schärfen
Konstitutionsbezug	• Melanchologene Konstitution • Atonisch-asthenische Konstitution • Neurogene Konstitution
Humorales Wirkungsprofil	• Vermindert Schwarzgalle und SG-Schärfen, bes. deren Trockenheit • „Wendet die schwarzgallige Traurigkeit vom Herzen ab“, d.h. angezeigt bei melancholischen Krankheiten, welche das Herz affizieren • „Erheitert das Gemüt“ • In geringerem Maße: Vermindert übermäßige Gelbgalle und GG-Schärfen (Trockenheit) • *Milzfunktionsmittel* bei Konsensus Milz – Herz – Nerven
Zusammenfassung	**Bei Melancholera-induzierten (in geringerem Maße auch cholerischen) Pathologien** Harmonisiert den gesamten Säfte- und Energiehaushalt und mildert im Speziellen die *Trockenheit infolge Schärfebelastung*. Optimiert die Sanguis-Qualitäten

Inhaltsstoffe	Kieselsäure, Schleimstoffe, Gerbstoffe, Saponine, Flavonoide **Samenöl:** Essentielle Fettsäuren, Gamma-Linolensäure, Gerbstoffe, Schleimstoffe
Phytotherapeutische Wirkungen	Harntreibend, schweißtreibend, entzündungshemmend, hustenreizlindernd **Samenöl:** Entzündungshemmend, leicht schmerzlindernd, hautstoffwechselregulierend, stimmungsaufhellend Äußerlich: Juckreizlindernd

Boraginis herba – Borretschkraut	
Nebenwirkungen/ Interaktionen	Pyrrolizidin-Alkaloide: Diese sollen in sehr hohen Dosierungen und bei Langzeitanwendungen schädigend wirken. Bei therapeutischer Dosierung besteht keine Gefährdung. Von Langzeittherapien oder Einnahme sehr hoher Dosierungen wird abgeraten. „All Ding' sind Gift und nichts ohn' Gift; allein die Dosis macht, dass ein Ding kein Gift ist." *Paracelsus* Entfallen bei Anwendung in spagyrischer oder potenzierter Form
Zubereitungsformen (innerlich/äußerlich)	Tee, Tinktur, Ø, Presssaft, Wildkräuterküche **Samen:** Kapseln
Indikationen	Schleimhautentzündung, Husten, depressive Verstimmung, Herz-Kreislaufschwäche **Samenöl:** Allergie, Neurodermitis, Ekzeme, Dysmenorrhoe, PMS, Wechseljahrbeschwerden, depressive Verstimmung Äußerlich: Neurodermitis, Ekzeme
Kontraindikationen	–

Sonstiges	„Ego borago, gaudia semper ago" – „Ich der Borretsch bringe stets Freude." *Plinius* „Borretsch macht leichte Herzen" *Volksmund* **Signatur:** gesenkte Blütenköpfe deuten auf den Melancholera-Bezug hin.

BRASSICA NIGRA – SCHWARZER SENF

Familie	Brassicaceae – Kreuzblütler
Synonyme	**Sinapis nigra** Gartensenf, Mostardkorn, Senfsaat, Mostrich, Mostersad, Senip, Keek u.a.
Botanik	Einjährige, krautige Pflanze Verwendet wird ebenfalls: **Sinapis alba, weißer Senf u.a.**
Vorkommen	• Süd- und Mitteleuropa, Asien, Amerika • Weltweit kultiviert

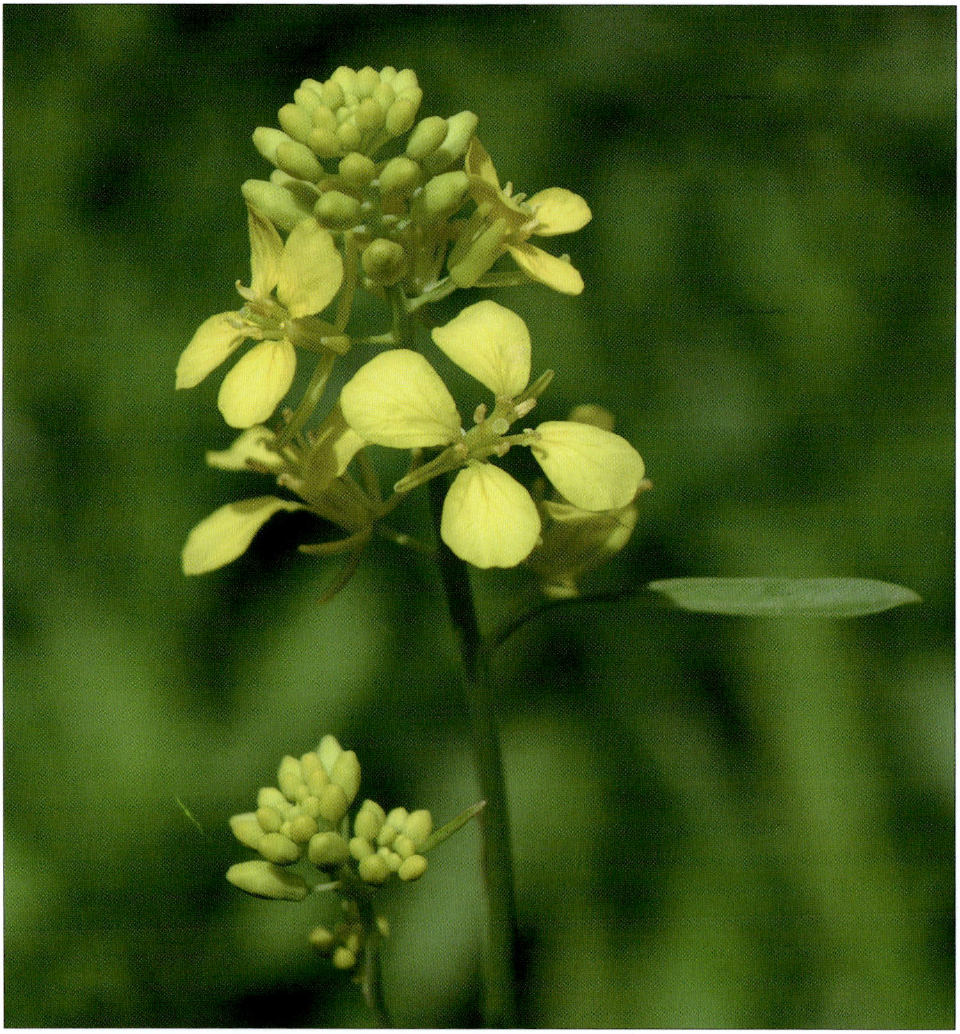

Sinapis (nigrae) semen – **Senfsame**	
Humorale Qualitäten/ Geschmack	Warm 4, trocken 4 Scharf, etwas fettig
Wirkungskriterien	**Säfteoptimierend:** • Fördert die Coctio • Stark wärmend, verdünnend • vermindert zähe Feuchtigkeit
Konstitutionsbezug	–
Humorales Wirkungsprofil	• Erwärmt und zerteilt zähe Feuchtigkeit in den Atem- und Verdauungswegen, dem Kopf und den Extremitäten • Wärmt und stärkt den Magen • Fördert, im Übermaß gegessen, die Gelbgalle oder GG-Schärfen
Zusammenfassung	**Bei kälte- und feuchtigkeitsinduzierten Pathologien** Senf heizt Körperfunktionen und Ausscheidungsprozesse an, wo diese *unterkühlt oder durch Verschleimung behindert* sind. Dabei wird auch eine geschwächte Abwehrfunktion reaktiviert und gesteigert. Senfanwendungen können bei verschiedenen Krankheitszuständen Hitzestauungen im Kopf lösen und ableiten.

Inhaltsstoffe	Senfölglykoside: Sinigrin u.a.; fette Öle, Schleimstoffe
Phytotherapeutische Wirkungen	Verdauungsfördernd, appetitanregend, mild abführend, durchblutungsfördernd, entzündungshemmend, antibakteriell, antiviral, antimykotisch Äußerlich: Hyperämisierend
Nebenwirkungen/ Interaktionen	Haut- und schleimhautreizend bei hochdosierten oder langdauernden Anwendungen
Zubereitungsformen (innerlich/äußerlich)	Pulver, Gewürz, Wildkräuterküche Äußerlich: Einreibung, Kompresse, Pflaster, Bad, Spiritus Sinapis
Indikationen	Verdauungsschwäche, Appetitlosigkeit Äußerlich: Atemwegserkrankungen, Bronchitis, Sinusitis, chronisch-degeneratives Rheuma
Kontraindikationen	Schwere Herz-Kreislauferkrankungen Keine Anwendung bei diabetischen Neuropathien, Krampfadern, offenen Wunden, u.U. Schwangerschaft Keine Anwendungen bei Kindern unter 6 Jahren Vorsicht bei hitzigen Konstitutionen und Zuständen

Sonstiges	„Senf gekäuet zeucht den zahen Schleim aus dem Haubt und reiniget das Hirne.“ *Tabernaemontus*

CALENDULA OFFICINALIS – RINGELBLUME

Familie	Asteraceae – Korbblütler
Synonyme	Wucherblume, Totenblume, Sonnenbraut, Sonnenwendblume, Ringelröschen, Monatsblume, Warzenblume u.a.
Botanik	Meist einjährige, krautige Pflanze
Vorkommen	• Süd-, Mitteleuropa, Nordafrika, Westasien • Meist angebaut in Gärten, selten verwildert • Die Ackerringelblume, *Calendula arvensis,* wächst wild im Mittelmeerraum

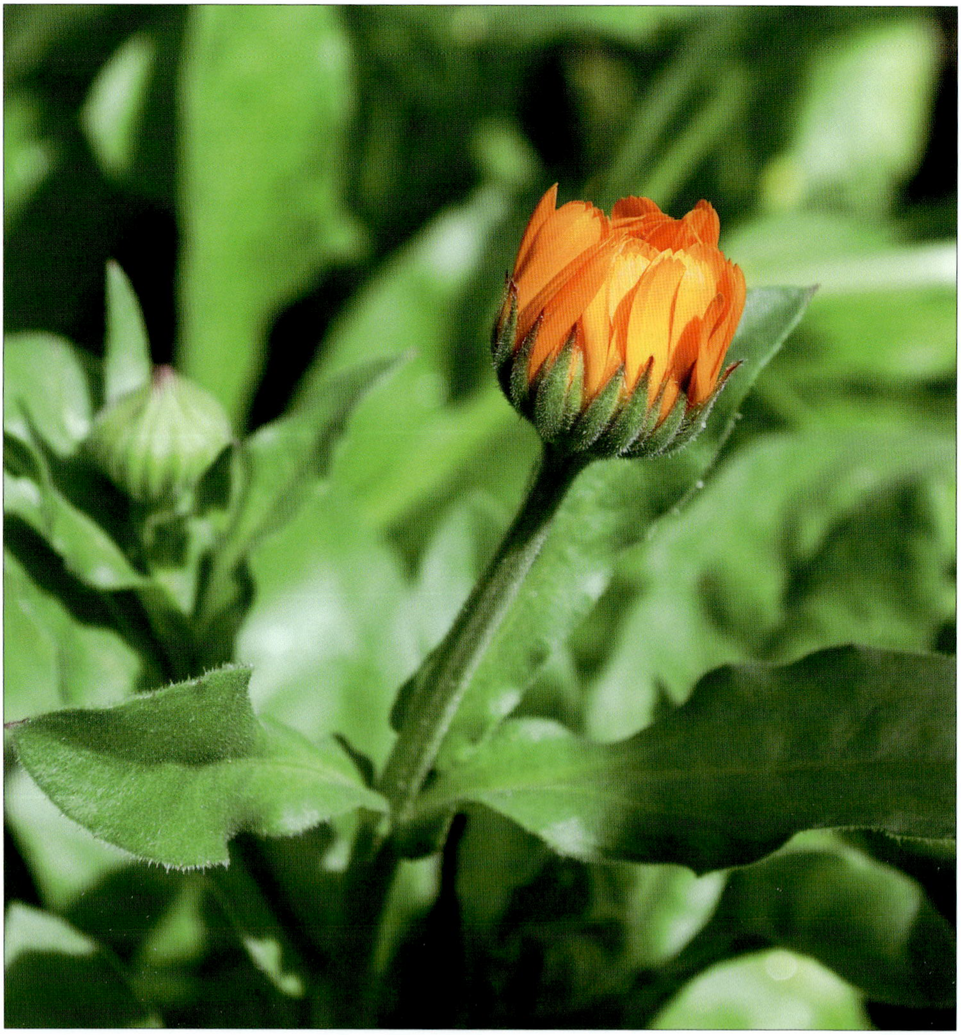

Calendulae flos – Ringelblumenblüte	
Humorale Qualitäten/ Geschmack	Warm 2, trocken 2–3 Leicht bitter, scharf, herb
Wirkungskriterien	**Säfteoptimierend:** • Fördert die Coctio • Wärmend, trocknend • Vermindert zähe Feuchtigkeit **Säftebewegend:** • Feuchtigkeit **Säfteableitend:** • Übermäßige Gelbgalle, GG-Schärfen
Konstitutionsbezug	• Lymphatische Konstitution • Katarrhalisch-rheumatische Konstitution • Skrofulose
Humorales Wirkungsprofil	• Erwärmt, zerteilt und vermindert zähe Feuchtigkeit in Magen, Brust und vor allem in der Haut • Wärmt die Leber, eliminiert übermäßige Gelbgalle und gelbgallige Schärfen • Lymphflussanregend
Zusammenfassung	**Bei feuchtigkeits- und cholerainduzierten Pathologien** Calendula mildert *Beschwerden infolge gelbgalliger Hitze und verunreinigter Feuchtigkeit,* welche sich vor allem auf der Haut und Schleimhaut manifestieren. Die wundheilungsfördernde Wirkung ist auf die Reinigung des Verletzungsgebietes durch Anregung des lymphatischen Abtransportes zurückzuführen, eine Voraussetzung für den regenerativen Stoffaufbau.

Inhaltsstoffe	Ätherische Öle, Flavonoide, Saponine, Schleimstoffe, Cumarine
Phytotherapeutische Wirkungen	Entzündungswidrig, antibakteriell, -viral, -mykotisch, leber-galleanregend, lymphflussanregend schleimhautregenerierend Äußerlich: Wundheilend, desinfizierend
Nebenwirkungen/ Interaktionen	Allergiepotenzial
Zubereitungsformen (innerlich/äußerlich)	Tee, Tinktur, Ø, Fertigarzneimittel, Wildkräuterküche Äußerlich: Salbe, Umschlag, Öleinreibung, Spülung
Indikationen	Haut-, Schleimhautentzündung, Lymphknotenschwellung, Lymphstau, Leber-Gallenfunktionsschwäche Äußerlich: Hautentzündung, Ekzem, Windeldermatitis, Verletzung, schlechte Wundheilung, Fuß- und Nagelpilz, Verbrennung
Kontraindikationen	Korbblütlerallergie

Calendulae flos – Ringelblumenblüte	
Sonstiges	**Name:** Leitet sich von lat. „calenda“, dem ersten Tag des Monats ab – da die Pflanze so viele Monate blüht, ist sie ein kleines „Kalenderchen“. **Signatur:** Wundverschluss ähnlich der Aloe und verschließende Geste bei der Samenbildung deuten auf die wundheilende Wirkung hin.

CAPSELLA BURSA-PASTORIS – HIRTENTÄSCHEL

Familie	Brassicaceae – Kreuzblütler
Synonyme	Hirtentäschchen, Blutkraut, Herzkraut, Medikus, Täschelkraut, Hungerkräutel, Kochlöffel, Schüfelichrut u.a.
Botanik	Ein- bis zweijährige, krautige Pflanze
Vorkommen	• Mitteleuropa • In Äckern, am Wegrand und auf Ödland

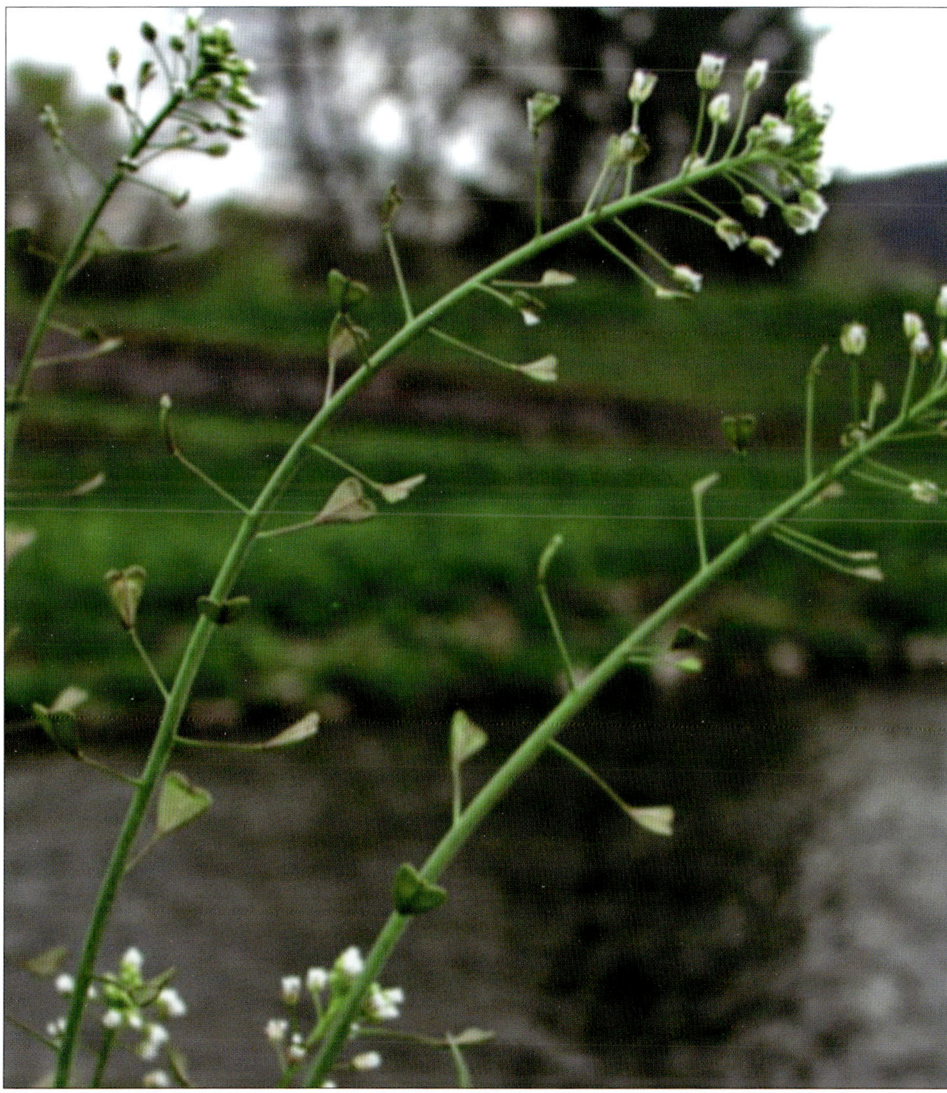

Bursae pastoris herba – Hirtentäschelkraut	
Humorale Qualitäten/ Geschmack	Kalt 1–2, trocken 2 Süß, herb, etwas bitter Die traditionelle Bewertung warm 4, trocken 4 bezieht sich auf die frühere Verwendung des Samens
Wirkungskriterien	**Säfteoptimierend:** • Kühlend, trocknend • Detonisierend auf arterielles System • Stabilisierend auf Blutgefäße
Konstitutionsbezug	• Hämangiotische Konstitution • Mesenchymal-hypoplastische Konstitution • Hämorrhagische Diathese
Humorales Wirkungsprofil	• Dämpft überschießendes Sanguis, zähmt die überhitzte Blutflüssigkeit • Zieht Gefäße zusammen und stärkt sie auf diese Weise • Detonisierend bei Kongestionen der Gefäße und Gebärmutter
Zusammenfassung	**Bei cholerainduzierten Pathologien, Kongestionen** Hirtentäschel eignet sich bei *hyperkinetischen und kongestiven Zuständen*, im Speziellen bei übermäßig starker Monatsblutung.

Inhaltsstoffe	Flavonoide, Gerbstoffe, Amine: Acetylcholin u.a.; Senfölglykoside Die Inhaltsstoffe sind momentan Gegenstand von Untersuchungen, Alkaloide und weitere Stoffe werden kontrovers diskutiert.
Phytotherapeutische Wirkungen	Zusammenziehend, blutstillend, menstruationsblutunghemmend Äußerlich: Blutstillend
Nebenwirkungen/ Interaktionen	Wegen der oxytozinähnlichen Wirkung auf die Gebärmutter raten einzelne Autoren zur Vorsicht während der Schwangerschaft.
Zubereitungsformen (innerlich/äußerlich)	Tee, Tinktur, Ø, Presssaft, Pulver, Fertigarzneimittel, Wildkräuterküche Äußerlich: Umschlag, Tamponade, Bad
Indikationen	Blutungen, starke Menstruationsblutung Äußerlich: Nasenbluten, kleine Verletzungen
Kontraindikationen	–

Sonstiges	**Name:** Die Form der Samen ähneln der traditionellen Umhängetasche der Hirten mit Lecksalz für das Vieh. **Signatur:** Die herzförmige Frucht deutet auf die frühere Verwendung beim Altersherz hin. „Der liebe Gott hat dieses Kräutlein extra mit vielen kleinen Taschen, ähnlich den Taschen der Schafhirten, ausgestattet. Der gütige Schöpfer gibt jedoch keine leeren Taschen, sondern er legt immer etwas Gutes hinein. Und in diese Taschen hat er Kraft der Kühlung hineingelegt gegen inneren und äußeren Brand, besonders in Nieren und Unterleib und dortige Blutungen und Beschwerden. *Pfarrer Künzle*

CAPSICUM FRUTESCENS – CAYENNEPFEFFER

Familie	Solanaceae – Nachtschattengewächse
Synonyme	Zierpfeffer, spanischer Pfeffer, Schotenpfeffer, Peperoni, Peperoncini, Paprika, Gewürzpaprika, Chili u.a.
Botanik	Mehrjähriger Strauch, gewisse Arten einjährige, krautige Pflanzen Ebenfalls verwendet: **Capsicum annuum, Paprika**
Vorkommen	• Ursprünglich Südamerika • Heute weltweit über 200 Sorten kultiviert

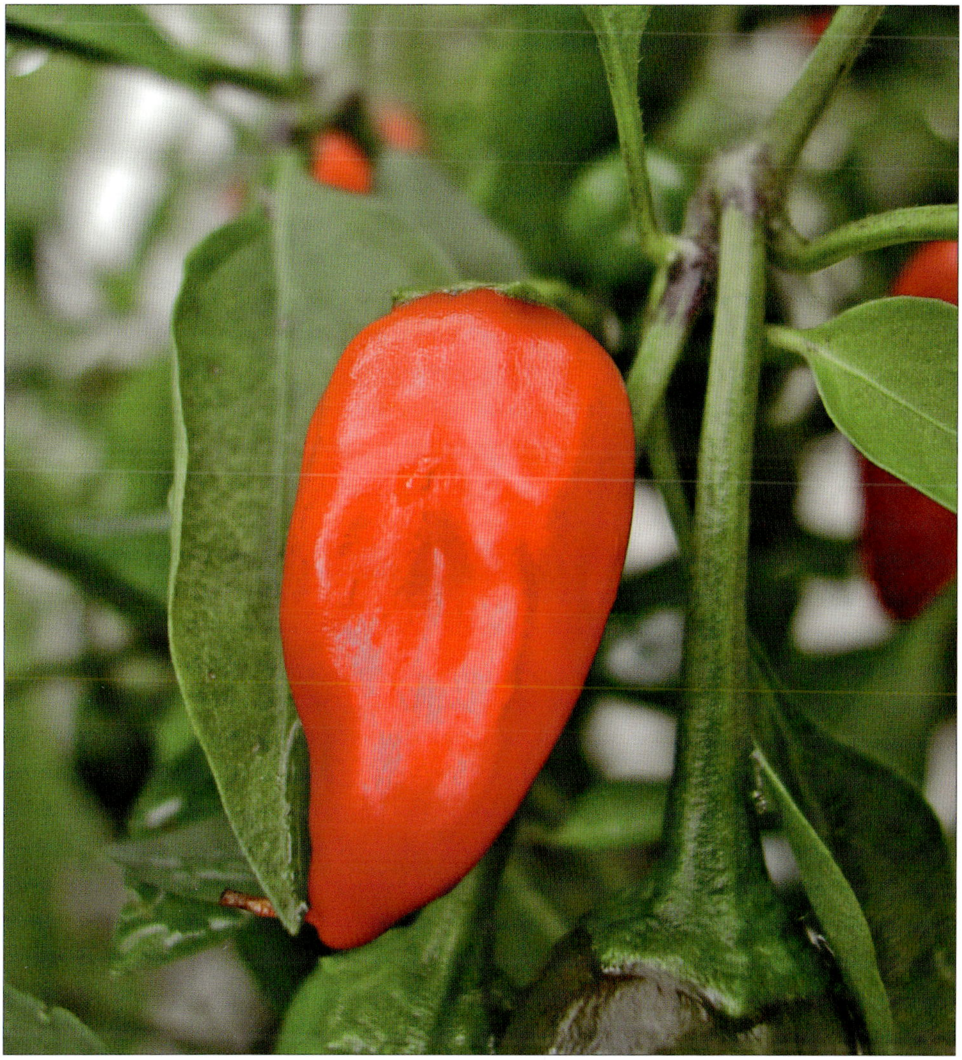

Capsici fructus/semen – Paprikafrucht/-samen	
Humorale Qualitäten/ Geschmack	Warm 4, trocken 4 Scharf, leicht bitter Je nach Schärfegrad, je schärfer umso wärmer
Wirkungskriterien	**Säfteoptimierend:** • Fördert die Coctio • Stark wärmend, trocknend • Vermindert zähe Feuchtigkeit
Konstitutionsbezug	–
Humorales Wirkungsprofil	• Erwärmt und öffnet die Verdauungsorgane, Atemwege und Gefäße • Erwärmt und zerteilt zähe Feuchtigkeit
Zusammenfassung	**Bei feuchtigkeitsinduzierten Pathologien** Capsicum *heizt Körperfunktionen und Ausscheidungsprozesse an,* wo diese unterkühlt oder durch Verschleimung behindert sind.

Inhaltsstoffe	Alkaloide: Capsaicin u.a.; Flavonoide, Carotinoide, Saponine, fettes Öl
Phytotherapeutische Wirkungen	Verdauungsfördernd, blähungswidrig, herz-kreislaufanregend, koronardilatorisch, durchblutungsfördernd, antiarteriosklerotisch, abwehrstärkend Äußerlich: Hyperämisierend, desinfizierend, schmerzlindernd (einer anfänglichen Erregung der Schmerz- und Wärmerezeptoren der Haut und Schleimhaut folgt eine langanhaltende Analgesie)
Nebenwirkungen/ Interaktionen	Magenschleimhautreizung, selten Überempfindlichkeitsreaktion Äußerlich: Dermatitis
Zubereitungsformen (innerlich/äußerlich)	Gemüse, Saft, Tinktur, Ø, Fertigarzneimittel, Pulver, Öl Äußerlich: Pflaster, Salbe
Indikationen	Verdauungsschwäche, Appetitlosigkeit, Herz-Kreislaufschwäche, Infektionsanfälligkeit Äußerlich: Rheumatische Erkrankungen, Gelenkschmerzen, Verspannung
Kontraindikationen	Kleinkinder, Schwangerschaft, Hypertonie Äußerlich: Wunde, diabetische Neuropathie Vorsicht bei hitzigen und trockenen Konstitutionen

Sonstiges	Das Alkaloid Capsaicin ist noch in einer Verdünnung von 1:10 Millionen wahrnehmbar scharf. Die Schärfe wird heute mit der Scoville-Skala bewertet: Die Schärfe von Paprika kann sich zwischen 0 und einigen zehn- bis hunderttausend Einheiten bewegen. Reines Capsaicin soll einen Wert von 15 000 000 Einheiten erreichen.

CARUM CARVI – KÜMMEL

Familie	Apiaceae – Doldenblütler
Synonyme	Kümmich, Barbarensamen, Wiesenkümmel, Brotkümmel, Karbensamen, Hexenbann, Chümi u.a.
Botanik	Zweijährige, krautige Pflanze
Vorkommen	• Europa, Asien • Auf Wiesen, Weiden oder kultiviert

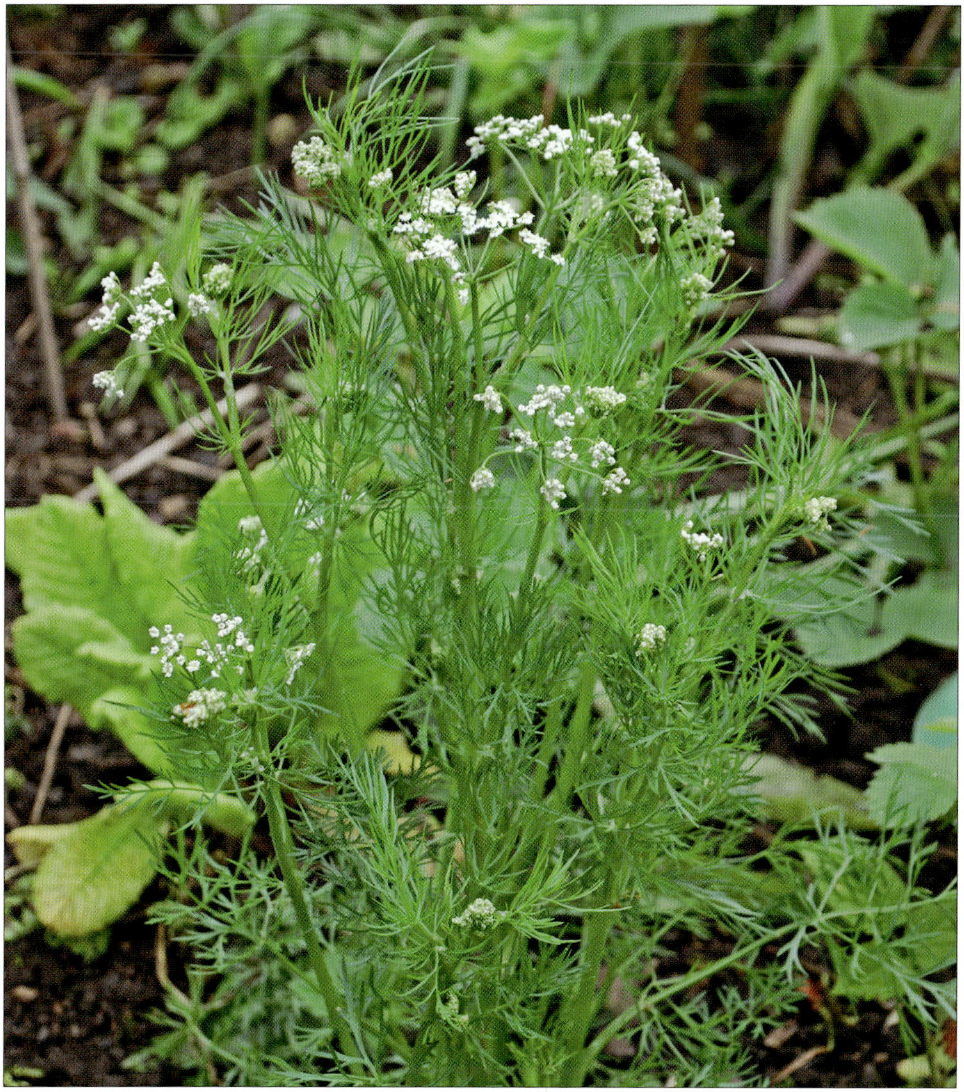

Carvi fructus – Kümmelfrucht	
Humorale Qualitäten/ Geschmack	Warm 2–3, trocken 2–3 Etwas scharf
Wirkungskriterien	**Säfteoptimierend:** • Fördert die Coctio • Wärmend, trocknend, verdünnend • Vermindert zähe Feuchtigkeit
Konstitutionsbezug	• Lymphatische Konstitution
Humorales Wirkungsprofil	• Erwärmt und tonisiert den Magen und Darm • Erwärmt und zerteilt kalte, zähe Feuchtigkeit, v.a. in den Atem- und Verdauungswegen
Zusammenfassung	**Bei phlegma- und kälteinduzierten Pathologien** Kümmel fördert die Wärmequalität, wo diese fehlt, und unterstützt die Umwandlung von rohem oder verunreinigtem Phlegma.

Inhaltsstoffe	Ätherische Öle, Gerbstoff, Flavonoide, Cumarine, fette Öle
Phytotherapeutische Wirkungen	Verdauungsfördernd, karminativ, darmfloraregulierend, krampflösend, entzündungshemmend, milchsekretionsfördernd Äußerlich: Hyperämisierend, pilzhemmend
Nebenwirkungen/ Interaktionen	–
Zubereitungsformen (innerlich/äußerlich)	Tee, Tinktur, Ø, Gewürz, Wildkräuterküche Äußerlich: Kompresse, Einreibung
Indikationen	Verdauungsbeschwerden, Magen-Darmkrämpfe, Dreimonats-Krämpfe bei Säuglingen, Völlegefühl, Reizmagen, -darm Milchmangel bei Stillenden Äußerlich: Magen-Darmkrampf, Blutverteilungsstörung, Rheuma
Kontraindikationen	–

Sonstiges	Eines der ältesten Gewürze, welches in neolithischen Fundstätten und ägyptischen Gräbern gefunden wurde.

CEANOTHUS AMERICANUS – SÄCKELBLUME

Familie	Rhamnaceae – Kreuzdorngewächs
Synonyme	Amerikanischer Seckelstrauch, New-Jersey-Tee u.a.
Botanik	Strauch
Vorkommen	• Nordamerika • In offenen Wäldern, Prärien, als Zierstrauch kultiviert

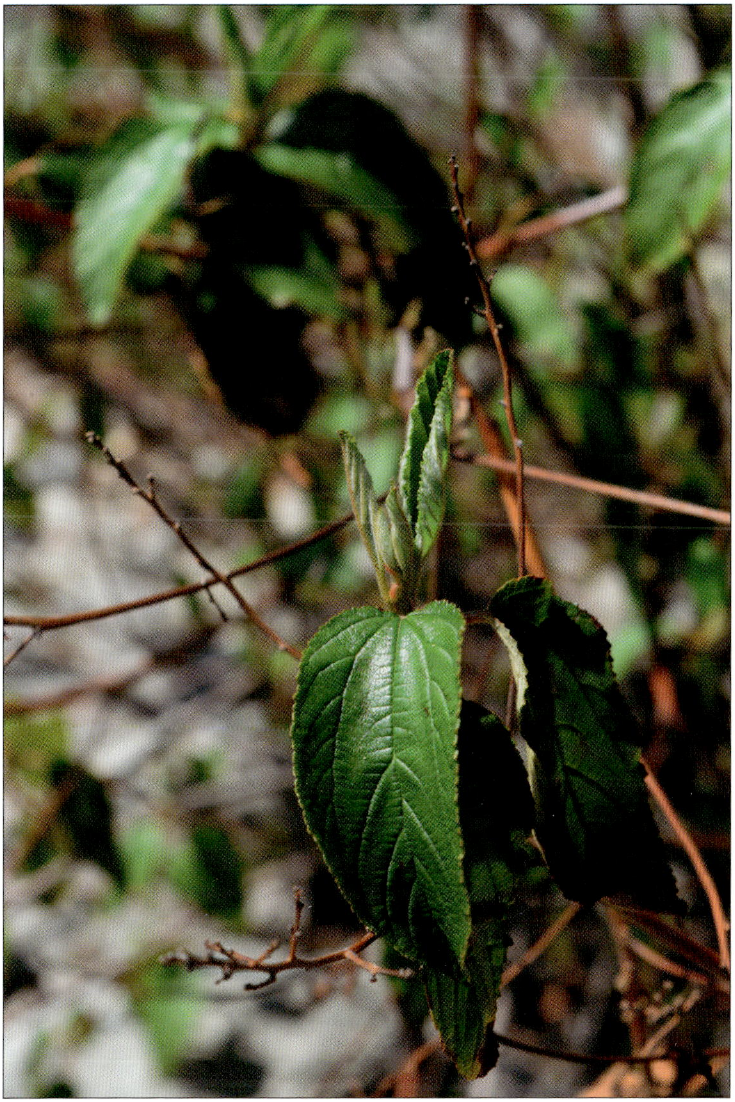

Ceanothi folium – Säckelblumenblatt	
Humorale Qualitäten	Warm 2, feucht 1
Wirkungskriterien	**Säfteoptimierend:** • Wärmend, öffnend, befeuchtend • Milzfunktion stärkend **Säfteableitend:** • Übermäßige Schwarzgalle, SG-Schärfen
Konstitutionsbezug	• Melanchologene Konstitution • Anämische Konstitution
Humorales Wirkungsprofil	• Erwärmt, öffnet und entstaut die Milz und Leber • Leitet übermäßige Schwarzgalle und SG-Schärfen über die Milz ab • *Milzfunktionsmittel*
Zusammenfassung	**Bei melancholerainduzierten Pathologien** Beseitigt mit den übermäßigen melancholischen Säften die Blockierung der substanziellen Blutbildung und optimiert die Sanguifikation ➔ Anwendung bei chronischen Anämien. Wirkt entstauend auf die Milz und wirkt so hyperplastischen Zuständen (Milzschwellung) entgegen.

Inhaltsstoffe	Alkaloide, Gerbstoffe, ätherische Öle
Phytotherapeutische Wirkungen	Nach humoralmedizinischen Kriterien bedeutungslos
Nebenwirkungen/ Interaktionen	–
Zubereitungsformen (innerlich/äußerlich)	Die Anwendung von Ceanothus als Teedroge ist unüblich. Praktisch bewährt hat sich Ceanothus D2 oder die Anwendung in spagyrischer Form.
Indikationen	Anämie, Depressive Verstimmung Leistungsschwäche, Erschöpfung, Leber-Gallenfunktionsschwäche, Milzfunktionsschwäche, -schwellung (z.B. als Folge von Pfeifferschem Drüsenfieber) Symptomorientiert: Seitenstechen In der nordamerikanischen Naturheilkunde: Tonsillitis, Aphten, Durchfälle, Geschlechtskrankheiten
Kontraindikationen	–

Sonstiges	Ceanothus aktiviert den Abbau alter Erythrozyten (Blutmauserung) in der Milz. Daraus folgt die Stimulation ihrer Neubildung im Knochenmark (kybernetischer Regelmechanismus) sowie die Freisetzung in der Milz gespeicherter Blutzellen.

CENTAURIUM ERYTHRAEA – TAUSENDGÜLDENKRAUT

Familie	Gentianaceae – Enziangewächse
Synonyme	**Centaurium umbellatum** Fieberkraut, Bitterkraut, Magenkraut, Muttergotteschrut, Laurinkraut, Hundertguldenkraut, Erdgalle u.a.
Botanik	Ein- bis zweijährige krautige Pflanze
Vorkommen	• Europa, Nordafrika, Nordamerika, Westasien • Auf sonnigen Wiesen, in buschigen Hängen, Waldrodungen

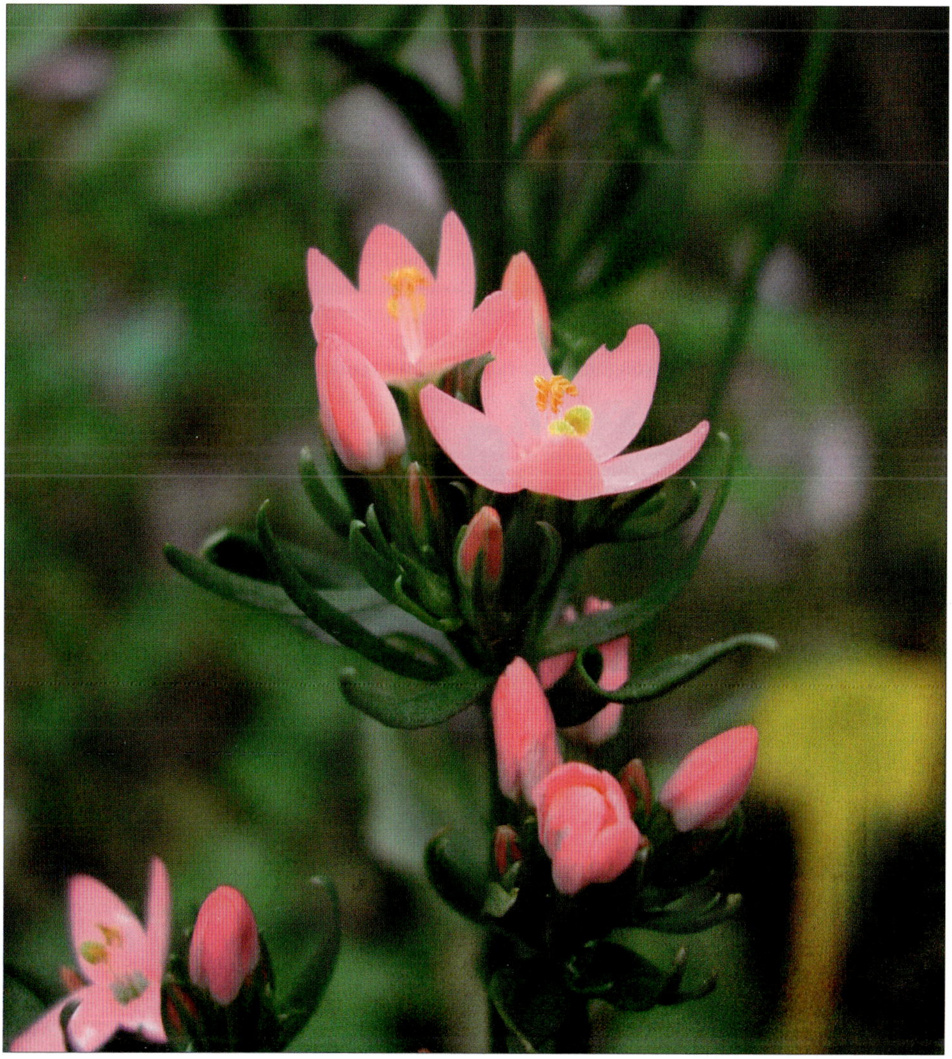

Centaurii herba – Tausendgüldenkraut	
Humorale Qualitäten/ Geschmack	Warm 1–2, trocken 2–3 Stark bitter
Wirkungskriterien	**Säfteoptimierend:** • Fördert die Coctio • Wärmend, trocknend, verdünnend • Vermindert zähe Feuchtigkeit • Allgemein tonisierend **Säfteableitend:** • Übermäßige Gelbgalle, GG-Schärfen
Konstitutionsbezug	• Gastrische Konstitution
Humorales Wirkungsprofil	• Erwärmt, tonisiert, öffnet und entstaut den kalten Magen, die Milz und Leber • Führt übermäßige gelbgallige Hitze über das Leber-Gallesystem ab • Verdünnt und zerteilt zähe Feuchtigkeit in den Verdauungsorganen
Zusammenfassung	**Bei cholera- und feuchtigkeitsinduzierten Pathologien** Als tonisierende Heilpflanze ist Tausendgüldenkraut essentiell zur Behebung einer *insuffizienten Coctio infolge Magenatonie.* Groß ist ihr Wirkungsspektrum – sie wird nicht nur bei Verdauungsstörungen, sondern bei *Energiemangelzuständen* wie Depression und Erschöpfung, eingesetzt. Ein zweiter Wirkungsbereich liegt der Ableitung gelbgalliger Hitze und der Lösung dadurch verursachter hyperkinetischer Zustände zugrunde. Auch wenn das Tausendgüldenkraut als kräftige Bitterpflanze vorwiegend tonisierende Wirkungen entfaltet, kann sie daher in kleiner Dosierung, z.B. als sehr dünner und kurz gezogener Infus (1 Teelöffelspitze pro 250 ml Wasser, 1 Minute ziehen lassen) zur Harmonisierung des Tonus und der Kinetik im Verdauungs- und Leber-Galle-System verwendet werden, etwa bei unstillbarem Erbrechen (auch bei Kindern) und Gallenwegsdyskinesien, mit oder ohne Steinen.

Inhaltsstoffe	Bitterstoffe, Flavonoide
Phytotherapeutische Wirkungen	Verdauungsfördernd, appetitanregend, leber-galleanregend, allgemein stärkend und tonisierend, fieberhemmend, entzündungshemmend, abwehrsteigernd
Nebenwirkungen/ Interaktionen	Starke Amara als Einzelmittel oder in hohen Anteilen von Mischungen (> 35%) nach 3–4 Wochen pausieren, um eine Gewöhnung der Rezeptoren von Zunge und Mundhöhle zu vermeiden.
Zubereitungsformen (innerlich/äußerlich)	Tee, Tinktur, Ø, Medizinalwein, Fertigarzneimittel
Indikationen	Dypspepsie, Verdauungsschwäche, Appetitlosigkeit, Abmagerung, Leber-Galle-Pankreasfunktionsschwäche, atonische Verstopfung, Erschöpfung, allgemeine Schwäche, unterstützend in der Rekonvaleszenz

Centaurii herba – Tausendgüldenkraut	
Kontraindikationen	Magen-Darmgeschwür, Gallenwegsverschluss

Sonstiges	**Name:** Centaurium des Zentaurs Chiron wegen oder vom lat. Centumaurei, Hundertgüldenkraut, wie es bis ins 15. Jahrhundert hieß. Tausendgüldenkraut-Traumatisierten sei empfohlen, der Heilpflanze nochmals eine Chance zu geben: Diesmal in milder Dosierung von max. ½ TL auf 2.5dl Wasser und kurzer Ziehdauer von 1 bis max. 5 Minuten. „Der Namen lautet auf eine hohe Summe, die Hilfe spendet das Kraut umsonst.“ *Sebastian Kneipp* „Überdrüssig meiner Schulden will ich ein paar Tausend-Gulden- Kräuter in den Garten pflanzen. Jahr um Jahr will ich den ganzen Guldenschatz zusammenlegen, Kunst und Wissenschaften pflegen, und zum Kummer meiner Erben einst als Kräuterkrösus sterben.“ *Karl-Heinz Waggerl*

CETRARIA ISLANDICA – ISLÄNDISCH MOOS

Familie	Parmeliaceae – Strauchflechten
Synonyme	Heideflechte, Lungenmoos, Fiebermoos, Hirschhornflechte, Felsenflechte, Blätterflechte, Strübli u.a.
Botanik	Mehrjährige Flechte (Symbiose von Alge und Pilz)
Vorkommen	• Nord- und Mitteleuropa, Nordamerika • In Heide- und Moorlandschaften, lichten Kiefernwäldern und Tundra

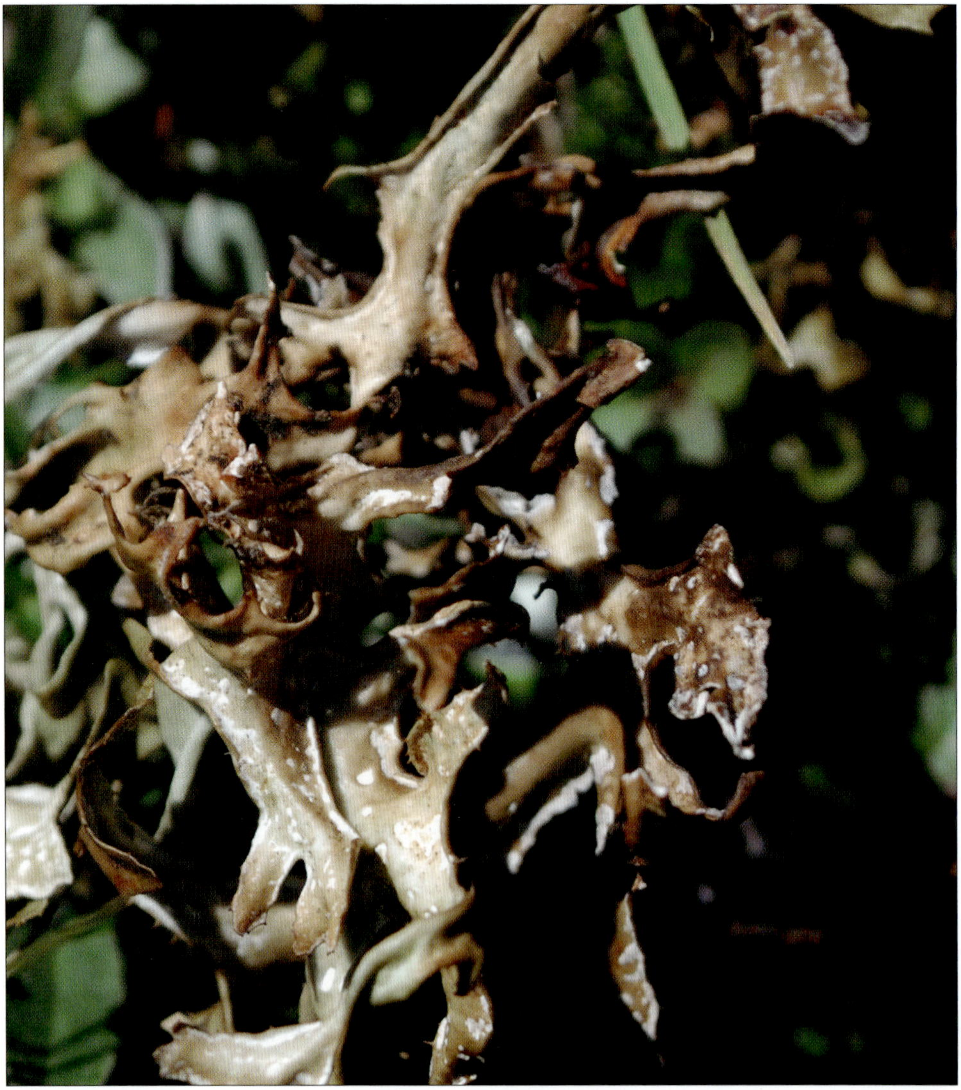

Islandicus lichen – Isländisch Moos	
Humorale Qualitäten/ Geschmack	Neutral – warm 1, feucht 1 Bitter, salzig, etwas süßlich
Wirkungskriterien	**Säfteoptimierend:** • Fördert die Coctio • Allgemein tonisierend • Sanft wärmend, befeuchtend • Vermindert zähe Feuchtigkeit **Säfteableitend:** • Übermäßige Gelbgalle, GG-Schärfen
Konstitutionsbezug	• Katarrhalisch-rheumatische Konstitution
Humorales Wirkungsprofil	• Erwärmt und zerteilt zähe Feuchtigkeit • Leitet übermäßige Gelbgalle und GG-Schärfen ab • Mildert übermäßige Schwarzgalle und SG-Schärfen • *Muzilaginosum*
Zusammenfassung	**Bei cholera-, melancholera- und phlegmainduzierten Pathologien** Isländisch Moos verbindet das Wirkungsprofil von Amara und Muzilaginosa – es empfiehlt sich bei allen *verschleimten, kalten und atonischen Zuständen*. Im Speziellen ist es geeignet bei erschöpften, rekonvaleszenten, schwarzgalligen Patienten.

Inhaltsstoffe	Schleimstoffe, Flechtensäuren, Bitterstoffe, Mineralstoffe und Spurenelemente: Jod u.a.
Phytotherapeutische Wirkungen	Allgemein tonisierend und stärkend, hustenreizlindernd, krampflösend, verdauungsfördernd, appetitanregend, phytobiotisch, immunmodulierend
Nebenwirkungen/ Interaktionen	–
Zubereitungsformen (innerlich/äußerlich)	Tee, Tinktur, Ø, Sirup, Fertigarzneimittel
Indikationen	Verdauungsschwäche, Appetitlosigkeit, Atemwegskatarrhe, Bronchitis, Tonsillitis, Reizhusten, Mund-Rachenschleimhautentzündung, Magenschleimhautentzündung, Abwehrschwäche, Erschöpfung, unterstützend in der Rekonvaleszenz
Kontraindikationen	–

Sonstiges	**Name:** Weder rein isländisch noch ein Moos, sondern eine einheimische Flechte. Diese nehmen Wasser und gasförmige Stoffe über ihre Oberfläche auf und sind aus diesem Grund sehr empfindlich gegenüber Abgasen und Luftschadstoffen. Sie sind ein Indikator für die Qualität der Atemluft. **Signatur:** Die Struktur der Flechte deutet auf den Bezug zu den Alveolen des Atemtrakts hin.

CHELIDONIUM MAJUS – SCHÖLLKRAUT

Familie	Papaveraceae – Mohngewächse
Synonyme	Schwalbenwurz, Trudenmilch, Teufelsmilchkraut, Goldkraut, Warzenkraut, Geschwulstkraut, Herrgottsblatt u.a.
Botanik	Mehrjährige, krautige Pflanze
Vorkommen	• Europa, Asien, Nordamerika • An Mauern, in Hecken und auf Schuttplätzen

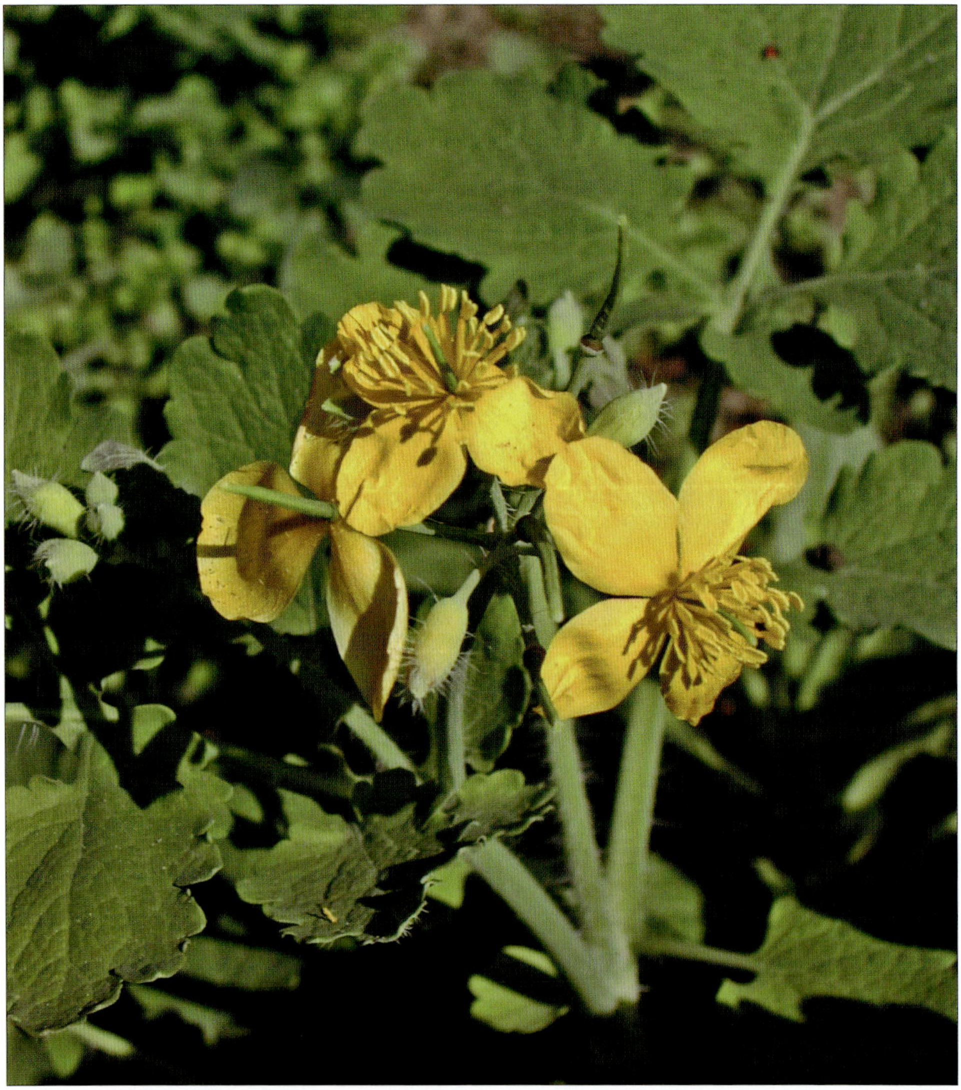

Chelidonii herba – Schöllkraut	
Humorale Qualitäten/ Geschmack	Warm 3, trocken 3 Scharf, bitter
Wirkungskriterien	**Säfteoptimierend:** • Fördert die Coctio • Wärmend, trocknend • Vermindert zähe Feuchtigkeit **Säfteableitend:** • Gelbgalle, GG-Schärfen
Konstitutionsbezug	• Cologene Konstitution • Plethorische Konstitution
Humorales Wirkungsprofil	• Eröffnet, tonisiert und entstaut Pfortader, Leber und Milz • Purgiert übermäßige Gelbgalle und cholerische Schärfen über das Leber-Gallesystem • Erwärmt und zerteilt zähe, mit GG-verunreinigte Feuchtigkeit
Zusammenfassung	**Bei cholerainduzierten Pathologien** Schöllkraut eignet sich im speziellen bei Zuständen infolge *gelbgalliger Hitze* und darauf basierender *hyperkinetischer Syndrome*.

Inhaltsstoffe	Alkaloide: Coptisin u.a.; Flavonoide, Saponine
Phytotherapeutische Wirkungen	Leber-galleanregend, krampflösend in Leber, Gallenblase und Bronchien, bakterizid, fungizid Äußerlich: Warzenhemmend
Nebenwirkungen/ Interaktionen	Bei Überdosierung: Leberentzündung, Kolik Äußerlich: Hautreizungen, allergische Reaktionen durch den Milchsaft Entfallen bei einer spagyrischen oder potenzierten Anwendung!
Zubereitungsformen (innerlich/äußerlich)	Tee, Tinktur, Ø, heute unüblich (CH: max. 10%ig in Tee-, Tinkturenmischung), heute eher in potenzierter oder spagyrischer Form
Indikationen	Leber-Galle-Pankreasfunktionsschwäche, krampfhafte Beschwerden von Leber-Gallenblase, Leber- oder Milzschwellung, Reizhusten Äußerlich: Warzen
Kontraindikationen	Magen-Darmgeschwür, Hepatitis, Gallenwegsverschluss, Schwangerschaft, Stillzeit Entfallen bei einer spagyrischen oder potenzierten Anwendung!

Sonstiges	**Name:** Griech. „chelidon“ = Schwalbe (soll den Milchsaft benützen, um die Augen der frisch geschlüpften Jungen vor Krankheiten zu schützen). **Signatur:** Dreifach gelappte Blätter, gelbe Blüten- und Milchsaftfarbe deuten auf die Leber-Gallewirkung hin. Standort in Mauern und auf Wegen als Hinweis auf die „steinbrechende“ Wirkung (eher präventive) Wirkung bzgl. Gallensteinen.

CICHORIUM INTYBUS – WEGWARTE

Familie	Asteraceae – Korbblütler
Synonyme	Sonnenbraut, Sonnenwirbel, wilde Zichorie, Wegleuchte, Wegtritt, Kaffeekraut, Hansel am Weg u.a.
Botanik	Mehrjährige, krautige Pflanze
Vorkommen	• Europa, Asien, Nordwestafrika • An Wegrändern, Bahndämmen und Böschungen

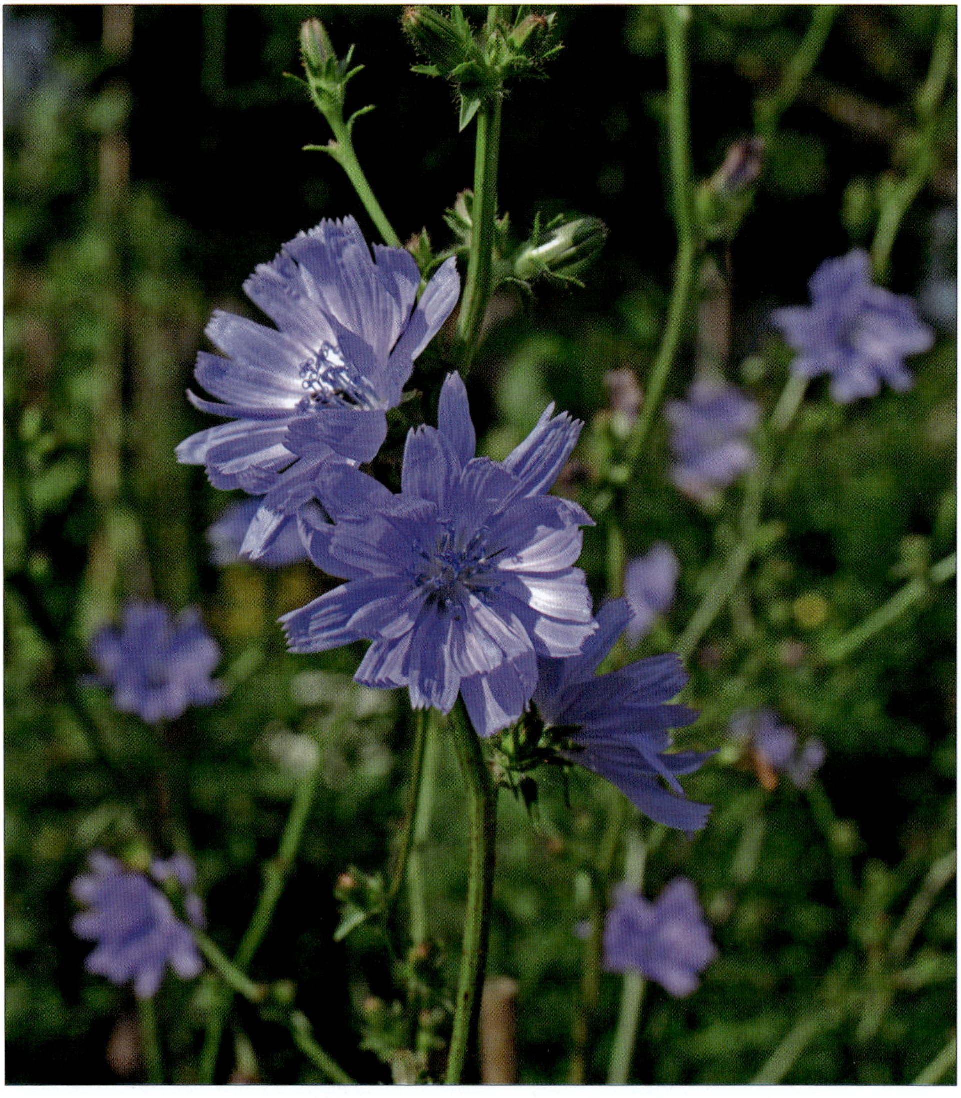

Cichorii radix/herba – Wegwartenwurzel/-kraut	
Humorale Qualitäten/ Geschmack	Warm 1, trocken 1 Bitter, süß (nur die Wurzel)
Wirkungskriterien	**Säfteoptimierend:** • Fördert die Coctio • Wärmend, verdünnend • Vermindert zähe Feuchtigkeit **Säfteableitend:** • Übermäßige Gelbgalle, GG-Schärfen • Übermäßige Schwarzgalle, SG-Schärfen
Konstitutionsbezug	• Cologene Konstitution
Humorales Wirkungsprofil	• Erwärmt, öffnet, tonisiert und entstaut Leber, Gallenblase und Milz • Leitet übermäßige Gelbgalle und Schwarzgalle und deren Schärfen aus • Erwärmt und zerteilt zähe Feuchtigkeit • *Leber-, Milzfunktionsmittel* • *Antidyskratikum*
Zusammenfassung	**Bei cholera-, kälte- und feuchtigkeitsinduzierten Pathologien** Das Wirkungs- und Anwendungsspektrum der Wegwarte deckt sich zu einem beachtlichen Teil mit dem des Löwenzahns. Beide Heilpflanzen bringen Altes/Verstocktes in Bewegung und leiten Altlasten zur Ausscheidung ab. Insofern ist ihre Anwendung als Unterstützungsmittel bei fast allen Krankheitszuständen denkbar.

Inhaltsstoffe	**Wurzel:** Bitterstoffe, Inulin, Gerbstoffe **Kraut:** Bitterstoffe, Flavonoide
Phytotherapeutische Wirkungen	Verdauungsfördernd, appetit-, stoffwechselanregend, leber-galleanregend Adjuvans bei Diabetes mellitus Äußerlich: Hautreinigend
Nebenwirkungen/ Interaktionen	–
Zubereitungsformen (innerlich/äußerlich)	Tee, Tinktur, Ø, Medizinalwein, Wildkräuterküche Äußerlich: Kompresse, Waschung
Indikationen	Appetitlosigkeit, Dyspepsie, Leber-Galle-Pankreasfunktionsschwäche Äußerlich: Hautunreinheit, Akne
Kontraindikationen	Korbblütlerallergie, Magen-Darmgeschwüre, Gallenwegsverschluss

Sonstiges	Ein früheres Allerweltsheilmittel – eine Panacea (Tabernaemontanus: „..thut Widerstand aller Vergiftung") Eine junge Frau wartete am Wegrand auf die Rückkehr ihres Geliebten, der sich an einem Kreuzzug in den Osten beteiligt hatte. Die Eltern rieten ihr, einen anderen zu suchen, anstatt vergeblich auszuharren. Mit ihren verweinten blauen Augen meinte sie: „Ich werde hier eher Wurzeln schlagen, als meinen Liebsten aufzugeben". ...und so geschah es. *Volkssage*

CIMICIFUGA RACEMOSA – TRAUBENSILBERKERZE

Familie	Ranunculaceae – Hahnenfußgewächse
Synonyme	**Actaea racemosa** Langtraubiges Christophskraut, Wanzenkraut, Schlangenwurzel, Schlangenkraut, Frauenwurzel, Silberkerze, Silbertraubenkerze u.a.
Botanik	Mehrjährige, krautige Pflanze
Vorkommen	• Nordamerika • In Europa kultiviert • An feuchten Standorten, in lichten Wäldern

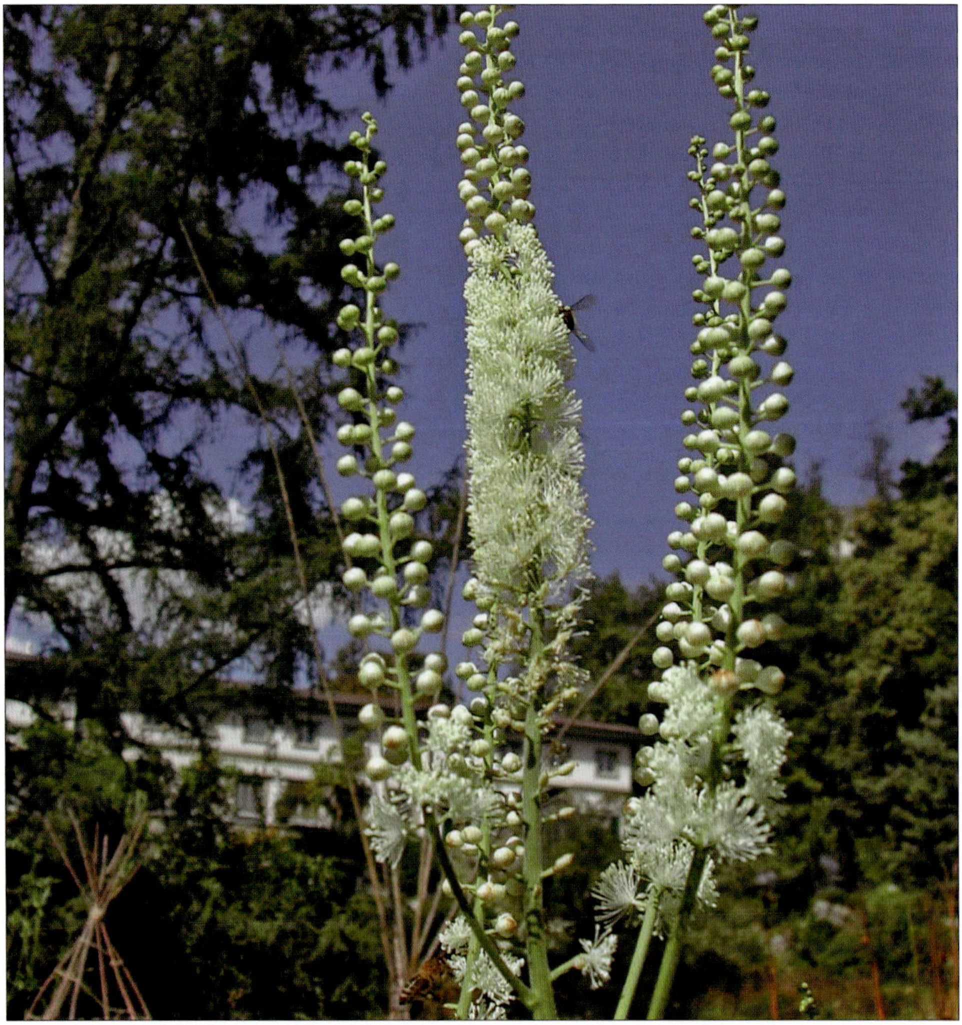

Cimicifugae rhizoma – Traubensilberkerzenrhizom	
Humorale Qualitäten/ Geschmack	Kalt 1, neutral Etwas bitter, süß
Wirkungskriterien	**Säfteoptimierend:** • Kühlend, nährend
Konstitutionsbezug	• Endokrin-vegetative Konstitution
Humorales Wirkungsprofil	• Mildert die Hitze und Trockenheit übermäßiger Gelbgalle und deren Schärfe
Zusammenfassung	**Bei cholerainduzierten Pathologien** die v.a. die weiblichen Organe und ihre Funktionen betreffen.

Inhaltsstoffe	Glykoside: Actein u.a.; Flavonoide, Bitterstoffe, Gerbstoffe
Phytotherapeutische Wirkungen	Hormonregulierende Wirkung (Selektiver Estrogen-Rezeptor-Modulator SERM → östrogenregulierend) ohne selber Phytoöstrogene zu enthalten, sondern infolge Senkung der Sekretion des Hypophysenhormons LH, osteoprotektiv (regt Knochenaufbau an)
Nebenwirkungen/ Interaktionen	Selten gastrointestinale Beschwerden Eine allfällige leberschädigende Wirkung wird kontrovers diskutiert. Entfallen bei einer spagyrischen oder potenzierten Anwendung!
Zubereitungsformen (innerlich/äußerlich)	Tee (heute unüblich), Tinktur, Ø, Fertigarzneimittel, in spagyrischer oder potenzierter Form
Indikationen	Dysmenorrhoe, PMS, Pruritus vulvae, Wechseljahrbeschwerden wie Wallungen, Schweißausbrüche, Reizbarkeit, unterstützend als Osteoporose-Prophylaxe, besonders im fortgeschrittenen Stadium des Klimakteriums.
Kontraindikationen	Schwangerschaft Entfällt bei einer spagyrischen oder potenzierten Anwendung!

Sonstiges	Die Traubensilberkerze wurde bei den Einheimischen Nordamerikas verwendet, fand Aufnahme in den dortigen homöopathischen Arzneimittelschatz und wurde erst vor einigen Jahrzehnten in der europäischen Heilpflanzenkunde „wiederentdeckt". **Name:** Von lat. „cimex" = Wanze, und „fugare" = vertreiben, in die Flucht schlagen. Der Geruch der Blätter und Stängel vertreibt Insekten.

CINCHONA PUBESCENS – CHINARINDENBAUM

Familie	Rubiaceae – Krappgewächse
Synonyme	**Cinchona succirubra, – officinalis** Fieberbaum, Jesuitenpuder, Gräfinnenpulver, Cascarilla, Crespilla, Quina u.a.
Botanik	Laubbaum
Vorkommen	• Andenregion Südamerikas, kulitiviert in Indonesien und Südindien

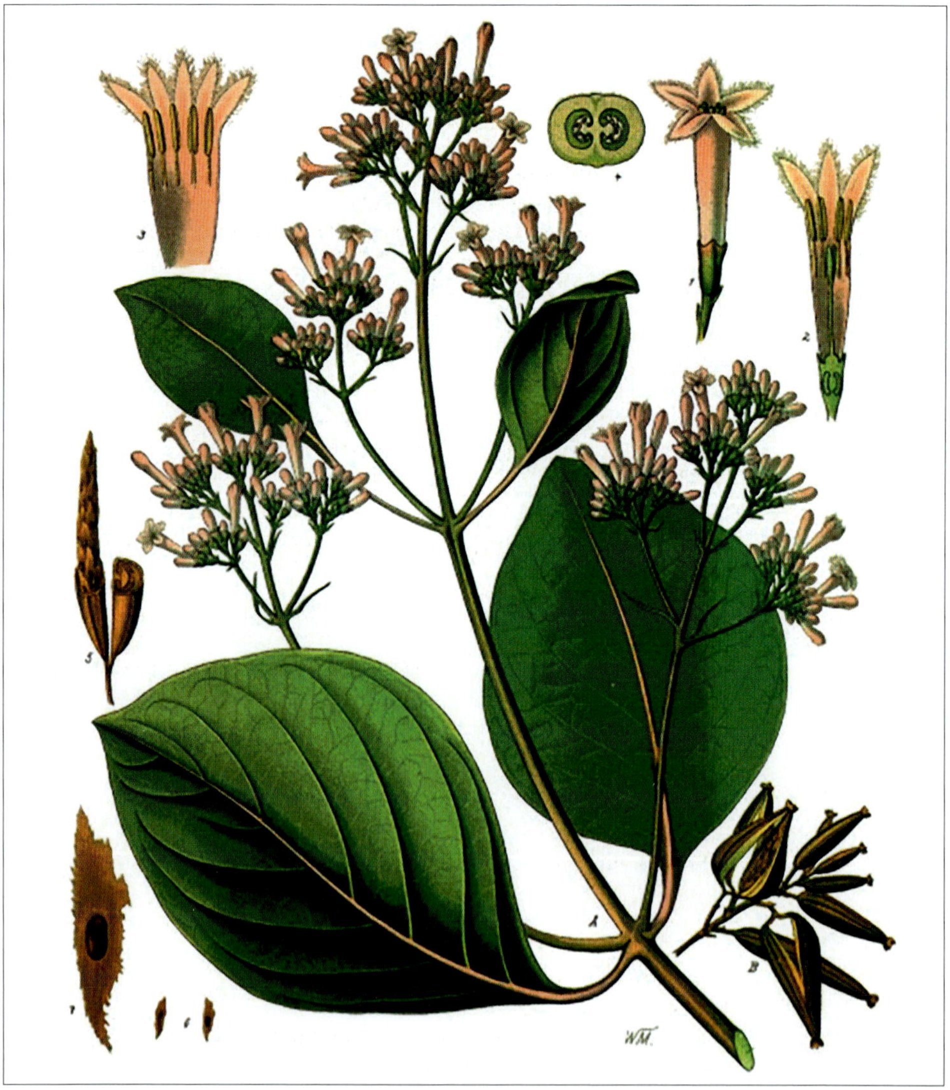

Cinchonae cortex – Chinarinde	
Humorale Qualitäten/ Geschmack	Warm 2, trocken 2 Bitter, herb
Wirkungskriterien	**Säfteoptimierend:** • Fördert die Coctio • Wärmend, trocknend • Allgemein tonisierend **Säfteableitend:** • Gelbgalle, GG-Schärfen
Konstitutionsbezug	• Atonisch-asthenische Konstitution
Humorales Wirkungsprofil	• Erwärmt, tonisiert und stärkt das Herz-Kreislaufsystem und die Nerven • Erwärmt und tonisiert den kalten Magen und die Leber • Leitet übermäßige Gelbgalle und GG-Schärfen über die Leber ab
Zusammenfassung	**Bei kälte- und cholerainduzierten Pathologien** China ist ein nervenstärkendes Tonikum *bei asthenischen Zuständen*, das v.a. von Hufeland als Basismittel in solchen Situationen eingesetzt wurde.

Inhaltsstoffe	Alkaloide: Chinolin u.a.; Gerbstoffe, Bitterstoffe
Phytotherapeutische Wirkungen	Verdauungsfördernd, allgemein tonisierend, leber-galleanregend, antibakteriell, fiebersenkend
Nebenwirkungen/ Interaktionen	Bei Überdosierung: Übelkeit, Durchfall, Geräusch-/Lichtempfindlichkeit, Chinintaubheit (Ohrgeräusche), erhöhte Blutungsneigung Selten allergische Reaktionen mit Exanthem **Interaktion:** Wirkungsverstärkung bei Antikoagulanzien Entfallen bei einer spagyrischen oder potenzierten Anwendung!
Zubereitungsformen (innerlich/äußerlich)	Tee, Tinktur, Ø, Chinawein, Pulver, Aromastoff in der Lebensmittelindustrie, wird heute häufig in potenzierter Form verwendet (D2–D4)
Indikationen	Appetitlosigkeit, Dyspepsie, Leber-Gallenfunktionsschwäche, Fieber, Erschöpfung, unterstützend in der Rekonvaleszenz
Kontraindikationen	Magen-Darmgeschwür, Schwangerschaft, Stillzeit, Überempfindlichkeit gegenüber Chinin Entfallen bei einer spagyrischen oder potenzierten Anwendung!

Sonstiges	**Name:** China – entweder vom Inkawort „Quina“ für Rinde oder nach der Legende nach der Gattin Chinchona des früheren spanischen Vizekönigs von Peru benannt, welche an Fieber erkrankte und mit der Rinde geheilt worden sein soll. Vor der Zeit synthetischer Chininpräparate war Chinarinde für Jahrhunderte das einzige Malariaheilmittel. **Homöopathie:** Seine Forschungen mit Chinarinde führten Samuel Hahnemann zum Grundgesetz „Similia similibus curentur“ – Ähnliches soll mit Ähnlichem geheilt werden.

CINNAMOMUM ZEYLANICUM – ZIMTBAUM

Familie	Lauraceae – Lorbeergewächse
Synonyme	**Cinnamomum verum** Zeylon-Zimtbaum, echter Zimtbaum, Kaneel u.a.
Botanik	Immergrüner Laubbaum Verwendet wird auch: *Cinnamomum cassia, Kassiazimtbaum* (Chinazimt)
Vorkommen	• Ursprünglich Sri Lanka • Heute in Asien und vielen Ländern der Tropen kultiviert

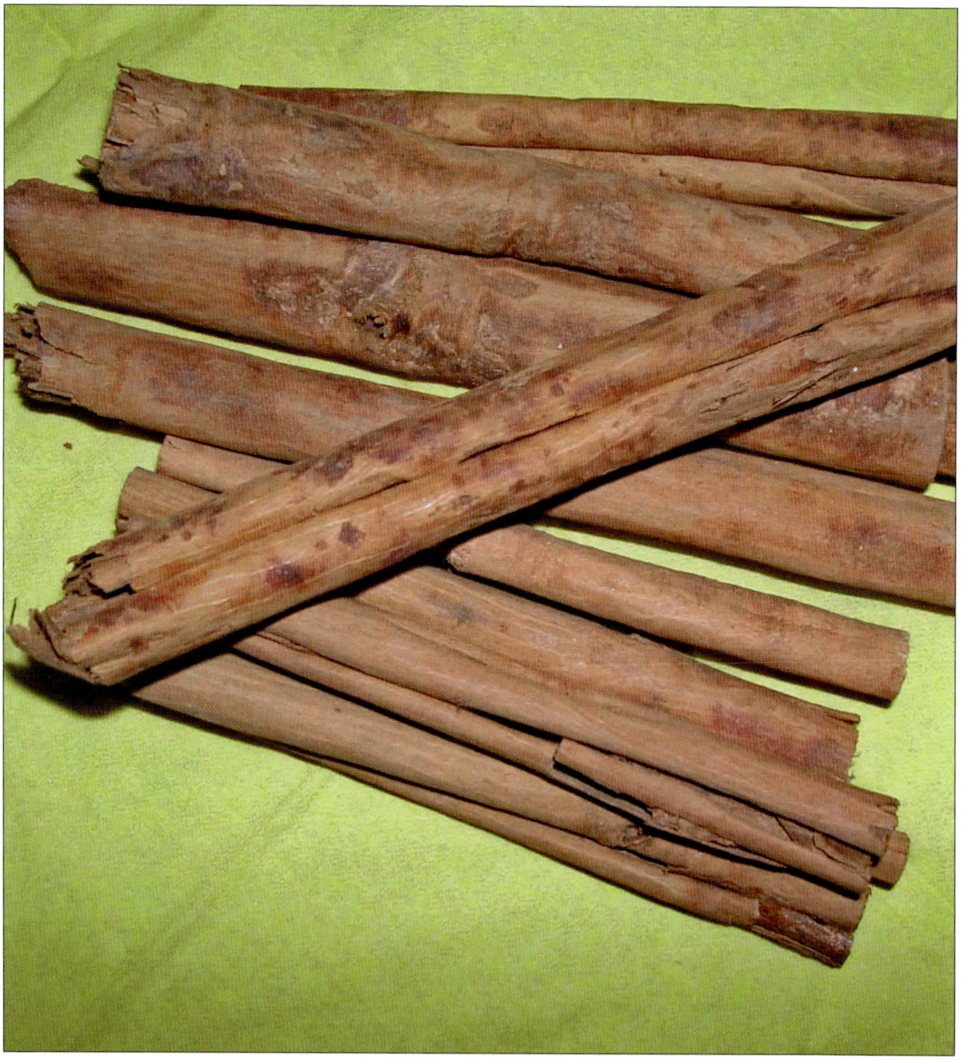

Cinnamomi cortex – **Zimtrinde**	
Humorale Qualitäten/ Geschmack	Warm 3, trocken 3 Süß, herb, scharf
Wirkungskriterien	**Säfteoptimierend:** • Fördert die Coctio • Wärmend, öffnend • Vermindert zähe Feuchtigkeit
Konstitutionsbezug	• Lymphatische Konstitution • Atonisch-asthenische Konstitution
Humorales Wirkungsprofil	• Erwärmt und tonisiert das Herz-Kreislaufsystem, den kalten Magen, den Darm und die Gebärmutter • Erwärmt und zerteilt rohes Phlegma in den Verdauungsorganen, dem Herz-Kreislaufsystem und der Gebärmutter • Regt die Menstruationsblutung an
Zusammenfassung	**Bei kälte- und feuchtigkeitsinduzierten Pathologien** Zimt empfiehlt sich bei Zuständen mit generellem Wärmemangel. Bei Rezepturen für Patienten mit cholerischer oder melancholischer Konstitutionslage sollte die trockene Qualität des Zimtes durch Kombination mit feuchten Drogen gemildert werden.

Inhaltsstoffe	Ätherische Öle, Gerbstoffe, Cumarine (v.a. im Kassiazimt), Schleimstoffe (v.a. im Kassiazimt)
Phytotherapeutische Wirkungen	Verdauungsfördernd, krampflösend, blähungswidrig, herz-kreislaufanregend, durchblutungsfördernd, uteruskontrahierend, antidiabetisch Äußerlich: Hyperämisierend
Nebenwirkungen/ Interaktionen	Allergiepotenzial mit Reaktionen auf Haut und Schleimhaut Überdosierung: Tachykardie, Kongestionen, Schweißausbrüche Vorsicht bei hitzigen Konstitutionen!
Zubereitungsformen (innerlich/äußerlich)	Tee, Gewürz, Likör Äußerlich: Spülung, Einreibung, Räucherung
Indikationen	Dyspepsie, Appetitlosigkeit, Herz-Kreislaufschwäche, Erschöpfung, Hypotonie, Erkältung, ausbleibende oder zu schwache Menstruationsblutung, unterstützend in der Rekonvaleszenz Äußerlich: Verspannung
Kontraindikationen	Magen-Darmgeschwüre, Schwangerschaft

Sonstiges	Zimt ist eines der ältesten und bekanntesten Gewürze, für lange Zeit auch eines der teuersten. Um die hohen Preise zu rechtfertigen, wurden von den Gewürzhändlern fantastische Geschichten über seine Herkunft verbreitet: Die Rinde stamme aus den Nestern legendärer Zimtvögel.

CNICUS BENEDICTUS – KARDOBENEDIKTENKRAUT

Familie	Asteraceae – Korbblütler
Synonyme	**Carduus benedictus** Bitterdistel, Magendistel, Benediktenkraut, Bernhardinerdistel, Heildistel, Krebsdistel u.a.
Botanik	Einjährige, krautige Pflanzen
Vorkommen	• Mittelmeerraum, Naher Osten, Osteuropa, Vorderasien, Amerika • In Mitteleuropa kultiviert und selten verwildert • Auf Schutt- und Brachflächen

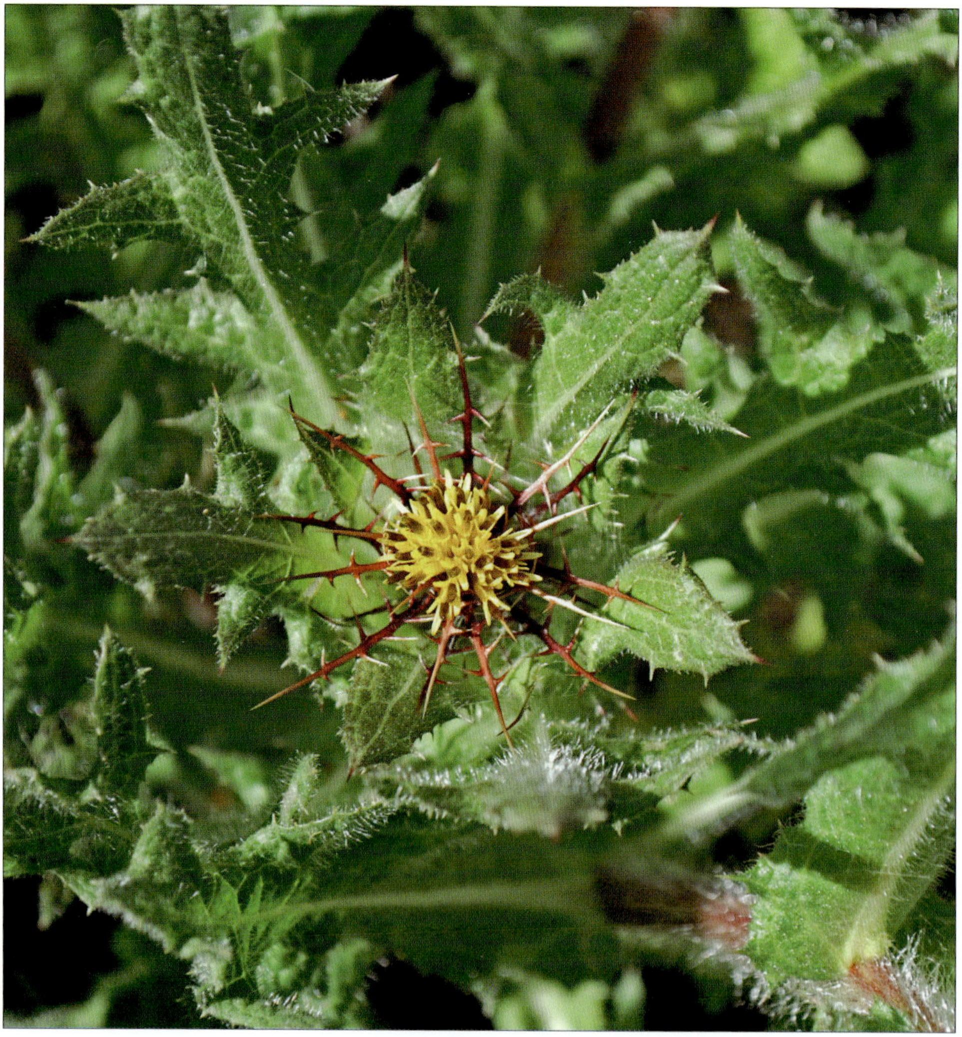

Cnici benedicti herba – **Kardobenediktenkraut**	
Humorale Qualitäten/ Geschmack	Warm 1–2, trocken 2 Bitter
Wirkungskriterien	**Säfteoptimierend:** • Fördert die Coctio • Wärmend, öffnend • Vermindert zähe Feuchtigkeit • Allgemein tonisierend **Säfteableitend:** • Übermäßige Gelbgalle, GG-Schärfen • Übermäßige Schwarzgalle, SG-Schärfen
Konstitutionsbezug	• Anämische Konstitution • Atonisch-asthenische Konstitution • Skrofulose
Humorales Wirkungsprofil	• Erwärmt, verdünnt und zerteilt zähen Schleim in den Verdauungswegen • Erwärmt, tonisiert und entstaut den Magen, die Leber und Milz • Tonisiert und stärkt die Nerven • Leitet übermäßige Gelbgalle und GG-Schärfen über das Leber-Gallesystem ab • Erwärmt und leitet übermäßige Schwarzgalle und SG-Schärfen ab
Zusammenfassung	**Bei kälte- und feuchtigkeitsinduzierten Pathologien, Skrofulose** Kardobenediktenkraut unterstützt als tonisierende Heilpflanze eine *insuffiziente Coctio*. Groß ist das Wirkungsspektrum – sie wird nicht nur bei Verdauungsstörungen, sondern bei *Energiemangelzuständen*, wie Depression und Erschöpfung sowie bei chronischer Anämie eingesetzt. Ein zweiter Wirkungsbereich liegt in der Verminderung gelb- und schwarzgalliger Schärfen und der durch sie verursachten hyper- oder hypokinetischen Folgen.

Inhaltsstoffe	Bitterstoffe, Flavonoide, ätherische Öle
Phytotherapeutische Wirkungen	Verdauungsfördernd, appetitanregend, leber-gallenanregend, allgemein tonisierend, fiebersenkend
Nebenwirkungen/ Interaktionen	Überdosierung: Übelkeit, Durchfall
Zubereitungsformen (innerlich/äußerlich)	Tee, Tinktur, Ø, Medizinalwein, Likör, Pulver
Indikationen	Dypepsie, Appetitlosigkeit, Leber-Galle-Pankreas-Funktionsschwäche, allgemeine Schwäche, Schwindel, Fieber
Kontraindikationen	Korbblütlerallergie, Magen-Darmgeschwüre, Gallenwegsverschluss

Cnici benedicti herba – Kardobenediktenkraut	
Sonstiges	**Name:** Entweder vom lat. „benedictus“ = gesegnet oder nach dem heiligen Benedikt, dem Begründer des Benediktiner-Ordens. Dessen Nachfolger führten viele Heilpflanzen über die Alpen aus dem Süden nach Mitteleuropa ein. Benediktenkraut wird tlw. mit der Benediktenwurz (Nelkenwurz, Geum urbanum) verwechselt. **Signatur:** Wie bei allen Disteln deuten die Stacheln auf die Heilwirkung gegen Seiten- und Leberstechen hin.

CONVALLARIA MAJALIS – MAIGLÖCKCHEN

Familie	Asparagaceae – Spargelgewächse Früher: Liliaceae – Liliengewächse
Synonyme	Maiblume, Haselöhrchen, Faltrianblume, Tubakblüemli, Maierisli u.a.
Botanik	Ausdauernde, krautige Pflanzen
Vorkommen	• Europa, Nordasien, Nordamerika • In feuchten Wäldern, Bergwiesen

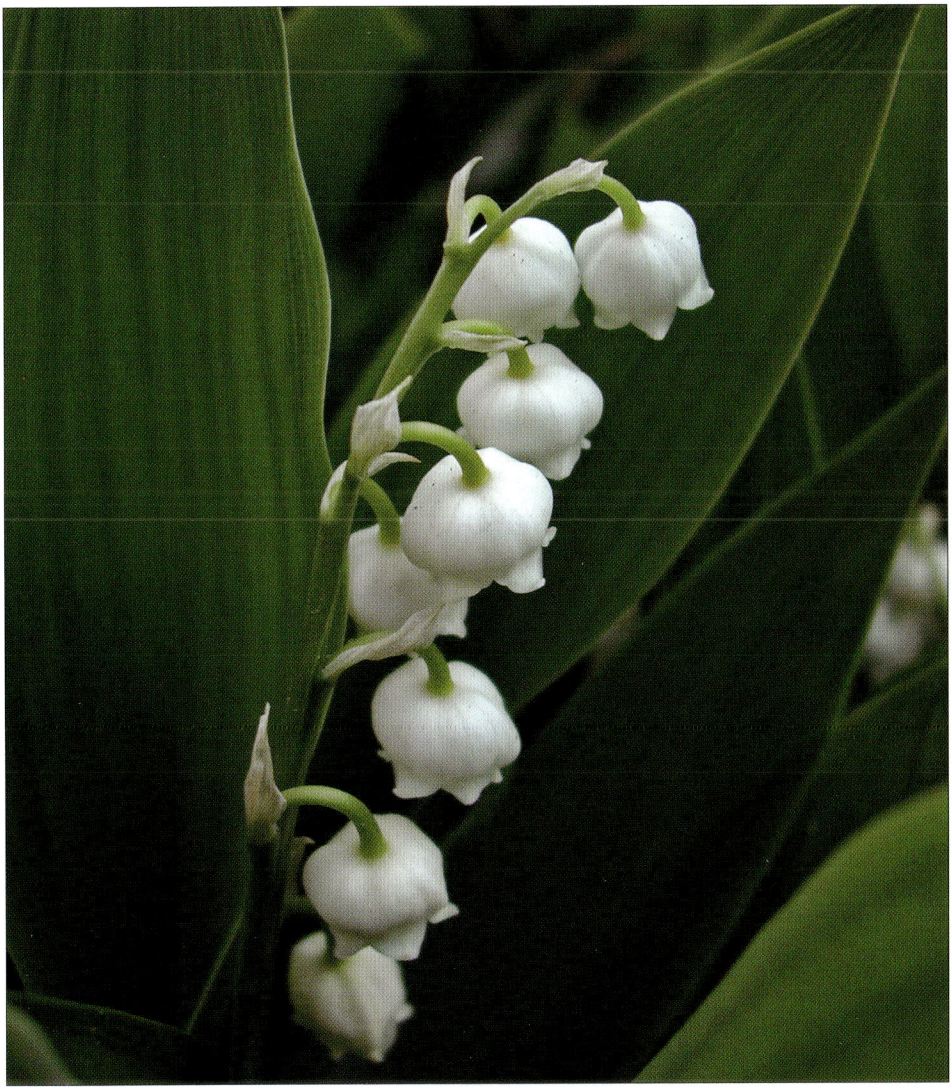

Convallariae herba – **Maiglöckchenkraut**	
Humorale Qualitäten/ Geschmack	Warm 1, trocken 1 Leicht scharf, süßlich
Wirkungskriterien	**Säfteoptimierend:** • Wärmend, trocknend • Vermindert zähe Feuchtigkeit
Konstitutionsbezug	–
Humorales Wirkungsprofil	• Erwärmt und stärkt Herz, die Gefäße, Leber und das Gehirn • Erwärmt und zerteilt kalte, zähe Feuchtigkeit
Zusammenfassung	**Bei Feuchtigkeits- und Kältepathologien** Maiglöckchen entfaltet seine erwärmende und funktionsstärkende Wirkung v.a. im Bereich des Herzens und der Gefäße. Die früheren Anwendungsbereiche bei Folgen von Abdominal- und Unterleibsplethora sind heute in den Hintergrund getreten.

Inhaltsstoffe	Digitalisglykoside, Saponine, Flavonoide
Phytotherapeutische Wirkungen	Herzmuskelstärkend, positiv inotrop und bathmotrop, negativ chrono- und dromotrop, venentonisierend, harntreibend
Nebenwirkungen/ Interaktionen	Ganze Pflanze giftig – auch wenn die Inhaltsstoffe qualitativ ähnlich wie die des giftigen Fingerhuts sind, ist das Maiglöckchen deutlich weniger toxisch. Überdosierung: Übelkeit, Herzarrhythmien, Hypertonie, Atemlähmung, Herzstillstand **Interaktionen:** Bei Langzeittherapie Wirkungssteigerung von Chinidin, Calcium, Saluretika, Laxanzien, Glukokortikoiden Entfallen bei einer spagyrischen oder potenzierten Anwendung!
Zubereitungsformen (innerlich/äußerlich)	Phytotherapeutische Verwendung aufgrund der Rechtslage nicht mehr möglich. Rezeptpflicht: Tee, Tinktur, Fertigarzneimittel Verfügbar in spagyrischer oder potenzierter Form ab D4
Indikationen	Bradykardie, Herzrhythmusstörungen, leichte Herzinsuffizienz, Altersherz, chronisches Cor pulmonale, Schwindel, Hypotonie, nervöse Herzbeschwerden
Kontraindikationen	Digitalismedikation Hypokaliämie Entfallen bei einer spagyrischen oder potenzierten Anwendung!

Convallariae herba – **Maiglöckchenkraut**	
Sonstiges	Vielerorts ist es Brauch, der Geliebten am 1. Mai einen Strauß Maiglöckchen zu schenken. **Verwechslung:** Die Blätter von Bärlauch werden manchmal mit denen des Maiglöckchens oder der Herbstzeitlose verwechselt. Im Gegensatz zum Bärlauchblatt, welches je einen eigenen Blattstiel besitzt, entspringen je 2–3 Maiglöckchenblätter aus einem Stiel. Die therapeutische Wirksamkeit von Convallaria in potenzierter Galenik ist gegenüber der Tinktur oder Ø deutlich eingeschränkt. Dies lässt sich bei einer D4 auch nicht durch Steigerung der Dosis ausgleichen, weil dies Symptome einer homöopathischen Arzneimittelprüfung provoziert.

CRATAEGUS LAEVIGATA – WEISSDORN, ZWEIGRIFFELIGER

Familie	Rosaceae – Rosengewächse
Synonyme	**Crataegus oxyacantha** Schlafdorn, Christdorn, Hagedorn, Mehldorn, Mehlapfel, Heckendorn, Schmalzbeere, Hagöpfeli u.a.
Botanik	Sommergrüner, dorniger Strauch oder kleiner Baum Ebenfalls verwendet wird: **Eingriffeliger Weißdorn, Crataegus monogyna**
Vorkommen	• Europa, Nordafrika, Westasien, Nordamerika • An Waldrändern und in Hecken

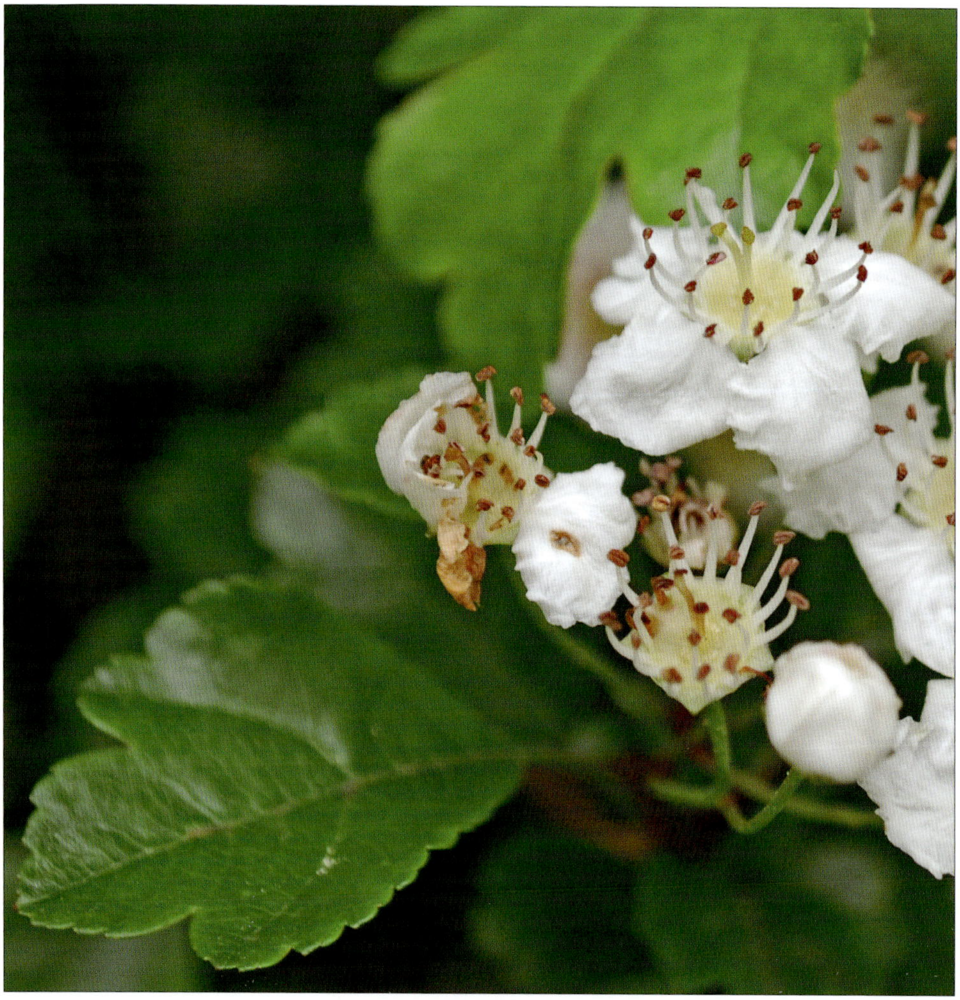

Crataegi folium cum flore – Weißdornblatt und -blüte	
Humorale Qualitäten/ Geschmack	Warm 1, trocken 2 Herb, bitter Die in alten Quellen genannte Qualität kalt 1–2 bezieht sich auf die frühere Verwendung bis 1800 als durchfallhemmende Pflanze (langer Infus oder Dekokt)
Wirkungskriterien	**Säfteoptimierend:** • Wärmend, trocknend, zusammenziehend • Herz-/Gefäßfunktion stärkend
Konstitutionsbezug	• Sanguinogene Konstitution • Hämangiotische Konstitution
Humorales Wirkungsprofil	• Reguliert die Wärme und den Tonus des Herzens und der Blutgefäße • „Lindert das hitzige, entzündete Geblüt" • *Herz- und Gefäßfunktionsmittel*
Zusammenfassung	**Bei Pathologien infolge übermäßiger oder mangelnder Herzdynamik und/oder Gefäßtonus** (Ausgeprägte harmonisierende Wirkung) Durch sein *tonisierendes Wirkungsvermögen* stärkt der Weißdorn die Herz- und Gefäßfunktion: die Kontraktionskraft wird gesteigert, die Schläge rhythmisiert, der Druck den Bedürfnissen angepasst und die Refraktärzeit verlängert, was sich vor allem auf das müde Altersherz vitalisierend auswirkt.

Inhaltsstoffe	Flavonoide: Hyperosid u.a.; Gerbstoffe, Polysaccharide
Phytotherapeutische Wirkungen	Herzstärkend: positiv inotrop und dromotrop, negativ bathmotrop (DD: Digitalisglykoside – dadurch verlängerte Refraktärzeit), koronardurchblutungsfördernd, blutdruckregulierend, herzrhythmusregulierend
Nebenwirkungen/ Interaktionen	Bei der Anwendung in der Herz-Kreislauftherapie ist die stopfende Wirkung nicht außer Acht zu lassen – allfällige Veränderungen der Stuhlgewohnheiten sollen während der Therapie erfragt werden.
Zubereitungsformen (innerlich/äußerlich)	Tee, Tinktur, Ø, viele Fertigarzneimittel
Indikationen	Altersschwäche, Arteriosklerose, Herz-Kreislaufschwäche, Altersherz, nervöse Herz-Kreislaufbeschwerden, Herzkranzgefäßverengung, Herzrhythmusstörungen, Blutdruckanomalien, Roemheld-Syndrom
Kontraindikationen	–

Sonstiges	Herzwirksamkeit wurde erst im 19. Jahrhundert durch den irischen Arzt Dr. Green entdeckt. Verwendet wird ebenfalls: **Crataegi fructus – Weißdornbeere** **Mythologie:** Der keltische Druide Merlin soll unter einer Weißdornhecke bis ans Ende der Zeit schlafen, nachdem ihn die Fee Nimue dorthin gelockt und mit einem Bann belegt hat.

CURCUMA XANTHORRHIZA – GELBWURZ

Familie	Zingiberaceae – Ingwergewächse
Synonyme	Kurkuma, javanischer Gelbwurz, Turmeric, Halud, Harida, Gelbsuchtwurzel, indischer Safran u.a
Botanik	Verwendet wird ebenfalls: **Curcuma longa, indische Gelbwurz** u.a.
Vorkommen	• Südasien • Heute kultiviert

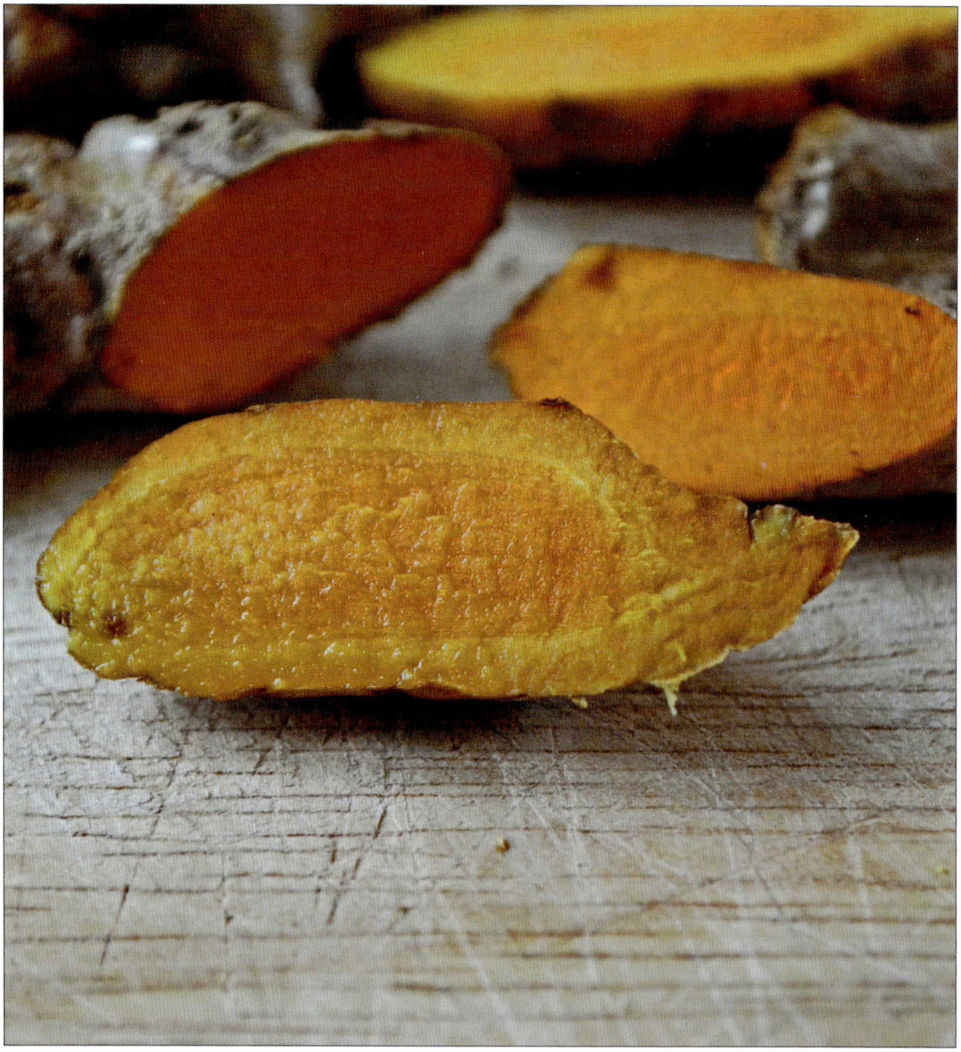

Curcumae (xanthorrhizae) rhizoma – Gelbwurzrhizom	
Humorale Qualitäten/ Geschmack	Warm 2, trocken 2 Bitter, leicht herb, etwas scharf
Wirkungskriterien	**Säfteoptimierend:** • Fördert die Coctio • Wärmend, trocknend • Vermindert zähe Feuchtigkeit **Säfteableitend:** • Übermäßige Gelbgalle, GG-Schärfen
Konstitutionsbezug	• Cologene Konstitution
Humorales Wirkungsprofil	• Erwärmt und zerteilt zähe Feuchtigkeit • Erwärmt und entstaut den kalten Magen, Darm und die Leber
Zusammenfassung	**Bei kälte-, feuchtigkeits- und cholerainduzierten Pathologien**

Inhaltsstoffe	Ätherische Öle: Curcumol u.a.; Curcuminoide (Farbstoffe)
Phytotherapeutische Wirkungen	Verdauungsfördernd, karminativ, leber-galleanregend, hepatoprotektiv, lipidregulierend, entzündungshemmend, brechreizlindernd, antibakteriell, antiviral, antimykotisch, antioxidativ Ein antitumoraler, zytotoxischer Effekt v.a. bei Kolonkarzinom wird untersucht.
Nebenwirkungen/ Interaktionen	Bei Überdosierung oder Langzeitanwendung: Magenschleimhautreizung *Interaktionen* mit Antikoagulanzien sind möglich
Zubereitungsformen (innerlich/äußerlich)	Tee, Pulver, Gewürz, Fertigarzneimittel
Indikationen	Verdauungsstörung, Appetitlosigkeit, Völlegefühl, Reizdarm, Reizmagen, Leber-Galle-Pankreasfunktionsschwäche, unterstützend nach Gallenblasenentfernung (Postcholezystektomiesyndrom – v.a. Curcuma longa)
Kontraindikationen	Magen-Darmgeschwüre, Gallenwegsverschluss

Sonstiges	„Voller Lebenskraft, oh Haridra! Du bist die beste aller Medizinen, wie die Sonne bei Tag und der Mond bei Nacht." *Loblied auf Curcuma longa aus der Atharvaveda*

CYNARA SCOLYMUS – ARTISCHOCKE

Familie	Asteraceae – Korbblütler
Synonyme	**Cynara cardunculus** Grüne Artischocke, französische Artischocke, Kugelartischocke u.a.
Botanik	Distelartige, mehrjährige, krautige Pflanze
Vorkommen	• Mittelmeerraum, naher Osten, Nordafrika, Amerika • Die Artischocke kommt fast ausschließlich als Kulturpflanze vor.

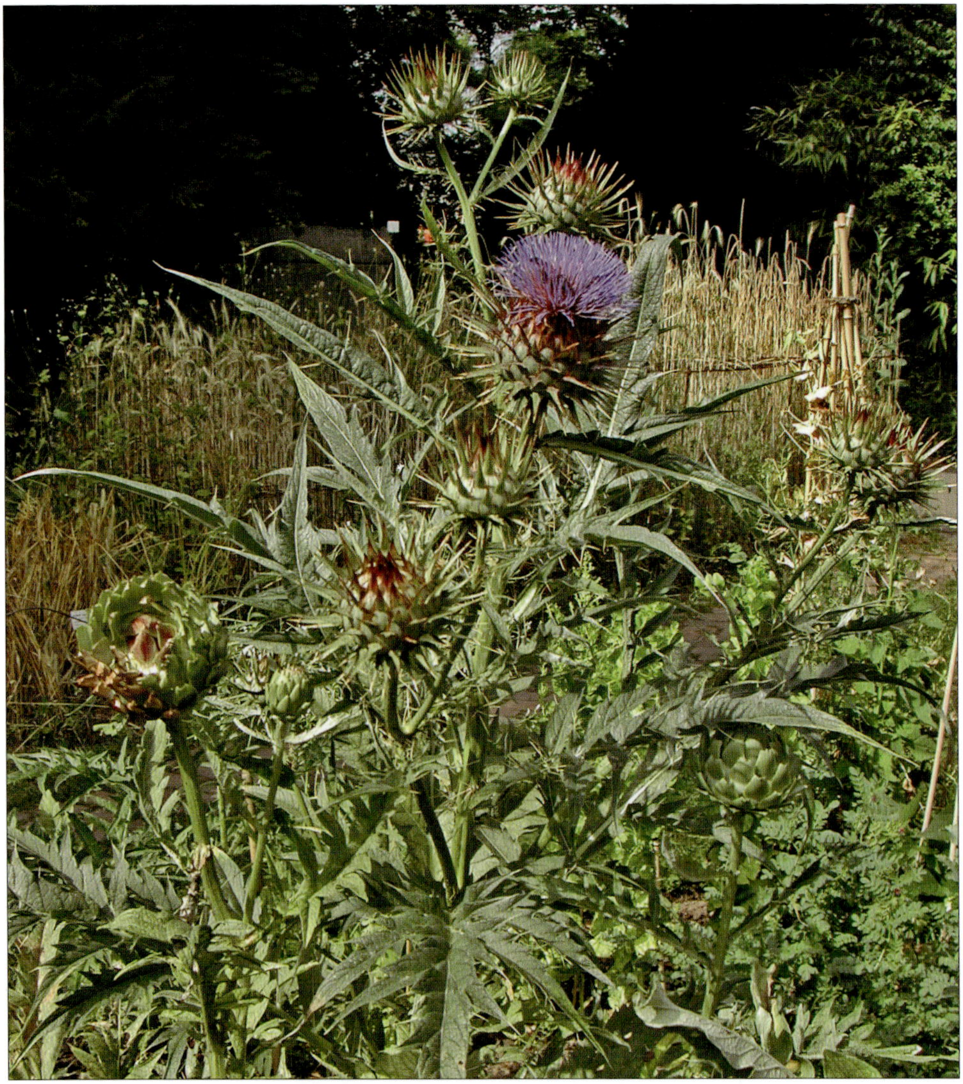

Cynarae folium – Artischockenblätter	
Humorale Qualitäten/ Geschmack	Warm 1–2, trocken 2 Salzig, bitter
Wirkungskriterien	**Säfteoptimierend:** • Fördert die Coctio • Wärmend, trocknend, öffnend • Vermindert zähe Feuchtigkeit • Leberfunktion stärkend **Säfteableitend:** • Übermäßige Gelbgalle, GG-Schärfen
Konstitutionsbezug	• Cologene Konstitution
Humorales Wirkungsprofil	• Erwärmt und öffnet die kalte Leber und Milz • Leitet übermäßige Gelbgalle und GG-Schärfen über das Leber-Gallesystem ab • Erwärmt und zerteilt kalte, zähe Feuchtigkeit • *Leberfunktionsmittel*
Zusammenfassung	**Bei cholera- und feuchtigkeitsinduzierten Pathologien** Neben der Mariendistel ist die Artischocke das zweitwichtigste Leberfunktionsmittel. Die Leber wird durch diese zwei Heilpflanzen nicht nur in ihrer eliminatorischen Funktion anregt, sondern auch in ihrer assimilatorischen. Im Gegensatz zu anderen reinen Bittermitteln, welche die Leber zu zusätzlichen Leistungen anregen, wirkt die Artischocke gleichzeitig schützend und regenerierend auf die Leberparenchymzellen sowie cholagog.

Inhaltsstoffe	Bitterstoffe, Flavonoide
Phytotherapeutische Wirkungen	Verdauungsfördernd, leber-galleanregend, antihepatotoxisch, krampflösend im Verdauungstrakt, lipidsenkend
Nebenwirkungen/ Interaktionen	Allergiepotenzial
Zubereitungsformen (innerlich/äußerlich)	Tee, Tinktur, Ø, Presssaft, Likör, Fertigarzneimittel, Gemüse
Indikationen	Arteriosklerose, erhöhter Cholesterinspiegel, Dyspepsie, Verdauungsschwäche, Appetitlosigkeit, Leber-Galle-Pankreasfunktionsschwäche, Hyperlipidämie, leberunterstützend bei Arzneimittelbelastung
Kontraindikationen	Korbblütler-, Artischockenallergie, Magen-Darmgeschwüre, Gallenwegsverschluss, Stillzeit

Sonstiges	**Name:** Arab. „ardi-schauki“ = Erddorn **Mythologie;** Jupiter soll die schöne Jungfrau Cynaria, welche sein Werben nicht erwiderte, erzürnt in ein stacheliges Wesen (eben die Artischockenpflanze) verwandelt haben.

CYTISUS SCOPARIUS – BESENGINSTER

Familie	Fabaceae – Schmetterlingsblütler
Synonyme	**Spartium scoparium, Sarothamnus scoparius** Besenstrauch, Besenpfriem, gelbe Scharte, Geißklee, Gilbkraut, Mägdebusch, Hirschweide u.a.
Botanik	Bis 3 m hoher Strauch
Vorkommen	• Mittel-, Süd-, Osteuropa, Nord- und Südafrika, Amerika • Auf Sandböden, Weiden und an Waldrändern

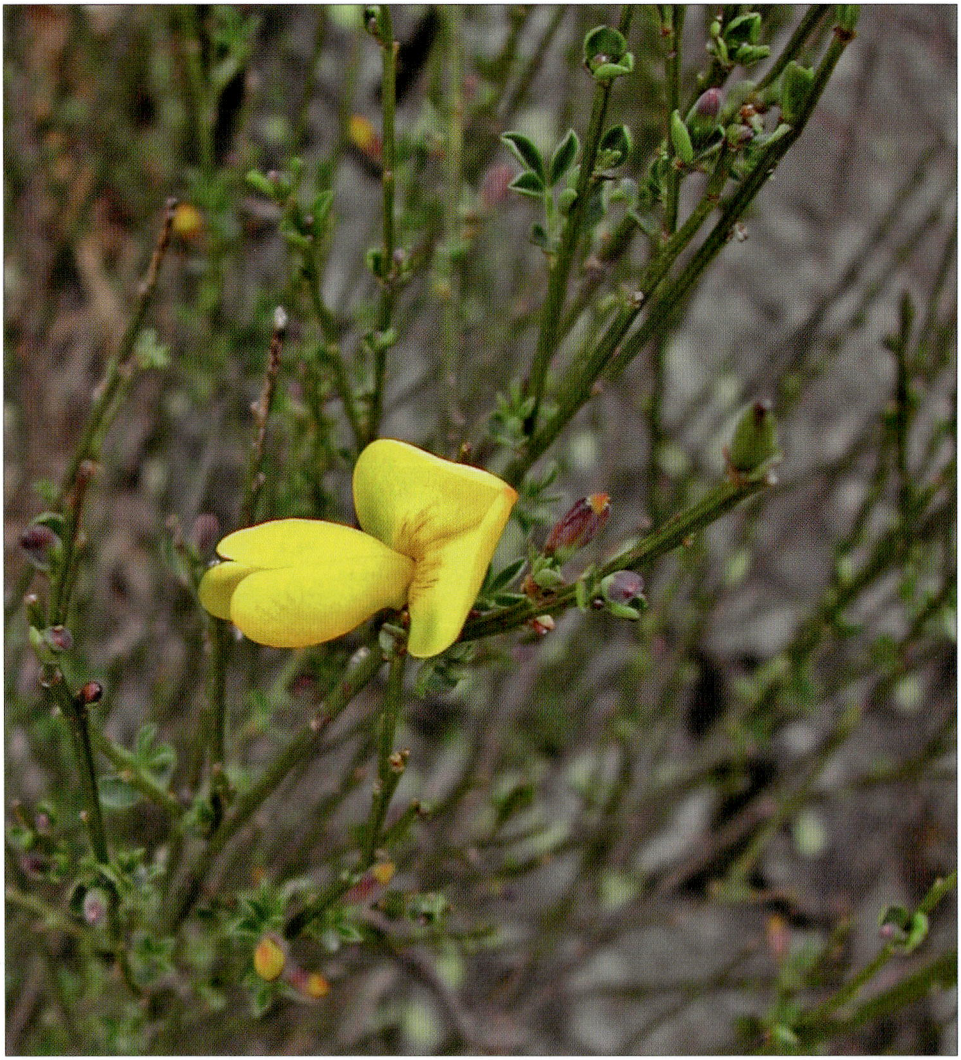

Cytisis scoparii herba – Besenginsterkraut	
Humorale Qualitäten/ Geschmack	Warm 2, trocken 2 Bitter
Wirkungskriterien	**Säfteoptimierend:** • Wärmend, trocknend, verdünnend • Vermindert zähe Feuchtigkeit **Säftebewegend:** • Venentonisierend **Säfteableitend:** • Eliminiert GG-Säfte
Konstitutionsbezug	• Hämangiotische Konstitution
Humorales Wirkungsprofil	• Erwärmt und zerteilt zähe Feuchtigkeit und GG-verunreinigtes Phlegma • Löst Kongestionen von Kopf, Hals, Brust und Gebärmutter • Tonisiert die Gefäße und verbessert den venösen Rückfluss
Zusammenfassung	**Bei kälte- und feuchtigkeitsinduzierten Pathologien, auch mit GG-Verunreinigung** Hyperkinetische Herz-Kreislauf-Syndrome. Auch wenn die warme Primärwirkung eher die Aktivierung der Herz- und Gefäßdynamik erwarten lässt, dämpft der Besenginster tachykarde Arrhythmie. Dies erklärt sich aus der Konsolidierung der humoralen Blutqualitäten nach Elimination der GG-Schärfen, was zu allgemeinen Normalisierung und Stabilisierung der Herz- und Gefäßfunktionen führt.

Inhaltsstoffe	Alkaloide, Flavonoide, Gerbstoffe, Cumarine
Phytotherapeutische Wirkungen	Herz-kreislaufregulierend, vermindert Erregbarkeit des Herzens, blutdruckerhöhend, verbessert den venösen Rückfluss, uteruskontrahierend
Nebenwirkungen/ Interaktionen	Giftig Überdosierung: Erbrechen, Durchfall, Lähmung **Interaktionen:** Möglich mit MAO-Hemmer Entfallen bei einer spagyrischen oder potenzierten Anwendung!
Zubereitungsformen (innerlich/äußerlich)	Tinktur, Ø, Fertigpräparate, auch in potenzierter oder spagyrischer Form.
Indikationen	Funktionelle Herz-Kreislaufbeschwerden, Herzrhythmusstörungen, Hypotonie, venöse Insuffizienz, Wehenschwäche
Kontraindikationen	Schwangerschaft, Hypertonie Entfallen bei einer spagyrischen oder potenzierten Anwendung!

Sonstiges	**Name:** Die zähen Zweige wurden früher zu Besen zusammen gebunden. **Signatur:** Aufgereihte Blüten und Blätter in überaus strukturiertem Aufbau als Hinweis für die strukturierende Wirkung auf den Herzrhythmus.

DROSERA ROTUNDIFOLIA – SONNENTAU RUNDBLÄTTRIGER

Familie	Droseraceae – Sonnentaugewächse
Synonyme	Bullenkraut, Bauernlöffelkraut, Himmelslöffelkraut, Sonnenlöffel, Sonnenbraut Jungfernblüte, Egelkraut, Marientränen, Frickatau u.a.
Botanik	Mehrjährige, fleischfressende, krautige Pflanze Verwendet werden ebenfalls: **Drosera ramentacea, Madagaskar-Sonnentau** und weitere Arten
Vorkommen	• Nord- und Mitteleuropa, Madagaskar • In Hochmooren und Sümpfen

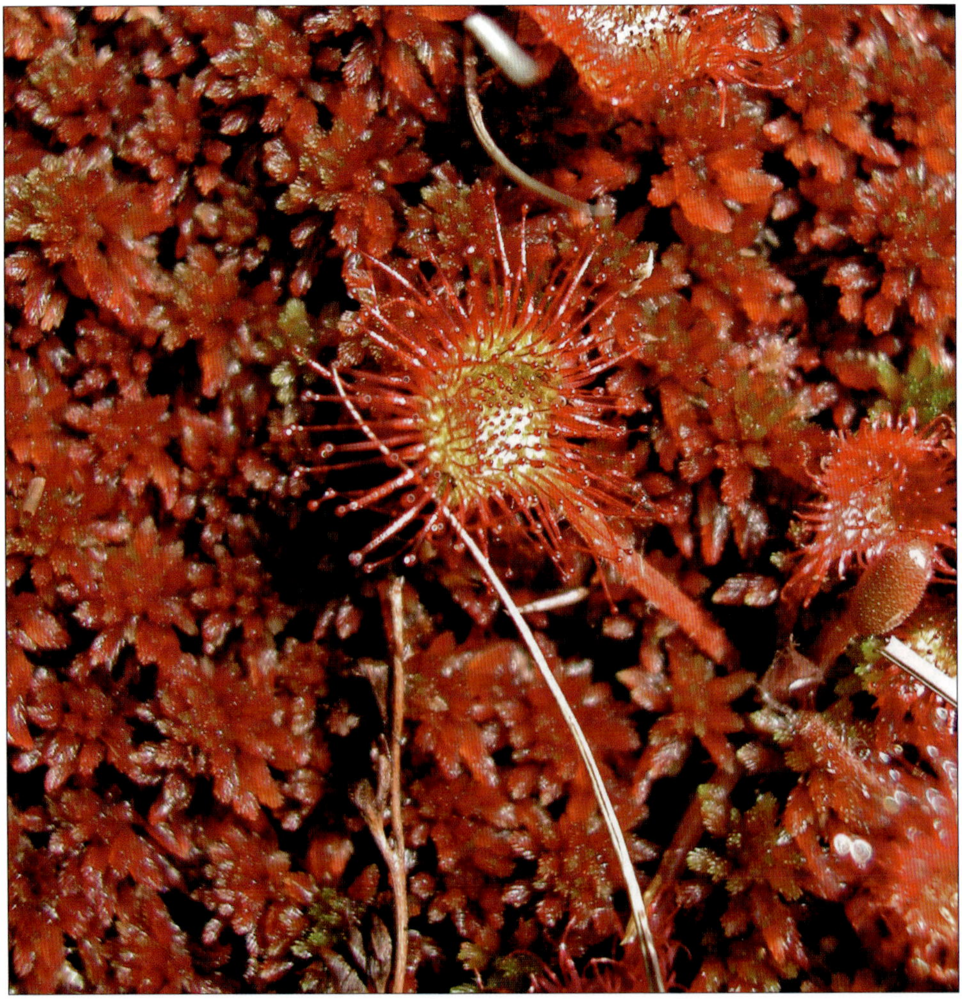

Droserae herba – Sonnentaukraut	
Humorale Qualitäten/ Geschmack	Warm 3, trocken 4 Scharf, leicht sauer (Die hohe Wärmequalität rechtfertigt sich vor allem durch die Schärfe der Verdauungsenzyme der Pflanze)
Wirkungskriterien	**Säfteoptimierend:** • Wärmend, trocknend • Vermindert zähe Feuchtigkeit **Säfteableitend:** • Übermäßige Gelbgalle, GG-Schärfen
Konstitutionsbezug	• Spasmophile Diathese (Teilbereiche) • Erethische Skrofulose (Teilbereiche)
Humorales Wirkungsprofil	• Erwärmt und zerteilt kalte, zähe Feuchtigkeit in den Atemwegen • Leitet übermäßige Gelbgalle und gelbgallige Schärfen aus den Atemwegen
Zusammenfassung	**Bei feuchtigkeits- und cholerainduzierten Pathologien** Drosera eignet sich im Speziellen bei hyperkinetischen, spastischen Atemwegsbeschwerden, v.a. bei nächtlichem Auftreten.

Inhaltsstoffe	Naphtochinone, Flavonoide, Schleimstoffe
Phytotherapeutische Wirkungen	Bronchospasmolytisch, hustenreizlindernd, expektorierend, bakteriostatisch
Nebenwirkungen/ Interaktionen	Allenfalls leicht grün-graue Verfärbung des Urins infolge des erhöhten Eiweißzerfalls
Zubereitungsformen (innerlich/äußerlich)	Tee (unüblich), Tinktur, Ø, Fertigarzneimittel, auch in potenzierter oder spagyrischer Form
Indikationen	Asthma, Husten, Keuchhusten, Pseudokrupp, spastische Bronchitis
Kontraindikationen	–

Sonstiges	**Fleischfressende Pflanze:** Mangels Stickstoff auf nährstoffarmen Standorten (die Humussäure in Moorböden verhindert die Ansiedlung von Spaltbakterien, welche die Nährstoffe verdaubar machen würden) haben einzelne Pflanzenarten ihre Ernährungsweise erweitert.

ECHINACEA PURPUREA – PURPURNER SONNENHUT

Familie	Asteraceae – Korbblütler
Synonyme	Kegelblume, Igelkopf, Kupferblume, rote Rudbekia, amerikanischer Sonnenhut, Witwenkamm u.a.
Botanik	Ausdauernde, krautige Pflanze Verwendet wird ebenso: **Echinacea pallida, blassfarbener Sonnenhut** (Wurzeldroge) **Echinacea angustifolia, schmalblättriger Sonnenhut** (Wurzeldroge)
Vorkommen	• Nordamerika, in Prärien, feuchten oder felsigen Gegenden • In Europa kultiviert

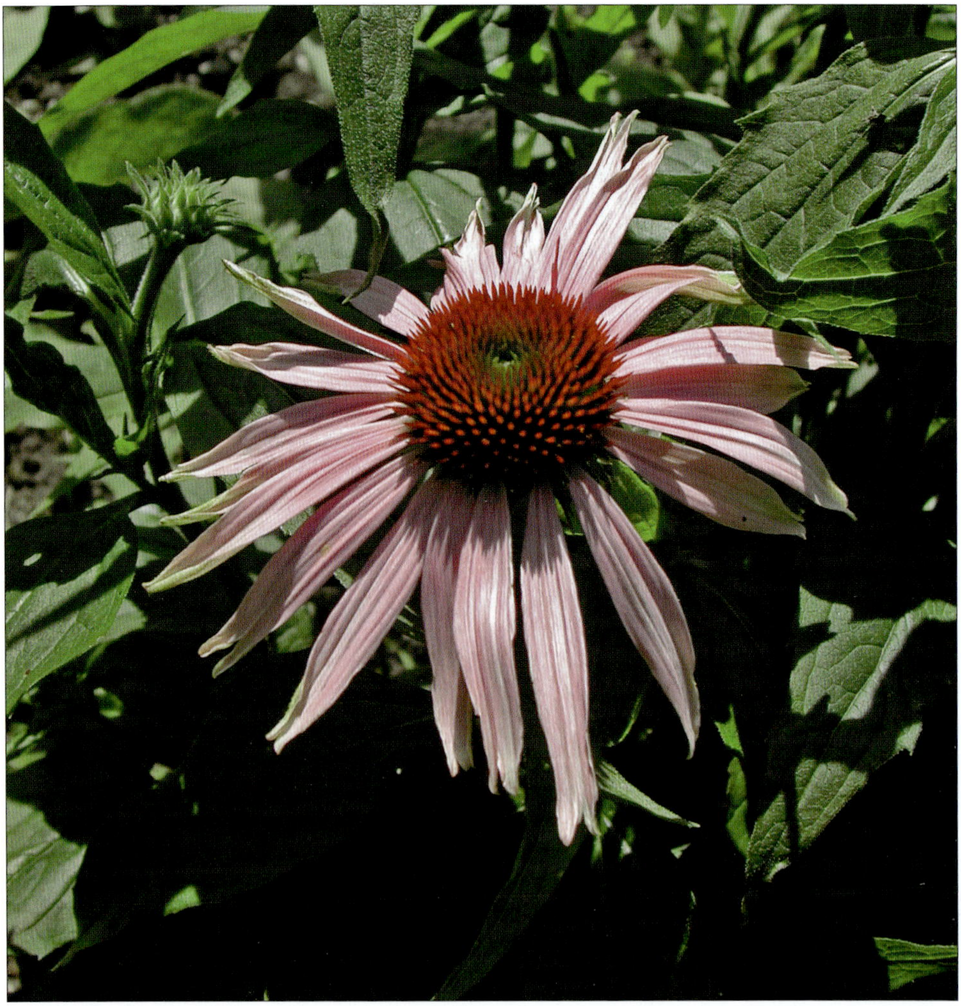

Echinaceae purpureae herba – Sonnenhutkraut purpurnes	
Humorale Qualitäten/ Geschmack	Warm 3, trocken 1 Bitter und scharf
Wirkungskriterien	**Säfteoptimierend:** • Wärmend, verdünnend • Vermindert zähe Feuchtigkeit **Säftebewegend:** • Feuchtigkeit
Konstitutionsbezug	–
Humorales Wirkungsprofil	• Erwärmend, zerteilt und verflüssigt zähe Feuchtigkeit • Lymphflussanregend
Zusammenfassung	**Bei Kälte- und Feuchtigkeitspathologien** Echinacea steigert durch seine Reizwirkung die Leistung der körperlichen Abwehrfunktionen. Um deren Überforderung zu vermeiden, sollte auf die früher gängige, hochdosierte Langzeitanwendung über Monate verzichtet werden. Schwerpunktmäßig eignet sich Echinacea speziell für akute Entzündungen der Atem- und Harnwege. Die Pflanze hat keine konstitutionell stabilisierende Wirkung.

Inhaltsstoffe	Polysaccharide, Flavonoide, ätherische Öle, Alkylamide (nicht in E. pallida), Phytosterine
Phytotherapeutische Wirkungen	Entzündungshemmend, antibakteriell, -viral, immunmodulierend Äußerlich: Wundheilend, entzündungshemmend
Nebenwirkungen/ Interaktionen	Allergiepotenzial Entfällt bei einer spagyrischen oder potenzierten Anwendung!
Zubereitungsformen (innerlich/äußerlich)	Tee, Tinktur, Ø, Presssaft, Fertigarzneimittel, in potenzierter oder spagyrischer Form Äußerlich: Umschlag, Salbe, Spülung
Indikationen	Abwehrschwäche, akute Erkältung, Grippe, grippaler Infekt, Atemwegserkrankungen, Sinusitis, Harnwegsinfekte Äußerlich: Wunden, Herpes labialis und genitalis
Kontraindikationen	Korbblütlerallergie, Autoimmunerkrankungen, Systemerkrankungen wie Tbc, Multiple Sklerose, AIDS, Leukämie Entfallen bei einer spagyrischen oder potenzierten Anwendung!

Sonstiges	In Deutschland von G. Madaus, in der Schweiz von A. Vogel eingeführt. **Signatur:** Der igelartige, borstige Blütenkopf im Herbst und die rote Farbe deuten auf die abwehrstärkende Wirkung hin. Viele immunsteigernde Heilmittel, z.B. auch Sanddorn, Hagebutte, besitzen rote oder orange Farbtöne.

ELEUTHEROCOCCUS SENTICOSUS – TAIGAWURZ

Familie	Araliaceae – Efeugewächse
Synonyme	Borstige Teufelswurzel, Sibirischer Ginseng, Eleutherokokk, Teufelsstrauch, Stachelpanax u.a
Botanik	Stacheliger, sommergrüner Strauch
Vorkommen	• Sibirien, China, Korea, Japan

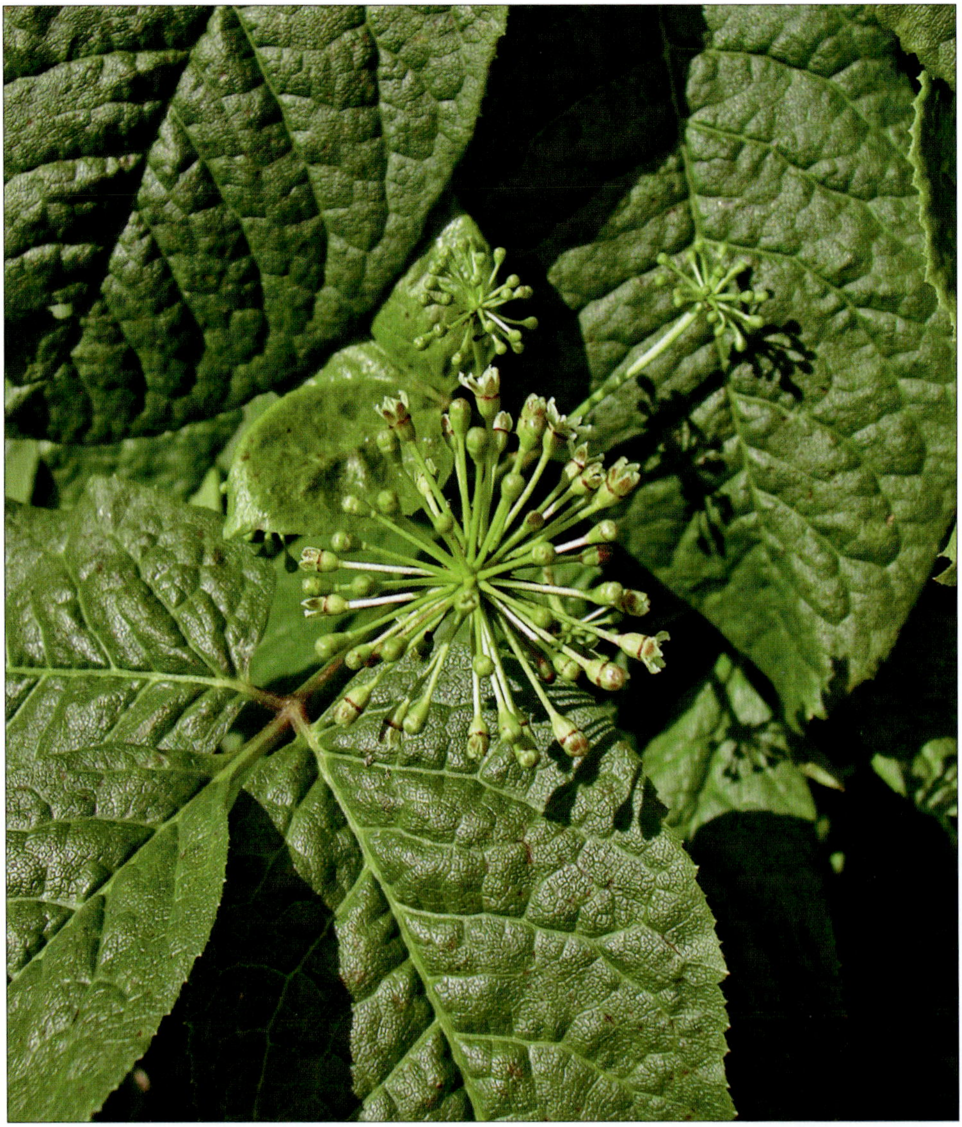

Eleutherococci radix – Taigawurzel	
Humorale Qualitäten/ Geschmack	Neutral, feucht 1 Leicht süßlich
Wirkungskriterien	**Säfteoptimierend:** • Unterstützt die dritte Kochung • Befeuchtend, nährend **Säftebewegend:** • Feuchtigkeit
Konstitutionsbezug	• Lymphatisch-hypoplastische Konstitution • Katarrhalisch-rheumatische Konstitution • Oxygenoide Konstitution • Allergische Diathese
Humorales Wirkungsprofil	• Befeuchtet, ernährt und regeneriert Gewebe • Mildert Kälte und Trockenheit • Lymphflussanregend • Mildert übermäßige Schwarzgalle und SG-Schärfen
Zusammenfassung	**Bei melancholera- und trockenheitsinduzierten Pathologien** Taigawurz ist eine nährende, aufbauende Heilpflanze, welche durch ihr Feuchtigkeitspotenzial die Bildung und Bereitstellung von Energie ermöglicht. Sie repräsentiert damit die nährende, mütterliche Qualität – im Gegensatz zur fordernden, väterlichen Qualität von Echinacea u.a.

Inhaltsstoffe	Saponine, Polysaccharide, Glykoside, Phytosterine, Cumarine
Phytotherapeutische Wirkungen	Immunmodulierend, adaptogen, steigert körperliche und geistige Leistungsfähigkeit, antioxidativ
Nebenwirkungen/ Interaktionen	Eine blutdruckerhöhende Wirkung wird diskutiert.
Zubereitungsformen (innerlich/äußerlich)	Tee, Tinktur, Ø, Pulver, Fertigarzneimittel
Indikationen	Müdigkeitsgefühl, allgemeine Schwäche, Infektionsanfälligkeit, Leistungseinbruch, Erschöpfung, Stress, Schlafstörungen, unterstützend in der Rekonvaleszenz, begleitend bei Krebstherapien
Kontraindikationen	Deutliche Hypertonie

Sonstiges	Das Wirkungsvermögen und die Anwendungen von Taigawurz und Ginseng decken sich zu einem großen Teil. **Signatur:** Die stachelbesetzten Stiele deuten auf die abwehrsteigernde Wirkung hin. Viele immunstärkende Heilpflanzen, z.B. Sanddorn, Hagebutte, sind mit Dornen oder Stacheln ausgestattet.

EQUISETUM ARVENSE – ACKERSCHACHTELHALM

Familie	Equisetaceae – Schachtelhalmgewächse
Synonyme	Zinnkraut, Katzenschwanz, Katzenwedel, Schafftheu, Scheuergras, Kannenkraut, Reibwisch, Polierstroh, Fuchsschweif, Pferdeschwanz, Fegekraut u.a.
Botanik	Ausdauernde Pflanze mit braunen Sporentrieben und unfruchtbaren, grünen Laubtrieben
Vorkommen	• Europa, Nordasien, Nordamerika, Nordafrika • An Wegrändern, Bahndämmen, auf Wiesen und Äckern, Schutthalden

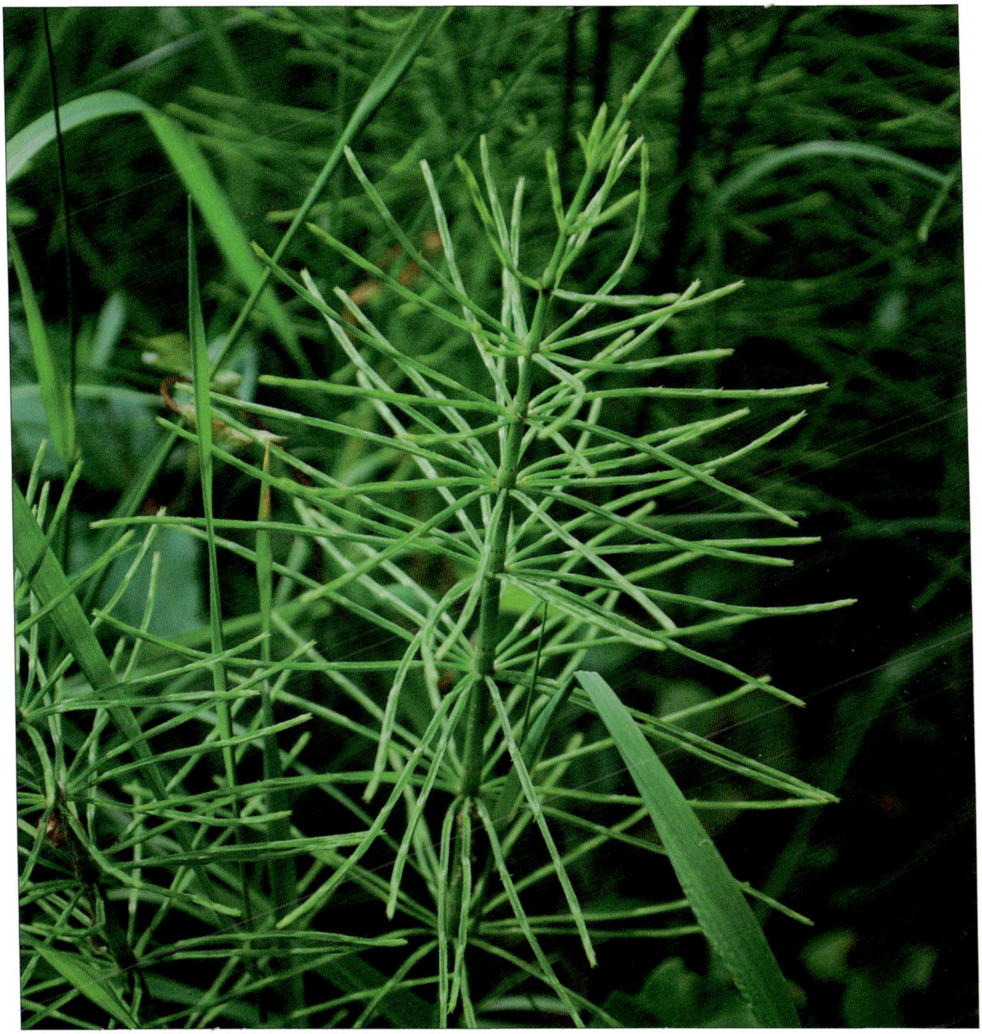

Equiseti herba – Ackerschachtelhalmkraut	
Humorale Qualitäten/ Geschmack	Neutral, feucht 1 (als Mazerat, Dekokt oder Mazerations-Dekokt) Etwas bitter und herb, salzig Je kürzer der Tee ausgezogen wird (Infus), desto wärmer und trockener sind seine Qualitäten.
Wirkungskriterien	**Säfteoptimierend:** • Wärme- und feuchtigkeitsregulierend (je nach Zubereitung befeuchtend oder trocknend) **Säfteableitend:** • Übermäßige Gelbgalle, GG-Schärfen
Konstitutionsbezug	• Mesenchymal-hypoplastische Konstitution • Nephrogen-lymphatische Konstitution
Humorales Wirkungsprofil	• Stabilisiert die Bindegewebefunktionen, v.a. im Bereich des Uro-Genitalsystems, der Nieren, Gefäße und der Haut • Leitet übermäßige Feuchtigkeit über die Nieren ab
Zusammenfassung	**Bei trockenheitsinduzierten Pathologien (als kieselsäurehaltige Zubereitung) und kälte-, feuchtigkeitsinduzierten Pathologien (als Infus)** Die Kieselsäure des Schachtelhalms repräsentiert das nährende, gewebestärkende Prinzip, welches bei allen Zuständen infolge Bindegewebsschwäche angezeigt ist. Darüber hinaus wirkt die Pflanze stabilisierend auf alle Funktionen und Regulationsprozesse des interstitiellen Systems der Grundregulation (nach Pischinger).

Inhaltsstoffe	Kieselsäure, Flavonoide, Spuren von Alkaloiden
Phytotherapeutische Wirkungen	Bindegewebestärkend, harntreibend, leicht entzündungshemmend Äußerlich: Gewebestärkend, wundheilend, pilzhemmend
Nebenwirkungen/ Interaktionen	–
Zubereitungsformen (innerlich/äußerlich)	Tee (Infus – harntreibend; Mazeration oder Mazerations-Dekokt – bindegewebestärkend), Tinktur, Ø, Pulver, Fertigarzneimittel Äußerlich: Bad, Umschlag
Indikationen	Ödeme, Harnwegsentzündung, Zellulitis, Bettnässen, Bindegewebsschwäche, unterstützend bei Krampfadern, Hämorrhoiden, Knochenbrüchen, zur Osteoporoseprophylaxe Äußerlich: Chronische Ekzeme, Wunden, Pilzerkrankungen
Kontraindikationen	Keine Durchspülungstherapie bei Ödemen infolge insuffizienter Herz- oder Nierenfunktion

Equiseti herba – Ackerschachtelhalmkraut	
Sonstiges	**Signatur:** Segmentartiger Stängelaufbau deutet auf Wirbelsäule und eine allgemein strukturunterstützende Wirkung hin. In der Literatur finden sich unterschiedliche Angaben bzgl. der humoralen Qualitäten von Equisetum. Von einigen Autoren wird trockene Qualität im 2.–3. Grad angegeben. Da die mechanische Stabilisierung der Gewebe aber ein Aspekt des Feuchtigkeitsprinzips ist, wurden die Qualitäten hier wie aufgeführt angepasst.

EUPHRASIA ROSTKOVIANA – AUGENTROST

Familie	Orobanchaceae – Sommerwurzgewächse Früher: Scrophulariaceae – Rachenblütler
Synonyme	**Euphrasia officinalis** Augendank, Augustinuskraut, Milchdieb, Wiesenwolf, Heuschelm, Zahnwehkraut, Magentrost, Donnerkraut, Lichtkraut u.a.
Botanik	Einjähriger, krautiger Halbschmarotzer, welcher von Wurzeln benachbarter Gräser zehrt (der volkstümliche Name Milchdieb deutet auf diese, die Weiden schwächende Folge hin).
Vorkommen	• Europa • Auf kalkarmen Magerwiesen, an Wegrändern

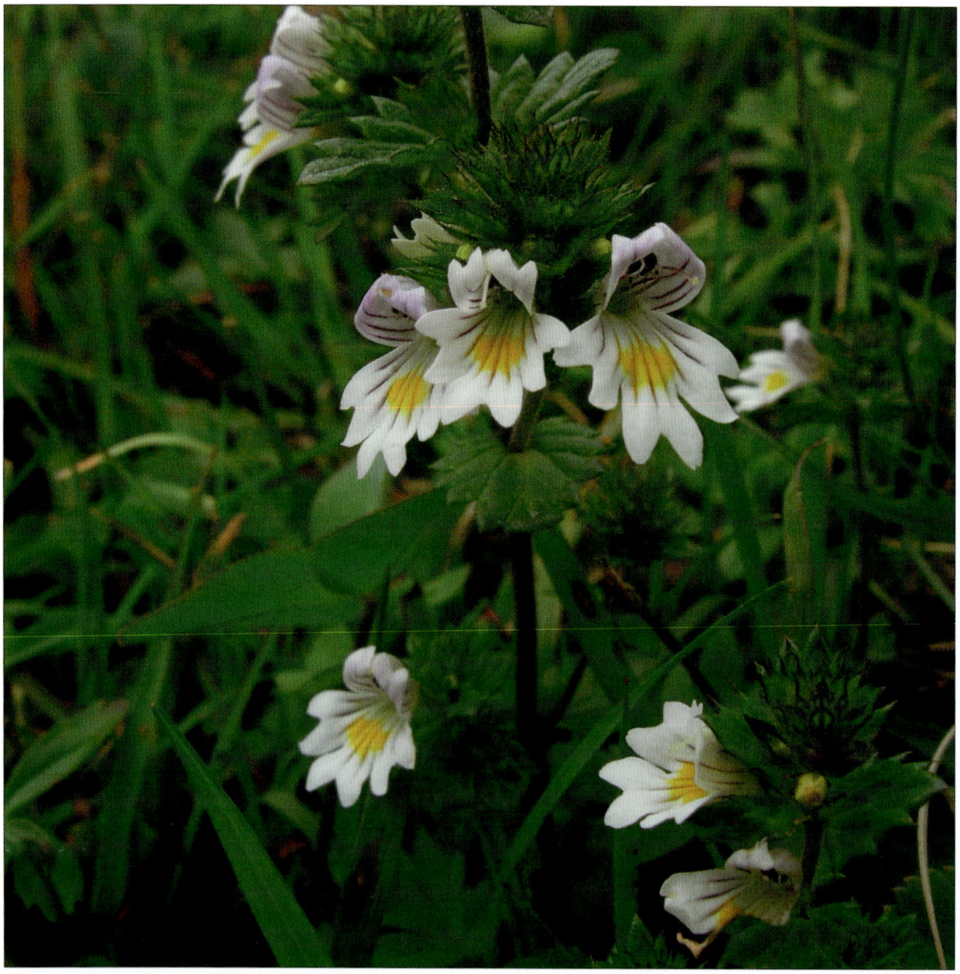

Euphrasiae herba – Augentrostkraut	
Humorale Qualitäten/ Geschmack	Warm 1–2, trocken 2 Salzig, etwas scharf
Wirkungskriterien	**Säfteoptimierend:** • Wärmend, trocknend • Vermindert zähe Feuchtigkeit **Säftebewegend:** • Feuchtigkeit **Säfteableitend:** • Übermäßige Gelbgalle, GG-Schärfen
Konstitutionsbezug	• Lymphatisch-hyperplastische Konstitution • Katarrhalisch-rheumatische Konstitution • Skrofulose, beide Formen
Humorales Wirkungsprofil	• Erwärmt, zerteilt und vermindert zähe Feuchtigkeit • Eliminiert übermäßige Gelbgalle und gelbgallige Schärfen • Fördert den Lymphfluss im Schleimhautsystem des Kopfes • Wärmt, tonisiert und öffnet den kalten Magen und die Leber • Vermindert die Ersatzausscheidung von (gelbgallig verunreinigtem) Phlegma über die Augen
Zusammenfassung	**Bei feuchtigkeits- und cholerainduzierten Pathologien, Skrofulose** Die Anwendung des Augentrosts beschränkt sich auf keinen Fall auf Pathologien der Augen, sondern schließt auch verschiedenste *skrofulöse Zustände* aller Kopfschleimhäute, der Verdauungsorgane und der Haut ein. Als Konstitutionsmittel auch bei Phlegmastagnation in den Meningen, die sich als Migräne manifestieren.

Inhaltsstoffe	Iridoidglykosid: Aucubin; Bitterstoffe, Flavone
Phytotherapeutische Wirkungen	Entzündungshemmend, verdauungsfördernd, schleimhautabschwellend, antiviral, antimykotisch Äußerlich: Entzündungshemmend am Auge
Nebenwirkungen/ Interaktionen	–
Zubereitungsformen (innerlich/äußerlich)	Tee, Tinktur, Pulver, Fertigarzneimittel Äußerlich: Augenwaschung, Kompresse
Indikationen	Alle Entzündungen im Auge und dessen Anhangsorganen. Reizzustände und Ermüdung der Augen, Heuschnupfen, chronisch rezidivierende Katarrhe der Nase und Nebenhöhlen, Tränenabflussstörungen, Magenschleimhautentzündung Äußerlich: Augenentzündung, Bindehautentzündung, Gersten- und Hagelkorn

Euphrasiae herba – Augentrostkraut	
Kontraindikationen	–
Sonstiges	**Signatur:** Blütenzeichnung mit Pupille und Augenwimpern deutet auf die Augenwirkung hin.

FILIPENDULA ULMARIA – MÄDESÜSS

Familie	Rosaceae – Rosengewächse
Synonyme	**Spiraea ulmaria** Spierstaude, Wiesengeißbart, Bocksbart, Wiesenkönigin, Rüsterstaude, Beielichrut u.a.
Botanik	Ausdauernde, krautige Pflanze
Vorkommen	• Europa, Asien, Nordamerika • Auf feuchten Wiesen, an Ufern, Gräben, in Mooren

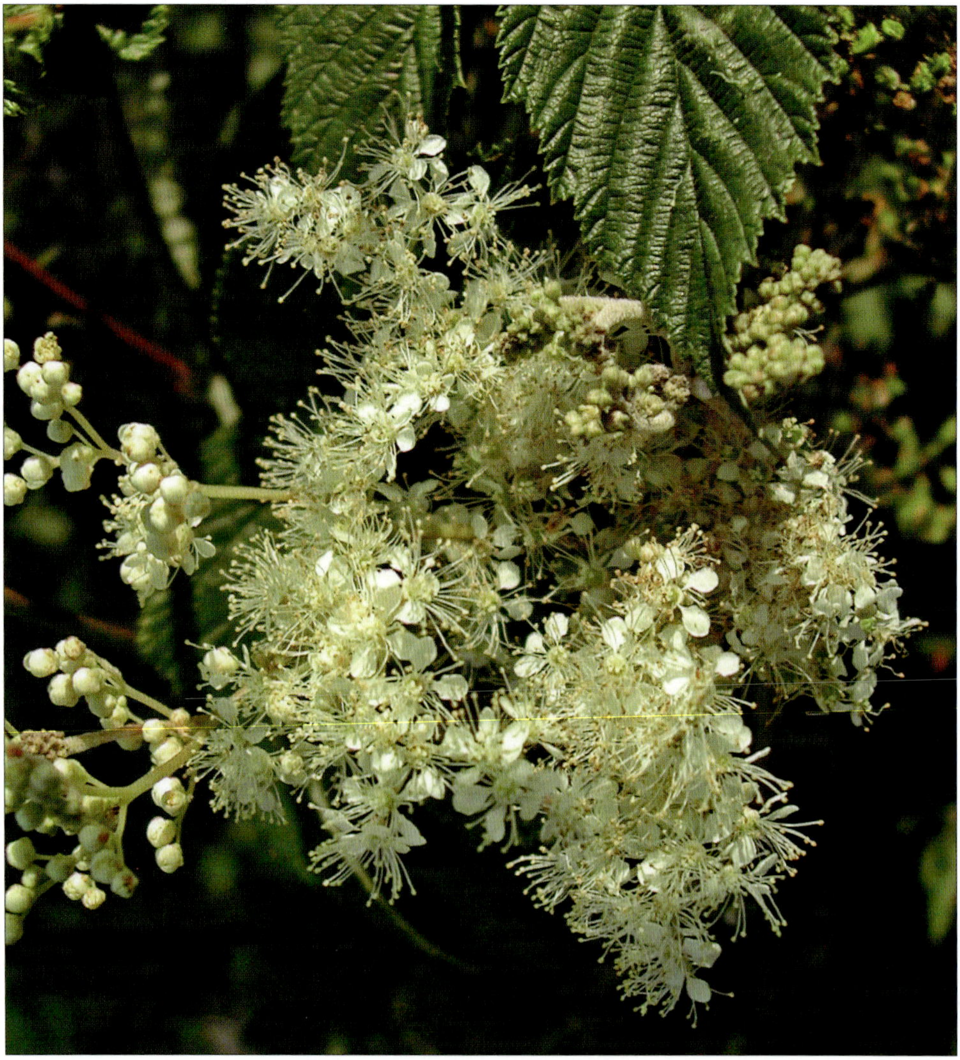

Spiraeae flos/herba (neu: Filipendulae herba) – **Mädesüßblüte/-kraut**	
Humorale Qualitäten/ Geschmack	Kalt 1, trocken 1 Süß, etwas geschmacklos
Wirkungskriterien	**Säfteoptimierend:** • Kühlend, trocknend
Konstitutionsbezug	• Azide Diathese, gelbgallige Form
Humorales Wirkungsprofil	• Dämpft die Hitze übermäßiger Gelbgalle und GG-Schärfen
Zusammenfassung	**Bei hitzeinduzierten Pathologien** Spiraea wird sowohl bei der symptomorientierten Therapie als auch in der Konstitutionsmedizin zur *Behandlung gichtiger Krankheiten* eingesetzt: Gelenk- und Eingeweidegicht.

Inhaltsstoffe	Phenolglykoside: Salicylate; ätherische Öle, Flavonoide, Gerbstoffe, Schleimstoffe
Phytotherapeutische Wirkungen	Fiebersenkend, schmerzlindernd, entzündungshemmend, antiseptisch, schweiß- und harntreibend Äußerlich: Leicht schmerzlindernd, antirheumatisch
Nebenwirkungen/ Interaktionen	Salicylsäure-Unverträglichkeit **Interaktionen:** mit NSAR
Zubereitungsformen (innerlich/äußerlich)	Tee, Tinktur, Ø, Sirup, Fertigarzneimittel, Wildgemüse Äußerlich: Einreibung, Bad, Kompresse
Indikationen	Rheumatische Erkrankungen, Schmerzen, Neuralgien, Entzündungen, Fieber, Erkältung, Grippe Äußerlich: Rheumatische Schmerzen, Muskelkater, Neuralgien, Entzündungen
Kontraindikationen	Salicylsäure-Unverträglichkeit

Sonstiges	**Name:** Mädesüß gibt der Heumahd in den gemähten Streuwiesen den süßlichen Duft. Oder aber von der Verwendung der Blüte als Aromamittel bei der Herstellung von Met, Mädesüß wirkt bei übermäßigem Met-Genuss auch prophylaktisch gegen allfällige Kopfschmerzen. **Aspirin:** Ausgangssubstanz der Aspirin-Forschung; deshalb wurde der Arzneimittelname A-Spirin gewählt.

FOENICULUM VULGARE – FENCHEL

Familie	Apiaceae – Doldenblütler
Synonyme	Frauenfenchel, Brotsamen, Fenikel, Kinderfenchel, Brotwürzkörner, langer Anis, süßer Fenchel u.a.
Botanik	Zwei- bis mehrjährige, krautige Pflanze **Unterarten:** Foeniculum vulgare ssp. vulgare var. dulce, süßer Fenchel Foeniculum vulgare ssp. vulgare var. vulgare, bitterer Fenchel
Vorkommen	• Mittelmeergebiet, Vorderasien • An Wegrändern, auf Schuttplätzen und Magerwiesen • In Mitteleuropa kultiviert

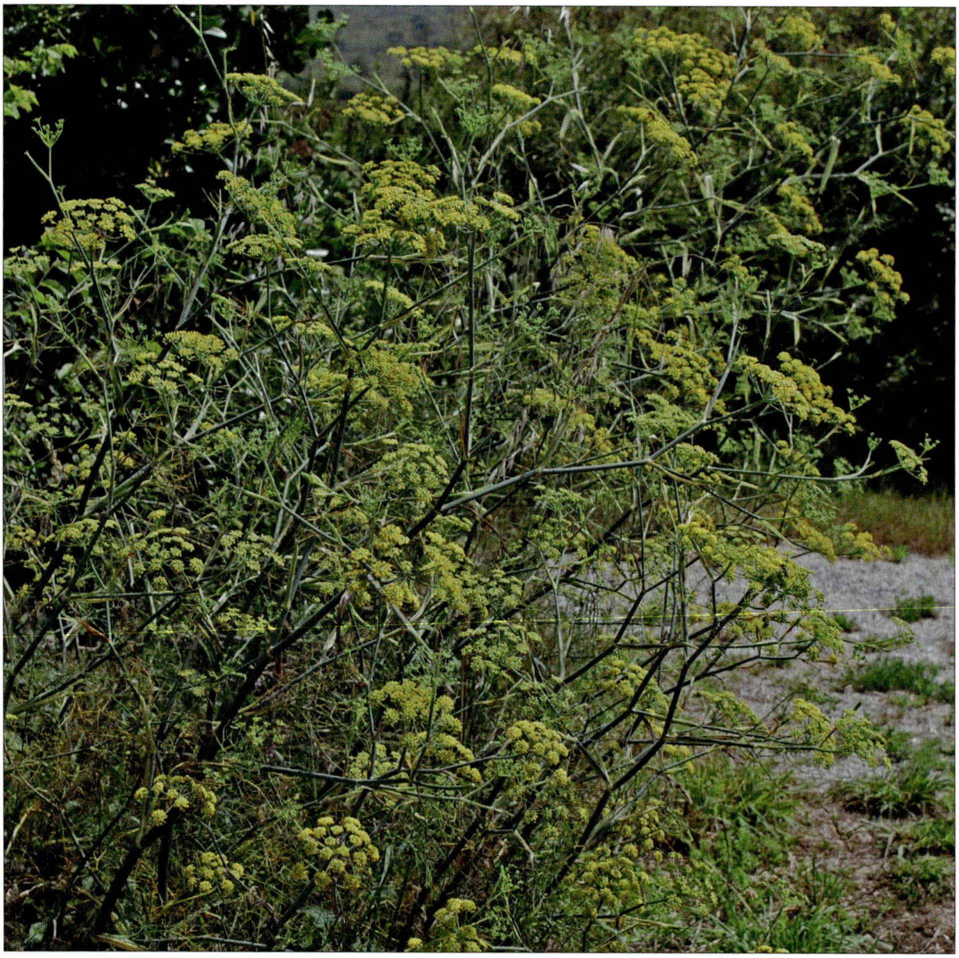

Foeniculi fructus – Fenchelfrucht	
Humorale Qualitäten/ Geschmack	Warm 2, trocken 1 Süßlich, etwas scharf
Wirkungskriterien	**Säfteoptimierend:** • Fördert die Coctio • Wärmend, verdünnend, öffnend • Vermindert zähe Feuchtigkeit
Konstitutionsbezug	• Lymphatische Konstitution
Humorales Wirkungsprofil	• Erwärmt und zerteilt zähe Feuchtigkeit • Erwärmt und stärkt den Magen und die Bauchorgane • Erwärmt und öffnet die gestaute Leber, Milz und die verschleimten Atemwege
Zusammenfassung	**Bei kälte- und feuchtigkeitsinduzierten Pathologien** Fenchel mindert Kälte und Verschleimung der Atem- und Verdauungsorgane und wird, wegen seines angenehmen Geschmacks speziell in der *Kinderheilkunde,* gerne eingesetzt, um die fehlende Kochungswärme anzuregen und kalte Feuchtigkeit im Darm zu vermindern.

Inhaltsstoffe	Ätherische Öle, fette Öle, Flavonoide, Cumarine
Phytotherapeutische Wirkungen	Verdauungsfördernd, appetitanregend, krampflösend, entzündungshemmend, auswurffördernd, milchbildungsanregend Äußerlich: Entzündungshemmend am Auge, krampflösend bei Verdauungskrämpfen
Nebenwirkungen/ Interaktionen	–
Zubereitungsformen (innerlich/äußerlich)	Tee, Tinktur, Ø, Gewürz, Likör Äußerlich: Kompresse, Augenspülung, Bad
Indikationen	Verdauungsschwäche, Magen-Darmkrämpfe, Appetitlosigkeit, Dyspepsie, Reizmagen, Reizkolon, Husten, Bronchitis, Milchmangel bei Stillenden Äußerlich: Bindehautentzündung, Augenlidrandentzündung, Magen-Darmkrampf
Kontraindikationen	–

Sonstiges	Fencheltee kann Säuglingen in kleinen Dosen und stark verdünnt bereits ab dem ersten Lebenstag gegeben werden.

FRANGULA ALNUS – FAULBAUM

Familie	Rhamnaceae – Kreuzdorngewächse
Synonyme	**Rhamnus frangula** Brechdorn, Fulberi, Pulverholz, Stinkstrauch, Scheißbeere, Hundsbeere, Schwarzhasel, Zapfenholz u.a.
Botanik	Sommergrüner Strauch oder kleiner Baum
Vorkommen	• Europa, Nordwestasien, Nordafrika • Auf feuchten Böden, in Hecken, Auwäldern und Sümpfen

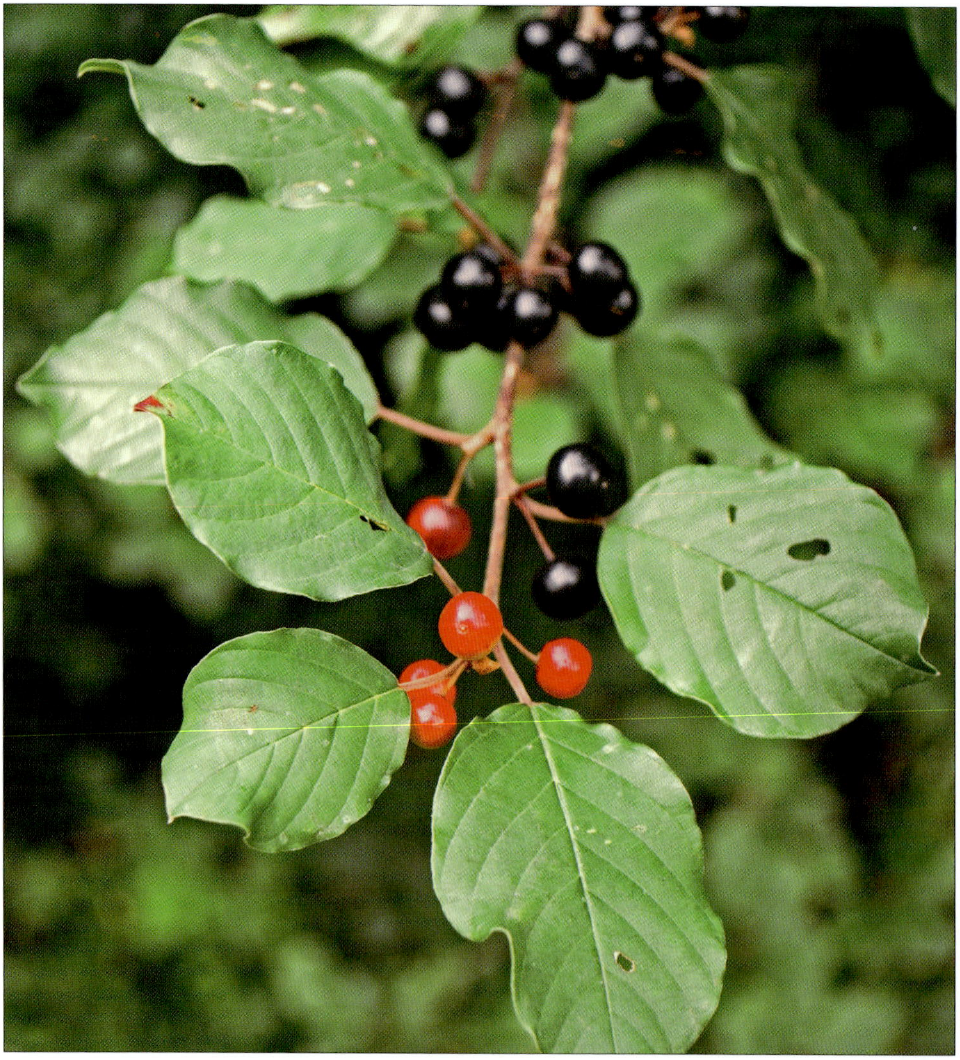

Frangulae cortex – Faulbaumrinde	
Humorale Qualitäten/ Geschmack	Warm 2, trocken 2 Bitter, süßlich
Wirkungskriterien	**Säfteoptimierend:** • Wärmend, öffnend • Vermindert zähe Feuchtigkeit **Säfteableitend:** • Übermäßige Gelbgalle, GG-Schärfen • Übermäßige Schwarzgalle, SG-Schärfen
Konstitutionsbezug	–
Humorales Wirkungsprofil	• Erwärmt, öffnet und entstaut die Leber und die Milz • Leitet übermäßige Gelbgalle und gelbgallige Schärfen, Schwarzgalle und SG-Schärfen ab • Erwärmt und zerteilt zähen Schleim in den Verdauungswegen
Zusammenfassung	**Bei cholera- und melancholerainduzierten Pathologien** Faulbaum lindert die Folgen von gelbgalliger wie auch schwarzgalliger Schärfenbelastung und besitzt daher ein Wirkungsspektrum, welches weit über Verstopfung hinaus reicht. Mittel zur Reaktivierung des atonisch obstipierten Darmes

Inhaltsstoffe	Anthrachinonglykoside, Gerbstoffe, Bitterstoffe
Phytotherapeutische Wirkungen	Abführend
Nebenwirkungen/ Interaktionen	Frische Rinde wirkt brechreizend – sie wird entweder ein Jahr gelagert oder künstlich „gealtert". Abortiv Bei Überdosierung und Langzeitanwendung: Gewöhnungsgefahr, Elektrolytverluste (v.a. Kalium) **Anwendungdauer:** In hohen Anteilen in Mischungen (> 35%) oder als Einzelmittel nicht länger als 1 Woche einnehmen.
Zubereitungsformen (innerlich/äußerlich)	Tee, Tinktur, Ø, Fertigarzneimittel Pulver der Rinde
Indikationen	Verstopfung, zur Stuhlerweichung bei Analfissuren und Hämorrhoiden
Kontraindikationen	Ileus, Morbus Crohn, Colitis ulcerosa, Schwangerschaft, Stillzeit, Blinddarmentzündung, Hypokaliämie Keine Anwendung bei Kinder unter 12 Jahren

Sonstiges	**Name:** Wegen des faulen Geruchs des Holzes; Pulverholz, da Faulbaum früher bei der Schießpulverproduktion verwendet wurde.

FUMARIA OFFICINALIS – ERDRAUCH

Familie	Papaveraceae – Mohngewächse
Synonyme	Melancholiekraut, Ackerraute, Erdgalle, Katzenkerbel, Grindkraut, Elfenrauch, Krätzheil, Faule Grete u.a.
Botanik	Einjährige, krautige Pflanze
Vorkommen	• Mittel-, Südeuropa, Nordafrika, Westasien • Auf Äckern, Getreidefeldern und Schuttplätzen

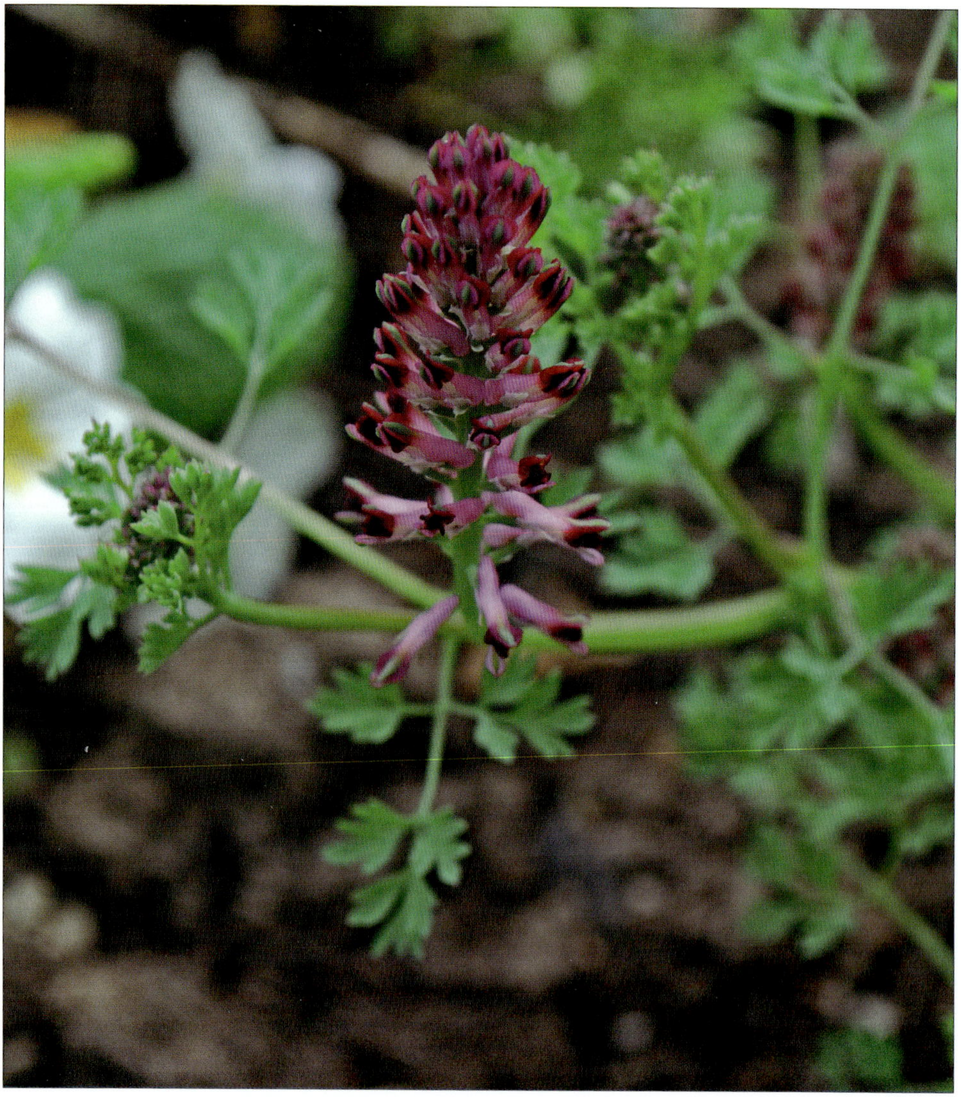

Fumariae herba – Erdrauchkraut	
Humorale Qualitäten/ Geschmack	Warm 1–2, trocken 2 Bitter, etwas scharf, leicht salzig
Wirkungskriterien	**Säfteoptimierend:** • Fördert die Coctio • Wärmend, verdünnend • Vermindert zähe Feuchtigkeit • Milzfunktion stärkend **Säfteableitend:** • Übermäßige Gelbgalle, GG-Schärfen • Übermäßige Schwarzgalle, SG-Schärfen
Konstitutionsbezug	• Melanchologene Konstitution • Cologene Konstitution • Spasmophile Diathese (bei Manifestation im Abdomen)
Humorales Wirkungsprofil	• Erwärmt, öffnet, entstaut und stärkt Magen, Leber und Milz • Leitet Schwarzgalle und SG-Schärfen über die Milz ab • Leitet Gelbgalle und ihre Schärfen ab • Erwärmt und zerteilt zähen, verunreinigten Schleim • *Leber-, Milzfunktionsmittel*
Zusammenfassung	**Bei cholera- und melancholerainduzierten Pathologien** Die Wirkung von Erdrauch ist um Vieles breiter als die eines reinen Bittermittels: Als kochungsfördernde und ableitende Heilpflanze optimiert er die Sanguifikation und *verhindert gleichzeitig die Neubildung pathologischer Säfte,* was im Sinne einer konstitutionellen Therapie unerlässlich ist. Die Pflanze entfaltet eine subtile, aber sehr tiefgreifende Wirkung als Konstitutionsmittel bei Patienten, deren Pathophysiologie sowohl hyperkinetische (gelbgallige) als auch melancholische Aspekte aufweist. Diese Situation findet man bei Menschen in Wandlungssituationen des Temperamentes bzw. der Konstitution von gelbgalliger zu schwarzgalliger Dominanz, wobei Fumaria die Stabilisierung des cholerischen Prinzips ermöglicht.

Inhaltsstoffe	Alkaloide: Fumarin u.a.; Flavonoide: Rutin u.a.; Fumarsäure, Schleimstoffe
Phytotherapeutische Wirkungen	Leber-galleanregend, Gallenbildung und -fluss regulierend, lipidsenkend, entzündungshemmend und krampflösend (v.a. Sphinkter odii), Gallenwegsdyskinesie, mit oder ohne Steine Äußerlich: Hautregulierend, antihistaminerg
Nebenwirkungen/ Interaktionen	Bei Überdosierung: Haut- und Schleimhautreizung
Zubereitungsformen (innerlich/äußerlich)	Tee, Tinktur, Ø, Fertigarzneimittel Äußerlich: Waschung, Einreibung, Salbe

Fumariae herba – Erdrauchkraut	
Indikationen	Verdauungsstörungen, Magen-Darmkrämpfe, Leber-Galle-Pankreasfunktionsschwäche, Pfortaderstauung, Gallenwegskrämpfe, Spezifika nach Gallenblasenentfernung, unterstützend bei chronischen Ekzemen, Schuppenflechte Äußerlich: Chronische Ekzeme
Kontraindikationen	Gallenwegsverschluss

Sonstiges	„Diese Artzeney reiniget das unsauber, dick, verbrand, melancholisch Geblüth dermassen, dass sich zu verwundern, führet darneben auss die Gall, alle cholerische und faule verlegene Feuchten und verhütet vor vielen schädlichen Kranckheiten: Es sollte ein jeder, der sein Gesundheit lieb hette, jhme diese Artzeney als einen thewren Schatz lassen befohlen seyn.“ *Tabernaemontanus* Olivenöl, in dem frisches Erdrauch-Kraut über vier Wochen ausgezogen wurde, bewährt sich zu schmerzstillenden Einreibungen und Massagen.

GALIUM ODORATUM – WALDMEISTER

Familie	Rubiaceae – Rötegewächse
Synonyme	**Asperula odorata** Sternleberkraut, Maikraut, Waldmutterkraut, Tabakskraut, Herzfreud, Duftlabkraut, Guggerblume u.a.
Botanik	Ausdauernde, krautige Pflanze
Vorkommen	• Mitteleuropa, Asien, Nordamerika • Auf feuchten, kalkigen Böden, in Buchen- und Mischwäldern

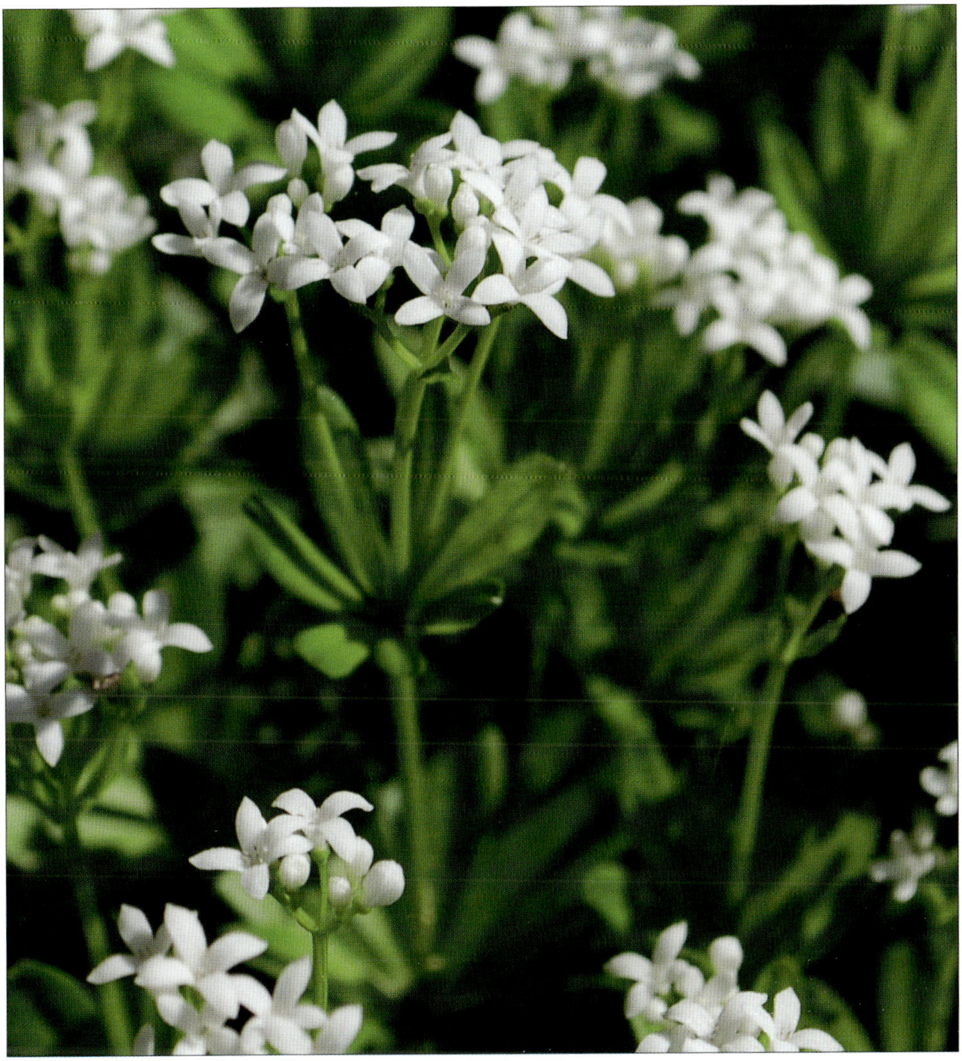

Galii odoratae herba – Waldmeisterkraut	
Humorale Qualitäten/ Geschmack	Neutral – warm 1 Neutral – trocken 1 Leicht salzig und scharf
Wirkungskriterien	**Säfteoptimierend:** • Wärmeregulierend, trocknend **Säftebewegend:** • Feuchtigkeit **Säfteableitend:** • Übermäßige Gelbgalle, GG-Schärfen
Konstitutionsbezug	–
Humorales Wirkungsprofil	• Mindert übermäßige Hitze • Kühlt und stärkt die erhitzte Leber • Verringert überschüssige Gelbgalle und GG-Schärfen • Lymphflussanregend
Zusammenfassung	**Bei cholera- und feuchtigkeitsinduzierten Pathologien**

Inhaltsstoffe	Cumarine, ätherische Öle, Gerbstoffe, Glykoside, etwas Bitterstoffe
Phytotherapeutische Wirkungen	Venenstärkend, gefäßspasmolytisch, entzündungshemmend, antiödematös Äußerlich: Antiödematös, abschwellend
Nebenwirkungen/ Interaktionen	Bei Überdosierung: Kopfschmerzen, Übelkeit
Zubereitungsformen (innerlich/äußerlich)	Tee, Tinktur, Ø, Wildkräuterküche (Waldmeisterbowle u.a.) Äußerlich: Umschlag, Kräuterkissen, Räucherung
Indikationen	Blutverteilungsstörungen, ischämischer Kopfschmerz, Leber-Gallen-Beschwerden, Migräne, Venenerkrankungen Äußerlich: Krampfadern, Kopfschmerzen
Kontraindikationen	u.U. Schwangerschaft

Sonstiges	„... Ist fast dienlich für alle Krankheiten, so von Hitz kommen, dazu gebraucht, dann es kühlet sänftiglich und ist temperiert in seiner Komplexion.“ *Lonicerus*

GALIUM VERUM – ECHTES LABKRAUT

Familie	Rubiaceae – Rötegewächse
Synonyme	Gliedkraut, Liebfrauenstroh, Bettstroh, gelbes Mäherkraut, gelbes Waldstroh, Herrgottsstroh, Käselabkraut, Blutstillkraut, Butterstiel, Wegstroh, Wundstillkraut, Milchgerinnkraut u.a.
Botanik	Mehrjährige, krautige Pflanze Verwendet wird auch: **Galium aparine, Klettenlabkraut**
Vorkommen	• Europa, Asien, Nordafrika • In trockenen und sonnigen Wiesen, auf Böschungen

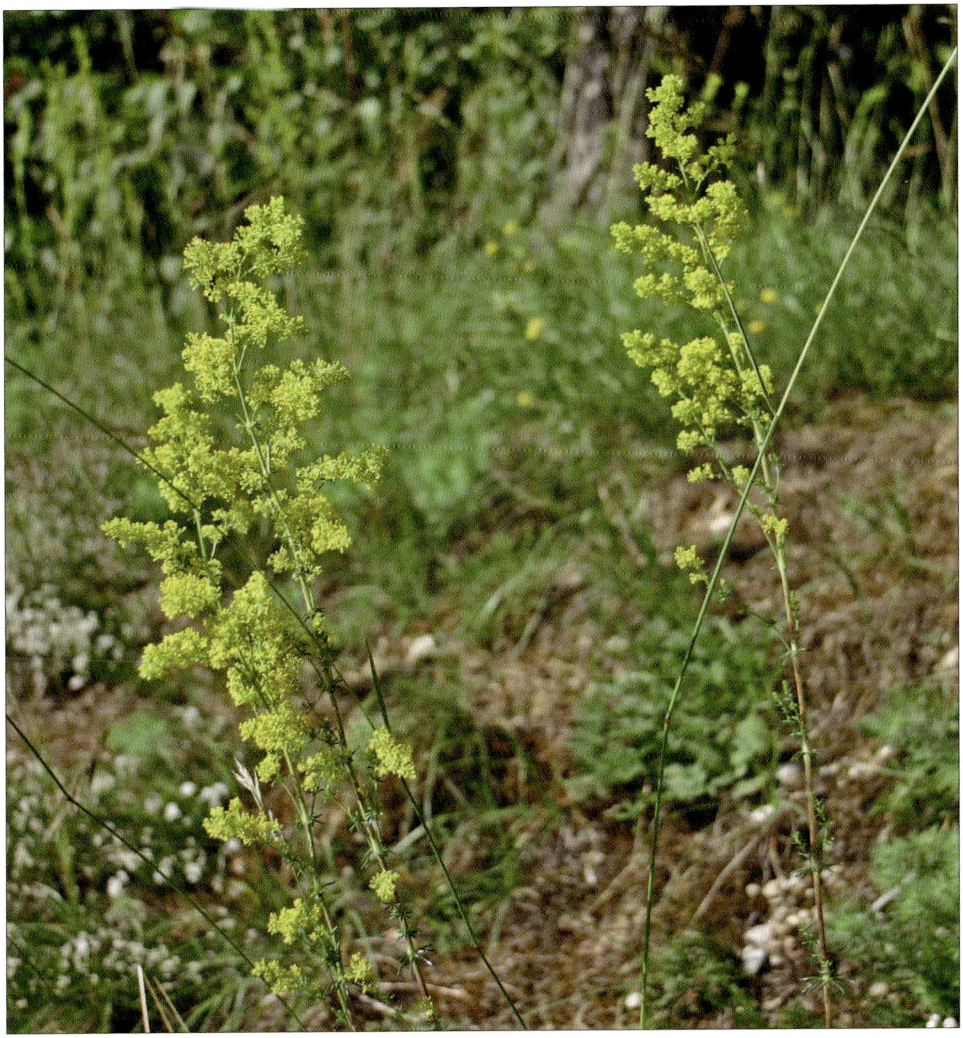

Galii veri herba – Labkraut	
Humorale Qualitäten/ Geschmack	Warm 1, trocken 1 Sauer, herb, salzig
Wirkungskriterien	**Säfteoptimierend:** • Wärmend • Vermindert zähe Feuchtigkeit **Säftebewegend:** • Feuchtigkeit **Säfteableitend:** • Übermäßige Gelbgalle, GG-Schärfen
Konstitutionsbezug	• Cologene Konstitution • Exsudative Diathese
Humorales Wirkungsprofil	• Erwärmt, öffnet und entstaut die Leber • Leitet übermäßige Gelbgalle und GG-Schärfen über die Leber ab • Lymphflussanregend • Eliminiert gelbgallig verunreinigtes Phlegma
Zusammenfassung	**Bei cholerainduzierten Pathologien und Skrofulose** Labkraut lindert Folgen von cholerischer Hitze und gelbgallig verunreinigtem Phlegma, speziell bei skrofulösen Hautmanifestationen. Abwaschungen mit Galium-Infus sind eine Möglichkeit, Juckreiz bei Ekzemen symptomatisch zu lindern, ohne die zugrunde liegende Ersatzausscheidung zu unterdrücken.

Inhaltsstoffe	Flavonoide, Glykoside: Asperulosid u.a.; Kieselsäure, Labfermente: Chymosin u.a.
Phytotherapeutische Wirkungen	Harntreibend, entzündungshemmend, krampflösend, bindegewebefestigend Äußerlich: Wundheilend, juckreizlindernd
Nebenwirkungen/ Interaktionen	Allergiepotenzial
Zubereitungsformen (innerlich/äußerlich)	Tee, Tinktur, Ø, Fertigarzneimittel Äußerlich: Waschung, Umschlag, Salbe, Duftkissen, Räucherung Galium Körperlotion (www.amidor-naturkosmetik.de)
Indikationen	Lymphknotenschwellung, Drüsenschwellung, Ödeme, Harnwegsentzündungen Äußerlich: Hautausschlag, Akne, Juckreiz, Ekzeme
Kontraindikationen	–

Sonstiges	Labkraut wurde früher für die Käseherstellung verwendet. **Bettstroh:** Name für bei der Füllung der Betten oder Matratzensäcke verwendete Pflanzen. Liebfrauenbettstroh im Speziellen, um bei Frauen Empfängnis, Schwangerschaft oder Geburt zu unterstützen und vor „bösen Einflüssen“ zu schützen.

GENTIANA LUTEA – GELBER ENZIAN

Familie	Gentianaceae – Enziangewächse
Synonyme	Bitterwurz, Bergfieberwurz, Himmelsstängel, Magenwurzel, Butterwurz, Darmwurz, Gelbsuchtwurzel, Heil aller Schäden u.a.
Botanik	Mehrjährige, krautige Pflanze. Kann bis 70 Jahre alt werden
Vorkommen	• Mittel-, Südeuropa, Vorderasien • Auf Alpweiden, Bergwiesen und in Geröllhalden

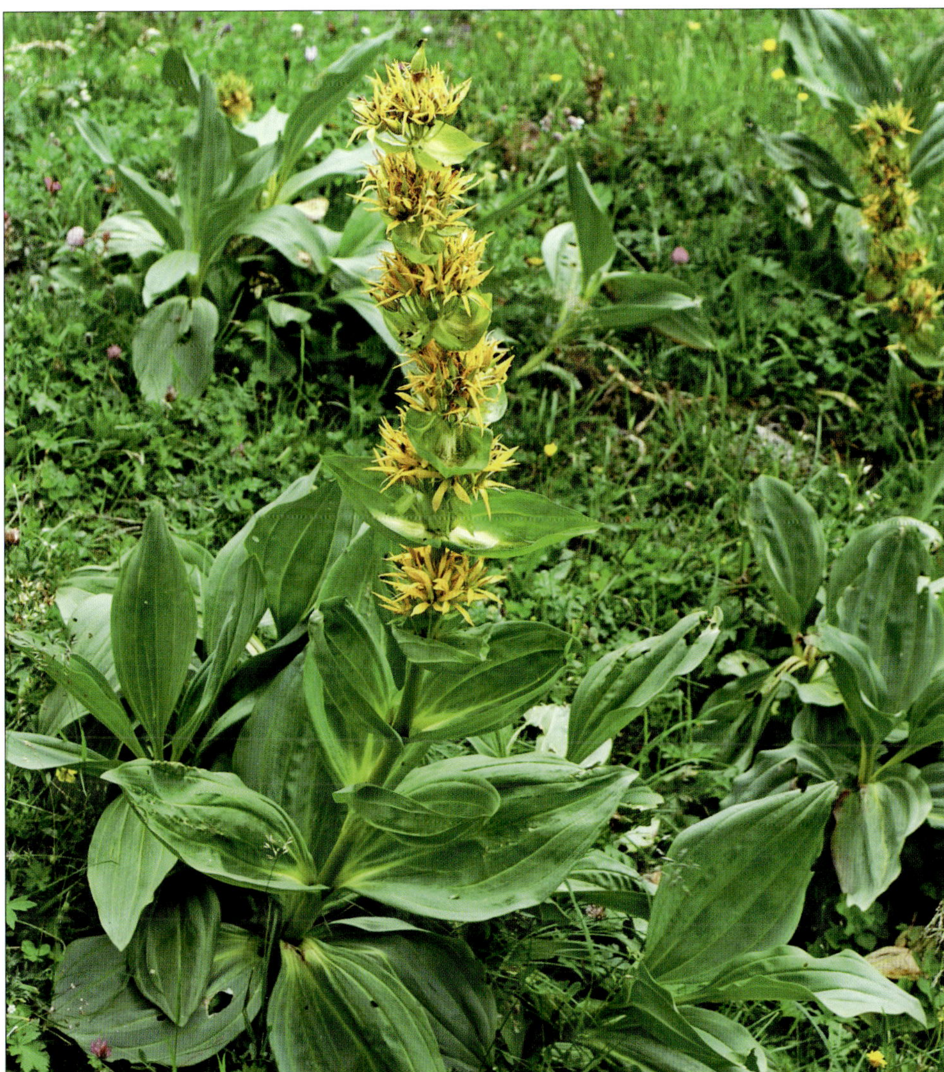

Gentianae radix – **Enzianwurzel**	
Humorale Qualitäten/ Geschmack	Warm 2, trocken 2 Sehr bitter
Wirkungskriterien	**Säfteoptimierend:** • Fördert die Coctio • Wärmend, verdünnend, öffnend • Vermindert zähe Feuchtigkeit • Allgemein tonisierend **Säfteableitend:** • Gelbgalle, GG-Schärfen
Konstitutionsbezug	–
Humorales Wirkungsprofil	• Erwärmt, stärkt und tonisiert den Magen • Erwärmt, öffnet und entstaut die Leber • Führt übermäßige Gelbgalle und GG-Schärfen über das Leber-Gallesystem ab • Erwärmt und zerteilt zähe Feuchtigkeit
Zusammenfassung	**Bei kälte- und cholerainduzierten Pathologien** Als kochungsfördernde und tonisierende Heilpflanze unterstützt Enzian eine *insuffiziente Coctio* vor allem als Folge eines *Tonusmangel der beteiligten Organe*. Seine Wirkung beschränkt sich daher nicht auf eine bloße Verdauungsförderung – er wird ebenso bei *Energiemangelzuständen,* wie Depression und Erschöpfung, eingesetzt. Ein zweiter Wirkungsbereich liegt der Ableitung gelbgalliger Hitze und der Lösung dadurch verursachter hyperkinetischer Zustände zugrunde.

Inhaltsstoffe	Bitterstoffe, Flavonoide, wenig ätherische Öle
Phytotherapeutische Wirkungen	Verdauungsfördernd, appetitanregend, magenstärkend, leber-galleanregend, entzündungshemmend, allgemein tonisierend, immunregulierend, fiebersenkend, virustatisch, bakteriostatisch
Nebenwirkungen/ Interaktionen	Frische Wurzel kann heftige Übelkeit verursachen Bei Überdosierung: Magenreizung Starke Amara als Einzelmittel oder in hohen Anteilen von Mischungen (> 35%) nach 3–4 Wochen pausieren, um eine Gewöhnung der Rezeptoren von Zunge und Mundhöhle zu vermeiden.
Zubereitungsformen (innerlich/äußerlich)	Tee, Tinktur, Ø, Eau de Vie (Schnaps), Fertigarzneimittel, der Bitterkeit wegen auch in potenzierter Form (D2–D4)
Indikationen	Verdauungsbeschwerden, Völlegefühl, Appetitlosigkeit, Leber-Galle-Pankreasfunktionsschwäche, Fieber
Kontraindikationen	Vorsicht bei hyperkinetischen Zuständen Magen-Darmgeschwüre, Gallenwegsverschluss, Reizmagen, Schwangerschaft, Stillzeit

Gentianae radix – Enzianwurzel	
Sonstiges	**Name:** Nach dem illyrischen König Genthios, der als erster die Heilkraft des Enzians entdeckt haben soll. **Signatur:** Gelbe Blüten- und Wurzelfarbe als Hinweis auf die Leberwirkung.

GERANIUM ROBERTIANUM – STINKENDER STORCHSCHNABEL

Familie	Geraniaceae – Storchschnabelgewächse
Synonyme	Storchenschnabel, Ruprechtskraut, Himmelsbrot, Notbrot, Rotlaufkraut, Warzenkraut, Kopfwehblüemli, Adebarsbrot, Kindsmacher, Bockskraut u.a.
Botanik	Ein- bis zweijährige, krautige Pflanze
Vorkommen	• Europa, Nordafrika, Asien, Nordamerika • An Mauern, auf Schutthaufen, in Wäldern

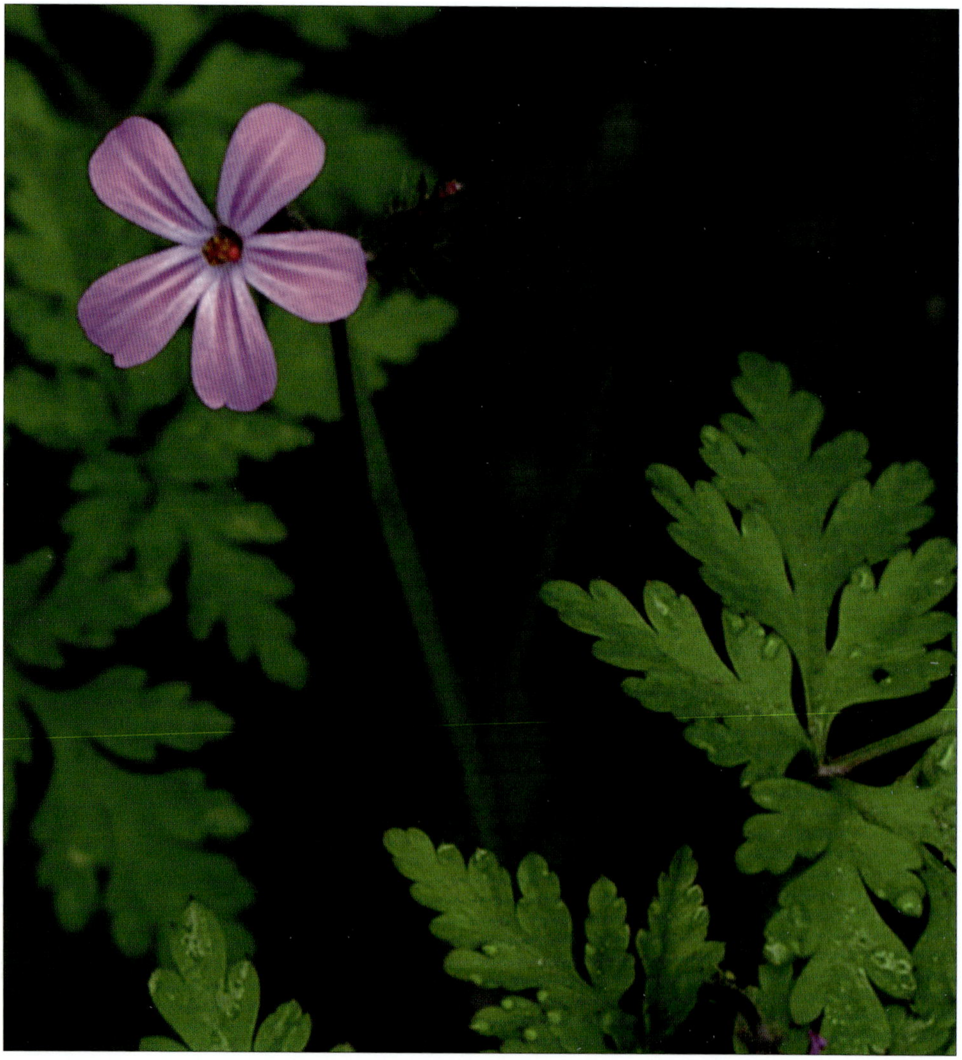

Geranii robertiani herba – Storchschnabelkraut	
Humorale Qualitäten/ Geschmack	Warm 1, trocken 1 Herb
Wirkungskriterien	**Säfteoptimierend:** • Sanft wärmend, vermindert zähe Feuchtigkeit **Säftebewegend:** • Feuchtigkeit
Konstitutionsbezug	• Lymphatisch-hyperplastische Konstitution • Katarrhalisch-rheumatische Konstitution • Nephrogene Konstitution • Psorische Konstitution • Skrofulose, bes. torpide Form
Humorales Wirkungsprofil	• Vermindert die Hitze von GG-Schärfen • Erwärmt, zerteilt und vermindert zähe und verunreinigte Feuchtigkeit • Lymphflussanregend
Zusammenfassung	**Bei feuchtigkeitsinduzierten Pathologien und Skrofulose** Geranium eröffnet mit seiner antiskrofulösen Wirkung ein breites Anwendungsfeld, besonders bei Manifestationen der Atmungs- und Urogenitalorgane. R. Kalbermatten empfiehlt die Pflanze als Unterstützung zur Überwindung seelischer Traumata.

Inhaltsstoffe	Gerbstoffe, Flavonoide, ätherische Öle, Bitterstoffe
Phytotherapeutische Wirkungen	Zusammenziehend, stopfend, antibakteriell, antiviral Äußerlich: Blutstillend, wundheilend, juckreizstillend, adstringierend
Nebenwirkungen/ Interaktionen	–
Zubereitungsformen (innerlich/äußerlich)	Tee, Tinktur, Ø, Wein, Pulver Äußerlich: Bad, Gurgelmittel, Kompresse
Indikationen	Angina, Durchfall, Magen-Darmkatarrhe, Lymphstauung Äußerlich: Hautausschlag, Ekzem, Wunden, Flechten, Herpes labialis
Kontraindikationen	–

Sonstiges	**Signatur:** Die rote Farbe steht in Bezug zu Blut, blutigen Durchfällen, Wunden, roten Ausschlägen – die verdickten Knoten an den Blattstielen in Bezug zum Lymphsystem. Geranium robertianum ist in der Akut- und Konstitutionstherapie eine einheimische Alternative zu Pelargonium reniforme/sidoides.

GINKGO BILOBA – GINKGO

Familie	Ginkgoceae – Ginkgogewächse
Synonyme	Mädchenhaarbaum, Elefantenohrbaum, Tempelbaum, Fächerblattbaum, Entenfußbaum, Götterbaum, Silberaprikosenbaum u.a.
Botanik	Zweihäusiger, sommergrüner Baum Letzte überlebende Art einer bis 250 Millionen Jahre alten Pflanzenfamilie
Vorkommen	• Ostasien • Vielerorts kultiviert

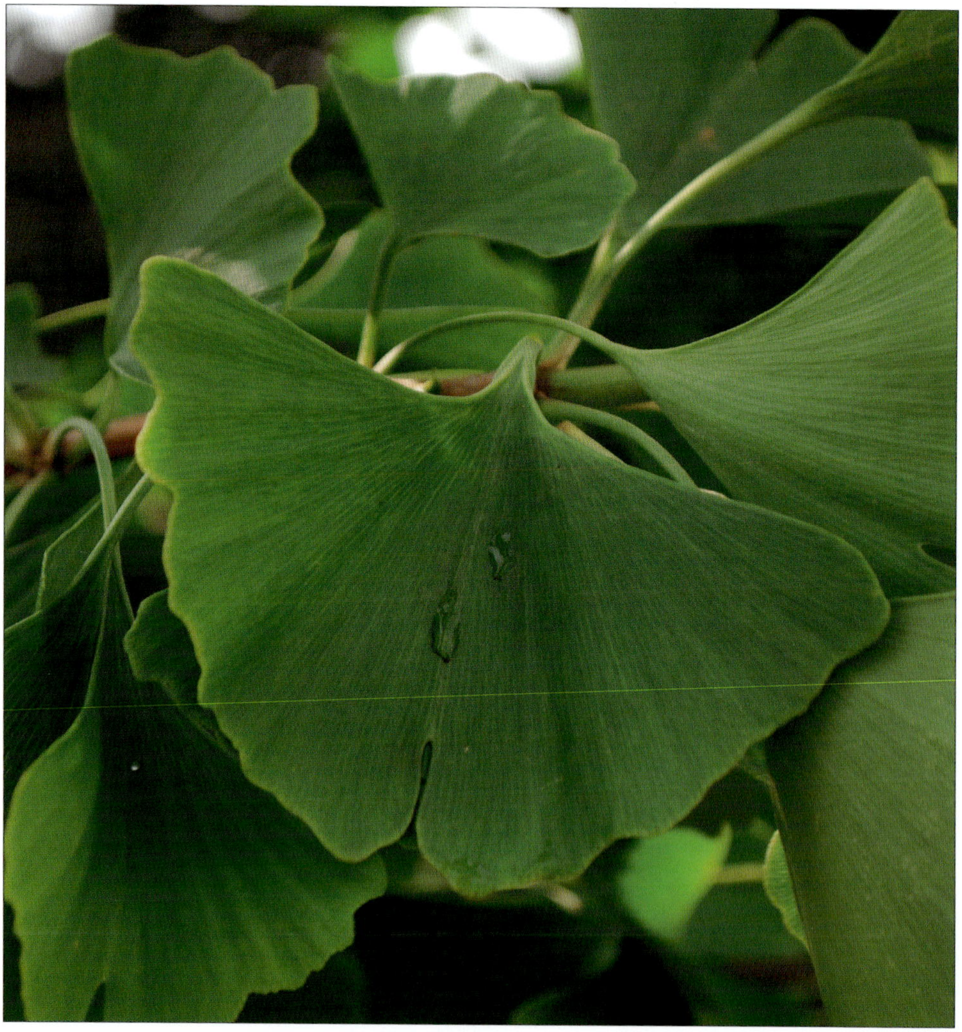

Ginkgo (bilobae) folium – Ginkgoblatt	
Humorale Qualitäten/ Geschmack	Neutral, feucht 2 Etwas herb
Wirkungskriterien	**Säfteoptimierend:** • Fördert die 3. Kochung • Befeuchtend, nährend **Säftebewegend:** • Optimiert die Blutverteilung
Konstitutionsbezug	–
Humorales Wirkungsprofil	• Gewebe befeuchtend und ernährend • Verdünnt die Blutflüssigkeit und optimiert dadurch die Blutverteilung
Zusammenfassung	**Bei trockenheitsinduzierten Pathologien** Ginkgo verbessert die Beflutung der Gewebe und ermöglicht auf diese Weise deren *gesteigerte Ernährung und Regeneration.* Insofern ist sein Anwendungsgebiet nicht auf eine Steigerung der Hirndurchblutung beschränkt, sondern umfasst sämtliche Zustände, welche sich aus der Mangelversorgung zentraler und peripherer Gewebe ergeben.

Inhaltsstoffe	Flavonoide, Polysaccharide
Phytotherapeutische Wirkungen	Blutverteilung optimierend, verbessert die Fließgeschwindigkeit, senkt den arteriellen Gefäßwiderstand, steigert die Elastizität der Gefäße, erhöht die Sauerstoffversorgung der Zellen, antioxidativ, antiarteriosklerotisch
Nebenwirkungen/ Interaktionen	Selten Kopfschmerzen oder Magen-Darmbeschwerden **Interaktionen** mit Blutverdünnern wird diskutiert. Es wird heute empfohlen, Ginkgopräparate 1 Woche vor einem Operationstermin abzusetzen.
Zubereitungsformen (innerlich/äußerlich)	Tee, Tinktur, Ø, Fertigarzneimittel
Indikationen	Allgemeine Schwäche, Erschöpfung, Blutverteilungsstörungen, Claudicatio intermittens, Arteriosklerose, Konzentrationsstörungen, Schwindel, Tinnitus, Kopfschmerzen, unterstützend bei Demenz
Kontraindikationen	Hypertonie

Ginkgo (bilobae) folium – **Ginkgoblatt**	
Sonstiges	**Name:** Chin. „gin-kyo" = Silberaprikose, der Schreibfehler im Namen konnte allerdings seit Linné nicht mehr geändert werden. **Signatur:** Zweiteilige, einem Frontalschnitt durch die zwei Hirnhemisphären ähnelnde Blattform als Hinweis auf die zerebral durchblutungsfördernde Wirkung. „Dieses Baums Blatt, der von Osten meinem Garten anvertraut, gibt geheimen Sinn zu kosten, wie's den Wissenden erbaut. Es ist ein lebendig Wesen, das sich in sich selbst getrennt? Sind es zwei, die sich erlesen, dass man sie als eines kennt? Solche Fragen zu erwidern, fand ich wohl den rechten Sinn; Fühlst du nicht an meinen Liedern, dass ich ein und doppelt bin?" *J. W. Goethe, einer Freundin gewidmet*

GLECHOMA HEDERACEA – GUNDELREBE

Familie	Lamiaceae – Lippenblütler
Synonyme	**Hedera terrestris – Hederae terrestris herba** Gundermann, Donnerrebe, Gartenhopfen, Erdhopfen, Silberkraut, Blauhuder, Bundräbli, Soldatenpetersilie u.a.
Botanik	Ausdauernde, krautige Pflanze
Vorkommen	• Europa, Asien, Nordamerika • An Mauern, in Hecken und auf feuchten Wiesen

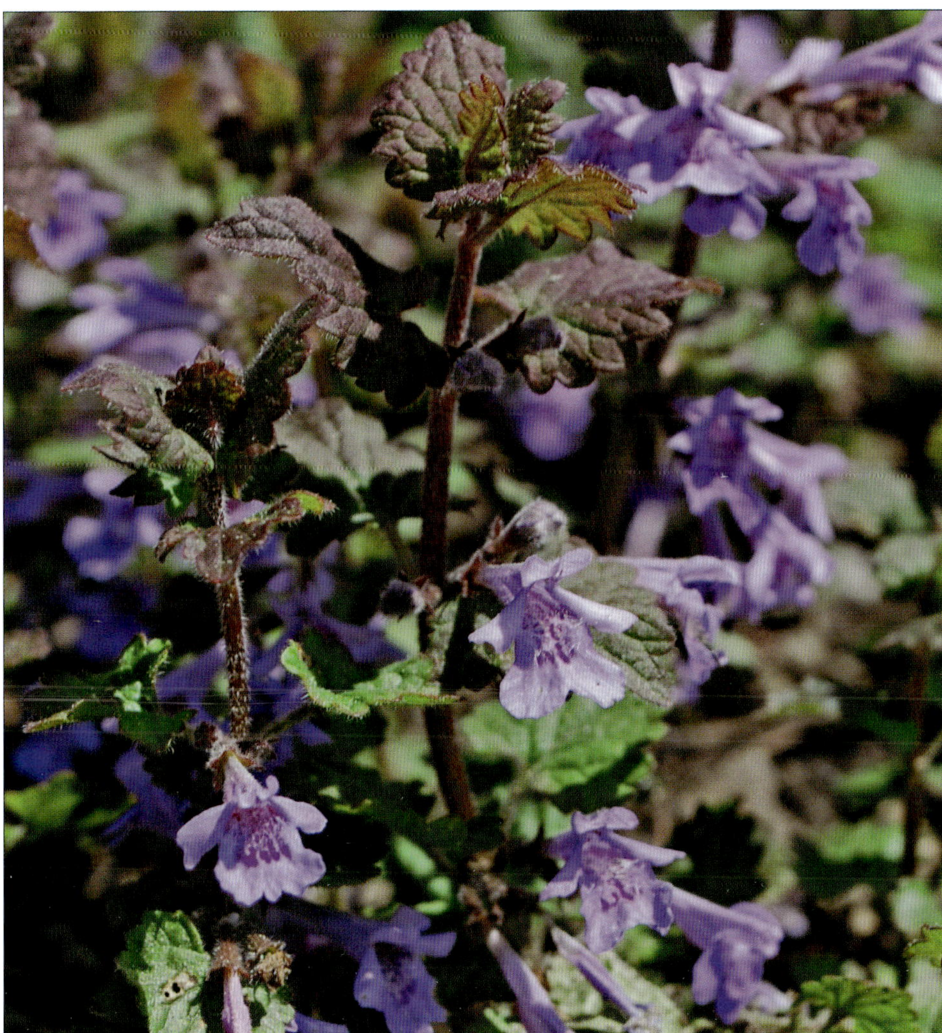

Glechomae herba – Gundelrebenkraut	
Humorale Qualitäten/ Geschmack	Warm 2, trocken 2 Leicht bitter, herb
Wirkungskriterien	**Säfteoptimierend:** • Fördert die Coctio • Wärmend, trocknend • Vermindert zähe Feuchtigkeit • Milzfunktion stärkend **Säftebewegend:** • Feuchtigkeit **Säfteableitend:** • Übermäßige Gelbgalle, GG-Schärfen • Übermäßige Schwarzgalle und SG-Schärfen
Konstitutionsbezug	• Lymphatisch-hyperplastische Konstitution • Katarrhalisch-rheumatische Konstitution • Skrofulose, besonders torpide Form • Exsudative Diathese
Humorales Wirkungsprofil	• Erwärmt, öffnet und entstaut Leber, Milz, Atemwege und Nieren • Bewegt, zerteilt zähe Feuchtigkeit • Vermindert cholerische und melancholische Schärfen in Atem-, Verdauungs- und Harnwegen • Lymphflussanregend • Vermindert übermäßige Feuchtigkeit • *Milzfunktionsmittel* • *Antidyskratikum*
Zusammenfassung	**Bei Feuchtigkeitspathologien mit Schärfebelastungen, Skrofulose** Wenn uns bewusst wird, wie viele verschiedenartigste Zustände sich durch die Anwendung dieser unscheinbaren Pflanze in unserer nächsten Umgebung kurieren lassen, werden wir sie nicht mehr achtlos übersehen. Der Schwerpunkt ihrer Wirkung liegt jedoch im Bereich skrofulöser Erscheinungen der Haut, der Atem- und Verdauungswege, bei denen starke Verschleimung die Symptomatik prägt.

Inhaltsstoffe	Bitterstoffe, Gerbstoffe, Flavonoide, ätherische Öle, Saponine
Phytotherapeutische Wirkungen	Entzündungshemmend, verdauungsfördernd, harntreibend, antibakteriell, antiviral, schleimlösend, hustenlindernd Äußerlich: Wundheilend, entzündungshemmend
Nebenwirkungen/ Interaktionen	Überdosierung: Durchfall, Kolik
Zubereitungsformen (innerlich/äußerlich)	Tee, Tinktur, Ø, Presssaft, Wildkräuterküche Äußerlich: Umschlag, Salbe, Bad

Glechomae herba – Gundelrebenkraut	
Indikationen	Atemwegskatarrhe, Halsentzündung, Verschleimung der Atem- und Verdauungswege, Durchfall, Verdauungsstörungen, Lymphstauung, Reizblase Äußerlich: Wunde, Ekzeme, Zahnfleischentzündung
Kontraindikationen	–

Sonstiges	**Name:** Germ. „gund“ = Eiter, Gift **Signatur:** Nierenförmige Blätter als Hinweis auf die harntreibende Wirkung. Bestandteil der traditionellen Gründonnerstagsuppe aus neunerlei Kräutern

GLYCYRRHIZA GLABRA – SÜSSHOLZ

Familie	Fabaceae – Schmetterlingsblütler
Synonyme	**Liquiritia glabra** Lakritzenwurzel, gelbe Zuckerwurzel, Hustenwurzel, Kauwurzel, Honigwurzel u.a.
Botanik	Ausdauernde, krautige Pflanze
Vorkommen	• Mittelmeergebiet, Südwestasien • Auf grasigen Plätzen und in lichten Gebüschen • Kultiviert in China, Russland, Süd- und Osteuropa

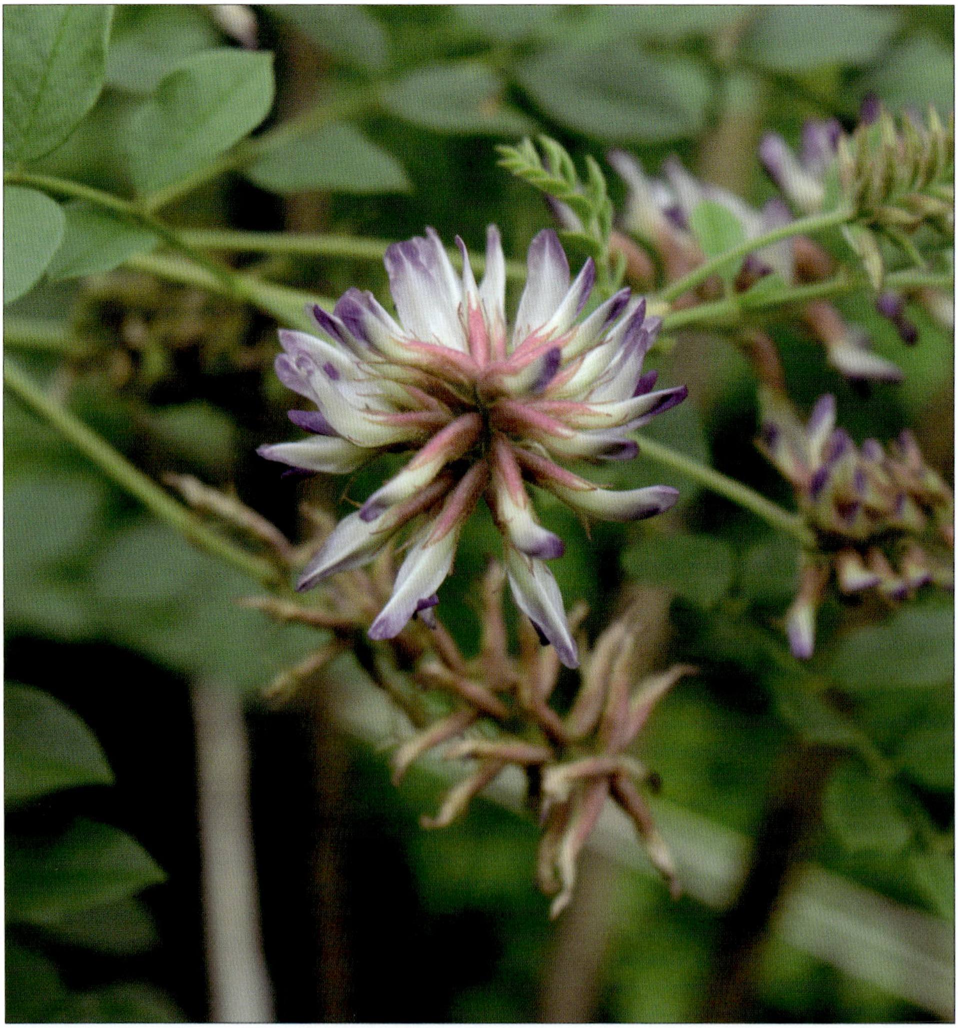

Liquiritiae radix – Süßholzwurzel	
Humorale Qualitäten/ Geschmack	Neutral, feucht 1 Süß, schleimig
Wirkungskriterien	**Säfteoptimierend:** • Befeuchtend, erweichend, öffnend
Konstitutionsbezug	• Gastrische Konstitution (in akuten Reizphasen des Magens)
Humorales Wirkungsprofil	• Mildert cholerische und melancholische Schärfen, übermäßige Gelbgalle • Befeuchtet und nährt die Schleimhäute der Verdauungs- und Atemwege • Erweicht zähe Feuchtigkeit
Zusammenfassung	**Bei Trockenheits- und Hitzepathologien** Süßholz lindert die Folgen von Hitze und Belastungen durch Schärfen – schwerpunktmäßig auf der Schleimhaut, bes. bei hitzigen Reizzuständen des Magens. Allgemein wird die Heilpflanze gerne verwendet, um in Rezepturen eine übermäßig starke Trockenheit der Mischung zu korrigieren. Bei der symptomorientierten Anwendung beim hyperkinetischen Magen ist darauf zu achten, dass die Pflanze nur so lange eingenommen wird, wie hyperazide und spastische Beschwerden des Magens bestehen. Zu lange Einnahme kann den Magen kühlen und so eine optimale Coctio verhindern.

Inhaltsstoffe	Saponine: Glycyrhizin; Flavonoide, Polysaccharide, Cumarine, Phytosterole
Phytotherapeutische Wirkungen	Auswurffördernd, krampfösend, entzündungswidrig, kortikomimetisch (durch verzögerten Abbau des körpereigenen Cortisols) → antiallergisch, schleimhautschützend, antiulzerogen Verstärkt in Mischungen die Wirkung anderer Bestandteile
Nebenwirkungen/ Interaktionen	In Langzeitanwendungen oder Überdosierung: Ödem, Hypertonie **Interaktionen:** Kann andere Arzneimittel verstärken (Kortikoide, Diuretika, Laxanzien, Herzglykoside u.a.)
Zubereitungsformen (innerlich/äußerlich)	Tee, Tinktur, Ø, Lakritzensaft, Fertigarzneimittel
Indikationen	Atemwegskatarrhe, Husten, Magen-Darmgeschwür, Magenschleimhautentzündung, Rheuma
Kontraindikationen	Hypertonie, Kaliummangel, Leberzirrhose, Niereninsuffizienz, Herzinsuffizienz, u.U. Schwangerschaft (in hohen Dosen)

Sonstiges	Süßholz in Mischungen korrigiert den Geschmack, außerdem ermöglicht es durch Verminderung der Oberflächenspannung des Darminhaltes eine erhöhte Resorbierbarkeit und somit die Möglichkeit, die Menge u. U. aggressiver Bestandteile in Rezepturen, z.B. Anthrachinondrogen, zu reduzieren.

GRAMINIS FLOS – HEUBLUMEN

Familie	Poaceae – Süßgräser und andere
Synonyme	–
Botanik	Sammelbegriff für ein Gemisch von Blättern, Stängel, Blüten, Früchten und Samen verschiedener Wiesenpflanzen wie Ruchgras, Trespe, Wiesenschwingel, Rispengras, Arnika, Habichtskraut, Kreuzblume, Tormentill u.v.m.
Vorkommen	• Optimalerweise aus Bergheu artenreicher Wiesen zum Zeitpunkt der Vollblüte

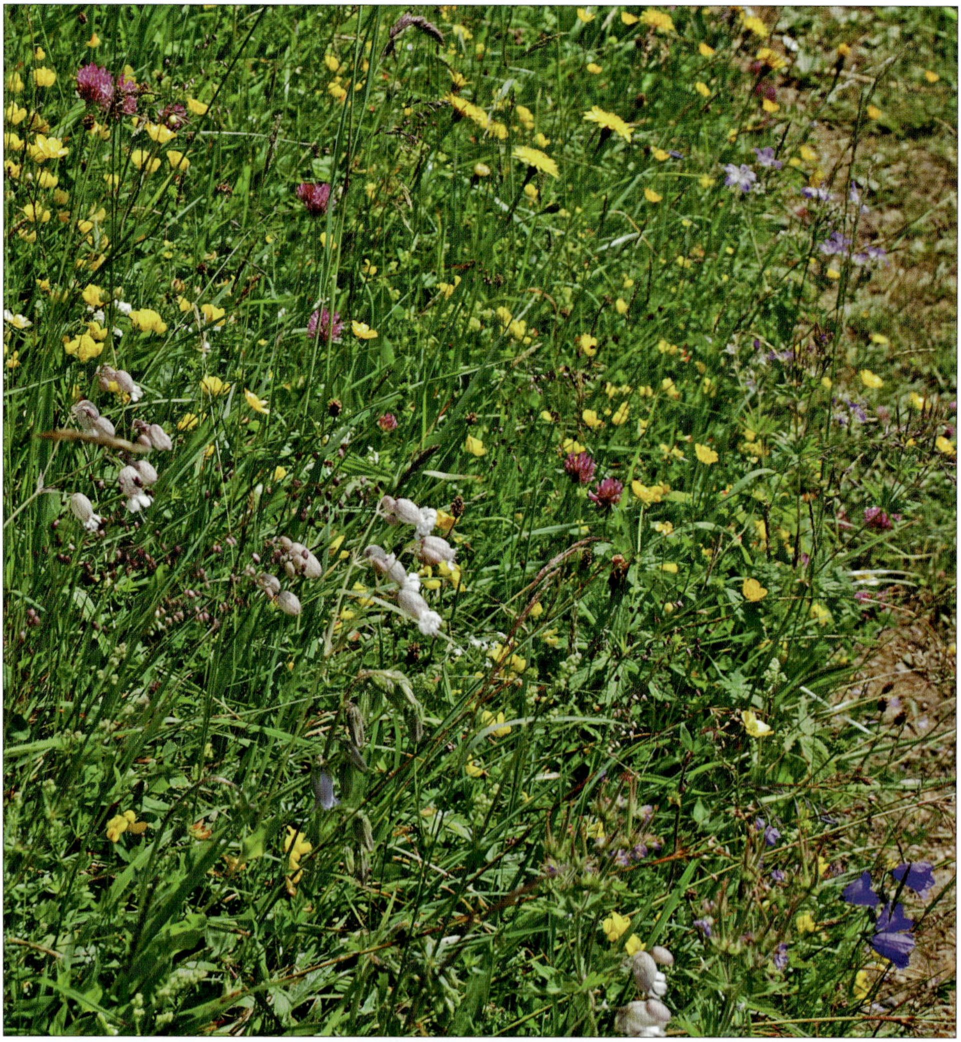

Graminis flos – Heublumen	
Humorale Qualitäten/ Geschmack	Warm 2, trocken 2 Leicht süßlich
Wirkungskriterien	**Säfteoptimierend:** • Wärmend, öffnend • Vermindert zähe Feuchtigkeit **Säftebewegend:** • Feuchtigkeit
Konstitutionsbezug	–
Humorales Wirkungsprofil	• Erwärmt, bewegt und zerteilt zähe Feuchtigkeit • Lymphflussanregend
Zusammenfassung	**Bei Kälte- und Feuchtigkeitspathologien**

Inhaltsstoffe	Cumarine, Flavonoide, ätherische Öle, Gerbstoffe, Kieselsäure
Phytotherapeutische Wirkungen	Äußerlich: Durchblutungsfördernd, gewebestoffwechselanregend, krampflösend, schleimlösend, schmerzstillend, steigert die Durchblutung von Organen über kutiviszerale Reflexe
Nebenwirkungen/ Interaktionen	Selten allergische Reaktionen
Zubereitungsformen (innerlich/äußerlich)	Selten als Tee Äußerlich: Wickel oder Kompresse, Bad, Kissen
Indikationen	Äußerlich: Chronisch-degenerative rheumatische Erkrankungen, Muskelkrämpfe, Muskel- und Gelenkschmerzen, Krampfzustände im Verdauungstrakt, Dysmenorrhoe, chronische Neuralgien
Kontraindikationen	Allergien, Heuschnupfen, offene Wunden, akute Entzündungen

Sonstiges	„Morphium der Naturheilkunde“ *H. Pumpe*

GRINDELIA ROBUSTA – GRINDELIE

Familie	Asteraceae – Korbblütler
Synonyme	Goldkörbchen, Milzkraut, Grindelia, Gummikraut u.a.
Botanik	Zweijährige bis ausdauernde, krautige Pflanze Ebenfalls verwendet werden: **Grindelia squarrosa, -camporum, -humilis, -rohusta**
Vorkommen	• Nordamerika, Südamerika • Auf Ruderalflächen • In Europa als Zierpflanze kultiviert

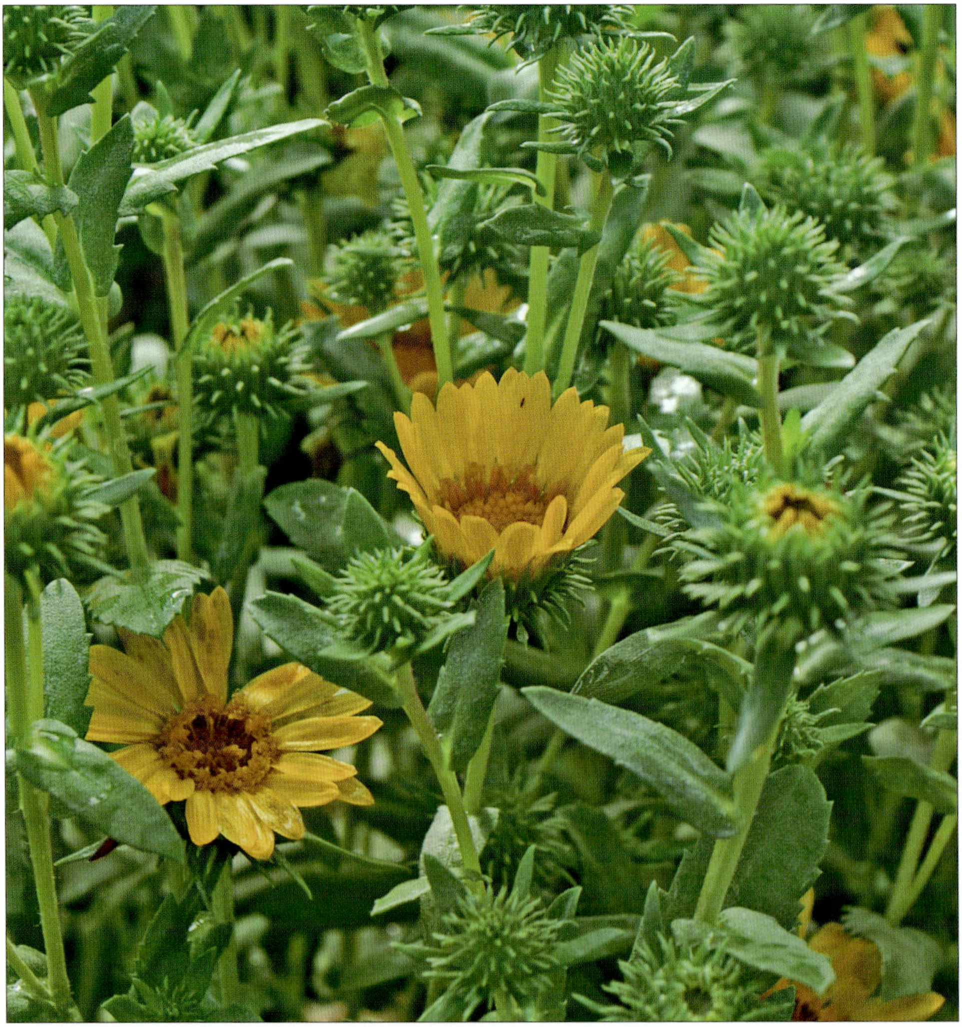

Grindeliae herba – Grindeliakraut	
Humorale Qualitäten/ Geschmack	Warm 2, trocken 2 Leicht bitter
Wirkungskriterien	**Säfteoptimierend:** • Wärmend, trocknend • Vermindert zähe Feuchtigkeit • Milzfunktion stärkend **Säftebewegend:** • Feuchtigkeit **Säfteableitend:** • Übermäßige Schwarzgalle, SG-Schärfen
Konstitutionsbezug	• Melanchologene Konstitution • Katarrhalisch-rheumatische Konstitution • Skrofulose
Humorales Wirkungsprofil	• Erwärmt und zerteilt kalte zähe Feuchtigkeit v.a. aus den Atemwegen • Erwärmt, öffnet und entstaut die Milz • Leitet übermäßige Schwarzgalle und deren Schärfen aus • Lymphflussfördernd • *Milzfunktionsmittel*
Zusammenfassung	**Bei feuchtigkeits- und melancholerainduzierten Pathologien** Grindelia wird vor allem bei hypokinetischen, auch allergischen Erscheinungen im Bereich der Atemwege angewendet. Charakteristisch für Grindelia ist die Kombination chronisch katarrhalischer Prozesse (Beispiele siehe unten) mit Insuffizienz der humoralen Milzfunktionen, die sich irisdiagnostisch als Abdunkelung und/oder Lockerungszeichen im linken Auge bei 4 Uhr manifestiert.

Inhaltsstoffe	Alkaloide, Saponine, Gerbstoffe, Glykoside, ätherische Öle
Phytotherapeutische Wirkungen	Expektorierend, entzündungshemmend, krampflösend, setzt Empfindlichkeit der Schleimhäute gegenüber Allergenen herab, antibakteriell Äußerlich: Wundheilend
Nebenwirkungen/ Interaktionen	Selten Magenschleimhautreizung
Zubereitungsformen (innerlich/äußerlich)	Tee, Tinktur, Ø, Fertigarzneimittel, homöopathische Potenzen (D4)
Indikationen	Atemwegskatarrhe, Asthma bronchiale, chronische Bronchitis, Keuchhusten, Heuschnupfen, Milzschwellung, Nasennebenhöhlenentzündung Äußerlich: Hautausschlag, Ekzem, Wunden
Kontraindikationen	–

Sonstiges	**Name:** Benannt nach dem deutschen Botaniker David Hieronymus Grindel In der praktischen Anwendung wurden positive Erfahrungen mit Grindelia gegen Schnarchen berichtet.

HAMAMELIS VIRGINIANA – ZAUBERNUSS

Familie	Hamamelidaceae – Hamamelisgewächse
Synonyme	Zaubernussstrauch, Zauberstrauch, virginianische Zaubernuss, Hexenhasel, Wunderstrauch u.a.
Botanik	2–3 m hoher Strauch
Vorkommen	• Nordamerika • In Laubwäldern, Dickichten und an Hängen • In Europa seit 200 Jahren als Zierpflanze kultiviert

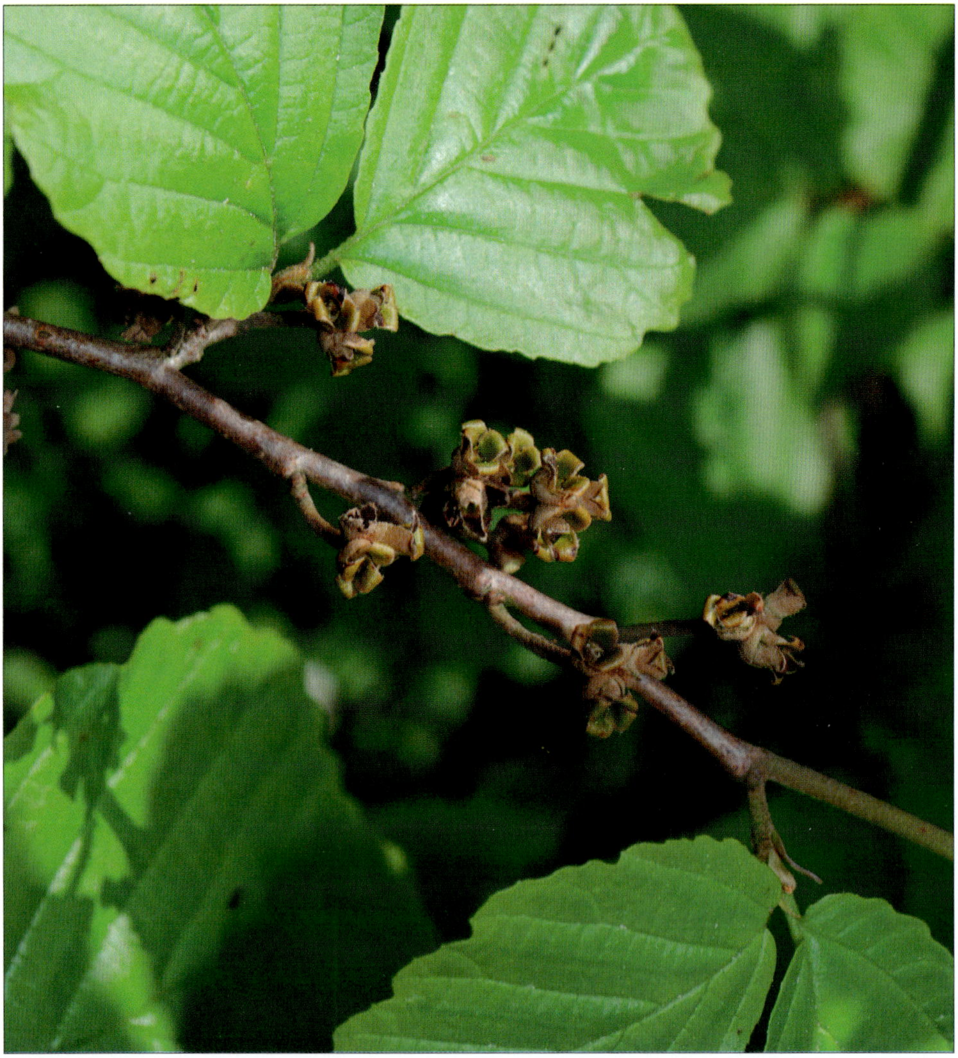

Hamamelidis folium/cortex – Hamamelisblatt/-rinde	
Humorale Qualitäten/ Geschmack	**Blatt** (innerliche Anwendung): Warm 1, trocken 1 Herb **Rinde** (eher äußerliche Anwendung): Kalt 1, trocken 2 Herb
Wirkungskriterien	**Blatt:** **Säfteoptimierend:** • Wärmeregulierend, trocknend **Säftebewegend:** • Venentonisierend **Rinde:** **Säfteoptimierend:** • Kühlend, adstringierend
Konstitutionsbezug	• Plethorische Konstitution
Humorales Wirkungsprofil	**Blatt:** • Sanft wärmend, reguliert unphysiologische Wärme • Tonisiert und entstaut Venen und Lymphgefäße **Rinde:** • Kühlt die Hitze übermäßiger Gelbgalle und GG-Schärfen • Zusammenziehend auf Oberflächen
Zusammenfassung	**Bei kälte- und schärfeinduzierten Pathologien** Hamamelis hat tonisierende, antiplethorische Wirkung auf das gesamte venöse System, in geringerem Maß auch auf das Lymphsystem. Dies wird primär durch Optimierung der Wärmequalität, sekundär aber auch durch Elimiation von Schärfen aller Qualitäten erreicht.

Inhaltsstoffe	Gerbstoffe (in der Rinde höherer Gehalt), Flavonoide, ätherische Öle
Phytotherapeutische Wirkungen	**Blatt:** Venentonisierend, stopfend, entzündungswidrig **Blatt und Rinde:** Entzündungshemmend, stopfend Äußerlich: Lokal blutstillend, wundheilungsfördernd, adstringierend, juckreizlindernd, antimikrobiell
Nebenwirkungen/ Interaktionen	Selten Magenreizung
Zubereitungsformen (innerlich/äußerlich)	Tee, Tinktur, Ø, Fertigarzneimittel Äußerlich: Waschung, Zäpfchen, Salbe, Puder, Spülung

Hamamelidis folium/cortex – **Hamamelisblatt/-rinde**	
Indikationen	Durchfall, Schleimhautentzündung, Hämorrhoiden, Krampfadern, Venenentzündungen Äußerlich: Ulcus cruris, Verbrennung, Windeldermatitis, Wunden, Analfissuren, Analekzem, Hämorrhoiden, Akne, Hautentzündung, Ekzeme, Hautpilz
Kontraindikationen	–

Sonstiges	**Name:** Zaubernuss, da die Pflanze im Winter blüht, trägt der Strauch im Sommer – vermeintlich vor der Blüte – Früchte.

HARPAGOPHYTUM PROCUMBENS – TEUFELSKRALLE

Familie	Pedaliaceae – Sesamgewächse
Synonyme	Afrikanische Teufelskralle, Trampelklette, Holzspinne u.a.
Botanik	Mehrjährige, krautige Pflanze Verwendet wird ebenfalls: **Harpagophytum zeyheri**
Vorkommen	• Südafrika, Namibia • In Steppenlandschaften, der Wildbestand ist mittlerweile stark bedroht.

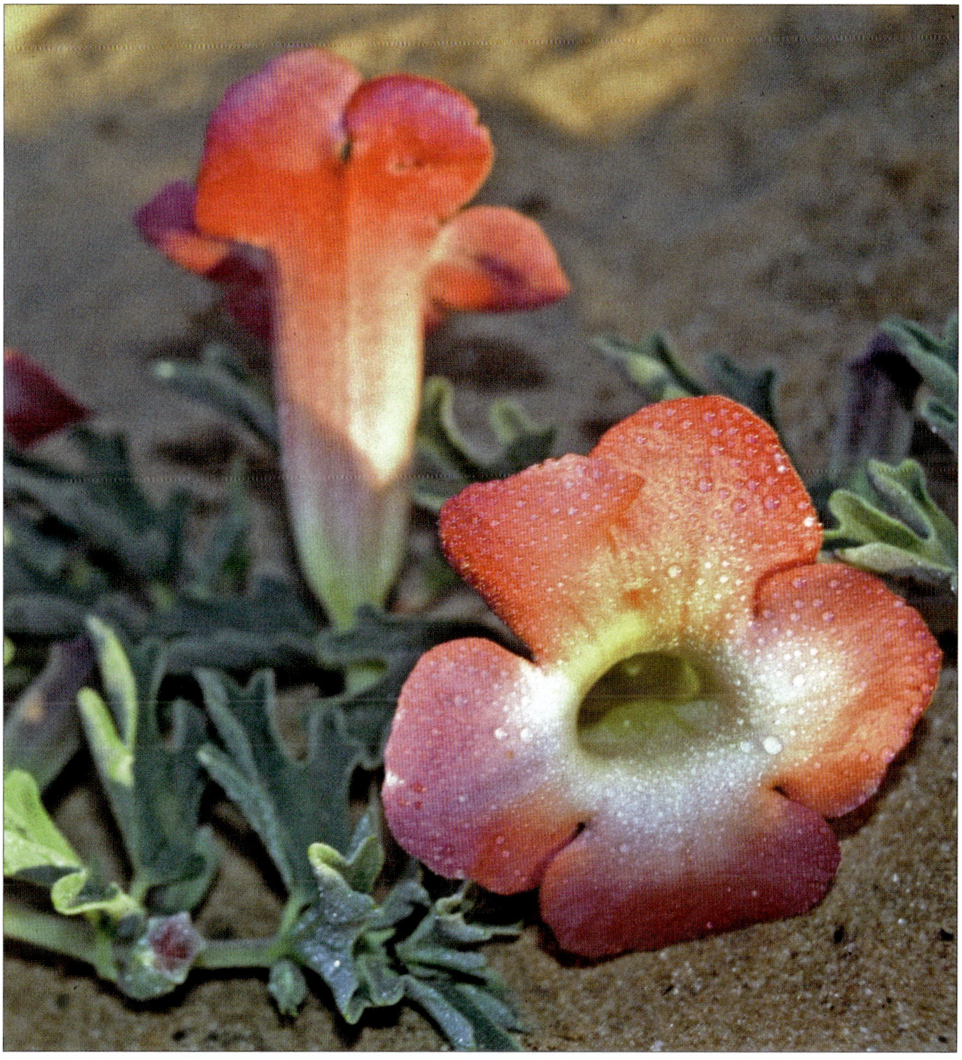

Foto: A. Vogel/Bioforce AG, CH-9325 Roggwil TG, www.avogel.ch

Harpagophyti radix – Teufelskrallenwurzel	
Humorale Qualitäten/ Geschmack	Warm 1, trocken 1 Sehr bitter
Wirkungskriterien	**Säfteoptimierend:** • Fördert die Coctio • Wärmend, verdünnend • Vermindert zähe Feuchtigkeit **Säfteableitend:** • Übermäßige Gelbgalle, GG-Schärfen
Konstitutionsbezug	• Azide Diathese
Humorales Wirkungsprofil	• Erwärmt, öffnet und entstaut die Leber • Leitet übermäßige Gelbgalle und GG-Schärfen aus • Erwärmt und zerteilt zähe und verunreinigte Feuchtigkeit • *Antidyskratikum*
Zusammenfassung	**Bei cholera- und feuchtigkeitsinduzierten Pathologien** Der Grundsatz, wenn möglich einheimische Heilpflanzen einzusetzen, muss in diesem Fall einmal außer Kraft gesetzt werden. Die Teufelskralle deckt durch ihre *kochungsfördernde, antidyskratische und gleichzeitig schmerzlindernde Wirkung* ein Wirkungsspektrum, speziell im degenerativ-rheumatischen Formenkreis, ab, welches nach heutigem Wissensstand nicht durch eine einzelne lokale Pflanze erbracht werden kann.

Inhaltsstoffe	Glykoside: Harpagosid u.a.; Bitterstoffe, Flavonoide, Phytosterine
Phytotherapeutische Wirkungen	Entzündungshemmend, verdauungsanregend, leber-galleanregend, lipidsenkend, chondroprotektiv, schmerzstillend
Nebenwirkungen/ Interaktionen	–
Zubereitungsformen (innerlich/äußerlich)	Tee, Tinktur, Ø, Fertigarzneimittel
Indikationen	Rheumatische Erkrankungen wie Arthrose, Arthritis, Fibromyalgie, Osteoporose Der Einsatz bei Appetitlosigkeit, Dyspepsie, Leber-Gallenfunktionsschwäche, erhöhtem Cholesterinspiegel ist abzulehnen, da für diese Indikationen genügend einheimische Heilpflanzen existieren.
Kontraindikationen	Magen-Darmgeschwüre, Gallenwegsverschluss

Sonstiges	Die Pflanze und ihre Wirkung ist in Europa erst seit den Fünzigerjahren des letzten Jahrhunderts bekannt. Da die Bestände bedroht sind, wird die Pflanze vermehrt kultiviert. In einheimischen Pflanzen finden sich Harpagophytum-Iridoide in Scrophularia nodosa und Verbascum thapsiforme. Ob und in welcher Form sich diese als Alternative anbieten, ist noch nicht erforscht.

HEDERA HELIX – EFEU

Familie	Araliaceae – Efeugewächse
Synonyme	Ewigheu, Abhäu, Mauerwurz, Baumtod, Baumwürger, Totenranke, Wintergrün, Hühneraugenkraut, Schreckblätter u.a.
Botanik	Ausdauernde, immergrüne Kletterpflanze (Wurzelkletterer)
Vorkommen	• West-, Süd-, Mitteleuropa, Südwestasien • In lichten Wäldern, an Felsen und Mauern

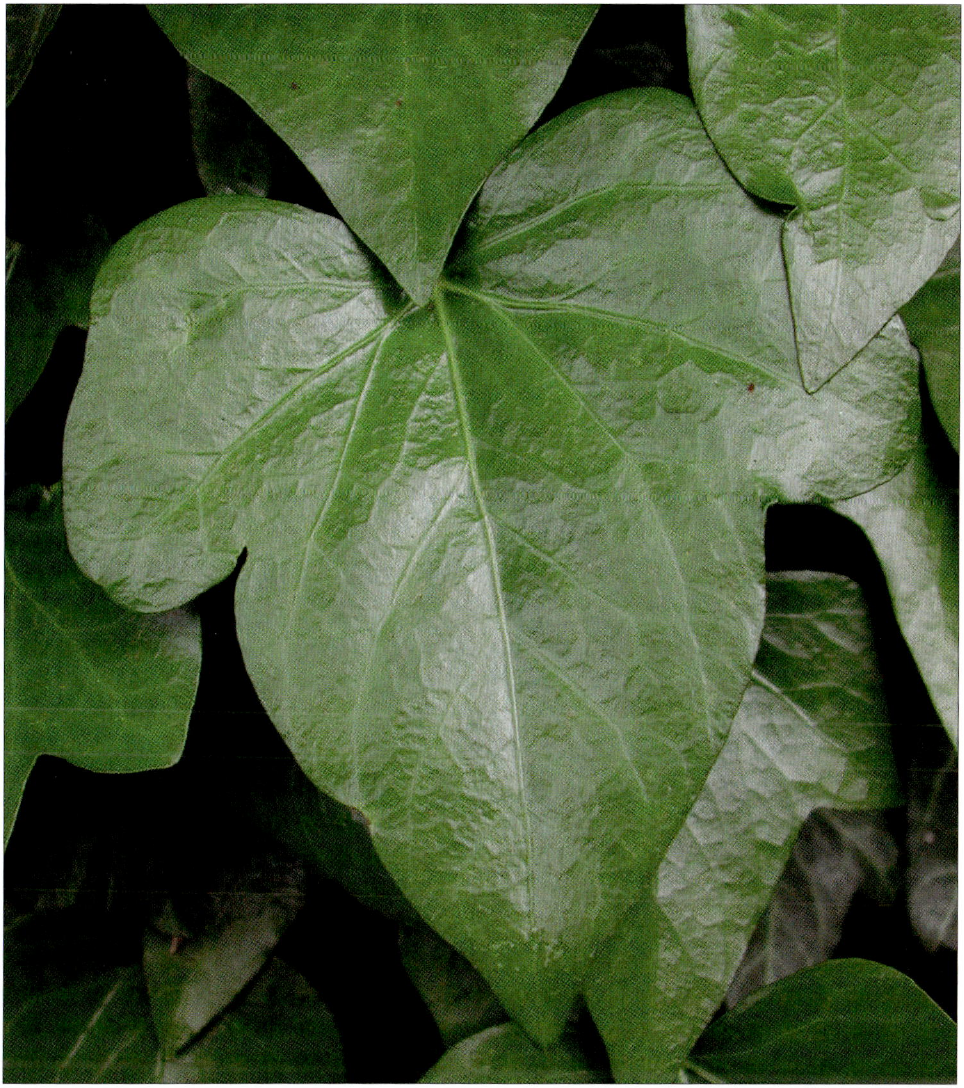

Hederae (helicis) folium – Efeublatt	
Humorale Qualitäten/ Geschmack	Neutral – kalt 1, trocken 1 Sauer, geschmacklos
Wirkungskriterien	**Säfteoptimierend:** • Dämpft GG-Schärfen • Vermindert zähe, verunreinigte Feuchtigkeit
Konstitutionsbezug	–
Humorales Wirkungsprofil	• Dämpft die Reizwirkung cholerischer Schärfen bei Katarrhen der Atemwegsschleimhäute • „Reinigt das Haupt von bösen Flüssen"
Zusammenfassung	**Bei akuten Feuchtigkeitspathologien mit cholerischen Schärfen** Die praktische Anwendung von Efeu-Hustensäften bei akuten Atemwegskatarrhen mit Verschleimung lässt erkennen, dass die Pflanze weniger schleimlösende als hustenreizstillende Wirkungen entfaltet. Im humoralmedizinischen Sinne wird dadurch deutlich, dass der Wirkungsschwerpunkt in der Linderung gelbgalliger Schärfen liegt.

Inhaltsstoffe	Saponine, Gerbstoffe, Glykoside
Phytotherapeutische Wirkungen	Schleimlösend, auswurffördernd, bronchospasmolytisch, entzündungshemmend, gefäßtonisierend, antibakteriell Äußerlich: Hyperämisierend durch Hautreizung, vermindert Wassereinlagerungen im Gewebe, fungizid
Nebenwirkungen/ Interaktionen	Beeren sind giftig Allergiepotenzial (Kontaktdermatitis) Überdosierung: Erbrechen, Übelkeit
Zubereitungsformen (innerlich/äußerlich)	Tee (selten), Tinktur, Ø, Sirup, Pulver, Fertigarzneimittel Äußerlich: Salbe, Umschlag, Bad, Einreibung
Indikationen	Atemwegskatarrhe, Spezifikum bei Keuchhusten und Pseudokrupp Äußerlich: Zellulitis, Hautpilz, Ischialgie, Muskelschmerz
Kontraindikationen	–

Sonstiges	**Mythologie:** Pflanze des Dyonisos/Bacchus – ein auf dem Kopf getragener Efeukranz soll die Folgen des Alkohols mindern…

HIPPOPHAE RHAMNOIDES – SANDDORN

Familie	Elaeagnaceae – Ölweidengewächse
Synonyme	Stechdorn, Weidendorn, Fasanbeere, Korallenbeere, Sandbeere, roter Schlehdorn, Stranddorn, Grießbeere, Audorn, Dünendorn, Rheindorn u.a.
Botanik	Sommergrüner, zweihäusiger Strauch
Vorkommen	• Mittel- und Nordeuropa, Osteuropa, Asien • Pionierpflanze • An Uferböschungen, in Hecken, auf Kiesplätzen und Sanddünen

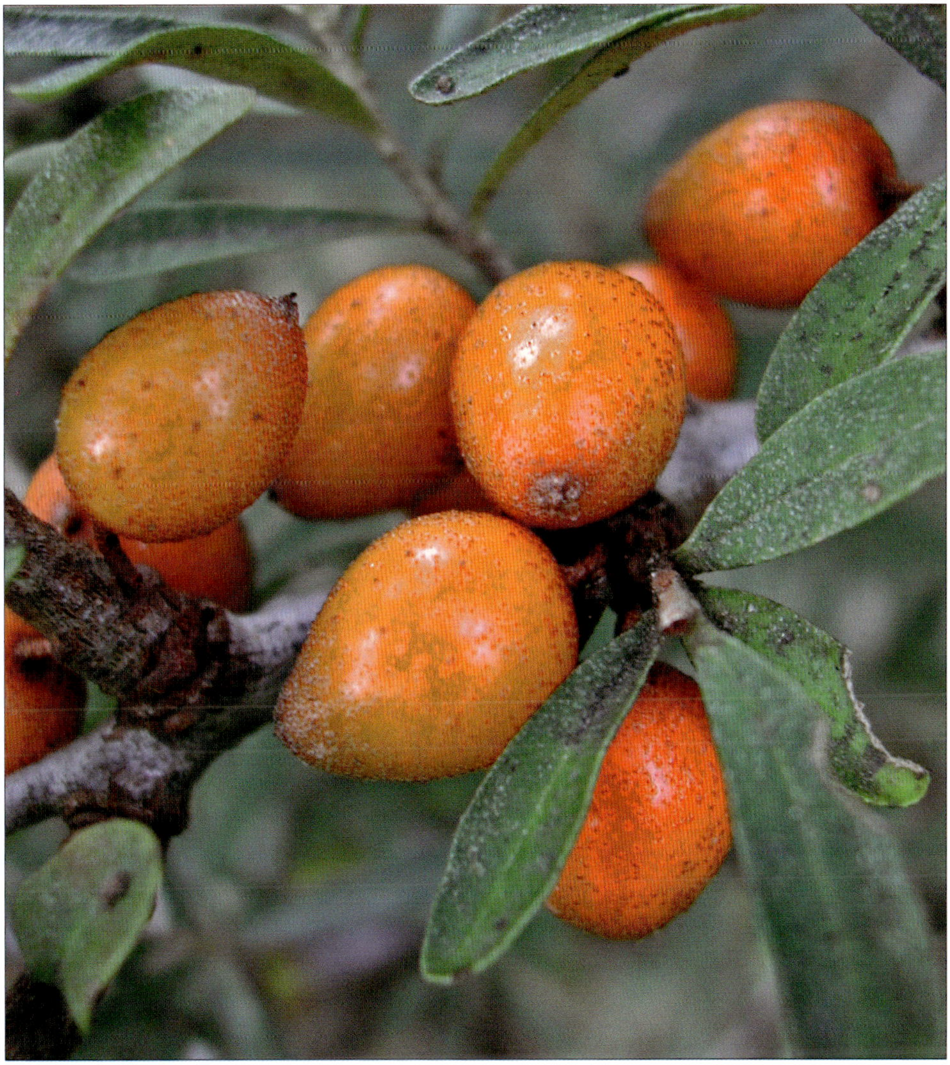

Hippophae (rhamnoides) fructus – Sanddornbeere	
Humorale Qualitäten/ Geschmack	Warm 1, neutral – trocken 1 Etwas sauer und herb-aromatisch **Sanddornöl:** Warm 1, feucht 1
Wirkungskriterien	**Säfteoptimierend:** • Wärmend, befeuchtend und nährend (Sanddornöl)
Konstitutionsbezug	–
Humorales Wirkungsprofil	• Haut- und schleimhautbefeuchtend und -regenerierend (v.a. Sanddornöl)
Zusammenfassung	**Bei Trockenheitspathologien**

Inhaltsstoffe	Flavonoide, fette Öle, Carotinoide, Vitamine: v.a. Vitamin C, Fruchtsäure
Phytotherapeutische Wirkungen	Allgemein stärkend, abwehrsteigernd, entzündungshemmend, schleimhautregenerierend, antioxidativ **Öl:** Schleimhautregenerierend, ulkusprotektiv Äußerlich: Wundheilend, hautregenerierend
Nebenwirkungen/ Interaktionen	–
Zubereitungsformen (innerlich/äußerlich)	Tee, Presssaft, Sirup, Likör, Fertigarzneimittel **Öl:** Einnahme; v.a. äußerlich als Salbe, Einreibung
Indikationen	Magen-Darmschleimhaut-, Mundschleimhautentzündung, Vitamin C-Mangel, Abwehrschwäche, Frühjahrsmüdigkeit, Herpes labialis, Paradontose, Wunden, Ekzem, Verbrennungen, Strahlungsschäden, begleitend in der Rekonvaleszenz
Kontraindikationen	–

Sonstiges	**Name:** Griech. „hippos“ = Pferd, „phaoes“ = leuchtend – Pferden mischte man früher die Blätter des Sanddorns ins Futter, damit das Fell glänzend (nach anderer Quelle: von Ungeziefer befreit) wurde.

HUMULUS LUPULUS – HOPFEN

Familie	Cannabaceae – Hanfgewächse Früher auch: Moraceae –Maulbeergewächse
Synonyme	Bierhopfen, Zaunhopfen, Schlafkraut, Wolfzaus, Wiesenhopfen, Bruchhopfen, Feldhopfen, kletternder Wolf, Grünes Gold u.a.
Botanik	Ausdauernde, zweihäusige Pflanze Immer rechtsdrehende Kletterpflanze
Vorkommen	• Nordhalbkugel, vor allem Europa • In Hecken, Gebüschen, an Waldrändern und in Auwäldern

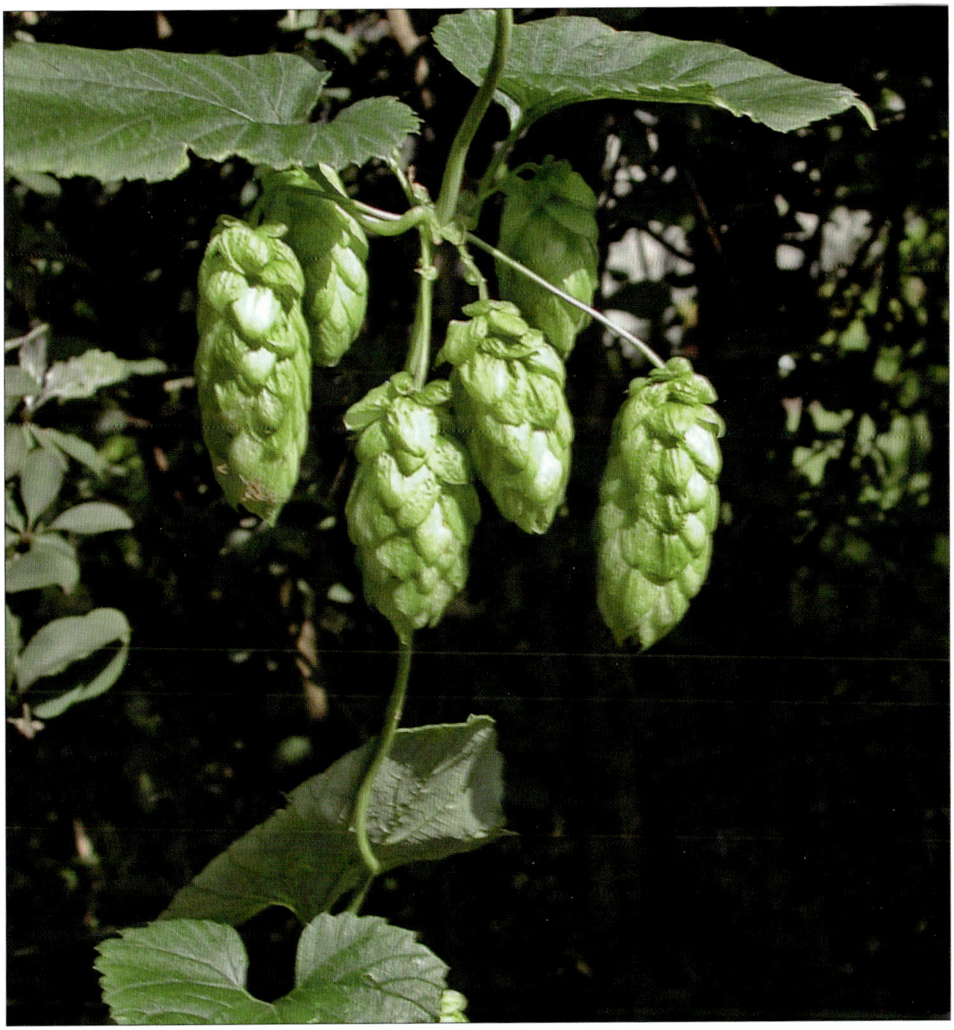

Lupuli strobulus (neu: Lupuli flos) – Hopfenzapfen (neu: Hopfenblüte)	
Humorale Qualitäten/ Geschmack	Warm 1–2, trocken 1–2 Bitter, herb
Wirkungskriterien	**Säfteoptimierend:** • Fördert die Coctio • Optimiert die physiologische Wärme • Wärmend, trocknend, verdünnend, öffnend **Säfteableitend:** • Übermäßige Gelbgalle, GG-Schärfen
Konstitutionsbezug	• Neurogene Konstitution • Erethische Skrofulose
Humorales Wirkungsprofil	• Erwärmt, öffnet und entstaut die Leber, Milz und Nerven • Eliminiert übermäßige Gelbgalle, GG-Schärfen
Zusammenfassung	**Bei cholerainduzierten Pathologien** Hopfen vereinigt die zwei Wirkungsspektren von Bitterstoffpflanzen und Nervina. Die Anregung der Coctio erbringt eine Steigerung der Lebenswärme und Nervenfunktion. *Nur erwärmte, gestärkte Nerven sind ruhige Nerven – kühlende Nervenheilmittel beschränken sich auf eine Betäubung!*

Inhaltsstoffe	Bitterstoffe, Flavonoide: Östrogenwirksames Hopein u.a.; ätherische Öle, Gerbstoffe
Phytotherapeutische Wirkungen	Nervenberuhigend, schlaffördernd, verdauungsfördernd, krampflösend, menstruationsfördernd, östrogenstützend
Nebenwirkungen/ Interaktionen	Allergiepotenzial Hopfenpflückerkrankheit: Bindehautentzündung, Zyklusstörungen bei Frauen, Hautentzündung
Zubereitungsformen (innerlich/äußerlich)	Tee, Tinktur, Ø, Fertigarzneimittel, Wildkräuterküche
Indikationen	Unruhe, Nervosität, Angst, Schlafstörung, übersteigerte Libido bei Männern, Östrogenmangel bei Frauen, Wallungen, Wechseljahrbeschwerden.
Kontraindikationen	–

Sonstiges	Verwendet wird auch das ausgesiebte Hopfenmehl: **Lupuli glandula – Hopfendrüse** **Signatur:** Die kletternde Lebensweise als Hinweis auf die haltgebende, stabilisierende Wirkung bei überreiztem Nervenkostüm.

HYPERICUM PERFORATUM – JOHANNISKRAUT

Familie	Hypericaceae – Hartheugewächse
Synonyme	Hartheu, Sonnenwendkraut, Tüpfeljohanniskraut, Mannskraft, Liebfrauenbettstroh, Elfenblut, Walpurgiskraut, Hexenkraut u.a.
Botanik	Mehrjährige, krautige Pflanze
Vorkommen	• Europa, Asien, Nordwestafrika, Amerika • In Trockenwiesen, an Bahndämmen und Wegrändern, auf Schuttplätzen

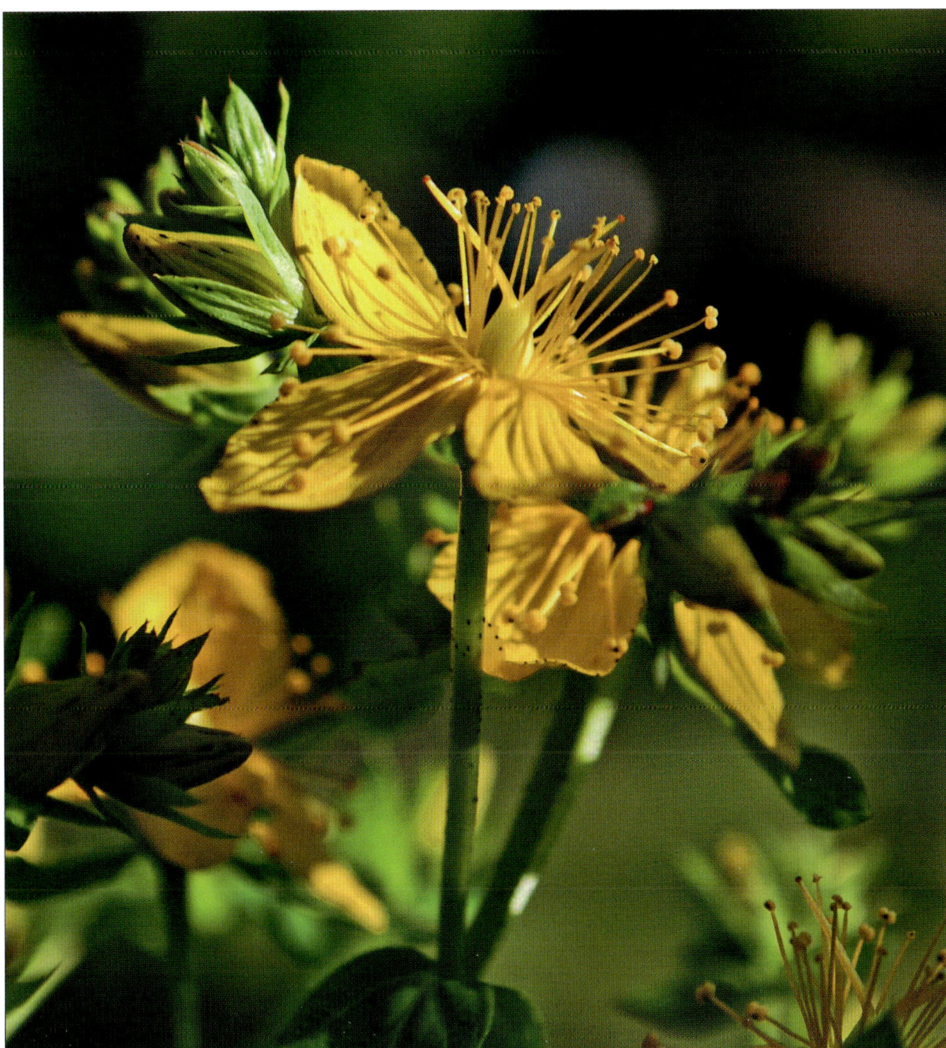

Hyperici herba – Johanniskraut	
Humorale Qualitäten/ Geschmack	Warm 2–3 , trocken 2–3 bitter, herb **Johannisöl** warm 2–3, feucht 1
Wirkungskriterien	**Säfteoptimierend:** • Wärmend, trocknend, verdünnend
Konstitutionsbezug	• Neurogene Konstitution • Atonisch-asthenische Konstitution • Spasmophile Diathese • Erethische Skrofulose
Humorales Wirkungsprofil	• Vermindert übermäßige Gelb- und Schwarzgalle und deren Schärfen • Erwärmt die Blutflüssigkeit und löst Stauungen auf • Löst hyperkinetisch-spastische Zustände im Abdomen • Erwärmt, öffnet und stärkt die Nerven • Fördert Wundheilung
Zusammenfassung	**Bei cholera-, melancholera- und feuchtigkeitsinduzierten Pathologien** Die Sonnenpflanze Johanniskraut stärkt das Wärmeprinzip des Menschen und hilft ihm, seine Mitte zu finden. Sie ist sowohl bei Folgen übermäßiger als auch mangelnder Wärme angezeigt. In Form des Johannisöls werden zusätzlich noch aus übermäßiger Trockenheit entstehende Zustände gemildert.

Inhaltsstoffe	Roter Farbstoff Hypericin, Flavonoide: Hyperforin u.a.; Gerbstoffe, ätherische Öle
Phytotherapeutische Wirkungen	Beruhigend, stimmungsaufhellend (SRI – Serotonin-Wiederaufnahme-Hemmer), entzündungshemmend, stopfend Äußerlich: Wundheilend, entzündungshemmend, schmerzstillend **Johannisöl innerlich:** Schleimhautregenerierend, entzündungshemmend **Johannisöl äußerlich:** Hautregenerierend, schmerzstillend, wundheilend
Nebenwirkungen/ Interaktionen	Photosensibilisierung bei hoher Hypericin-Konzentration in Fertigarzneimitteln **Interaktionen:** Bei hochangereicherten Präparaten mit Psychopharmaka, Antikoagulanzien, Immunsuppressiva, Retroviralen Medikamenten u.a. Bei Zubereitungen aus Johanniskraut in seiner natürlichen Form, dessen Inhaltsstoffe also nicht konzentriert wurden (Infus oder Tinktur/Ø), sind unerwünschte Wirkungen sehr selten. Selbst die häufig erwähnte Photosensibilisierung tritt nur bei Personen mit sehr heller, empfindlicher Haut auf. Entfallen bei einer spagyrischen oder potenzierten Anwendung!
Zubereitungsformen (innerlich/äußerlich)	Tee, Tinktur, Ø, Fertigarzneimittel, Rotöl, Wildkräuterküche, homöopathische Potenzen (D4) Äußerlich: Rotöl, Kompresse, Einreibung

Hypericì herba – Johanniskraut	
Indikationen	Psychovegetative Störung, depressiver Verstimmungszustand, Angstzustand, Nervosität, Darmentzündung, Magen-Darmkrämpfe, Reizblase **Johannisöl:** Innerlich: Dyspepsie, Schleimhautentzündung der Verdauungswege Äußerlich: Neuralgien, Fibromyalgie, rheumatische Schmerzen, Ulcus cruris, stumpfe Verletzungen wie Verstauchung u.a., zur Dekubitus-Prophylaxe
Kontraindikationen	Vorsicht bei sehr hellhäutigen Menschen! Hochdosierte Fertigarzneimittel nicht einsetzen bei Patienten mit Blutverdünnung, Psychopharmaka, Immunsuppressiva u.a. eng eingestellten Medikamenten Entfallen bei Anwendung in spagyrischer oder potenzierter Form!

Sonstiges	Nach Paracelsus die „irdische Sonne" **Signatur:** Durchsichtige Drüsen der Blätter (wie gelöchert) als Hinweis auf den Einsatz bei Stichverletzungen, starke Aderung und Stängelfasern als Hinweis auf die Verwendung bei Nerven, Sehnen-, Bänderbeschwerden, rote Farbe des Hypericins als Entsprechung zum Einsatz bei Entzündung, Verletzungen. Die heutigen Fertigpräparate aus Johanniskraut, deren Hypericingehalt bis auf das 30-fache der natürlichen Konzentration gesteigert wurde, sind aus systemischem Blickwinkel nicht als phytotherapeutische Mittel zu sehen, sondern als chemisch definierte Pharmaka mit einem Wirkstoff ursprünglich pflanzlicher Herkunft. Ihre systemische Wirkungsweise entspricht daher auch keinesfalls der von Johanniskraut.

INULA HELENIUM – ALANT

Familie	Asteraceae – Korbblütler
Synonyme	Helenenkraut, Schlangenwurz, Donnerkraut, Edelwurz, Darmwurz, Brustalant, Odinskopf, Elfenampfer, großer Heinrich, Hexenrauch, Gottesauge, Hexenschusskraut u.a.
Botanik	Ausdauernde, kräftige, bis mannshohe Staude
Vorkommen	• Mitteleuropa, Asien • Häufig als Zierpflanze, verwildert auf Schuttplätzen, an Hecken und Bachufern

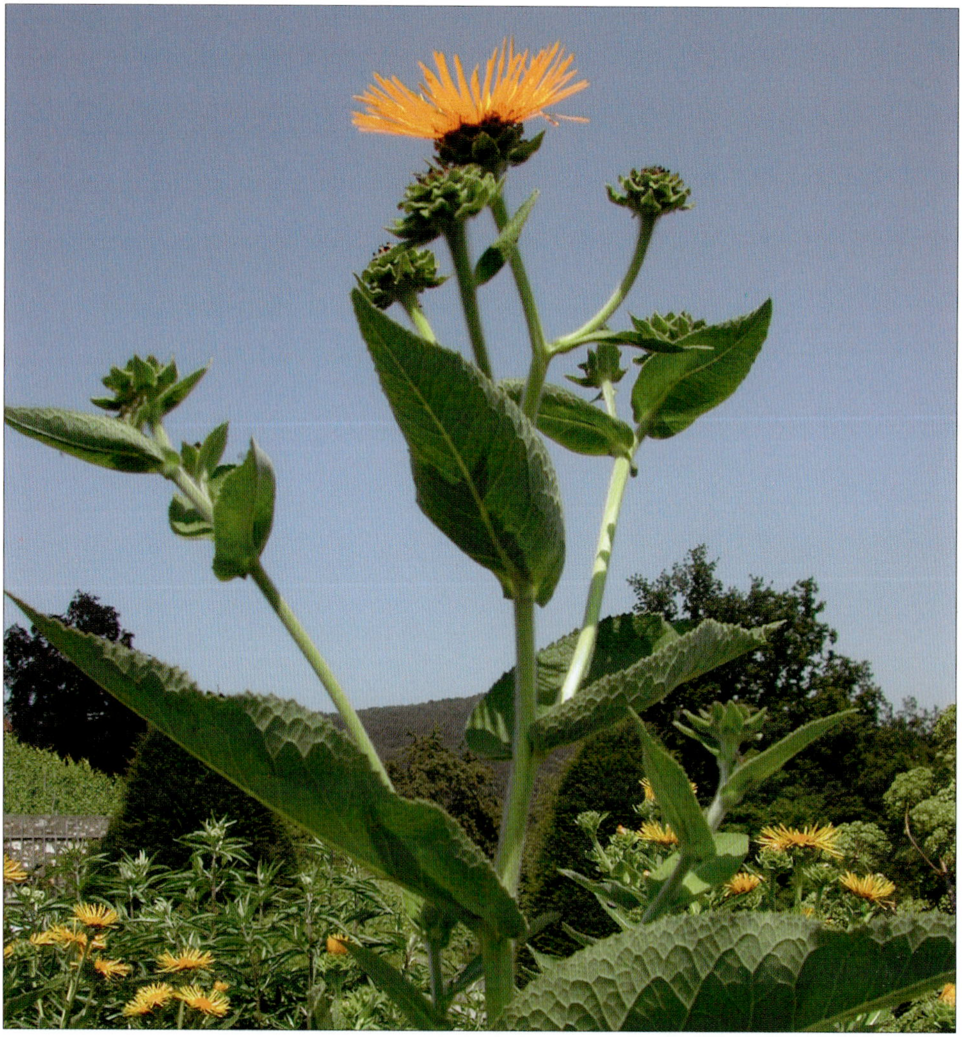

Helenii rhizoma – Alantrhizom	
Humorale Qualitäten/ Geschmack	Warm 2–3, trocken 1 Scharf, süß und bitter
Wirkungskriterien	**Säfteoptimierend:** • Unterstützt die Coctio • Wärmend, verdünnend • Vermindert zähe Feuchtigkeit • Allgemein tonisierend **Säftebewegend:** • Feuchtigkeit **Säfteableitend:** • Übermäßige Gelbgalle, GG-Schärfen
Konstitutionsbezug	• V.a. Katarrhalisch-rheumatische Konstitution • Skrofulose, v.a. torpide Form
Humorales Wirkungsprofil	• Erwärmt, tonisiert und entstaut die Atemwege, Magen, Leber, Pfortader und den Unterleib • Leitet übermäßige Gelbgalle und GG-Schärfen über das Leber-Gallesystem ab • Erwärmt und tonisiert die Schleimhäute • Erwärmt und zerteilt zähe, kalte Feuchtigkeit, v.a. in den Atem- und Verdauungswegen • Lymphflussanregend • Vermindert übermäßige Feuchtigkeit
Zusammenfassung	**Bei Kälte- und Feuchtigkeitspathologien und Tonusmangel im Bauchraum** Alant vermittelt Wärme und Tonus, wo diese fehlen, v.a. aber in den Atem-, Verdauungswegen und im Unterleib.

Inhaltsstoffe	Ätherische Öle, Bitterstoffe, Inulin
Phytotherapeutische Wirkungen	Entzündungshemmend, magenstärkend, karminativ, auswurffördernd, krampflösend, leber-galleanregend, harntreibend, menstruationsblutunganregend, antibakteriell, -viral, -mykotisch Äußerlich: Wundheilend, entzündungshemmend, keimhemmend
Nebenwirkungen/ Interaktionen	Bei hohen Dosierungen Erbrechen, Durchfall Allergiepotenzial, Kontaktdermatitis
Zubereitungsformen (innerlich/äußerlich)	Tee, Tinktur, Ø, Pulver, Medizinalwein, Fertigarzneimittel Äußerlich: Gurgelmittel, Salbe, Umschlag, Räucherung
Indikationen	Allgemeine Schwäche, Verdauungsschwäche, Magen-Darmschleimhautentzündung, Pfortaderstau, Bauchkrämpfe, Leber-Galle-Pankreasfunktionsschwäche, Atemwegskatarrhe, Asthma bronchiale, Abwehrschwäche Äußerlich: Hautausschlag, Akne, Zahnfleischentzündung, Wunden

Helenii rhizoma – Alantrhizom	
Kontraindikationen	Korbblütlerallergie Schwangerschaft, Stillzeit

Sonstiges	**Mythologie:** Nach der griechischen Sage soll die Pflanze aus den Tränen der schönen Helena, welche vom trojanischen Königssohn Paris geraubt wurde, entstanden sein.

JUGLANS REGIA – WALNUSS

Familie	Juglandaceae – Walnussgewächse
Synonyme	Welsche Nuss, Baumnuss, Edelnuss u.a.
Botanik	Sommergrüner, großer Laubbaum
Vorkommen	• Östliche Mittelmeerregion, Mitteleuropa, Asien • Auf nährstoffreichen, tiefgründigen Böden

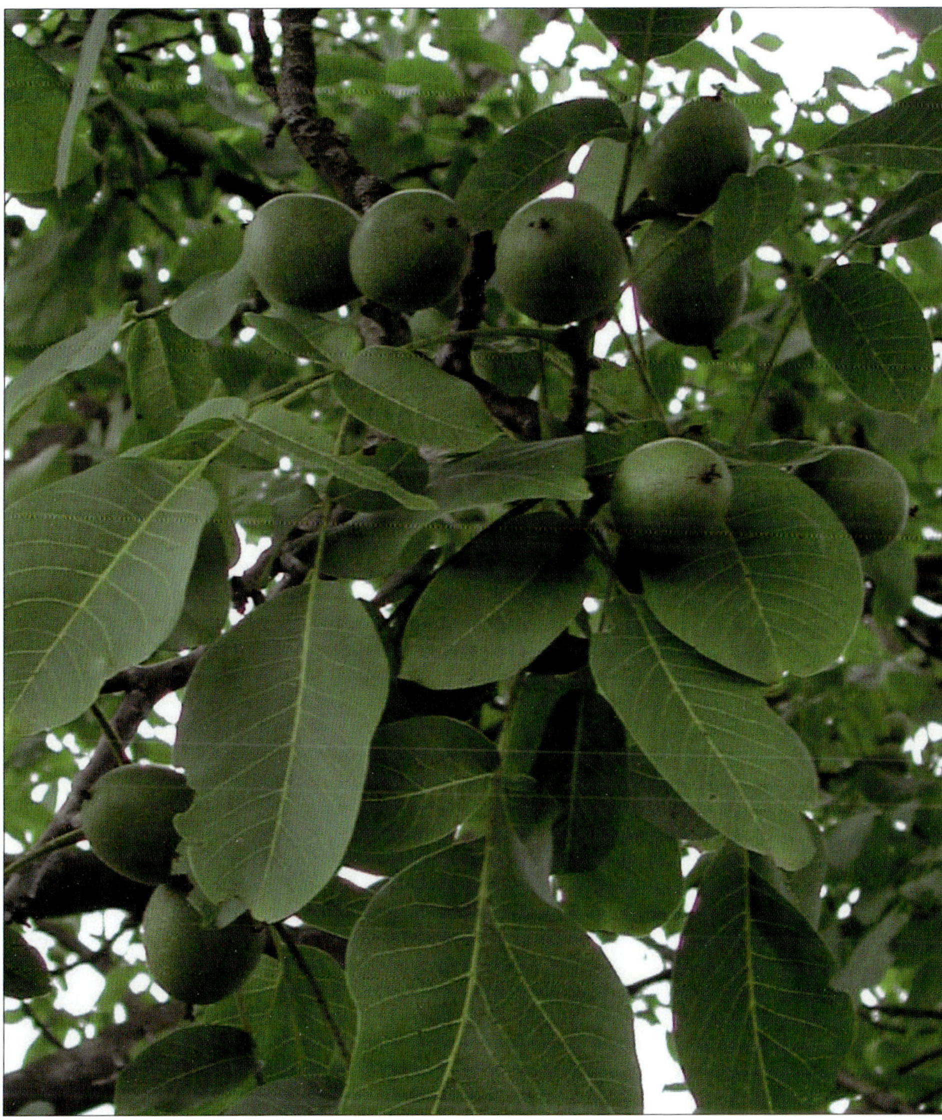

Juglandis folium – Walnussblatt	
Humorale Qualitäten/ Geschmack	Warm 1–2, trocken 1–2 Herb
Wirkungskriterien	**Säfteoptimierend:** • Wärmend • Vermindert zähe Feuchtigkeit **Säftebewegend:** • Feuchtigkeit **Säfteableitend:** • Schärfen
Konstitutionsbezug	• Lymphatisch-hyperplastische Konstitution • Lymphatisch-hypoplastische Konstitution • Katarrhalisch-rheumatische Konstitution • Skrofulose (beide Formen) • Exsudative Diathese
Humorales Wirkungsprofil	• Erwärmt und zerteilt zähe und verunreinigte Feuchtigkeit • Lymphflussanregend: Öffnet und bewegt Stauungen der Lymphe im Kopf/Hals und Bauchraum • Erwärmt, öffnet und entstaut die Milz
Zusammenfassung	**Bei kälte-, cholera- und feuchtigkeitsinduzierten Pathologien** Juglans eignet sich im Speziellen bei skrofulösen Zuständen, die sich auf der Haut manifestieren, und bei entsprechenden Erkrankungen der Schilddrüse.

Inhaltsstoffe	Gerbstoffe, Bitterstoffe, Flavonoide, ätherische Öle
Phytotherapeutische Wirkungen	Stopfend, entzündungshemmend, krampflösend Äußerlich: Adstringierend, juckreizstillend, wundheilend
Nebenwirkungen/ Interaktionen	Selten Hautreizungen
Zubereitungsformen (innerlich/äußerlich)	Tee, Tinktur, Ø, Fertigarzneimittel Äußerlich: Bad, Spülung, Waschung
Indikationen	Hautentzündung, Ekzem, Durchfall, chronisch-rezidivierende Schleimhautkatarrhe, Lymphdrüsenschwellungen Äußerlich: Hautentzündung, Ekzeme, Akne, Hämorrhoiden, Wunden
Kontraindikationen	–

Sonstiges	Verwendet werden neben den Nüssen und Fruchtschalen außerdem: **Juglandis septum - Walnusskreuzchen** „Unter Nussbäumen und Edelleuten kommt kein gutes Kraut auf" *(Volksweisheit mit Bezug auf die konkurrenzhemmende Wirkung des ätherischen Öls Juglon in den Blättern)*

JUNIPERUS COMMUNIS – WACHOLDER

Familie	Cupressaceae – Zypressengwächse
Synonyme	Räuckholder, Weihrauchbaum, Weckholder, Queckholder, Kranewett, Wodansgerte, Feuerbaum, Machandelbaum, Reckholder u.a.
Botanik	Zweihäusiger, immergrüner Strauch oder kleiner Baum
Vorkommen	• Europa, Nordafrika, Nordamerika, Nordasien • Auf mageren Böden, in Weiden, Mooren und lichten Wäldern

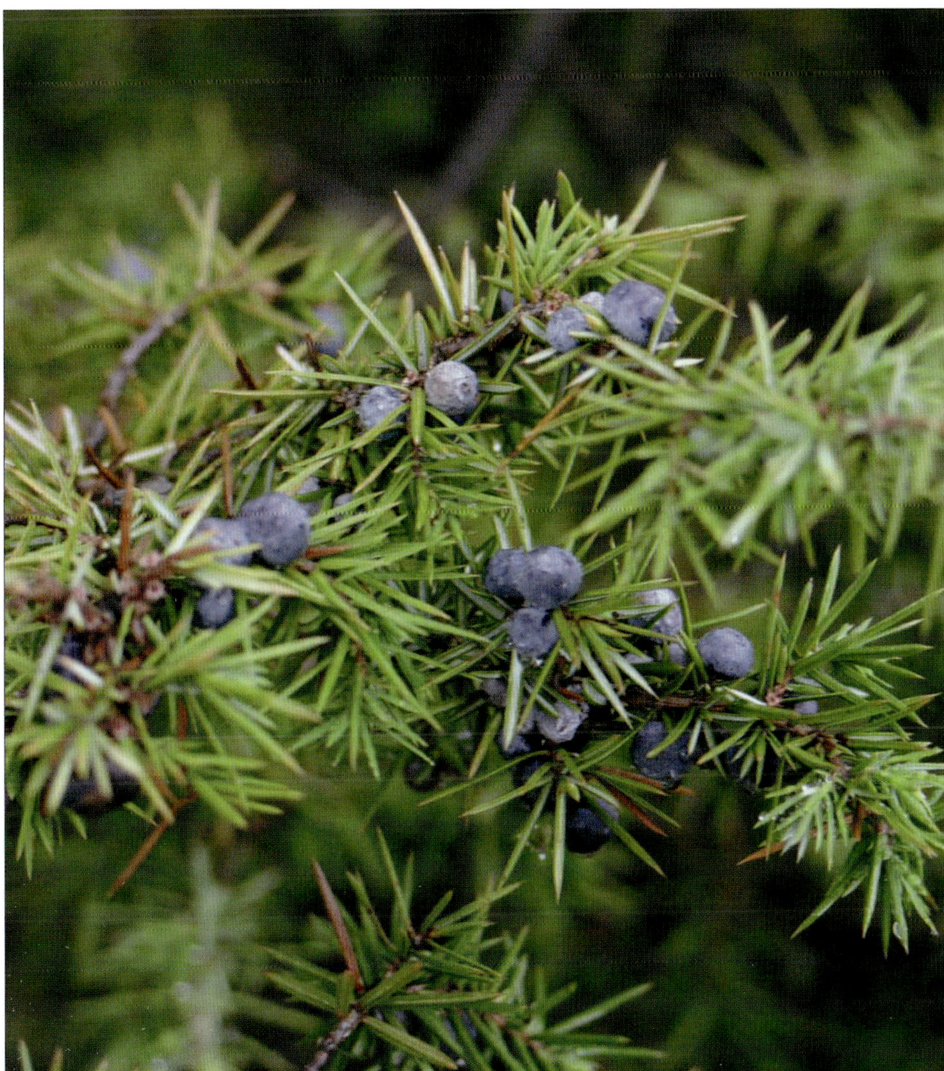

Juniperi fructus (neu: Juniperi pseudo-fructus) – Wacholderfrucht	
Humorale Qualitäten/ Geschmack	Warm 3, trocken 1 Scharf
Wirkungskriterien	**Säfteoptimierend:** • Fördert die Coctio • Wärmend, trocknend, öffnend • Vermindert zähe Feuchtigkeit **Säfteableitend:** • Übermäßige Gelbgalle, GG-Schärfen
Konstitutionsbezug	• Katarrhalisch-rheumatische Konstitution • Hydrogenoide Konstitution
Humorales Wirkungsprofil	• Erwärmt und zerteilt kalte Feuchtigkeit • Erwärmt und tonisiert Magen, Darm, Nieren und Gebärmutter • Leitet übermäßige Gelbgalle und GG-Schärfen über die Nieren aus • Vermindert übermäßige Feuchtigkeit
Zusammenfassung	**Bei kälte-, cholera- und feuchtigkeitsinduzierten Pathologien**

Inhaltsstoffe	Ätherische Öle, Flavonoide, Gerbstoffe
Phytotherapeutische Wirkungen	Verdauungsfördernd, magenstärkend, entzündungshemmend, desinfizierend, harntreibend, menstruationsblutunganregend Äußerlich: Durchblutungsfördernd
Nebenwirkungen/ Interaktionen	Überdosierung: u.U. Nieren- und Leber-Reizung
Zubereitungsformen (innerlich/äußerlich)	Tee, Tinktur, Ø, Dicksaft, Gewürz, Kauen der Beeren, Fertigarzneimittel, Alkoholika Äußerlich: Salbe, Öl- oder Spiritus-Einreibungen, Räucherung
Indikationen	Dyspepsie, Harnwegsentzündung, Nieren-Blasenleiden, Ödeme, unterstützend bei Hauterkrankungen und Rheuma, bei Schwäche und in der Rekonvaleszenz Äußerlich: Durchblutungsstörung
Kontraindikationen	Schwangerschaft, Stillzeit, Nierenentzündung, Niereninsuffizienz Keine Durchspülungstherapie bei Ödemen infolge insuffizienter Herz- oder Nierenfunktion

Juniperi fructus (neu: Juniperi pseudo-fructus) – **Wacholderfrucht**	
Sonstiges	In früheren Zeiten ein wichtiges Räuchermittel (Holz und Nadeln) zur „Reinigung" von Krankenzimmern „Vor etla Heilkräuter muass ma den Huat abnehma, aber vor ana Kranewitt (Wacholder) und ana Hollastaudn muass ma sie no dazue bucka." *Salzburger Bauernweisheit* Wacholder wurde früher als wichtiges, potentes Ableitungsmittel auf die Nieren verwendet. Darauf sollte heute verzichtet werden, weil die Nieren durch die heutige Lebensweise, Ernährung und Schadstoffbelastung häufig bereits so überlastet und konstitutionell geschwächt sind, dass sie durch eine zusätzliche Belastung im Rahmen einer Ableitungstherapie überfordert und damit geschädigt werden können. ‚Sanftere' ableitende Mittel wie z.B. Urtica, Betula, Berberis, sind aber durchaus zu diesem Zweck verwendbar.

LAMIUM ALBUM – WEISSE TAUBNESSEL

Familie	Lamiaceae – Lippenblütler
Synonyme	Weißer Bienensaug, Waldnessel, Löffelblume, Nesselweiblein, Sugerli, Frauennessel, Kuckucksnessel u.a.
Botanik	Ausdauernde, krautige Pflanze
Vorkommen	• Europa, Asien, Amerika • Auf Brachland, an Wegrändern, unter Hecken

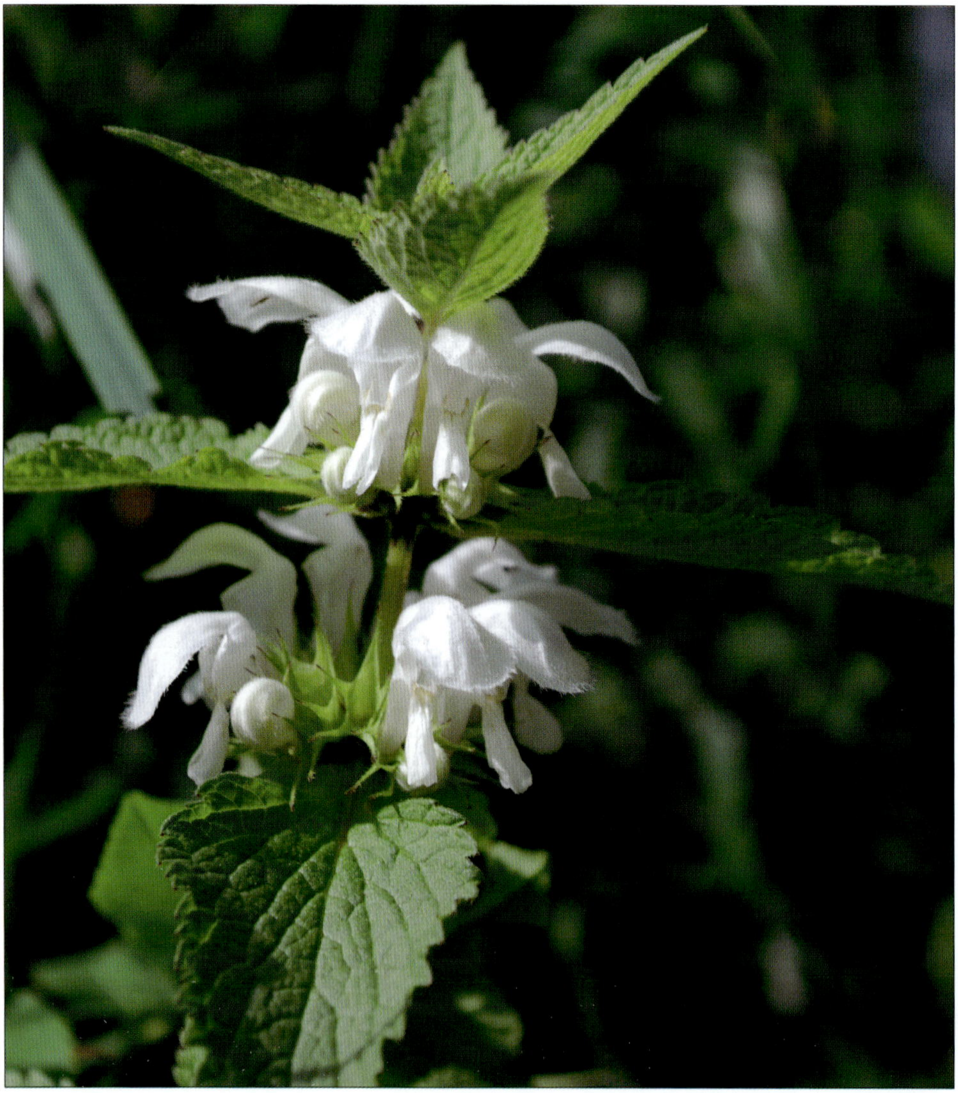

Lamii flos (neu: Lamii herba) – **Weiße Taubnesselblüte (Weisses Taubnesselkraut)**	
Humorale Qualitäten/ Geschmack	Warm 1, trocken 1 Süßlich, geschmacklos
Wirkungskriterien	**Säfteoptimierend:** • Mild wärmend, öffnend, trocknend
Konstitutionsbezug	• Endokrin-vegetative Konstitution (bei Frauen) • Katarrhalisch-rheumatische Konstitution (Teilbereiche) • Skrofulose • Exsudative Diathese
Humorales Wirkungsprofil	• Erwärmt und zerteilt zähe und verunreinigte Feuchtigkeit (speziell im Abdomen und kleinen Becken)
Zusammenfassung	**Bei kälte- und feuchtigkeitsinduzierten Pathologien und Skrofulose (v.a. des Urogenitalsystems)** Katarrhe der Genitalschleimhäute mit Ersatzausscheidungen (Fluor albus) Das Wirkungsspektrum des Frauenmantels und der Taubnessel überschneidet sich zu einem beachtlichen Teil. Allerdings ist die adstringierende Wirkung der Taubnessel vernachlässigbar gering, dafür ihre Wärmequalität höher.

Inhaltsstoffe	Saponine, Glykoside, Gerbstoffe, Schleimstoffe, Flavonoide
Phytotherapeutische Wirkungen	Schleimlösend, auswurffördernd, reizlindernd, entzündungshemmend Äußerlich: Schleimhautschützend, juckreizstillend, entzündungshemmend, pilzhemmend, antibakteriell
Nebenwirkungen/ Interaktionen	–
Zubereitungsformen (innerlich/äußerlich)	Tee, Tinktur, Ø, Pulver, Fertigarzneimittel, Wildkräuterküche Äußerlich: Bad, Umschlag, Spülung, Zäpfchen
Indikationen	Schleimhautentzündungen der Atem- und Verdauungswege, Dysmenorrhoe, Ausfluss, Menstruationsbeschwerden, Wechseljahrbeschwerden, Reizblase Äußerlich: Hautentzündung, Wunden, Entzündungen der äußeren Genitalien
Kontraindikationen	–

Sonstiges	Heute wird zunehmend auch das Kraut, **Lamii herba**, verwendet. „Am Straßenrand, bedeckt mit Staub, blüht eine Nessel, die ist taub. Sie blüht bei Sonnenschein und Frost, mühselig, aber doch getrost. Dereinst, am Tage des Gerichts, (sie hört von den Posaunen nichts) wird Gott ihr einen Boten schicken. Der wird die taube Nessel pflücken und in den siebten Himmel bringen. Dort hört auch sie die Engel singen.“ *Karl-Heinz Waggerl*

LAVANDULA ANGUSTIFOLIA – ECHTER LAVENDEL

Familie	Lamiaceae – Lippenblütler
Synonyme	**Lavandula officinalis** Schwindelkraut, Nervenkräutlein, Altweiberschmecke, Tabaksblume, Zitterblümchen, Balsamblüemli, Zöpfli, Hirnkraut u.a.
Botanik	Buschiger Kleinstrauch Verwendet werden auch andere Arten: **Lavandula latifolia, Speiklavendel** **Lavandula stoechas, Schopflavendel** u.a.
Vorkommen	• Mittelmeergebiet • An felsigen und trockenen Hängen • Vielerorts kultiviert in Hausgärten, Parkanlagen

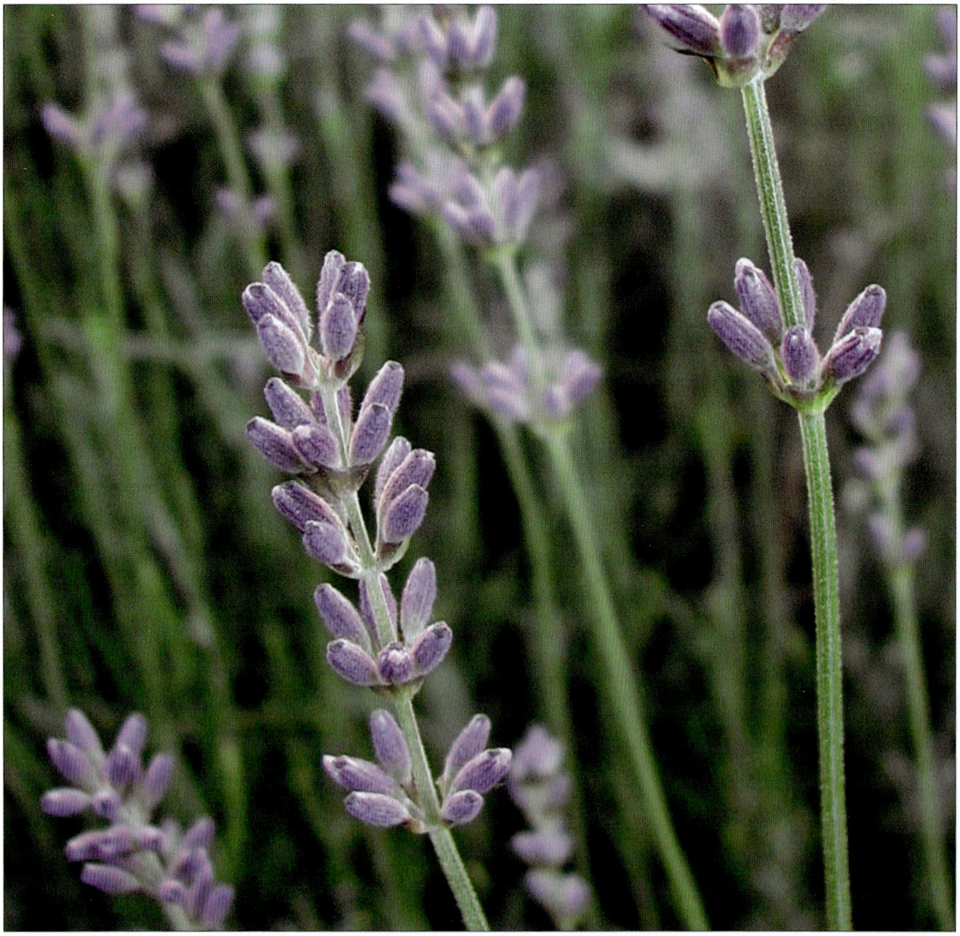

Lavandulae flos – Lavendelblüte	
Humorale Qualitäten/ Geschmack	**Innerliche Anwendung:** Warm 1, trocken 2 **Äußerliche Anwendung:** Kühl 1, trocken 2 Etwas scharf, bitter und süßlich
Wirkungskriterien	**Säfteoptimierend:** • Fördert sanft die Coctio • Wärmend, verdünnend, öffnend • Vermindert zähe Feuchtigkeit
Konstitutionsbezug	• Neurogene Konstitution • Spasmophile Diathese
Humorales Wirkungsprofil	• Erwärmt, zerteilt zähe Feuchtigkeit • Erwärmt, öffnet und reinigt die Nerven und die Leber • Stärkt die Nerven
Zusammenfassung	**Bei kälte-, cholera- und feuchtigkeitsinduzierten Pathologien** Ähnlich wie Hopfen, wenn auch in deutlich geringerem Ausmaß, vereinigt Lavendel die kochungsfördernde Wirkung von Bitterstoffpflanzen und die nervenstärkende der Nervina – eine ideale Kombination, welche die Energiebildung unterstützt, allfällige Hitze der Gelbgalle ableitet, die Nerven erwärmt und von zäher Feuchtigkeit befreit.

Inhaltsstoffe	Ätherische Öle, Gerbstoffe, Cumarine, Flavonoide, Phytosterine
Phytotherapeutische Wirkungen	Beruhigend, schlaffördernd, stimmungsaufhellend, krampfstillend, lebergalleanregend, entzündungshemmend, antibakteriell, schmerzstillend Äußerlich: Juckreizlindernd, schmerzlindernd, keimwidrig, entzündungswidrig
Nebenwirkungen/ Interaktionen	Sehr selten allergische Reaktionen
Zubereitungsformen (innerlich/äußerlich)	Tee, Tinktur, Ø, Pulver, Fertigarzneimittel, Gewürz, Wildkräuterküche Äußerlich: Bad, Salbe und Creme, Räucherung „Kleopatra-Bad" nach Edith Habermatten: Einige Tropfen Lavendelöl in 250 ml Sahne einrühren und dies als Badezusatz ins Vollbad geben. Beruhigt, entspannt und befeuchtet die trockene, gereizte Haut, macht sie zart und weich.
Indikationen	Unruhezustände, Einschlafstörung, depressive Verstimmung, Dyspepsie, Reizmagen, Roemheldsyndrom, nervöse Verdauungs- und Herzbeschwerden Äußerlich: Juckreiz, Hautentzündung, Scheidenentzündung, Hautpilz, Insektenstiche, Verspannung, Wunden
Kontraindikationen	–

Lavandulae flos – Lavendelblüte	
Sonstiges	**Name:** Vom lat. „lavare“ = waschen; wegen der Verwendung als Bad Das ätherische Lavendelöl kann reizfrei unverdünnt auf Haut und Schleimhäuten angewendet werden.

LEONURUS CARDIACA – HERZGESPANN

Familie	Lamiaceae – Lippenblütler
Synonyme	Herzheil, Löwenschwanz, Mutterkraut, Herzgesperr, Herzkrampfkraut, Herzgold, Schwanzchrut, Teuichrut (CH: Teui = Verdauung) u.a.
Botanik	Ausdauernde, krautige Pflanze
Vorkommen	• Mitteleuropa, Osteuropa, Asien • Auf Brachland und Schuttplätzen

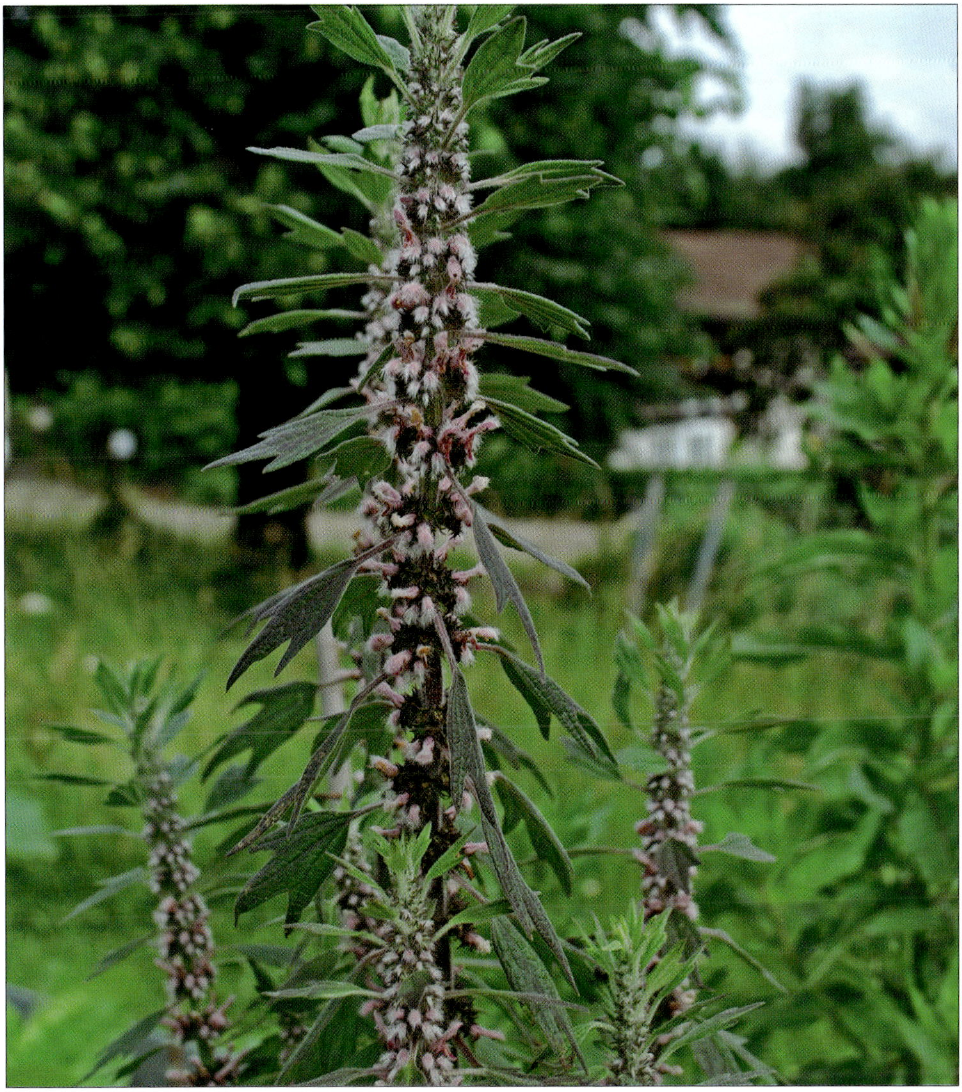

Leonuri (cardiacae) herba – Herzgespannkraut	
Humorale Qualitäten/ Geschmack	Warm 2, trocken 2–3 Bitter, etwas herb
Wirkungskriterien	**Säfteoptimierend:** • Fördert die Coctio • Wärmend, trocknend, verdünnend • Vermindert zähe Feuchtigkeit **Säfteableitend:** • Übermäßige Gelbgalle, GG-Schärfen
Konstitutionsbezug	• Hämangiotische Konstitution • Cologene Konstitution (Teilaspekte)
Humorales Wirkungsprofil	• Erwärmt und zerteilt zähe Feuchtigkeit, v.a. im Herz-Kreislaufsystem („macht das grobe dicke Geblüt in den Adern dünn“) • Wendet übermäßige Gelbgalle und cholerische Schärfen vom Herzen ab • Stärkt das Herz, mildert hyperkinetische Herz- und Schilddrüsensyndrome
Zusammenfassung	**Bei cholera-, kälte- und feuchtigkeitsinduzierten Pathologien** Herzgespann stärkt nicht nur die Herz- und Gefäßfunktion, sondern schafft die energetischen Voraussetzungen, die für hyperkinetische Zustände des Herzens verantwortliche pathologische Hitze zu eliminieren. Dies erklärt, warum diese Pflanze mit erwärmender Primärwirkung bei hyperkinetischen Herz-Syndromen wirksam ist.

Inhaltsstoffe	Bitterstoffe, Flavonoide, Glykoside, Alkaloide, Gerbstoffe, wenig ätherische Öle
Phytotherapeutische Wirkungen	Herzstärkend (positiv inotrop, negativ chronotrop), blutdruckregulierend (bei Hochdruck durch die kardiosedative Wirkung – bei Hypotonie durch die Verbesserung der Herzleistung), leber-galleanregend, schilddrüsenberuhigend
Nebenwirkungen/ Interaktionen	Bei Überdosierung: Übelkeit, Erbrechen
Zubereitungsformen (innerlich/äußerlich)	Tee, Tinktur, Ø Äußerlich: Bad
Indikationen	Nervöse Herz-Kreislaufbeschwerden, Herzklopfen, Herzrasen, Hypertonie, Hypotonie, Herzarrhythmien, Roemheldsyndrom, Wechseljahrbeschwerden, unterstützend bei Hyperthyreose
Kontraindikationen	–

Sonstiges	**Signatur:** Die tiefer liegenden Blätter haben teilweise Herzform, die starke Strukturierung in der Blattstellung deutet auf die rhythmusregulierende Wirkung hin.

LEVISTICUM OFFICINALE – LIEBSTÖCKEL

Familie	Apiaceae – Doldenblütler
Synonyme	Maggikraut, Gebärmutterwurzel, Gichtstock, Liebstängel, Sauerstockkraut, Stecklaub, Lebensstock, Lieberstöckelwurzel, Badekraut, Bärmutter, Luststecken, großer Eppich, Schluckwehrohr, Heiserehrlich, Labstockwurzel, Neunstöckel u.a.
Botanik	Ausdauernd, krautige Pflanze
Vorkommen	• Mittelmeerraum • Europaweit kultiviert, teilweise verwildert

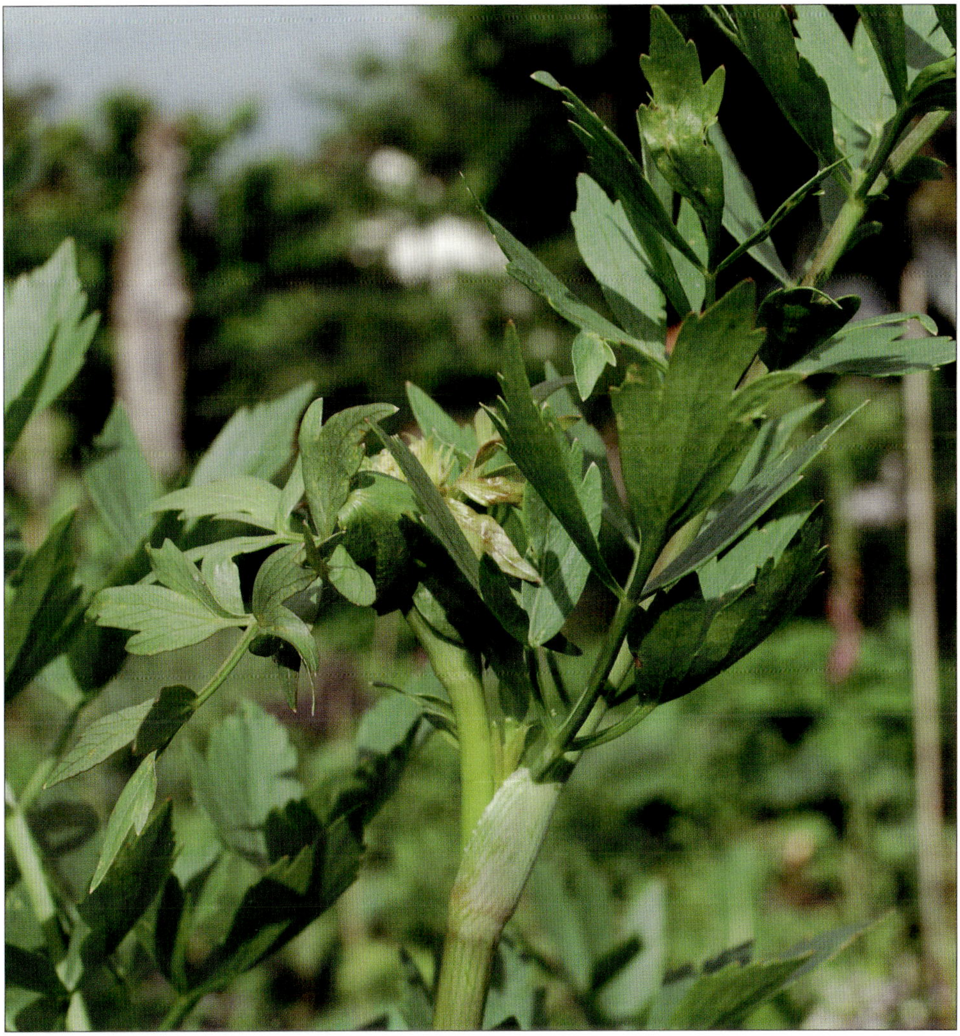

Levistici radix – Liebstöckelwurzel	
Humorale Qualitäten/ Geschmack	Warm 2, trocken 2 Bitter, scharf
Wirkungskriterien	**Säfteoptimierend:** • Fördert die Coctio • Wärmend, trocknend, öffnend • Vermindert zähe Feuchtigkeit **Säfteableitend:** • Übermäßige Gelbgalle, GG-Schärfen
Konstitutionsbezug	• Nephrogene Konstitution • Endokrin-vegetative Konstitution (beim Mann) • Hydrogenoide Konstitution
Humorales Wirkungsprofil	• Erwärmt den kalten Magen, die kalten Nieren und die Gebärmutter • Leitet übermäßige Gelbgalle und gelbgallige Schärfen über die Nieren und Gebärmutter aus • Erwärmt, zerteilt und vermindert zähe, übermäßige Feuchtigkeit
Zusammenfassung	**Bei cholera-, melancholera- und feuchtigkeitsinduzierten Pathologien**

Inhaltsstoffe	Ätherische Öle, Cumarine, Bitterstoffe
Phytotherapeutische Wirkungen	Verdauungsfördernd, krampflösend, entzündungshemmend, harntreibend, schleimlösend, auswurffördernd, menstruationsblutunganregend Äußerlich: Hyperämisierend
Nebenwirkungen/ Interaktionen	Allergiepotenzial, Photosensibilisierung, Abort
Zubereitungsformen (innerlich/äußerlich)	Tee, Tinktur, Ø, Fertigarzneimittel, Wildkräuterküche Äußerlich: Bad, Kompresse
Indikationen	Harnwegsentzündung, Blasenentzündung, Verdauungsschwäche, verminderter Geschlechtstrieb, ausbleibende oder schwache Menstruationsblutung Äußerlich: Kalte Extremitäten, unterstützend bei Lähmungserscheinungen, Ohrentropfen (Levisticum H 10% Oleum, Weleda) bei nicht-exsudativer Otitis media In potenzierter Galenik (Levisticum D4): Akute Ohrenschmerzen durch Otitis media
Kontraindikationen	Nierenentzündung, Schwangerschaft, Stillzeit Keine Durchspülungstherapie bei Ödemen infolge insuffizienter Herz- oder Nierenfunktion

Levistici radix – Liebstöckelwurzel	
Sonstiges	Laut einem alten Liebeszauber soll man mit einem Zweig in der Hand zum aufgehenden Vollmond sprechen: „Ei du mein lieber Abendstern, ich seh dich heut und allzeit gern; schein hin und schein her, schein über neun Eck, schein über mein Herzenliebsten sein Bett, dass er nicht rastet, dass er nicht ruht, bis er an mich denken tut!“

LINARIA VULGARIS – LEINKRAUT

Familie	Plantaginaceae – Wegerichgewächse Früher: Scrophulariaceae – Rachenblütler
Synonyme	Frauenflachs, Jungfernflachs, Marienflachs, Ackerlein, Abnehmkraut, gelbes Löwenmaul, Froschmaul, Hasenmaul u.a.
Botanik	Ausdauernde, krautige Pflanze
Vorkommen	• Mittelmeerraum, Europa, Asien • Auf sandigen Böden, an Wegrändern und Schuttplätzen

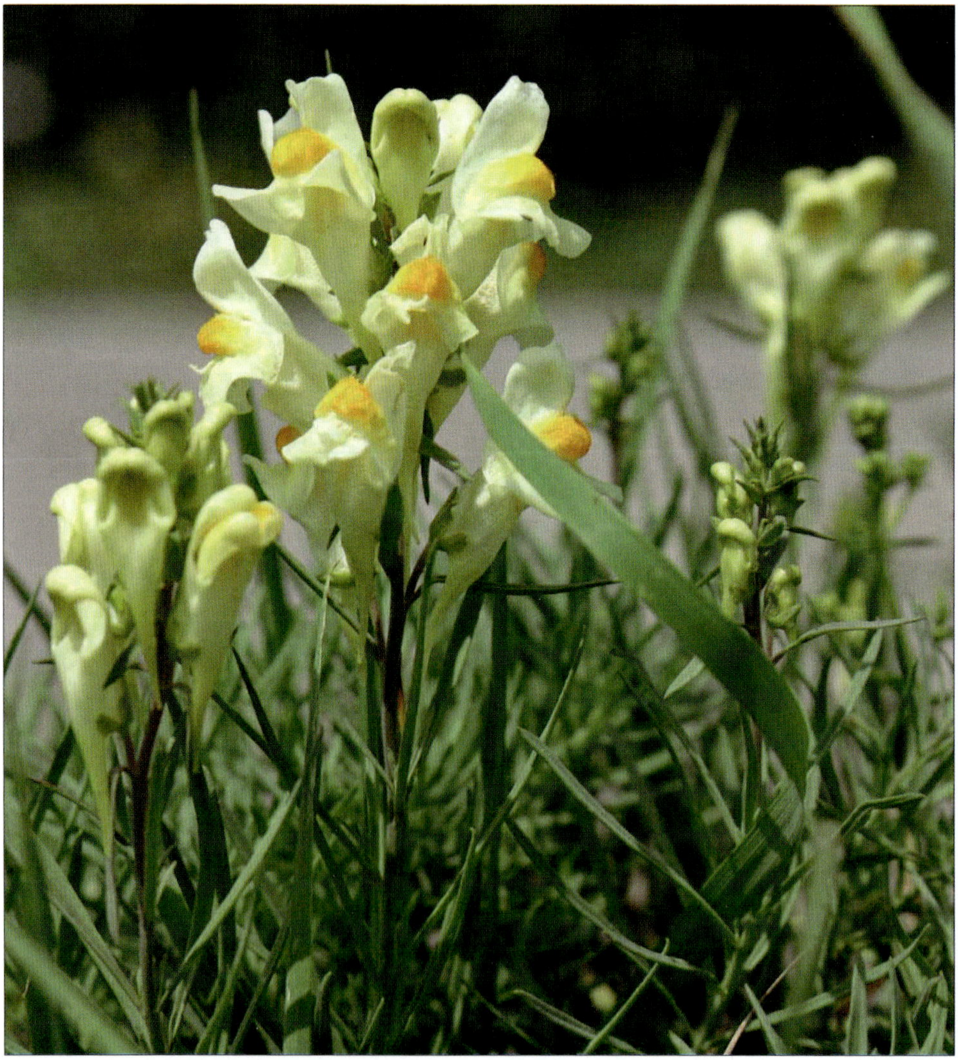

Linariae herba – Leinkraut	
Humorale Qualitäten/ Geschmack	Warm 2, trocken 2 Etwas salzig
Wirkungskriterien	**Säfteoptimierend:** • Wärmend, trocknend • Vermindert zähe Feuchtigkeit • Gefäßfunktion stärkend **Säftebewegend:** • Stagnierende Feuchtigkeit **Säfteableitend:** • Übermäßige Gelbgalle, GG-Schärfen • Übermäßige Schwarzgalle, SG Schärfen
Konstitutionsbezug	• Plethorische Konstitution • Hydrogenoide Konstitution
Humorales Wirkungsprofil	• Erwärmt, bewegt, zerteilt und vermindert übermäßige, kalte, zähe Feuchtigkeit • Erwärmt, öffnet und entstaut Leber, Milz und Nieren
Zusammenfassung	**Bei cholera-, melancholera- und feuchtigkeitsinduzierten Pathologien und Stauungspathologien** Linaria ist als Heilpflanze fast in Vergessenheit geraten, bewährt sich aber als *antiplethorisches Konstitutionsmittel* bei allen pathophysiologischen Zuständen, die auf passiver Stauung im venösen, in geringerem Maß auch im lymphatischen System basieren. Bei katarrhalischen und ekzematischen Prozessen leitet Linaria durch Aktivierung der Säftebewegung die Schärfen von den Orten der Ersatzausscheidung ab, hin zu den physiologischen Eliminationsorganen.

Inhaltsstoffe	Flavonoide, Glykoside: Linarin u.a.; Spuren von Alkaloiden
Phytotherapeutische Wirkungen	Harntreibend, schweißtreibend Äußerlich: Juckreizlindernd, wundheilend
Nebenwirkungen/ Interaktionen	–
Zubereitungsformen (innerlich/äußerlich)	Tee, Tinktur, Ø, Wildkräuterküche Äußerlich: Salbe, Umschlag Vio-Lina Lotion (www.amidor-naturkosmetik.de)
Indikationen	Ödeme, Venenentzündungen, Hämorrhoiden, unterstützend bei Blasenentzündung Äußerlich: Hautentzündung, Juckreiz, Wunden, Hämorrhoiden
Kontraindikationen	–

Sonstiges	Laut Rademacher ist das Leinkraut **das** Heilmittel des Gefäßsystems.

LINUM USITATISSIMUM – LEIN

Familie	Linaceae – Leingewächse
Synonyme	Flachs, Haarlinse, Saat-Lein, Öl-Lein, Dreschler, Flachshaar, Hornsamen, Leinwanzen, Stempenhaar u.a.
Botanik	Einjährige, krautige Pflanze
Vorkommen	• Europa, Nordafrika, Vorderasien, Nordamerika • Heute weltweit kultiviert • Verwildert auf Schüttplätzen

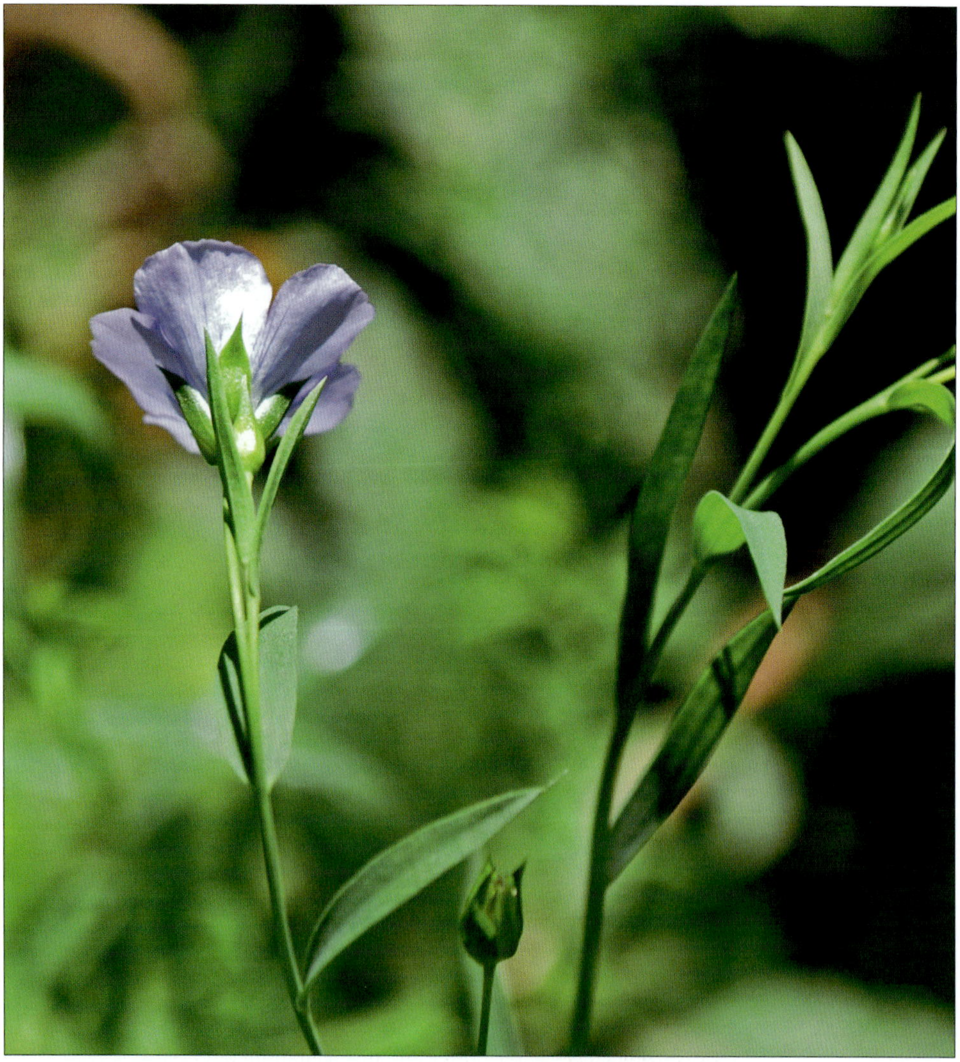

Lini semen – Leinsamen	
Humorale Qualitäten/ Geschmack	Kalt 1, feucht 1 (Kaltauszug in Wasser) Ölig-fettig, süß, geschmacklos **Leinöl:** Warm 1, feucht 1
Wirkungskriterien	**Säfteoptimierend:** • Kühlend, befeuchtend, erweichend **Leinöl:** • Wärmend, befeuchtend
Konstitutionsbezug	–
Humorales Wirkungsprofil	• Mildert gelbgallige Schärfen und übermäßige Gelbgalle • Befeuchtet und ernährt Haut und Schleimhaut • *Muzilaginosum*
Zusammenfassung	**Bei trockenheits-, cholera- und melancholerainduzierten Pathologien** Leinsamenauszüge, vor allem aber Leinöl, pflegt und regeneriert die Schleimhaut des Verdauungstraktes.

Inhaltsstoffe	Schleimstoffe, Glykoside, Phytoöstrogene: Lignane, Ballaststoffe, fette Öle
Phytotherapeutische Wirkungen	Abführend (durch Quelleffekt im Darm – gestoßene Samen mit viel Wasser einnehmen), schleimhautschützend, Darmflora regulierend, entzündungshemmend, krampflösend, cholesterinsenkend Äußerlich: Abschwellend
Nebenwirkungen/ Interaktionen	Kann die Resorption von gleichzeitig eingenommenen Medikamenten verzögern und vermindern
Zubereitungsformen (innerlich/äußerlich)	Tee, Tinktur, Ø, Einnahme ganzer Samen, Öl (kann innerhalb einer Woche ranzig werden) Äußerlich: Auflage, Einreibung
Indikationen	Verstopfung, Reizdarm, Reizmagen, Divertikulose, Schleimhautentzündungen des Magens und Darms, erhöhter Cholesterinspiegel, Durchfall (zur Reizlinderung und Bindung von Flüssigkeit im Darmlumen) unterstützend zur Regulation der Darmflora Äußerlich: Sinusitis, Gelenkschmerz, Lymphknotenschwellung, Drüsenschwellung, Schuppenflechte
Kontraindikationen	Ileus

Sonstiges	Uralte Kulturpflanze, deren Bearbeitung sich auch im Wortschatz niedergeschlagen hat: Durchhecheln – Kämmen der Fasern Rätschen – Brechen der Fasern Schäbig – minderwertiger Abfall der Fasern Universell als Nahrungsmittel, Heilmittel und für technische Belange wie Farben, Lacke, Fensterkitt verwendbar.

MALVA SILVESTRIS – MALVE

Familie	Malvaceae – Malvengewächse
Synonyme	Wilde Malve, blaue Malve, Käsepappel, großes Käslikraut, Johannispappel, Schwellkraut, Bärwinde, Rosspappel, Katzenkäse u.a.
Botanik	Zweijährige (tlw. mehrjährige), krautige Pflanze Verwendet wird auch: **Malva neglecta, Wegmalve** tlw. auch **Alcea rosa, Stockmalve**
Vorkommen	• Europa, Nordafrika, Balkan • An Wegrändern, auf Schuttplätzen und an sonnigen Hängen

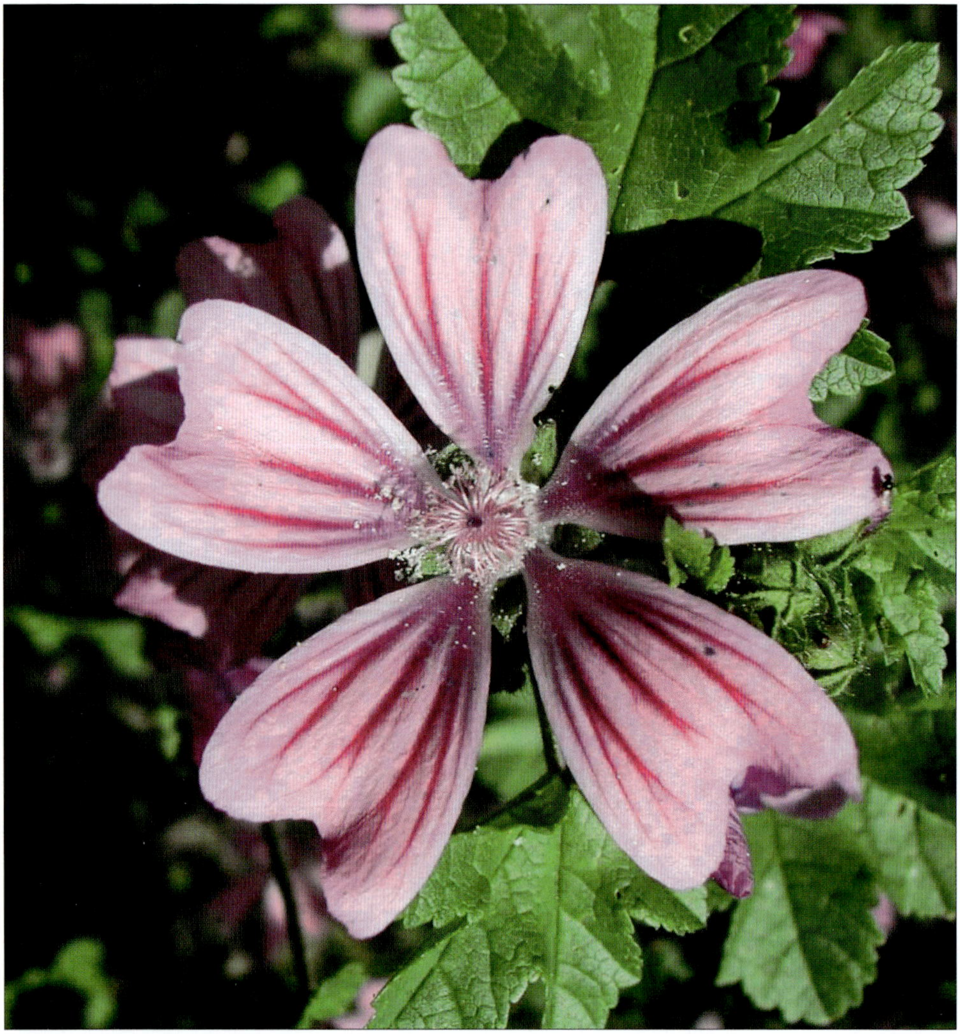

Malvae flos/folium – Malvenblüte/-blatt	
Humorale Qualitäten/ Geschmack	Neutral – warm 1, feucht 2 Schleimig, süßlich, geschmacklos
Wirkungskriterien	**Säfteoptimierend:** • Befeuchtend, erweichend
Konstitutionsbezug	–
Humorales Wirkungsprofil	• Fördert physiologisches Phlegma • Dämpft gelbgallige Schärfen und übermäßige Gelbgalle • Glättet, schützt und regeneriert die Schleimhäute • *Muzilaginosum*
Zusammenfassung	**Bei hitze- und trockenheitsinduzierten Pathologien** Malve *regeneriert die Schleimhaut* der oberen Atem- und der Verdauungswege, wenn sie durch Katarrhe, unangepasste Lebensweise, Stress, trocknende Nahrungs- oder Arzneimittel in Mitleidenschaft gezogen wurden.

Inhaltsstoffe	**Blatt:** Schleimstoffe, Gerbstoffe, Flavonoide **Blüte:** Anthocyane, Schleimstoffe, Gerbstoffe, wenig ätherische Öle
Phytotherapeutische Wirkungen	Erweichend, entzündungshemmend, krampflösend, schleimhautschützend, reizlindernd, mild abführend Äußerlich: Wundheilend, hautberuhigend
Nebenwirkungen/ Interaktionen	Kann Resorption gleichzeitig eingenommener Medikamente verzögern und vermindern
Zubereitungsformen (innerlich/äußerlich)	Tee, Tinktur, Ø, Presssaft, Fertigarzneimittel, Wildkräuterküche Äußerlich: Gurgelwasser, Salbe, Umschlag, Bad
Indikationen	Atemwegserkrankungen, trockener Reizhusten, Schleimhautentzündung im Mund und Rachen/Magen und Darm, Zahnfleischentzündung Äußerlich: Wunden, Umlauf, Hautrisse, Druckstellen von Prothesen im Mund
Kontraindikationen	–

Sonstiges	**Name:** Malve vom griech. „malakos“ = weich, Käse der scheibenförmigen, käselaibartigen Früchte wegen, Pappel wegen der früheren Verwendung als Brei („Pappe“) „Die Malve im Garten lässt den Doktor draußen warten.“ *Volksmund*

MARRUBIUM VULGARE – ANDORN

Familie	Lamiaceae – Lippenblütler
Synonyme	Mutterkraut, Berghopfen, Helfkraut, weißer Andorn, gemeiner Andorn, weißer Dorant, Mauerandorn, Antonitee, Gott-Hülf, Lungendank, Brustkraut, Schwindsuchtkräutel u.a.
Botanik	Ausdauernder Halbstrauch
Vorkommen	• Europa, Asien, Amerika, Australien • Auf Ruderalflächen, in Magerwiesen, an Wegrändern

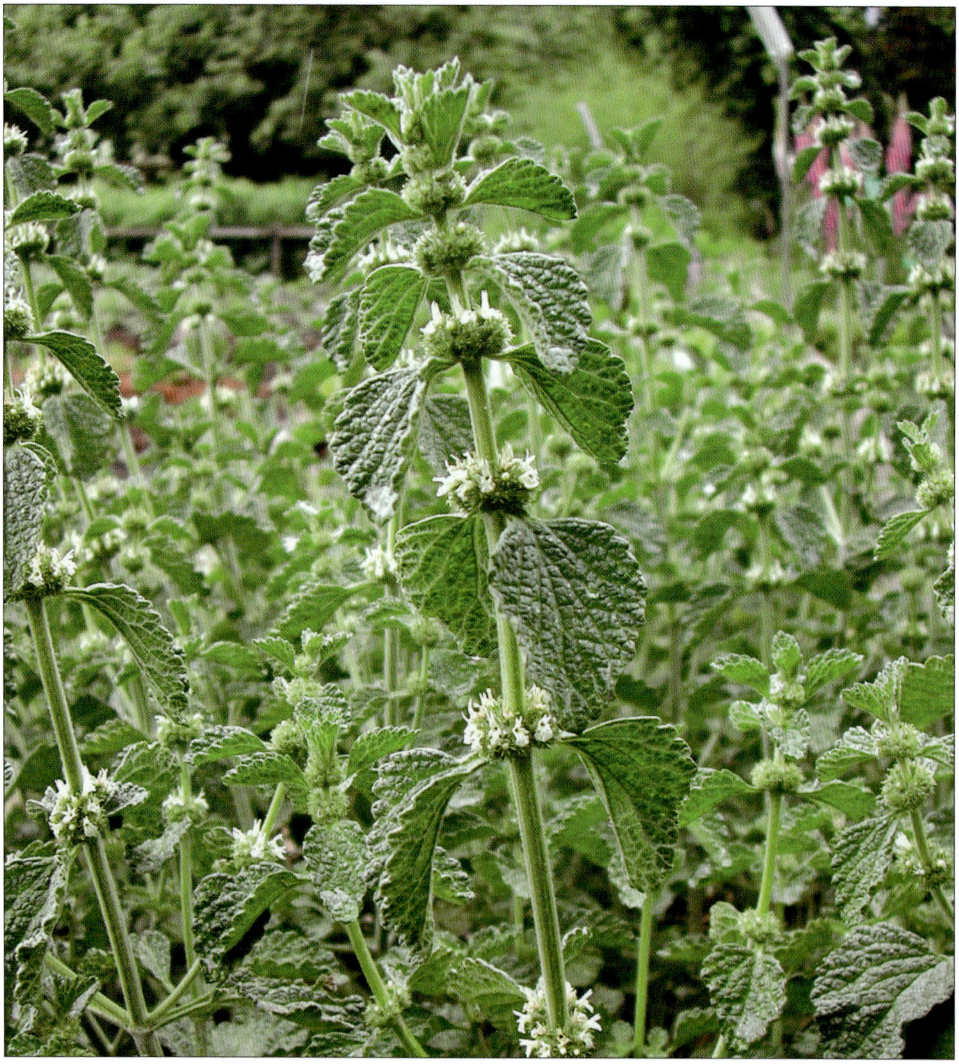

Marrubii herba – Andornkraut	
Humorale Qualitäten/ Geschmack	Warm 2, trocken 3 Bitter, etwas salzig
Wirkungskriterien	**Säfteoptimierend:** • Fördert die Coctio • Wärmend, trocknend • Vermindert zähe Feuchtigkeit **Säfteableitend:** • Übermäßige Gelbgalle, GG-Schärfen • Übermäßige Schwarzgalle, SG-Schärfen
Konstitutionsbezug	• Atonisch-asthenische Konstitution
Humorales Wirkungsprofil	• Erwärmt und zerteilt zähen Schleim in den Atem- und Verdauungswegen • Erwärmt und tonisiert den Magen • Erwärmt, öffnet und entstaut die Leber und Milz
Zusammenfassung	**Bei feuchtigkeits-, cholera- und melancholerainduzierten Pathologien** Andorn erwärmt die Verdauungsorgane, fördert durch deren *Tonisierung* die Kochungen und damit die Energiegewinnung. Die heute beinahe vergessene Heilpflanze eignet sich deshalb im Speziellen bei erschöpften, melancholischen, asthenischen Zuständen.

Inhaltsstoffe	Bitterstoffe: Marrubiin u.a.; Gerbstoffe, ätherische Öle, Schleimstoffe
Phytotherapeutische Wirkungen	Verdauungsfördernd, appetitanregend, entzündungshemmend, schleimlösend, auswurffördernd, leber-galleanregend Äußerlich: Entzündungshemmend
Nebenwirkungen/ Interaktionen	Überdosierung: Durchfall, Herzarrhythmien
Zubereitungsformen (innerlich/äußerlich)	Tee, Tinktur, Ø, Presssaft, Fertigarzneimittel, Wildkräuterküche Äußerlich: Bad, Umschlag
Indikationen	Verdauungsschwäche, Appetitlosigkeit, Dyspepsie, Atemwegskatarrhe, Leber-Galle-Pankreasfunktionsschwäche Äußerlich: Hautausschlag, Ekzem
Kontraindikationen	Magen-Darmgeschwüre, Gallenwegsverschluss

Sonstiges	Andorn ist eine der ältesten schriftlich überlieferten Heilpflanzen. „Zwar brennt er scharf im Munde und sein Geschmack unterscheidet sich sehr vom Geruch: Er duftet süß, schmeckt aber scharf. Er kann jedoch starke Beklemmung der Brust lindern, wenn man ihn als bitteren Trank zu sich nimmt. Sollten Stiefmütter je feindselig bereitete Gifte mischen in das Getränk oder in trügenden Speisen verderblich Eisenhut mengen, so scheucht ein Trank des heilkräftigen Andorn, unverzüglich genommen, die drohende Lebensgefahr.“ *Walahfried Strabo, 9. Jahrhundert*

MATRICARIA RECUTITA – ECHTE KAMILLE

Familie	Asteraceae – Korbblütler
Synonyme	**Matricaria chamomilla, Chamomilla recutita** Mutterkraut, Marienkraut, Apfelblümchen, Öpfelchrut, Kummerblume, Kammerblume, Mägdeblume, Chummerchrut u.a.
Botanik	Einjähriges Kraut
Vorkommen	• Europa, Asien, Nordafrika, Nordamerika, Australien • An Wegrändern, auf Brachfeldern, Wiesen und Schuttplätzen

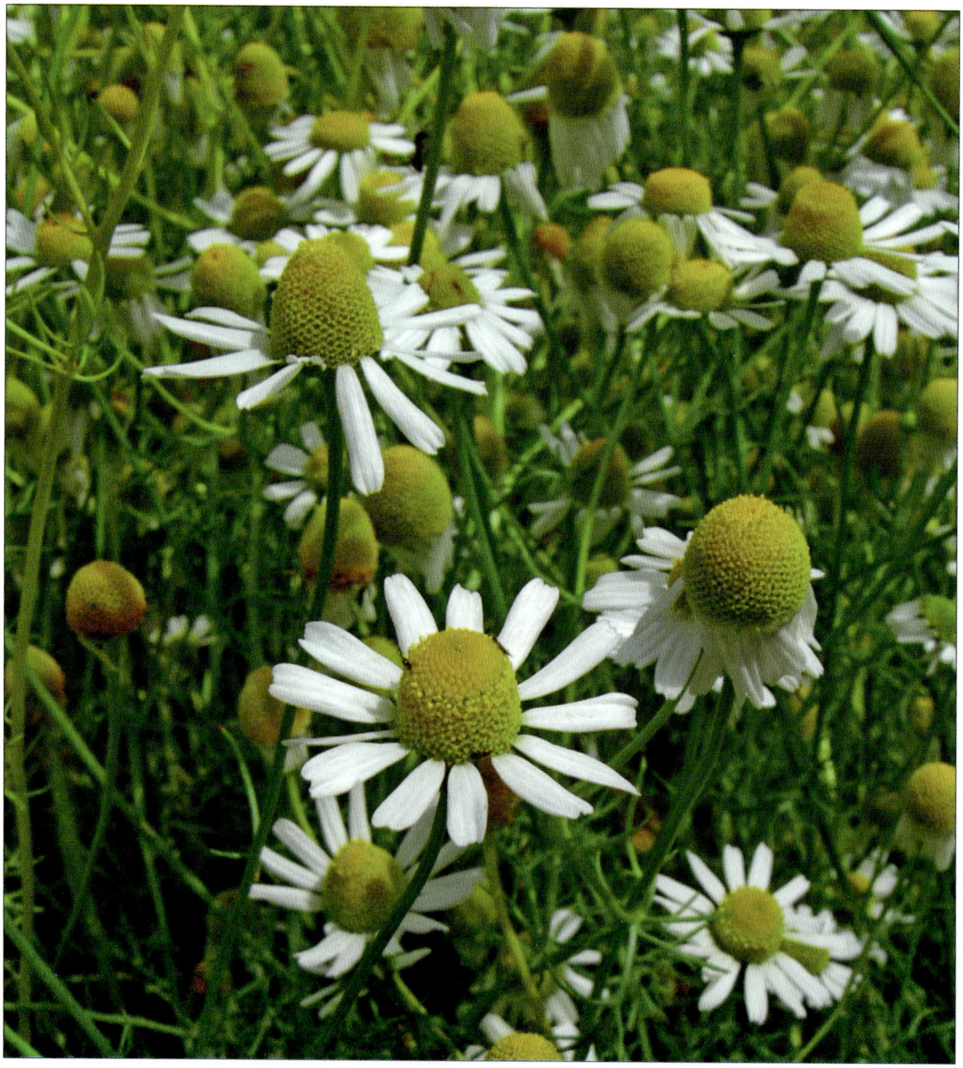

Matricariae flos – **Kamillenblüte**	
Humorale Qualitäten/ Geschmack	Warm 1, trocken 1–2 Süßlich, bitter Je länger gezogen, desto kühler und feuchter wird der Auszug
Wirkungskriterien	**Säfteoptimierend:** • Wärmeregulierend, öffnend, erweichend • Vermindert zähe und verunreinigte Feuchtigkeit • Dämpfend bei überhitztem Magen
Konstitutionsbezug	• Gastrische Konstitution • Spasmophile Diathese • Kamille hat eine untergeordnete Bedeutung als Konstitutionsmittel
Humorales Wirkungsprofil	• Harmonisiert und öffnet den überhitzten Magen, die gestaute Leber, Milz, Niere und Gebärmutter • Erwärmt und zerteilt zähen Schleim
Zusammenfassung	**Bei kälte-, cholera- und feuchtigkeitsinduzierten Pathologien**

Inhaltsstoffe	Ätherische Öle: Chamazulen u.a.; Flavonoide, Schleimstoffe, Cumarine, Gerbstoffe
Phytotherapeutische Wirkungen	Karminativ, magenberuhigend, krampflösend, allgemein beruhigend, entzündungshemmend, antibakteriell, antimykotisch, ulkusprotektiv, schmerzlindernd, darmfloraregulierend Äußerlich: Entzündungshemmend, wundheilungsfördernd, keimhemmend, granulationsfördernd
Nebenwirkungen/ Interaktionen	Allergiepotenzial, mögliche Umkehrwirkung bei hoher Dosierung oder Langzeitanwendung Entfallen bei einer spagyrischen oder potenzierten Anwendung!
Zubereitungsformen (innerlich/äußerlich)	Tee,Tinktur, Ø, Fertigarzneimittel Äußerlich: Inhalation, Bad, Spülung, Kompresse, Zäpfchen, Räucherung
Indikationen	Verdauungsbeschwerden, Magen-Darmkrämpfe, Schleimhautentzündung im Atem- und Verdauungstrakt, Dysmenorrhoe, Menstruationskrampf Äußerlich: Wunden, Entzündungen im Anal- und Genitalbereich, Hautentzündung, Sinusitis, Zahnungsschmerz, Zahnfleischentzündung
Kontraindikationen	Korbblütlerallergie Entfällt bei einer spagyrischen oder potenzierten Anwendung!

Matricariae flos – Kamillenblüte	
Sonstiges	**Name:** Lat. „matrix“ = Gebärmutter **Signatur:** Hohles Blütenköpfchen als Bezug zur Wirkung auf die Hohlorgane Magen, Darm, Gebärmutter. In potenzierter Galenik (z.B. Chamomilla D4) wirkt das Mittel allgemein beruhigend, entspannend und wird häufig in der Kinderheilkunde eingesetzt bei zornigen, aggressiven, unzufriedenen Kindern mit Bauchkrämpfen und bei Zahnungsbeschwerden. Eine Backe ist rot, die andere weiß. In solchen Fällen sollte Chamomilla nur so lange gegeben werden, wie die Symptome bestehen. Wird das Mittel darüber hinaus verabreicht, können die betreffenden Kinder eine ‚Arzneimittelprüfung‘ durchmachen und die oben genannten sowie weitere Symptome des homöopathischen Arzneimittelbildes entwickeln. „Die Kraft, das Weh im Leib zu stillen, verlieh der Schöpfer den Kamillen. Sie blühn und warten unverzagt auf jemanden, den das Bauchweh plagt. Der Mensch jedoch in seiner Pein glaubt nicht an das, was allgemein zu haben ist. Er schreit nach Pillen. Verschont mich, sagt er, mit Kamillen, um Gotteswillen!“ *Karl Heinrich Waggerl*

MELILOTUS OFFICINALIS – STEINKLEE

Familie	Fabaceae – Schmetterlingsblütler
Synonyme	Gelber Steinklee, Honigklee, Mottenklee, Schabenklee, Guldenklee, Traubenklee, Hirzklee, Schotenklee, Siebengezeit, Schnupftabaksklee u.a.
Botanik	Ein- bis zweijährige, krautige Pflanze
Vorkommen	• Europa, Mittelasien • Auf trockenen Magerwiesen, Schuttplätzen und an Wegrändern

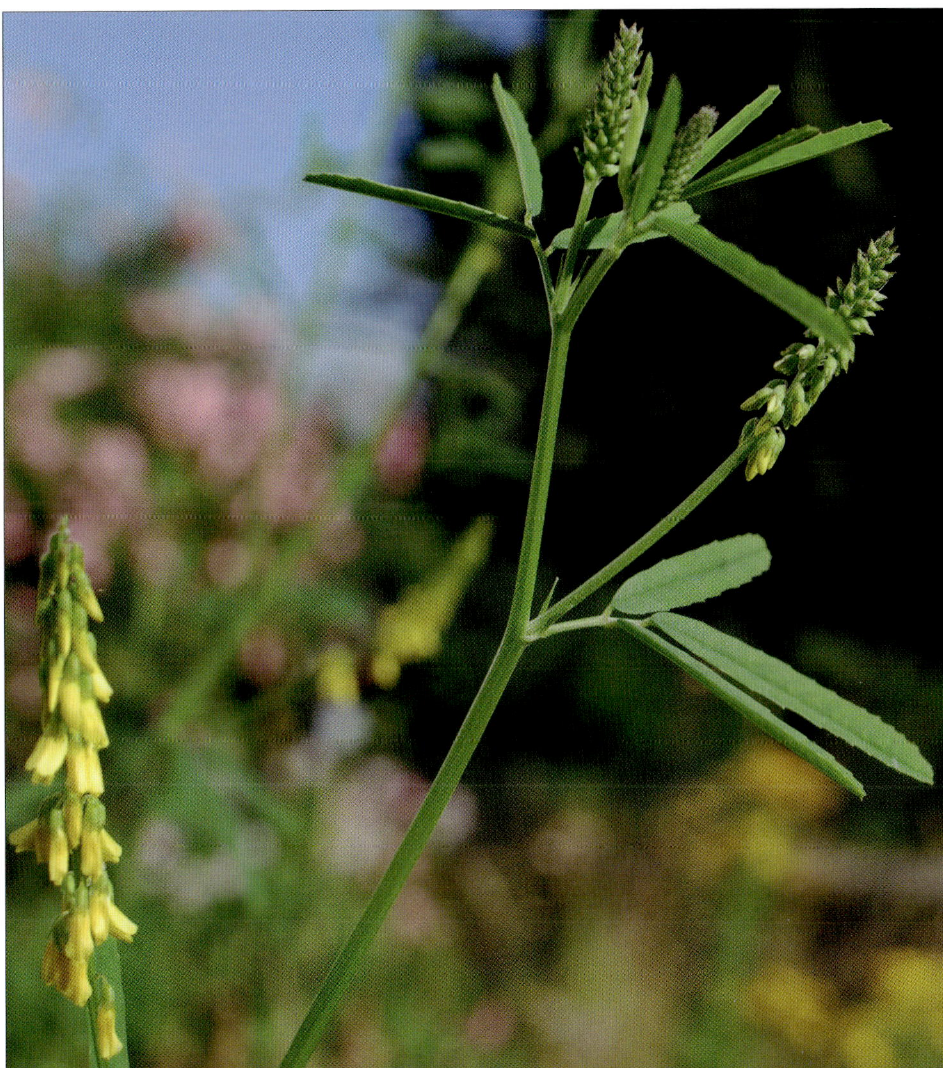

Meliloti herba – Steinkleekraut	
Humorale Qualitäten/ Geschmack	Warm 1, neutral Süß, etwas bitter und salzig
Wirkungskriterien	**Säfteoptimierend:** • Wärmend, erweichend • Vermindert zähe Feuchtigkeit **Säftebewegend:** • Feuchtigkeit
Konstitutionsbezug	• Plethorische Konstitution
Humorales Wirkungsprofil	• Erwärmt, bewegt und zerteilt zähe Feuchtigkeit • Lymphflussfördernd
Zusammenfassung	**Bei Kälte- und Feuchtigkeitspathologien** Steinklee eignet sich nicht nur bei *Stauungspathologien* im Zusammenhang mit Krampfaderleiden der Beine, sondern bei vielerlei weiteren plethorischen Zuständen mit Symptomatik im Kopf und Abdomen. Melilotus ist ein *Lymph- und Venenmittel* mit vorwiegend symptomorientiertem, organotropem Wirkungsansatz bei Ödemen, die auf lymphatischer und/oder venöser Insuffizienz beruhen. Die konstitutionell stabilisierende Wirkung ist weniger ausgeprägt.

Inhaltsstoffe	Cumarine, Flavonoide, ätherische Öle, Schleimstoffe, Saponine
Phytotherapeutische Wirkungen	Gefäßabdichtend, gefäßspasmolytisch, krampflösend, steigert den venösen Rückfluss, antiödematös, entzündungswidrig, lymphflussanregend, schmerzstillend, leicht blutverdünnend Äußerlich: Wundheilend, entzündungshemmend, abschwellend, schmerzstillend
Nebenwirkungen/ Interaktionen	Bei Überdosierung: Nasenbluten, Kopfschmerz Vorsicht in der Schwangerschaft
Zubereitungsformen (innerlich/äußerlich)	Tee, Tinktur, Ø, Fertigarzneimittel, Wildkräuterküche Äußerlich: Salbe, Umschlag, Zäpfchen, Kräuterkissen, Räucherung
Indikationen	Krampfadern, schwere Beine, Ödeme, Wadenkrampf, Hämorrhoiden, Lymphstau, Drüsenschwellung Äußerlich: Prellung, Verstauchung, Bluterguss, Lymphstau, Drüsenschwellung, Krampfadern
Kontraindikationen	Antikoagulanzien-Einnahme u.U. Schwangerschaft

Sonstiges	Aus der Erkenntnis, dass verrottender Steinklee bei Kühen blutverdünnend wirkt, wurde der Blutverdünner Marcumar (CH: Marcoumar) entwickelt.

MELISSA OFFICINALIS – MELISSE

Familie	Lamiaceae – Lippenblütler
Synonyme	Zitronenmelisse, Zitronenkraut, Bienensaug, Bienenkraut, Immenblatt, Frauenwohl, Herzkraut, Herztrost, Ivenkraut u.a.
Botanik	Ausdauernde, krautige Pflanze
Vorkommen	• Süd-, Mitteleuropa, Nordamerika, Vorderasien • Vielerorts kultiviert und verwildert

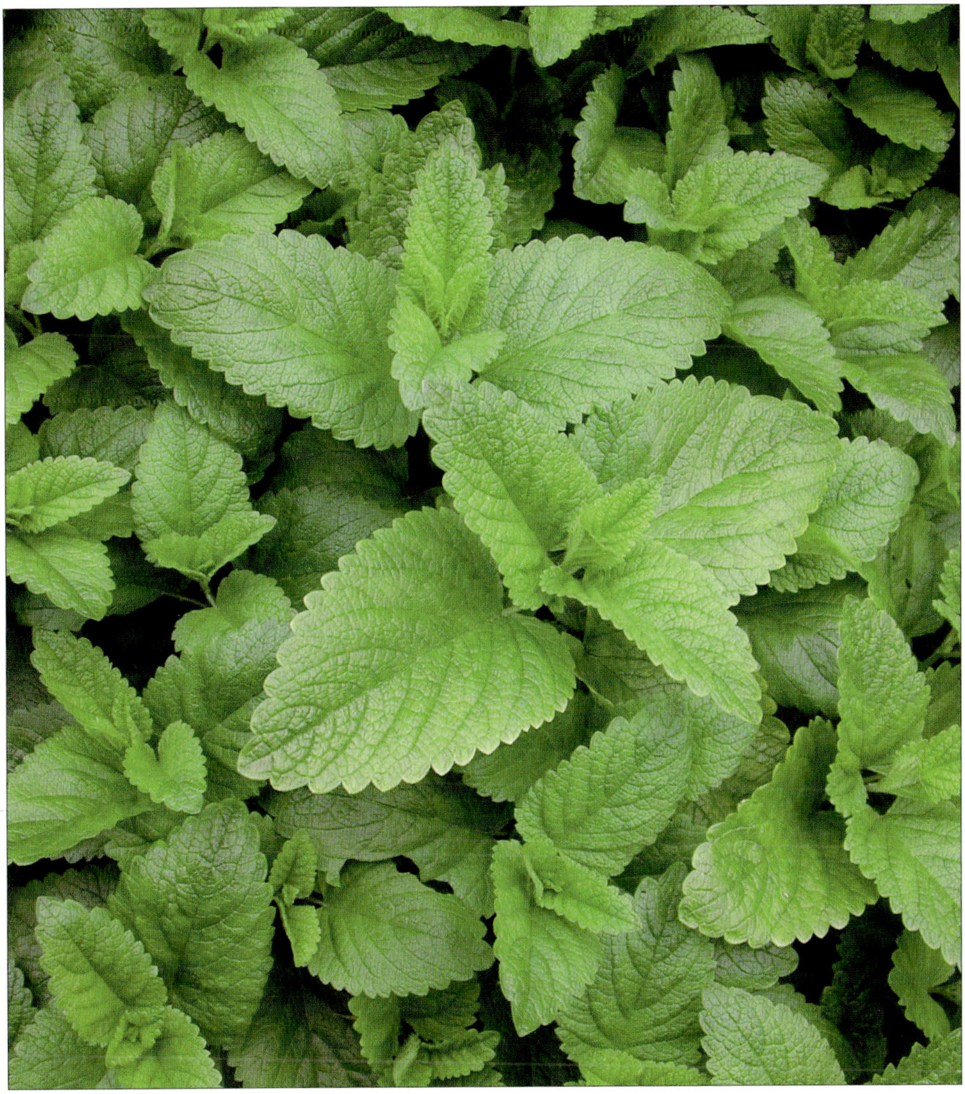

Melissae folium – Melissenblatt	
Humorale Qualitäten/ Geschmack	Warm 2, trocken 1–2 Süß
Wirkungskriterien	**Säfteoptimierend:** • Fördert die Coctio • Wärmend, verdünnend • Vermindert zähe Feuchtigkeit **Säfteableitend:** • Übermäßige Gelbgalle, GG-Schärfen • Übermäßige Schwarzgalle, SG-Schärfen
Konstitutionsbezug	• Neurogene Konstitution • Melanchologene Konstitution • Atonisch-asthenische Konstitution
Humorales Wirkungsprofil	• Leitet übermäßige Schwarzgalle und SG-Schärfen ab („treibt schwarzgallige Dämpfe aus Blut und Geist“) • Leitet übermäßige Hitze der Gelbgalle ab • Erwärmt und zerteilt Feuchtigkeit • Erwärmt und öffnet den Magen, die Leber und Milz • Erwärmt und stärkt das Herz, die Nerven und das Gemüt („erfreut das Herz und den Verstand“)
Zusammenfassung	**Bei kälte-, cholera- und feuchtigkeitsinduzierten Pathologien** Die Melisse besitzt verschiedene Ansatzorte für die Entfaltung ihrer Wirkung – besonders gilt dies jedoch für Herz, Magen/Darm und Psyche im Zusammenhang mit melancholischen Zuständen.

Inhaltsstoffe	Ätherische Öle, Gerbstoffe, Flavonoide, Bitterstoffe, Schleimstoffe
Phytotherapeutische Wirkungen	Beruhigend, stimmungsaufhellend, magenstärkend, karminativ, leber-galleanregend, kreislaufstärkend, entzündungshemmend Äußerlich: Antiviral (spezifisch bei Herpes labialis), entzündungshemmend
Nebenwirkungen/ Interaktionen	–
Zubereitungsformen (innerlich/äußerlich)	Tee, Tinktur, Ø, Sirup, Fertigarzneimittel (Melissengeist), Wildkräuterküche Äußerlich: Bad, Salbe, Kompresse
Indikationen	Unruhe, nervöse Einschlafstörung, nervöse Verdauungsbeschwerden, Magen-Darmkrämpfe, Dyspepsie, nervöse Herzbeschwerden, Herzklopfen, Wetterfühligkeit Äußerlich: Herpes labialis, Hautentzündung
Kontraindikationen	–

Melissae folium – **Melissenblatt**	
Sonstiges	**Mythologie:** Die Nymphe Melissa ernährte – in Gestalt einer Biene – den jungen Gott Zeus, als er in Kreta aufwuchs. **Signatur:** Tieferliegende Blätter in Herzform **Hildegard von Bingen** zur „Binsuga“: „Man lacht gern, wenn man sie riecht, da sie das Herz freudig stimmt.“ **Paracelsus:** „Melissa ist von allen Dingen, die die Erde hervorbringt, die beste Pflanze für das Herz.“

MENTHA PIPERITA – PFEFFERMINZE

Familie	Lamiaceae – Lippenblütler
Synonyme	Minze, Edelminze, englische Minze, Teeminze, Katzenkraut, Mutterkraut, Balsam u.a.
Botanik	Ausdauernde, krautige Pflanze Mehrfachhybrid mit starker Neigung, zu Verwildern Neben der Pfefferminze werden auch andere Minzenarten verwendet: z.B. **Mentha spicata var. crispa, Krauseminze.**
Vorkommen	• Ursprünglich Ostasien • Heute weltweit kultiviert und vielerorts verwildert

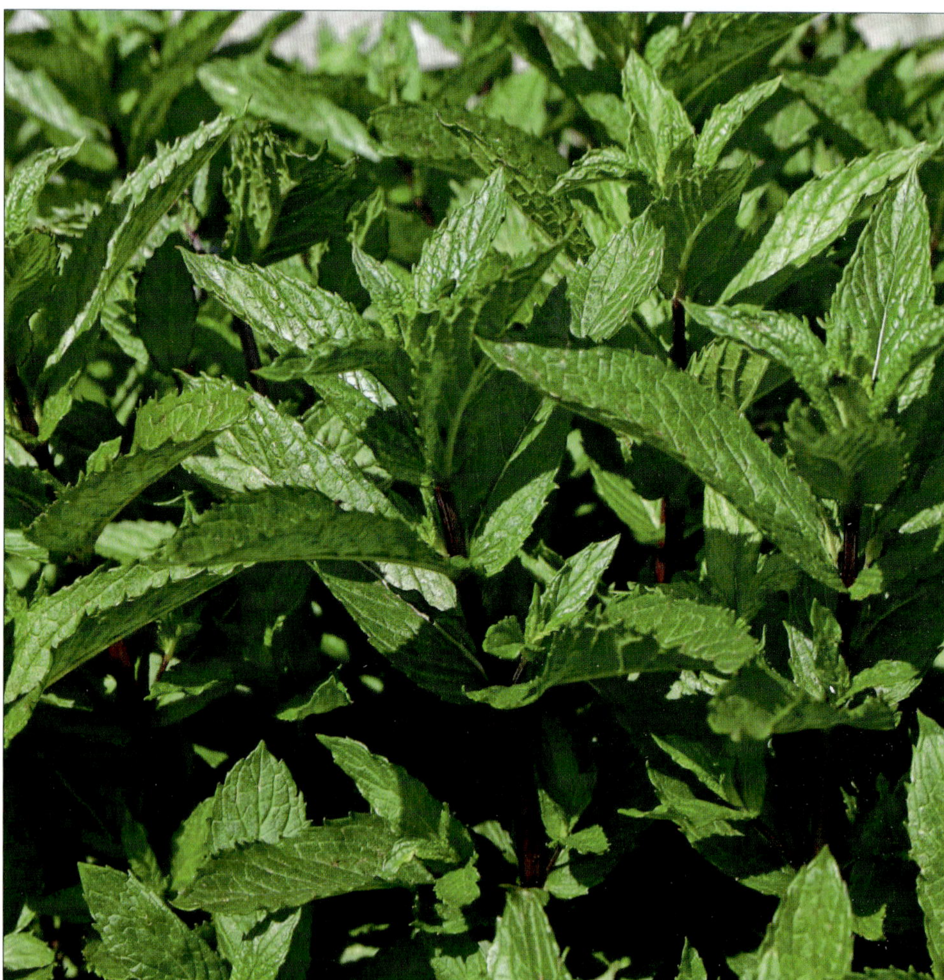

Menthae (piperitae) folium – Pfefferminzeblatt	
Humorale Qualitäten/ Geschmack	Warm 2, trocken 2 Etwas bitter, scharf **Äußerliche Anwendung:** Kalt 1, trocken 2
Wirkungskriterien	**Säfteoptimierend:** • Fördert die Coctio • Wärmend, verdünnend **Säfteableitend:** • Übermäßige Gelbgalle, GG-Schärfen
Konstitutionsbezug	–
Humorales Wirkungsprofil	• Erwärmt und öffnet den Magen und die kalte Leber • Leitet ein Übermaß an Gelbgalle und GG-Schärfen ab • Kann im Übermaß Gelbgalle fördern
Zusammenfassung	**Bei cholera- und phlegmainduzierte Pathologien** Menthae folium ist ein gutes Geschmackskorrigens in Drogenmischungen mit GG-ableitender Wirkung.

Inhaltsstoffe	Ätherische Öle: Menthol u.a.; Flavonoide, Gerbstoffe, Bitterstoffe
Phytotherapeutische Wirkungen	Verdauungsfördernd, karminativ, leber-galleanregend, krampflösend, antiemetisch Äußerlich: Kühlend (durch Senkung der Reizschwelle der Haut-Kälterezeptoren), juckreizstillend, lokal schmerzstillend
Nebenwirkungen/ Interaktionen	Kann in hohen Dosen bei Stillenden die Milchbildung vermindern Reines ätherisches Minzenöl: Allergiepotenzial
Zubereitungsformen (innerlich/äußerlich)	Tee, Tinktur, Ø, Fertigarzneimittel, Sirup, Kapseln Äußerlich: Bad, Mundwasser, Inhalation, Räucherung
Indikationen	Magen-Darmkrämpfe, Dyspepsie, Reizmagen, Leber-Galle-Pankreasfunktionsschwäche, Reiseübelkeit, Atemwegskatarrhe, Erkältung Äußerlich: Juckreiz, Husten, Erkältung, Kopfschmerzen
Kontraindikationen	Magen-Darmgeschwüre, Gallenwegsverschluss, Stillzeit

Sonstiges	„Will jemand alle Eigenschaften der Minze nennen können, muss er wissen, wie viele Fische im Roten Meer schwimmen.“ *Walahfried Strabo, 9. Jahrhundert*

MYOSOTIS ARVENSIS – VERGISSMEINNICHT

Familie	Boraginaceae – Raublattgewächse
Synonyme	Mausöhrlein, Ackervergissmeinnicht, Leuchte, Wunderblume, Himmelsschlüssel, Herrgottsblume, Schwarzwurz u.a.
Botanik	Ein- bis zweijährige, krautige Pflanze
Vorkommen	• Europa, Asien, Nordafrika, Nordamerika • Auf Äckern und an Wegrändern

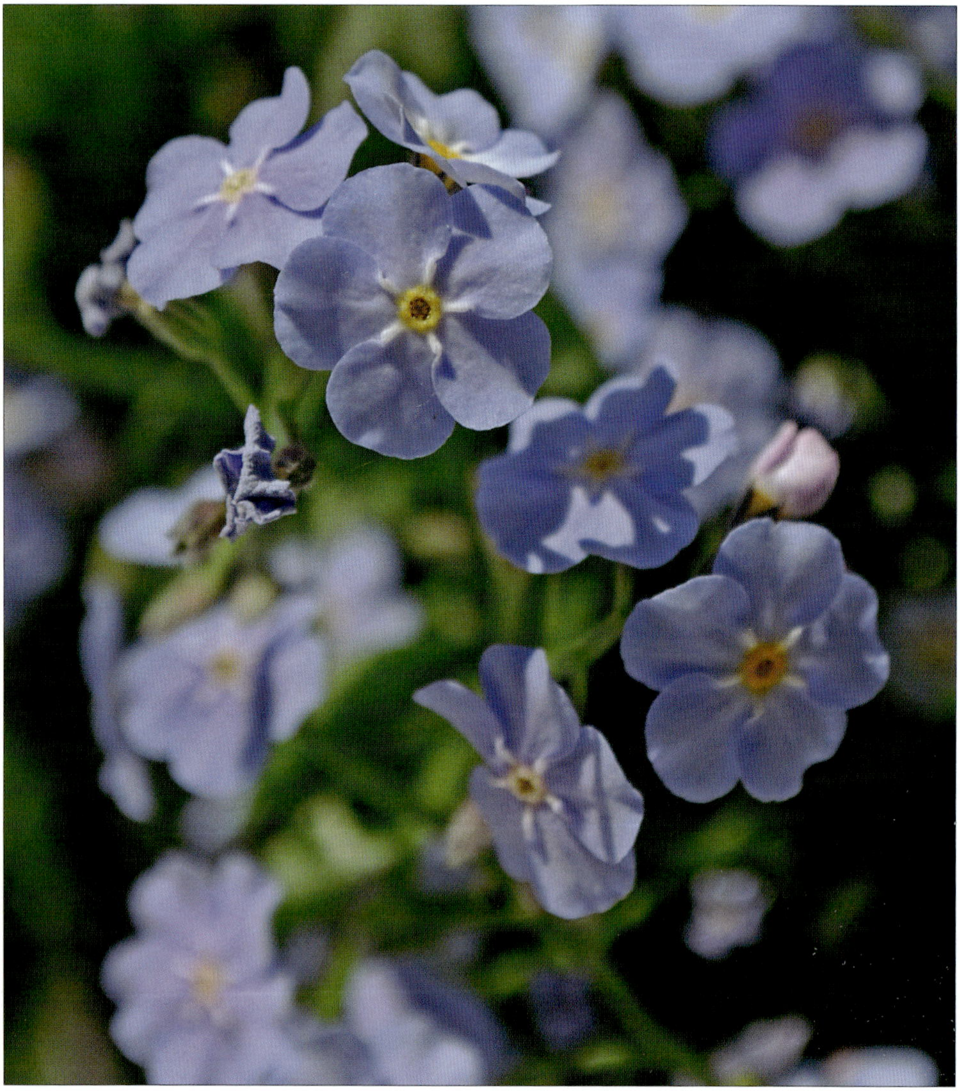

Myosotis herba – Vergissmeinnichtkraut	
Humorale Qualitäten	Warm 1, trocken 2
Wirkungskriterien	**Säfteoptimierend:** • Leicht wärmend • Vermindert zähe Feuchtigkeit **Säftebewegend:** • Feuchtigkeit
Konstitutionsbezug	–
Humorales Wirkungsprofil	• Erwärmt und zerteilt zähe Feuchtigkeit • Lymphflussanregend
Zusammenfassung	**Bei Skrofulose und anderen Phlegmapathologien** Trotz seines Namens ist das Vergissmeinnicht als Heilpflanze beinahe in Vergessenheit geraten. Alle Zustände, bei denen sich *skrofulöse Prozesse* auf der Haut und den Schleimhäuten, besonders des Atmungssystems manifestieren, gehören zum Einsatzgebiet dieses Mittels in der Konstitutionstherapie.

Inhaltsstoffe	Gerbstoffe, Schleimstoffe, Kieselsäure, Alkaloide in Spuren
Phytotherapeutische Wirkungen	Entzündungshemmend, tonisierend, auswurffördernd
Nebenwirkungen/ Interaktionen	–
Zubereitungsformen (innerlich/äußerlich)	Ø, Fertigarzneimittel, Wildkräuterküche, auch in potenzierter oder spagyrischer Form
Indikationen	Durchfall, Lymphknotenschwellung, Husten, Verdauungsbeschwerden, Schleimhautkatarrhe
Kontraindikationen	–

Sonstiges	**Name:** Von griech. „Mausöhrchen“, allerdings wurden in alten Kräuterbüchern unter diesem Namen verschiedenste Heilpflanzen beschrieben. Die Legende erzählt, die Pflanze habe ihren Namen erhalten, nachdem sie sich nach der Erschaffung der Welt den ihr gegebenen Namen einfach nicht merken konnte. Auch ins Reich der Legenden gehört folgende Heilanpreisung: „Die Wurzel angehenkt soll die Buhler holdselig und werth machen.“ *Lonicerus* „Mit frauen minniglich sol man reden von Claidern reichlich und von Plumen geben Vergißmeinnicht.“ *mittelalterlicher Spruch*

OENOTHERA BIENNIS – NACHTKERZE

Familie	Onagraceae/Oenotheraceae – Nachtkerzengewächse
Synonyme	Nachthimmelschlüssel, Rapontikawurzel, Schinkenkraut, Sommerstern, Abendblume, Eierblume, gelbe Rapunzel, stolzer Heinrich u.a.
Botanik	Zweijährige, krautige Pflanze
Vorkommen	• Nordamerika, in Europa eingeschleppt und weit verbreitet • An Straßenrändern und Bahndämmen, auf Ruderalflächen

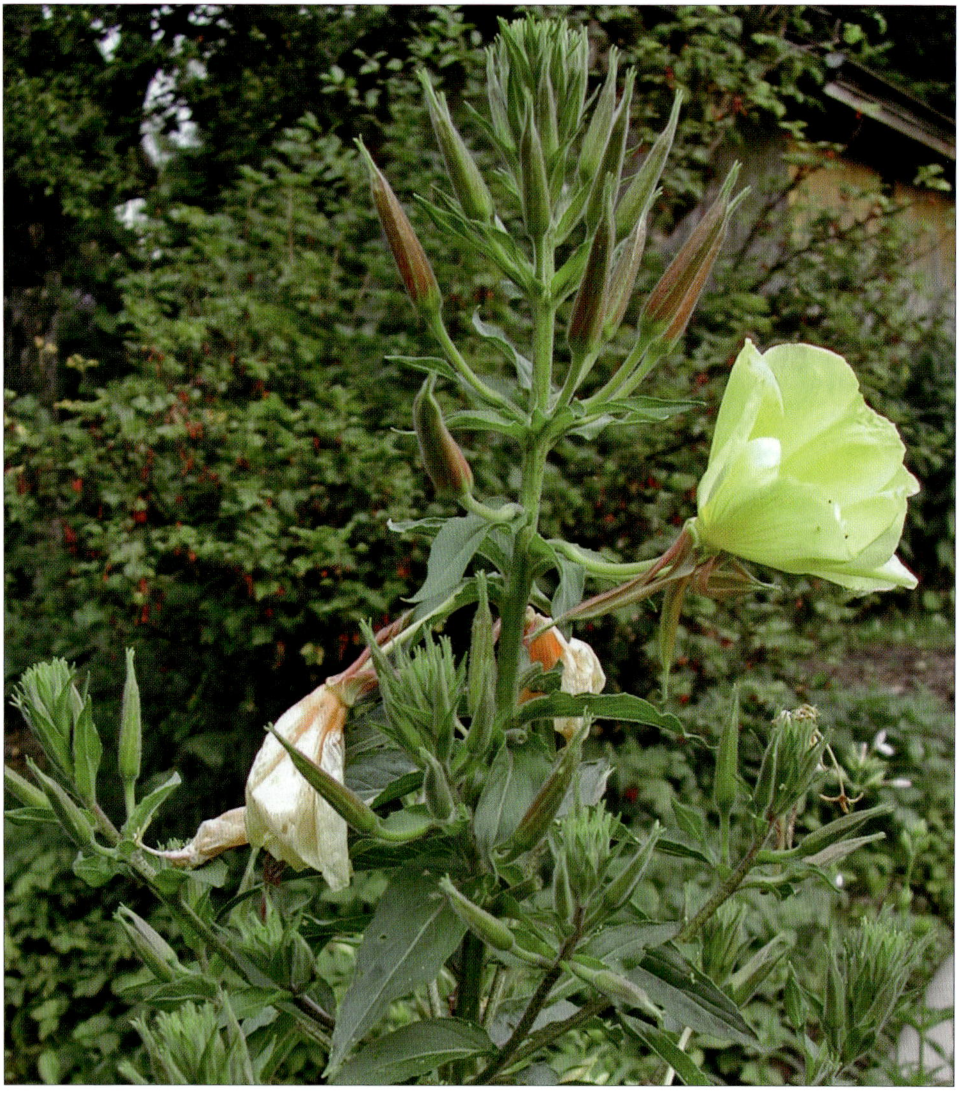

Oenotherae semen – Nachtkerzensame	
Humorale Qualitäten/ Geschmack	**Nachtkerzenöl:** Warm 1, neutral – feucht 1 Ölig-fettig
Wirkungskriterien	**Säfteoptimierend:** • Wärmend, befeuchtend
Konstitutionsbezug	–
Humorales Wirkungsprofil	• Mildert die Aggressivität von GG- und SG-Schärfen • Erweicht, befeuchtet und nährt Haut und Gewebe
Zusammenfassung	**Bei cholera- und trockenheitsinduzierten Pathologien** Die Nachtkerze reguliert hitzige und trockene Prozesse auf Haut und Schleimhaut. Das optimale Funktionieren dieser Grenzflächen ist ein wichtiger Ansatz in der Therapie von allergischen Reaktionen.

Inhaltsstoffe	Fettsäuren: Gamma-Linolensäure u.a.; Phytosterine
Phytotherapeutische Wirkungen	Entzündungshemmend, schmerzlindernd, Allergieneigung vermindernd, antiarteriosklerotisch, hautstoffwechselregulierend Äußerlich: Entzündungshemmend, hautstoffwechselregulierend
Nebenwirkungen/ Interaktionen	**Interaktion:** Soll bei gemeinsamer Einnahme mit Neuroleptika Epilepsie auslösen können.
Zubereitungsformen (innerlich/äußerlich)	Öl, Kapseln, Fertigarzneimittel, Wildkräuterküche Äußerlich: Einreibungen
Indikationen	Allergie, Entzündung, Schmerzen, Rheuma, PMS, Wechseljahrbeschwerden, Dysmenorrhoe, Hautausschlag Äußerlich: Ekzem, Hautausschlag, Neurodermitis, Schuppenflechte, trockene Haut
Kontraindikationen	–

Sonstiges	Die Nachtkerze ist ein Beispiel für den gelungenen Umgang mit Neophyten. Eingewanderte Pflanzen, die sich uns aufdrängen, können zwar eingedämmt werden – ein Ausrotten ist meistens weder machbar noch sinnvoll. Es gilt, sich mit den Zuwanderern auseinanderzusetzen, ihre Eigenschaften und Qualitäten zu studieren. Die Nachtkerze zeigt, dass sich uns dabei nicht nur neue Nahrungs-, sondern vielleicht auch Heilmittel erschließen können.

OLEA EUROPAEA – OLIVENBAUM

Familie	Oleaceae – Ölbaumgewächse
Synonyme	Ölbaum
Botanik	Mehrere hundert Jahre alt werdender, immergrüner Baum
Vorkommen	• Mittelmeerraum, naher Osten • Seit Jahrtausenden kultiviert

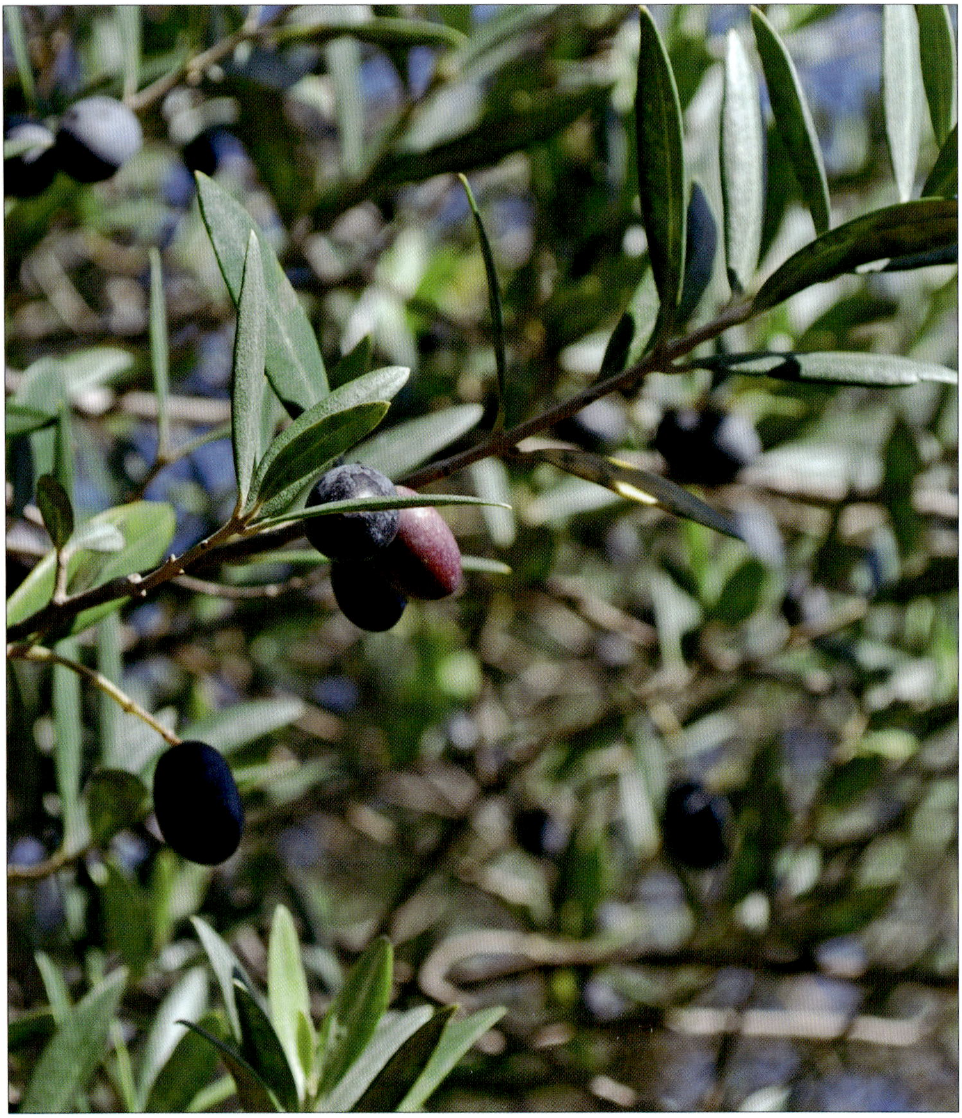

Oleae folium – Olivenblatt	
Humorale Qualitäten/ Geschmack	Warm 1, trocken 1 Herb, bitter Oliven in Salzlake eingelegt: Kalt 2, trocken 2 **Olivenöl:** Warm 2, feucht 1
Wirkungskriterien	**Säfteoptimierend:** • Fördert die Coctio • Wärmend, zusammenziehend
Konstitutionsbezug	–
Humorales Wirkungsprofil	• Erwärmt und öffnet die Gefäße, die Leber • Vermindert zähe Feuchtigkeit • *Öl:* Wärmt und zerteilt Phlegma und befeuchtet Haut und Schleimhaut
Zusammenfassung	**Bei kälte- und feuchtigkeitsinduzierten Pathologien**

Inhaltsstoffe	Saponine, Bitterstoffe: Oleuropaein; Flavonoide, Glykoside
Phytotherapeutische Wirkungen	Blutdrucksenkend durch periphere arterielle Gefäßerweiterung, koronardilatierend, antiarteriosklerotisch, antiarrhythmisch, leber-galleanregend, entzündungshemmend
Nebenwirkungen/ Interaktionen	Selten Magenreizung
Zubereitungsformen (innerlich/äußerlich)	Tee (hier unüblich), Tinktur, Ø, Fertigarzneimittel
Indikationen	Arteriosklerose, Hypertonie, Leber-Gallenfunktionsschwäche
Kontraindikationen	–

Sonstiges	Der Olivenbaum wird in vielen Kulturen hoch geehrt – nicht nur als Lieferant eines Nahrungsmittels und hochwertigen Öls, sondern auch seines methusalemischen Alters, seiner Robustheit, seiner Genügsamkeit wegen und als Symbol des Friedens.

ONONIS SPINOSA – DORNIGE HAUHECHEL

Familie	Fabaceae – Schmetterlingsblütler
Synonyme	Pflughalter, Stallchrut, Schafhechel, Ochsenbrech, Heudorn, Eindorn, Heuhächla, Weiberkrieg, Steinwurzel u.a.
Botanik	Ausdauernder, sommergrüner Halbstrauch
Vorkommen	• Europa, Nordafrika • An Wegrändern und sonnigen Hängen

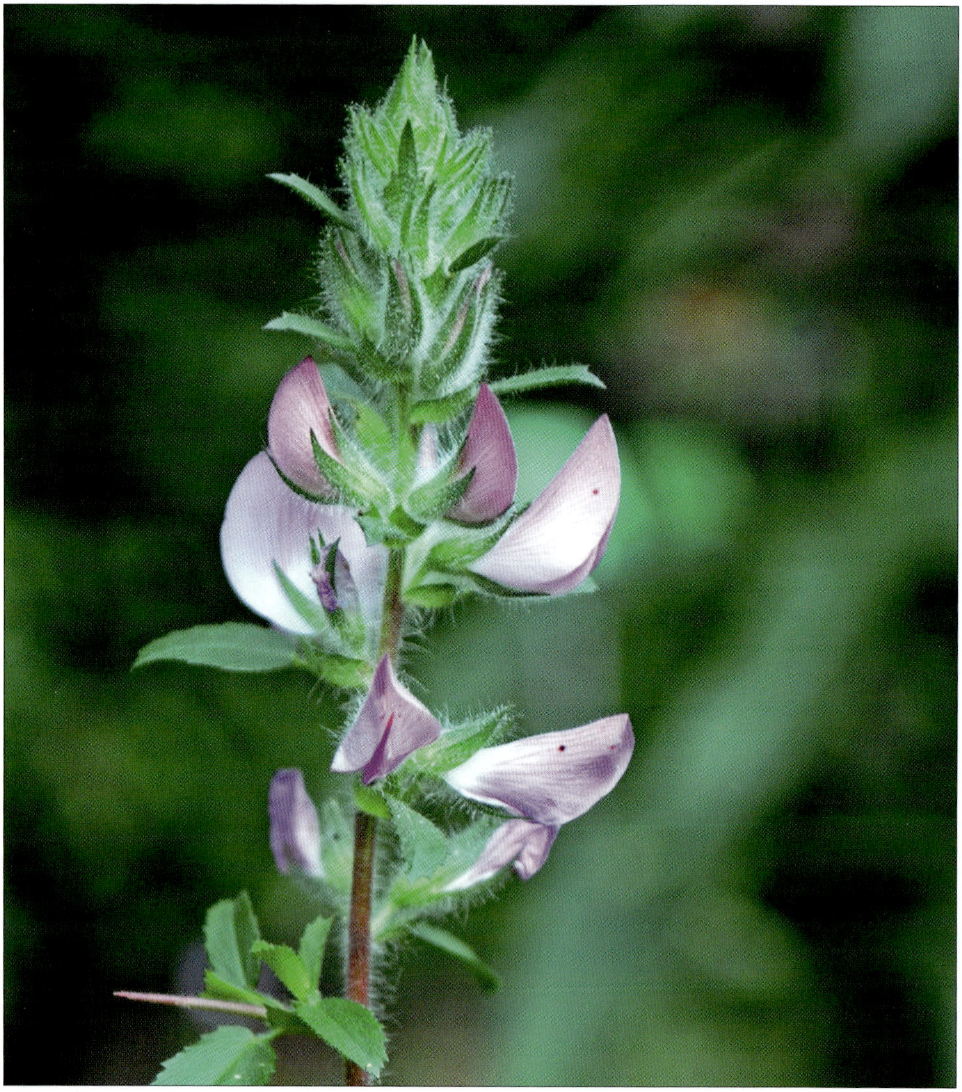

Ononidis radix – Hauhechelwurzel	
Humorale Qualitäten/ Geschmack	Warm 1, trocken 2 Süßlich, herb
Wirkungskriterien	**Säfteoptimierend:** • Wärmend, trocknend. verdünnend **Säfteableitend:** • Übermäßige Gelbgalle, GG-Schärfen • Übermäßige Schwarzgalle, SG-Schärfen
Konstitutionsbezug	• Hydrogenoide Konstitution • Azide Diathese
Humorales Wirkungsprofil	• Erwärmt, öffnet und entstaut die Leber, Milz und Nieren • Leitet übermäßige Gelbgalle und GG-Schärfen über die Nieren ab • Vermindert übermäßige Feuchtigkeit • *Antidyskratikum*
Zusammenfassung	**Bei Kälte- und Feuchtigkeitspathologien** Neben seiner aquaretischen Wirkung ist Hauhechel ein sanftes, aber effizientes ausscheidungsanregendes Heilmittel – sie vermag gelbgallige Hitze und verunreinigte Feuchtigkeit zu eliminieren. In diesem Sinne wird sie gerne als Unterstützungsmittel bei Hautentzündungen und Rheuma beigezogen.

Inhaltsstoffe	Ätherische Öle, Saponine, Glykoside, Bitterstoffe
Phytotherapeutische Wirkungen	Harntreibend, verdauungsanregend
Nebenwirkungen/ Interaktionen	–
Zubereitungsformen (innerlich/äußerlich)	Tee, Tinktur, Ø, Pulver
Indikationen	Harnwegsentzündung, Ödeme, Nierengrieß, unterstützend bei Hautausschlag, rheumatischen Erkrankungen
Kontraindikationen	Keine Durchspülungstherapie bei Ödemen infolge insuffizienter Herz- oder Nierenfunktion

Sonstiges	**Name:** Der volkstümliche Name „Weiberkrieg“ der Dornen wegen, in denen sich die Röcke der Erntearbeiterinnen auf den Feldern verfing.

OXALIS ACETOSELLA – SAUERKLEE

Familie	Oxalidaceae – Sauerkleegewächse
Synonyme	Hainsauerklee, Hasenklee, Buchampfer, Kuckucksklee, Guggerklee, Waldklee, Wetterhahn u.a.
Botanik	Ausdauernde, krautige Pflanze
Vorkommen	• Europa, Asien, Amerika, Nordafrika • In Gebüschen, an schattigen Plätzen und in Wäldern

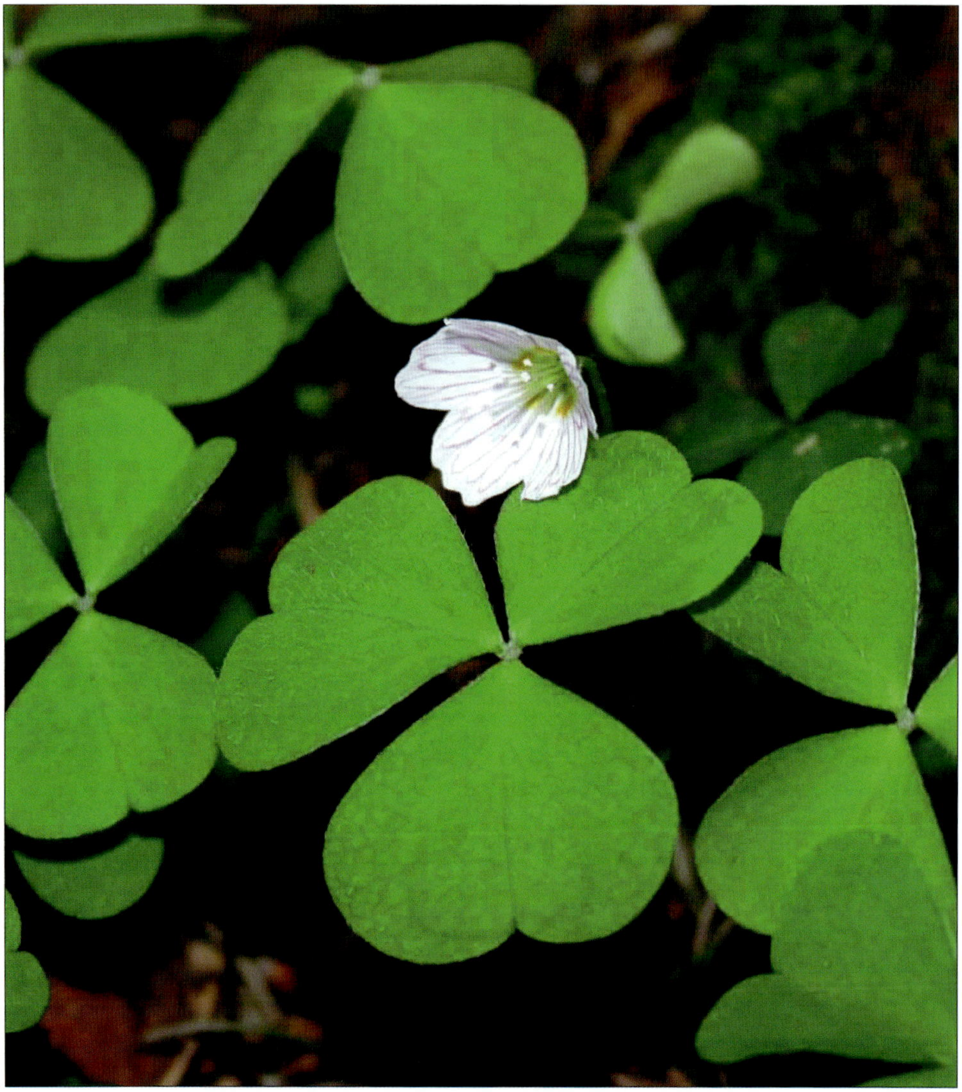

Oxalidis herba – Sauerkleekraut	
Humorale Qualitäten/ Geschmack	Kalt 2, trocken 1 Sauer, herb
Wirkungskriterien	**Säfteoptimierend:** • Kühlend
Konstitutionsbezug	• Cologene Konstitution • Hämangiotische Konstitution
Humorales Wirkungsprofil	• Kühlt die überhitzte Leber • Zügelt gelbgallige Schärfen und übermäßige Gelbgalle
Zusammenfassung	**Bei cholerainduzierten Pathologien** Oxalis acetosella bewährt sich als Konstitutionsmittel (besonders in der D2) bei cholerischen Zuständen, die das Herz in Hyperkinese versetzen.

Inhaltsstoffe	Gerbstoffe, Flavonoide, Oxalsäure
Phytotherapeutische Wirkungen	Entzündungshemmend, harntreibend
Nebenwirkungen/ Interaktionen	Der Oxalsäure wegen nicht in großen Mengen einnehmen
Zubereitungsformen (innerlich/ äußerlich)	Tee, Tinktur, Ø, Wildkräuterküche, auch in potenzierter Form als D2
Indikationen	Spastische Gallenwegserkrankung, Fieber, Gastritis, Sodbrennen, Soor
Kontraindikationen	Nierensteine (Oxalatsteine)

Sonstiges	**Name:** Griech. „oxys“ = sauer und „hals“ = Salz, acetosella vom lat. „acetum“ = Essig (Verkleinerungsform) Diente bis ins 19. Jahrhundert zur Herstellung von Sauerkleesalz, Sal acetosella (Acidum oxalicum).

PASSIFLORA INCARNATA – PASSIONSBLUME

Familie	Passifloraceae – Passionsblumengewächse
Synonyme	Fleischfarbene Passionsblume
Botanik	Ausdauernder Kletterstrauch
Vorkommen	• Nord- und Südamerika, Asien • Heute vielerorts kultiviert

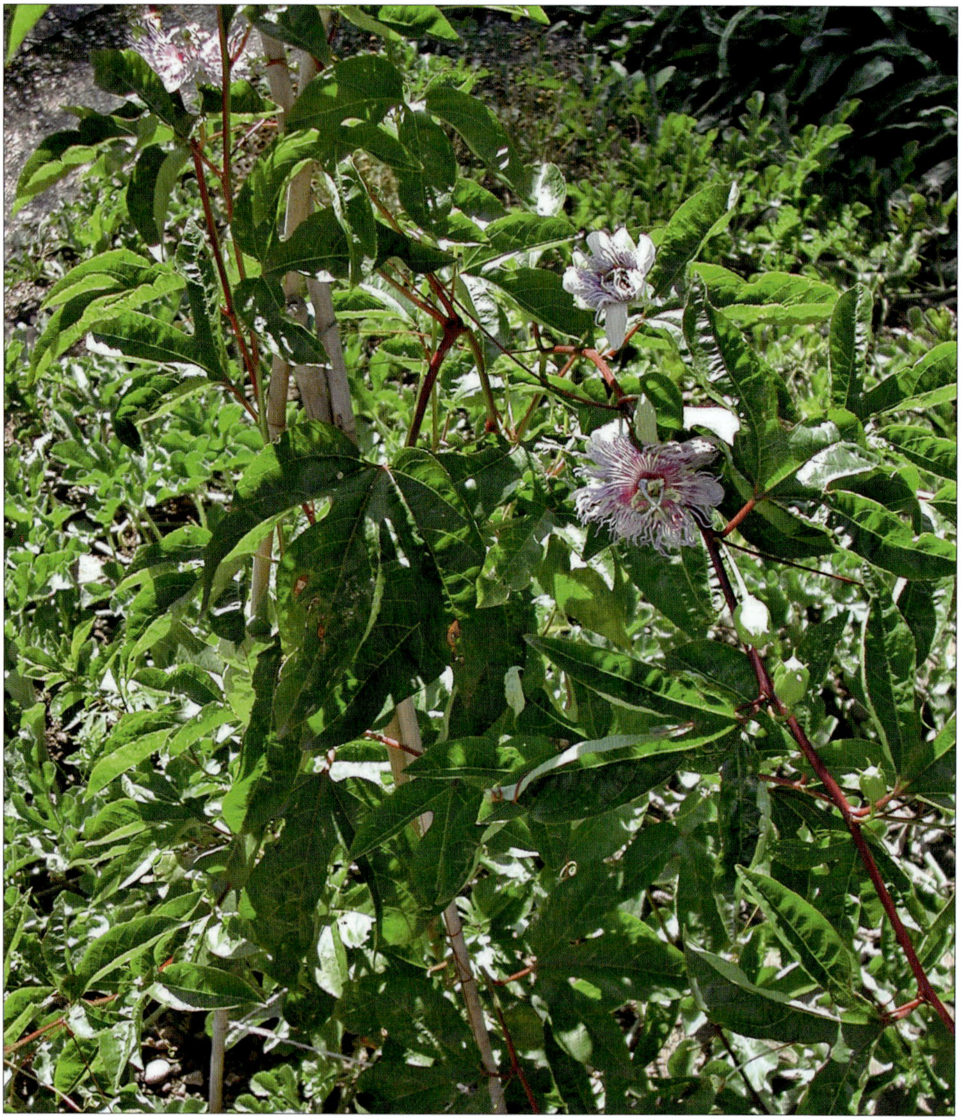

Passiflorae herba – Passionsblumenkraut	
Humorale Qualitäten/ Geschmack	Warm 1, trocken 1 Bitter, leicht herb (Die in Quellen beschriebenen kalten und feuchten Qualitäten beziehen sich auf die Frucht.)
Wirkungskriterien	**Säfteoptimierend:** • Wärmend, trocknend • Vermindert zähe Feuchtigkeit
Konstitutionsbezug	• Neurogene Konstitution • Erethische Skrofulose
Humorales Wirkungsprofil	• Erwärmt und zerteilt zähe Feuchtigkeit • Erwärmt, öffnet und stärkt die Nerven
Zusammenfassung	**Bei Kälte- und Feuchtigkeitspathologien** Die Passionsblume empfiehlt sich im Speziellen für Menschen mit erhöhter Irritabilität, welche auf relativ geringfügige Reize unangemessen heftig reagieren.

Inhaltsstoffe	Flavonoide, Cumarine, Glykoside, wenig ätherische Öle, Alkaloide höchstens in Spuren
Phytotherapeutische Wirkungen	Beruhigend, schlaffördernd, angstlösend, krampflösend
Nebenwirkungen/ Interaktionen	–
Zubereitungsformen (innerlich/äußerlich)	Tee, Tinktur, Ø, Fertigarzneimittel Äußerlich: Waschung, Bad
Indikationen	Nervosität, Angstzustände, vegetative Dystonie, nervöse Verdauungs- und Herz-Kreislaufbeschwerden, Krämpfe, Schlafstörungen, depressive Verstimmung, Spannungskopfschmerzen, Stress, Wetterfühligkeit Äußerlich: Juckreiz, Hautentzündung
Kontraindikationen	–

Sonstiges	**Signatur:** Rankende Pflanzen verschaffen sich auf diese Weise Halt – dies als Hinweis auf die allgemein stabilisierende Wirkung. Die Pflanze entdeckten die spanischen Kolonialisten im 16. Jahrhundert, medizinische Untersuchungen fanden jedoch erstmals zu Beginn des letzten Jahrhunderts statt – der Durchbruch als Heilpflanze ist G. Madaus zu verdanken, der sie in seinem Lehrbuch der biologischen Heilmittel beschrieb.

PELARGONIUM SIDOIDES/RENIFORME – KAPLAND-PELARGONIE

Familie	Geraniaceae – Geraniengewächse
Synonyme	Kap-Pelargonie, Umckaloabo, Rosengeranie u.a.
Botanik	Kleiner ausdauernder Strauch
Vorkommen	• Südliches Afrika

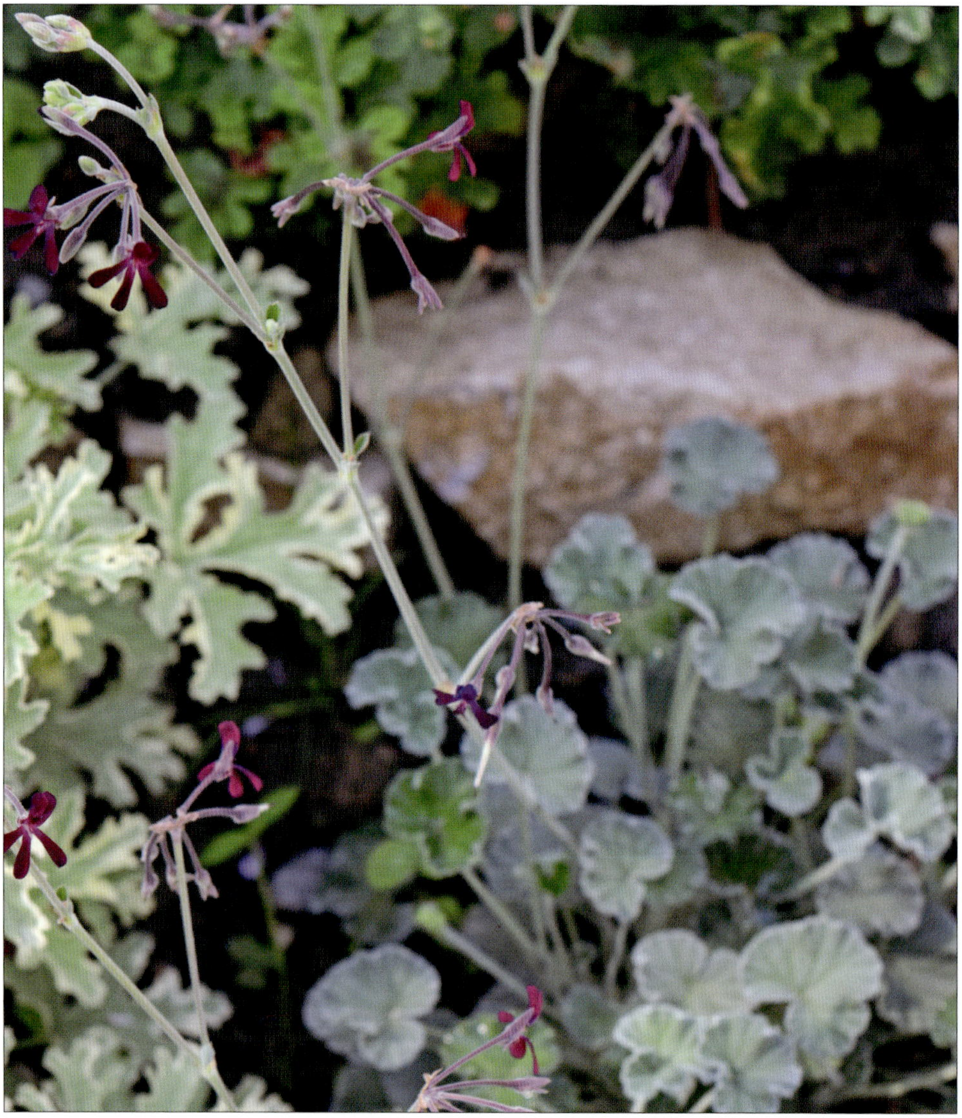

Pelargonii (sidoides/reniforme) radix – **Pelargonienwurzel**	
Humorale Qualitäten/ Geschmack	Warm 1–2, trocken 1–2 Leicht herb
Wirkungskriterien	**Säfteoptimierend:** • Wärmend, trocknend • Vermindert zähe Feuchtigkeit **Säftebewegend:** • Feuchtigkeit
Konstitutionsbezug	• Lymphatisch-hyperplastische Konstitution • Lymphatisch-hypoplastische Konstitution • Katarrhalisch-rheumatische Konstitution • Skrofulose (bes. torpide Form)
Humorales Wirkungsprofil	• Erwärmt und zerteilt kalte, zähe und mit Schärfen verunreinigte Feuchtigkeit • Lymphflussfördernd • *Lymphmittel* • *Antidyskratikum*
Zusammenfassung	**Bei kälte- und feuchtigkeitsinduzierten Pathologien und Skrofulose** Das Wirkungsspektrum von Pelargonium überschneidet sich zu einem gewissen Teil mit dem der Scrophularia. Beide haben einen starken *Bezug zum lymphatischen System* und entsprechenden Pathologien. Der Schwerpunkt liegt bei Pelargonium aber eindeutig bei derartigen Manifestationen in den Atemwegen.

Inhaltsstoffe	Gerbstoffe, Cumarine: Umckalin u.a.; Flavonoide, ätherische Öle, Phytosterine
Phytotherapeutische Wirkungen	Schleimlösend, entzündungshemmend, immunmodulierend, antibakteriell, antiviral
Nebenwirkungen/ Interaktionen	Selten: Hautausschlag, Juckreiz Entfallen bei einer spagyrischen oder potenzierten Anwendung!
Zubereitungsformen (innerlich/äußerlich)	Tinktur, Ø, Fertigarzneimittel, in potenzierter oder spagyrischer Form
Indikationen	Atemwegsinfektionen, Angina, Sinusitis, Bronchitis, chronische Mittelohrenentzündung
Kontraindikationen	Blutungsneigung, Antikogulanzien-Einnahme u.U. Schwangerschaft, Stillzeit Entfallen bei einer spagyrischen oder potenzierten Anwendung!

Pelargonii (sidoides/reniforme) radix – Pelargonienwurzel	
Sonstiges	Im Jahre 2007 erhielt ein deutsches Pharmaunternehmen das Patent für die Extraktion des Wirkstoffes unter dem traditionellen Namen „Umckaloabo“. Da dies ohne Zustimmung der südafrikanischen Urbevölkerung geschah, wurde das Patent nach einem Rechtsstreit 2010 widerrufen. Beobachtung aus der praktischen Anwendung: Die konstitutionell stabilisierende und ‚abwehrsteigernde‘ Wirkung von Umckaloabo ist in den vergangenen Jahren, vermutlich aufgrund veränderter Anbaumethoden der Pelargonien in den südafrikanischen Herkunftsländern, stark zurückgegangen. Als einheimische Alternative mit identischem Einsatzgebiet bewährt sich Geranium robertianum Ø.

PETASITES HYBRIDUS – PESTWURZ

Familie	Asteraceae – Korbblütler
Synonyme	Hutblacke, Pestilenzkraut, Kraftwurz, großer Huflattich, Teufelshut, Schweißwurz, Hutpflanze, Neunkraftwurz, Dittiwurz (CH: Ditti = Puppe) u.a.
Botanik	Ausdauernde, krautige Pflanze
Vorkommen	• Europa, Nord- und Westasien, Nordamerika • In feuchten Wäldern, an Flussufern und Gräben in großen Beständen

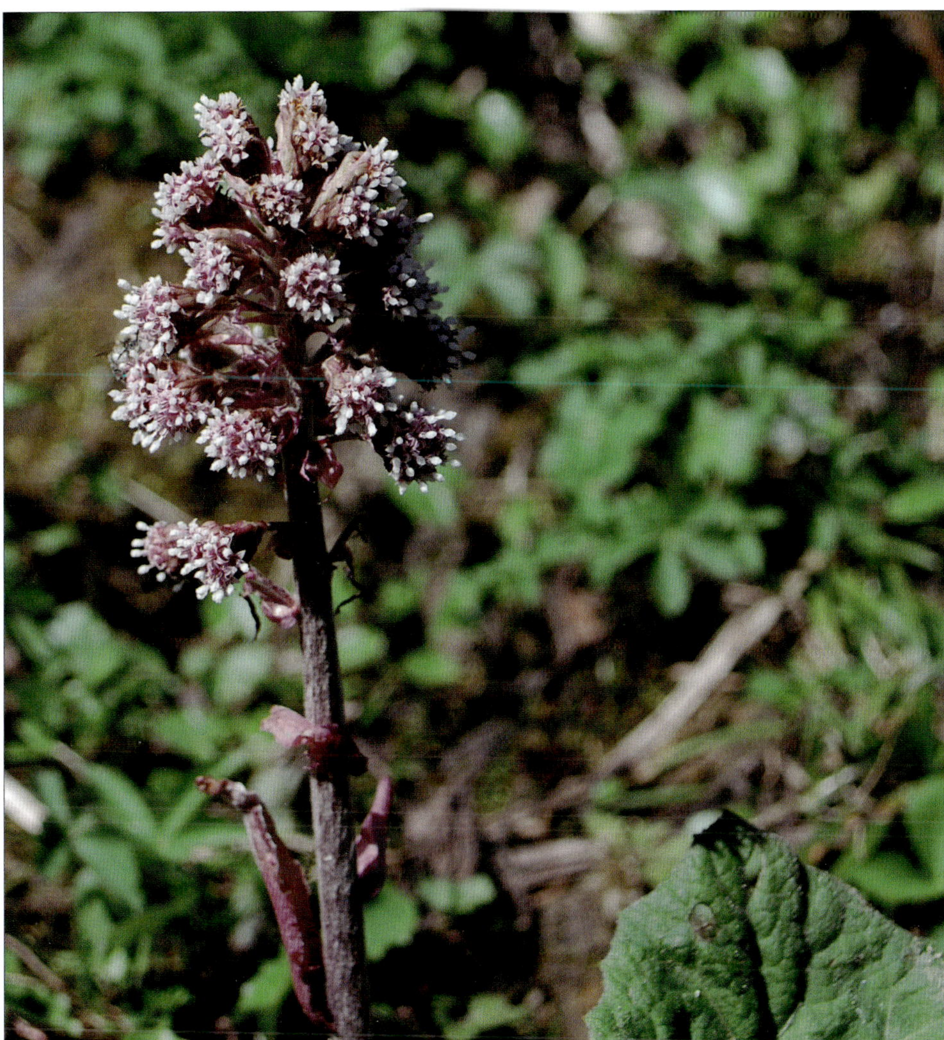

Petasitidis rhizoma – Pestwurzrhizom	
Humorale Qualitäten/ Geschmack	**Rhizom:** Neutral – kalt 1, neutral Bitter Verwendet wird außerdem das **Pestwurzblatt – Petasitidis folium:** Neutral – warm 1, trocken 1
Wirkungskriterien	**Rhizom:** **Säfteoptimierend:** • Sanft kühlend **Blätter:** • Sanft wärmend, verdünnend
Konstitutionsbezug	• Spasmophile Diathese • Allergische Diathese
Humorales Wirkungsprofil	**Rhizom:** • Mildert übermäßige Hitze der Gelbgalle bei hyperkinetischen Zuständen, bes. der glatten Muskulatur der Hohlorgane **Blätter:** • Lösen und trocknen kalte, zähe Feuchtigkeit
Zusammenfassung	**Cholera- und feuchtigkeitsinduzierte Pathologien** Pestwurz mindert die Folgen übermäßiger oder pathologischer Hitze. – v.a. *spastische Zustände* in den Verdauungsorganen, dem Leber-Gallensystem, der Gebärmutter, den Harnwegen, den Atemwegen und den arteriellen Blutgefäßen. Seit wenigen Jahren wird Pestwurz zur symptomatischen Linderung allergischer Leiden, v.a. Pollinose, eingesetzt.

Inhaltsstoffe	Alkaloide, Glykoside, Schleimstoffe, Bitterstoffe, Gerbstoffe, Saponine, Flavonoide
Phytotherapeutische Wirkungen	Krampflösend, Krampfbereitschaft herabsetzend, entzündungshemmend, schmerzlindernd, beruhigend, reguliert den neurovegetativen Tonus, antiallergisch (hemmt Leukotriensynthese – das Blatt stärker als das Rhizom)
Nebenwirkungen/ Interaktionen	**Pyrrolizidin-Alkaloide:** Diese sollen in sehr hohen Dosierungen und bei Langzeitanwendungen schädigend wirken. Bei therapeutischer Dosierung besteht keine Gefährdung. Von Langzeittherapien oder Einnahme sehr hoher Dosierungen wird abgeraten. „All Ding' sind Gift und nichts ohn' Gift; allein die Dosis macht, dass ein Ding kein Gift ist." *Paracelsus* Der PA wegen heute ausschließlich Anwendung in Form PA-freier oder PA-gereinigter Fertigarzneimittel, keine Teezubereitungen. Entfallen bei einer spagyrischen oder potenzierten Anwendung!

Petasitidis rhizoma – **Pestwurzrhizom**	
Zubereitungsformen (innerlich/äußerlich)	Tinktur, Ø, Fertigarzneimittel
Indikationen	Krämpfe (Magen-Darmtrakt, Leber-Gallenblase, Nieren und Harnwege, Gebärmutter, spastische Phasen von Kopfschmerz und Migräne), Heuschnupfen früher bei Husten und Atemwegserkrankungen
Kontraindikationen	Korbblütlerallergie Entfällt bei einer spagyrischen oder potenzierten Anwendung!
Sonstiges	**Signatur:** Großflächige Entfaltung im kühlen Frühfrühling als Hinweis für den früheren Einsatz gegen epidemieartig auftretende Erkältungs- und Hustenerkrankungen. Der Name der Pflanze entstammt nicht der Anwendung gegen die Infektionskrankheit ‚Pest', sondern dem Begriff ‚Pestilenz', der in früheren Zeiten für alle Krankheiten verwendet wurde, die sich epidemisch verbreiteten und als göttliche Strafe gesehen wurden. Dem entsprechend breit war das Spektrum der Leiden, gegen die Pestwurz in der Volksmedizin verwendet wurde.

PEUCEDANUM OSTRUTHIUM – MEISTERWURZ

Familie	Apiaceae – Doldenblütler
Synonyme	**Imperatoria ostruthium** Kaiserwurz, Astrenz, Ostrenza, Beizichrut, Streuwurzel, Rauschwurz, Brustwurz, Magistranzenwurzel, Bergwurz, Schwindwurz u.a.
Botanik	Ausdauernde, krautige Pflanze
Vorkommen	• Europa • Auf Alpwiesen, an Wildbächen und im Geröll

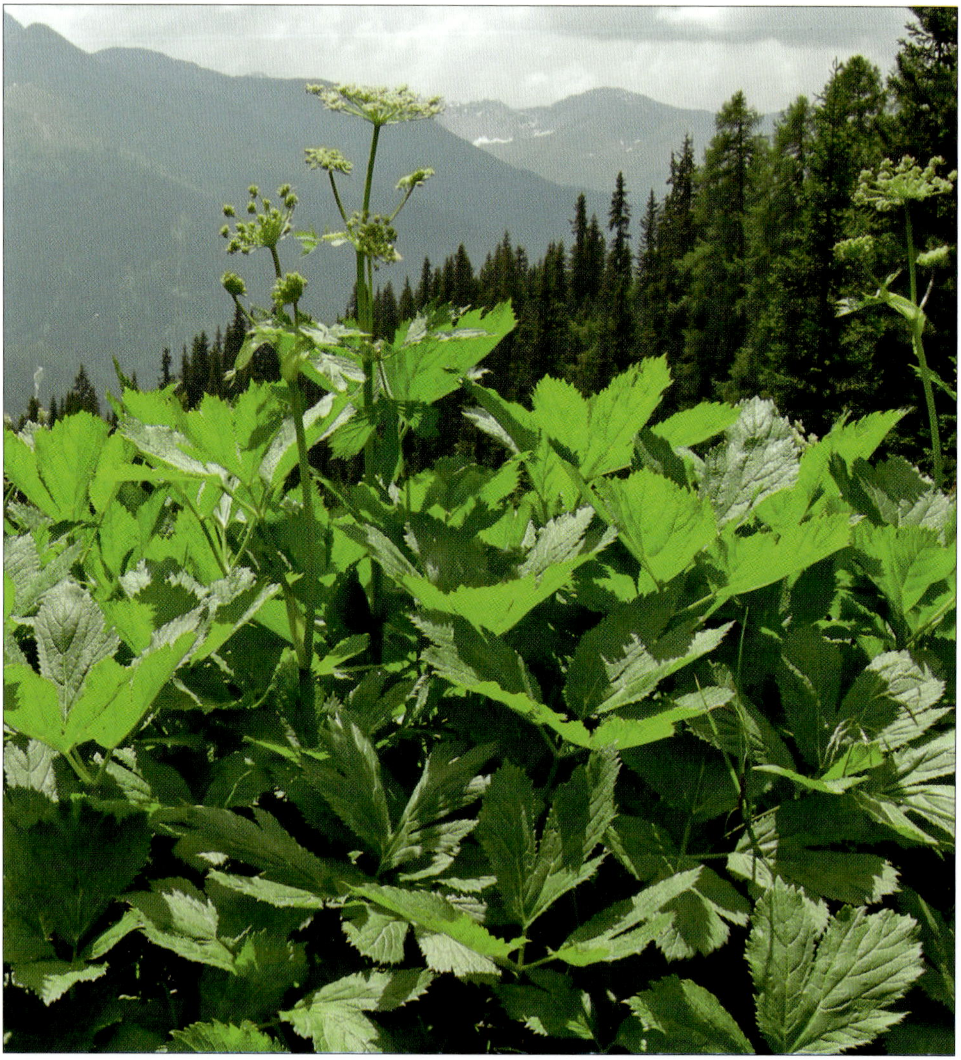

Imperatoriae rhizoma – Meisterwurzrhizom	
Humorale Qualitäten/ Geschmack	Warm 3, trocken 3 Scharf
Wirkungskriterien	**Säfteoptimierend:** • Fördert die Coctio • Wärmend, trocknend, verdünnend • Vermindert zähe Feuchtigkeit • Allgemein tonisierend **Säftebewegend:** • Feuchtigkeit
Konstitutionsbezug	• Atonisch-asthenische Konstitution
Humorales Wirkungsprofil	• Erwärmt und zerteilt zähe, kalte Feuchtigkeit • Erwärmt und öffnet die Atemwege, den Magen, die Leber und Milz • Lymphflussanregend
Zusammenfassung	**Bei Feuchtigkeits-, Kältepathologien und Skrofulose** Meisterwurz – schon nur der Name dieser Heilpflanze sollte uns daran hindern, sie in Vergessenheit geraten zu lassen – geschweige denn ihr Wirkungsspektrum. Sie aktiviert durch ihren kräftigen Wärmereiz die Coctio und verbessert so deutlich die Qualität der Nährsäfte. Sie setzt in Bewegung, was durch Kälte oder Stauung stockt.

Inhaltsstoffe	Ätherische Öle, Saponine, Gerbstoffe, Cumarine
Phytotherapeutische Wirkungen	Magenstärkend, verdauungsfördernd, harntreibend, schleimlösend, krampflösend, entzündungshemmend, antiviral
Nebenwirkungen/ Interaktionen	Allergiepotenzial, ev. Photosensibilisierung
Zubereitungsformen (innerlich/äußerlich)	Tee, Tinktur, Ø, Pulver, Fertigarzneimittel, Wildkräuterküche Äußerlich: Salbe, Umschlag
Indikationen	Abwehrschwäche, Atemwegserkrankungen, Grippe, Lymphknotenschwellungen, Verdauungsschwäche, Dyspepsie, chronische Magen-Darmschleimhautentzündung, Lebensmittelvergiftung, virale Infektionen Äußerlich: Lymphknotenschwellung
Kontraindikationen	Schwangerschaft, Stillzeit Vorsicht bei hyperkinetischen Syndromen

Sonstiges	„...der fürnehmsten Kräuter eins....in vielen Gebrechen dienlich..." *Paracelsus* Paracelsus soll – so die Legende – immer ein Amulett aus Meisterwurz auf seine Reisen mitgenommen haben.

PIMPINELLA ANISUM – ANIS

Familie	Apiaceae – Doldenblütler
Synonyme	Süßer Fenchel, Pimpinelle, Arnis, süßer Kümmel, Brotsame, Enis, runder Fenchel, Taubenanis, welscher Fenchel, Erns, Enels u.a.
Botanik	Einjährige, krautige Pflanze
Vorkommen	Mittelmeerraum, Nordafrika, Naher Osten, Vorderasien, Südamerika Meist kultiviert vorkommend

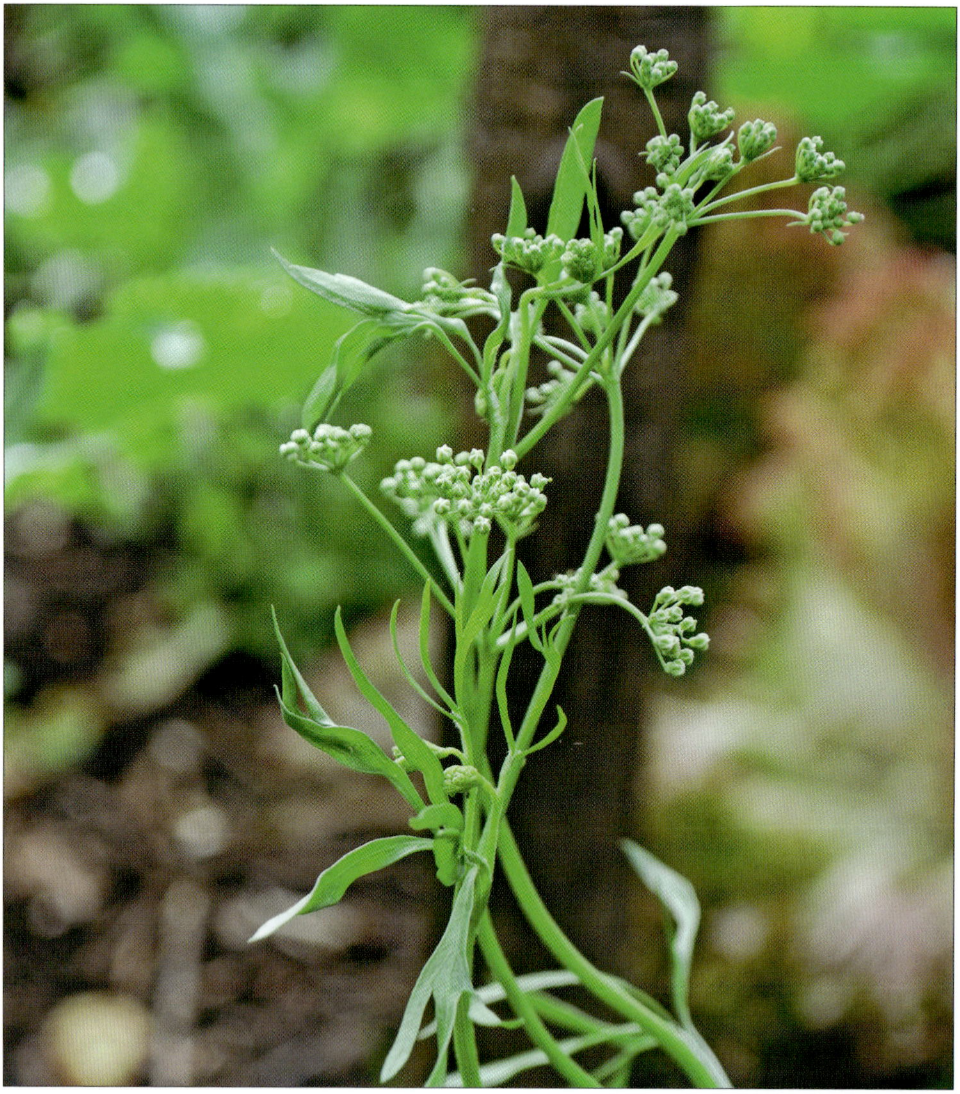

Anisi fructus – Anisfrucht	
Humorale Qualitäten/ Geschmack	Warm 2, trocken 2 Süß
Wirkungskriterien	**Säfteoptimierend:** • Fördert die Coctio • Wärmend, trocknend • Vermindert zähe Feuchtigkeit
Konstitutionsbezug	–
Humorales Wirkungsprofil	• Erwärmt und öffnet die Atem- und Verdauungsorgane • Erwärmt und zerteilt zähe, kalte Feuchtigkeit
Zusammenfassung	**Bei Kälte- und Feuchtigkeitspathologien** Anis ist seines süßlichen Geschmacks wegen ein ideales Heilmittel in der Kinderheilkunde bei Verschleimung der Atem- und Verdauungswege.

Inhaltsstoffe	Ätherische Öle, Flavonoide, Cumarine, fette Öle
Phytotherapeutische Wirkungen	Verdauungsfördernd, karminativ, auswurffördernd, krampflösend, milchbildungsfördernd, viruzid, bakterizid, fungizid
Nebenwirkungen/ Interaktionen	Allergiepotenzial fast ausschließlich bei reinem ätherischen Öl
Zubereitungsformen (innerlich/äußerlich)	Tee, Tinktur, Ø, Pulver, Gewürz, Alkoholika Äußerlich: Inhalation, Bad, Räucherung
Indikationen	Atemwegskatarrhe, Dyspepsie, Reizdarm, Magen-Darmkrampf, Milchmangel bei Stillenden Äußerlich: Atemwegskatarrhe
Kontraindikationen	–

Sonstiges	Als Heilpflanze wird Anis bereits im Papyrus Eber (1500 v.Chr.) erwähnt und gelangte im Mittelalter durch die Benediktinermönche nach Mitteleuropa. Immer wieder wird Anis als Aphrodisiakum gepriesen: „...brenget begirde den frauwen und den mannen und meret des mannes same in spyss gegessen.“ *Gart der Gesundheit, 1485* „So bringt Anissamen den Weibern die Milch und mehret die Lust.“ *L. Fuchs, 16. Jahrhundert*

PIMPINELLA MAJOR – GROSSE BIBERNELLE

Familie	Apiaceae – Doldenblütler
Synonyme	Steinpetersilie, Pfefferwurz, Bockswurz, Bockpeterlein, weiße Theriakwurzel, Bibernulle, Bumbernell, Pinellkraut, Rossbibernelle u.a.
Botanik	Ausdauernde, krautige Pflanze Verwendet wird auch: **Pimpinella saxifraga, kleine Bibernelle**
Vorkommen	• Europa, Zentralasien • Auf Wiesen, Schuttplätzen und in Gräben

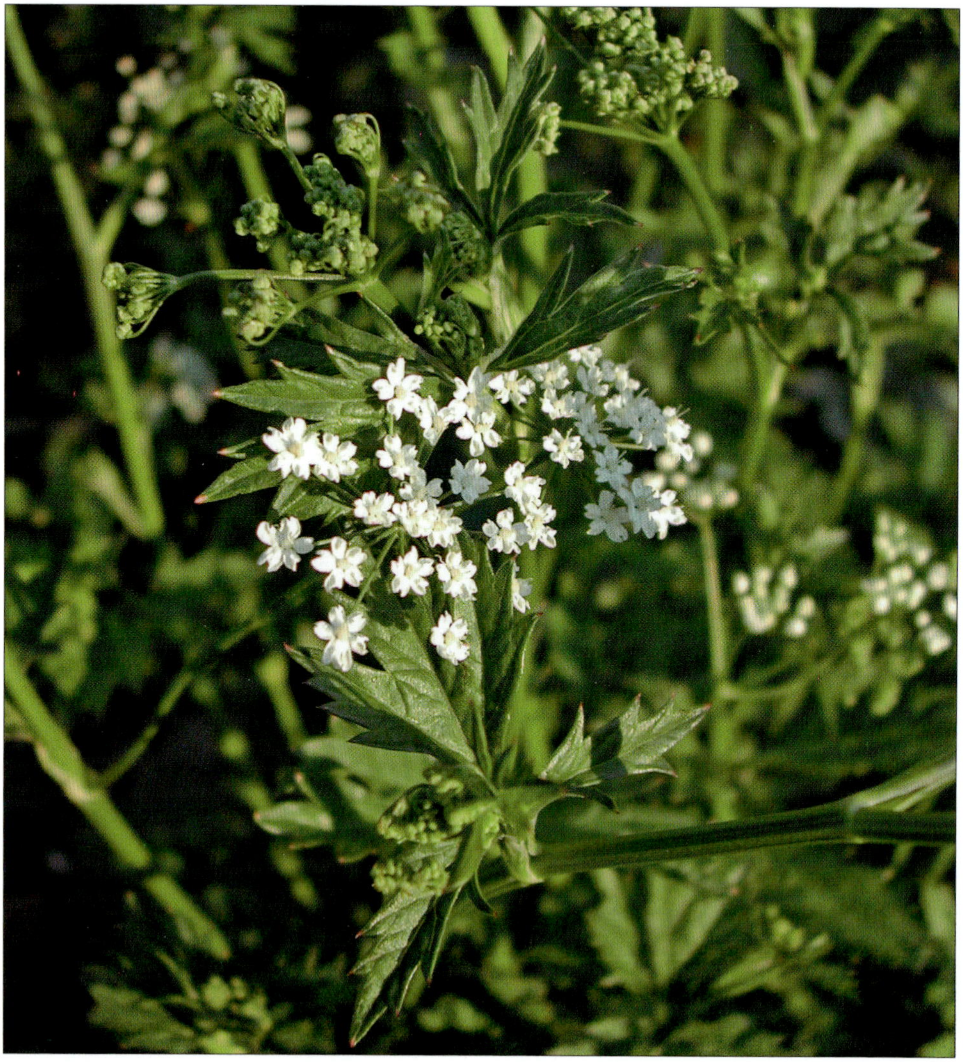

Pimpinellae radix – **Bibernellwurzel**	
Humorale Qualitäten/ Geschmack	Warm 2–3, trocken 2–3 Scharf
Wirkungskriterien	**Säfteoptimierend:** • Fördert die Coctio • Wärmend, trocknend • Vermindert zähe Feuchtigkeit **Säftebewegend:** • Feuchtigkeit
Konstitutionsbezug	• Lymphatisch-hyperplastische Konstitution • Katarrhalisch-rheumatische Konstitution • Skrofulose (bes. bei Manifestation in den oberen Atemwegen) • Exsudative Diathese
Humorales Wirkungsprofil	• Erwärmt und zerteilt kalte, zähe Feuchtigkeit v.a. in den Atem- und Verdauungswegen • Erwärmt, öffnet und entstaut Magen, Brust und Leber • Lymphflussanregend
Zusammenfassung	**Bei kälte- und feuchtigkeitsinduzierten Pathologien** Die Bibernelle *heizt Körperfunktionen an,* wo diese unterkühlt oder durch Verschleimung behindert sind. Dabei wird auch eine geschwächte Abwehrfunktion reaktiviert und gesteigert. Antiskrofulöses Konstitutionsmittel bei Katarrhen der oberen Atemwege, mit besonderem Bezug zum Kehlkopf (chronisch rezidivierende Heiserkeit).

Inhaltsstoffe	Ätherische Öle, Saponine, Cumarine, Gerbstoffe
Phytotherapeutische Wirkungen	Schleimlösend, auswurffördernd, entzündungshemmend, antibakteriell, antiviral, verdauungsfördernd, abwehrstärkend, leicht emmenagog
Nebenwirkungen/ Interaktionen	–
Zubereitungsformen (innerlich/äußerlich)	Tee, Tinktur, Ø, Pulver, Wildkräuterküche Äußerlich: Gurgelwasser
Indikationen	Verdauungsschwäche, Atemwegskatarrhe, Angina, Erkältung, Grippe, Abwehrschwäche, Lymphknotenschwellungen Äußerlich: Angina, Halsentzündung, Husten
Kontraindikationen	Vorsicht in der Schwangerschaft

Sonstiges	„Esst Knoblauch und Bibernell, dann sterbet ihr nit so schnell" sollen die Vögel während mittelalterlichen Pestepidemien vom Himmel gerufen haben. „Du wirst auch viel mehr mit der Bibernellen ausrichten, dann mit der Sarsaparilla. Aber wir Teutschen thun wie die Affen, was fremd und seltsam ist, beliebt uns mehr als dasjenige so bey uns wächst und gemein ist" *Tabernaemontanus*

PIPER METHYSTICUM – RAUSCHPFEFFER / KAVA-KAVA

Familie	Piperaceae – Pfeffergewächse
Synonyme	Kawa-Kawa, Kawapfeffer, Awa, Ava-ava, Wati, Yangona u.a.
Botanik	Mehrjähriger, immergrüner Strauch
Vorkommen	• Südseeinseln, Fidschi, Neu-Guinea • Heute nur als Kulturpflanze vorkommend

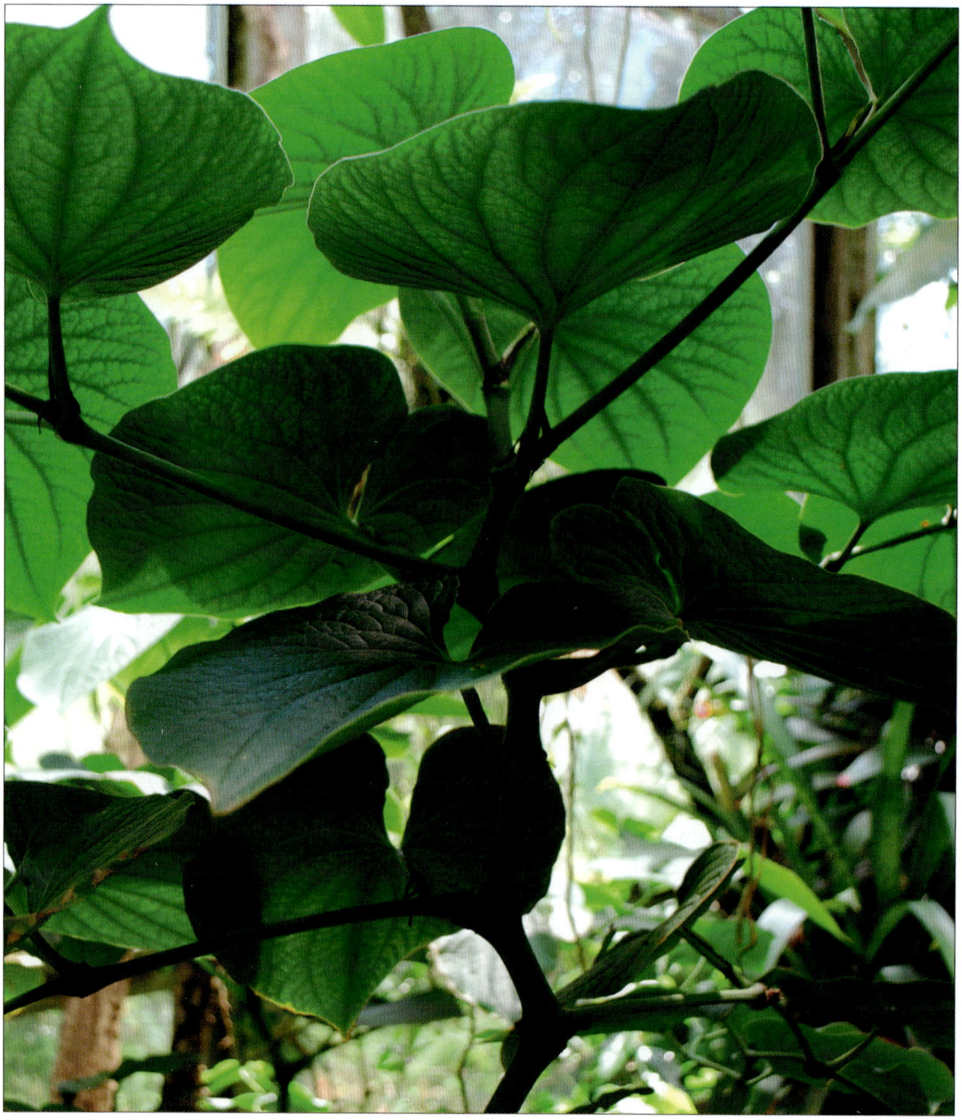

Kava-kava rhizoma (Piperis methystici rhizoma) – **Kava-Rhizom**	
Humorale Qualitäten/ Geschmack	Warm 2, neutral – trocken 1 Bitter, herb, scharf
Wirkungskriterien	**Säfteoptimierend:** • Wärmend, öffnend
Konstitutionsbezug	• Neurogene Konstitution • Atonisch-asthenische Konstitution
Humorales Wirkungsprofil	• Erwärmt, öffnet und tonisiert die Nerven • *Nervenfunktionsmittel*
Zusammenfassung	**Bei kälte- und feuchtigkeitsinduzierten Pathologien** Kava ist ein derart großartiges Anxiolytum und Relaxans, dass die wahren Gründe, weshalb die Pflanze aus dem Verkehr (siehe Nebenwirkungen) gezogen wurde, beinahe offensichtlich sind. Sie empfiehlt sich bei allen Zuständen, bei denen Kälte und Feuchtigkeit die Nervenfunktion behindern.

Inhaltsstoffe	Kava-Pyrone: Kavain u.a.; Flavonoide, Glykoside, wenig ätherische Öle
Phytotherapeutische Wirkungen	Stimmungsausgleichend, angstlösend, beruhigend, schmerzstillend, schlaffördernd, muskelrelaxierend
Nebenwirkungen/ Interaktionen	Vermutete hepatoxoische Reaktionen führten nach 2000 zum Rückzug der Bewilligungen für alle Präparate und Fertigarzneimittel in Deutschland, der Schweiz und anderen europäischen Ländern (in vielen Ländern ist Kava jedoch noch immer zugelassen). Die Kontroverse um eine erneute Zulassung ist im Gange. Entfällt bei einer spagyrischen oder potenzierten Anwendung! Derzeit (April 2016) ist Kava-Kava in Deutschland und der Schweiz nur in potenzierter Galenik ab D7 oder in spagyrischer Form erhältlich. Das therapeutische Wirkungspotenzial dieser Zubereitung ist allerdings nicht mit der pflanzlichen vergleichbar.
Zubereitungsformen (innerlich/äußerlich)	In potenzierter (CH: ab D7) oder spagyrischer Form
Indikationen	Unruhe, Reizbarkeit, Spannungszustände, Angstzustände, Begleitung von Entzugssymptomen (Tabak, Alkohol, Medikamente), Stimmungsschwankung, depressive Verstimmung, Wetterfühligkeit, Verspannung und Krämpfe
Kontraindikationen	Entfallen bei der spagyrischen oder potenzierten Anwendung!

Sonstiges	Traditionelle Zubereitung: Bei rituellen Zusammenkünften wurden die Wurzeln von jungen Männern gekaut. Die derart enzymatisch aufgeschlossenen Wurzelfasern wurden mit Wasser aufgegossen und von Wurzelrückständen gesäubert, das gelbe Getränk daraufhin herumgereicht und getrunken.

PLANTAGO LANCEOLATA – SPITZWEGERICH

Familie	Plantaginaceae – Wegerichgewächse
Synonyme	Rippenkraut, Lungenblatt, Schlangenzunge, Spießkraut, Wegetritt, Spitzfederich, Wegerichmännlein (Breitwegerich – Wegerichweiblein), Wiesenwundpflaster u.a.
Botanik	Mehrjährige, krautige Pflanze Ähnlich verwendet: **Plantago major, Breitwegerich** und andere Wegericharten
Vorkommen	• Weltweit • Auf Wiesen, an Wegrändern und auf Schuttplätzen

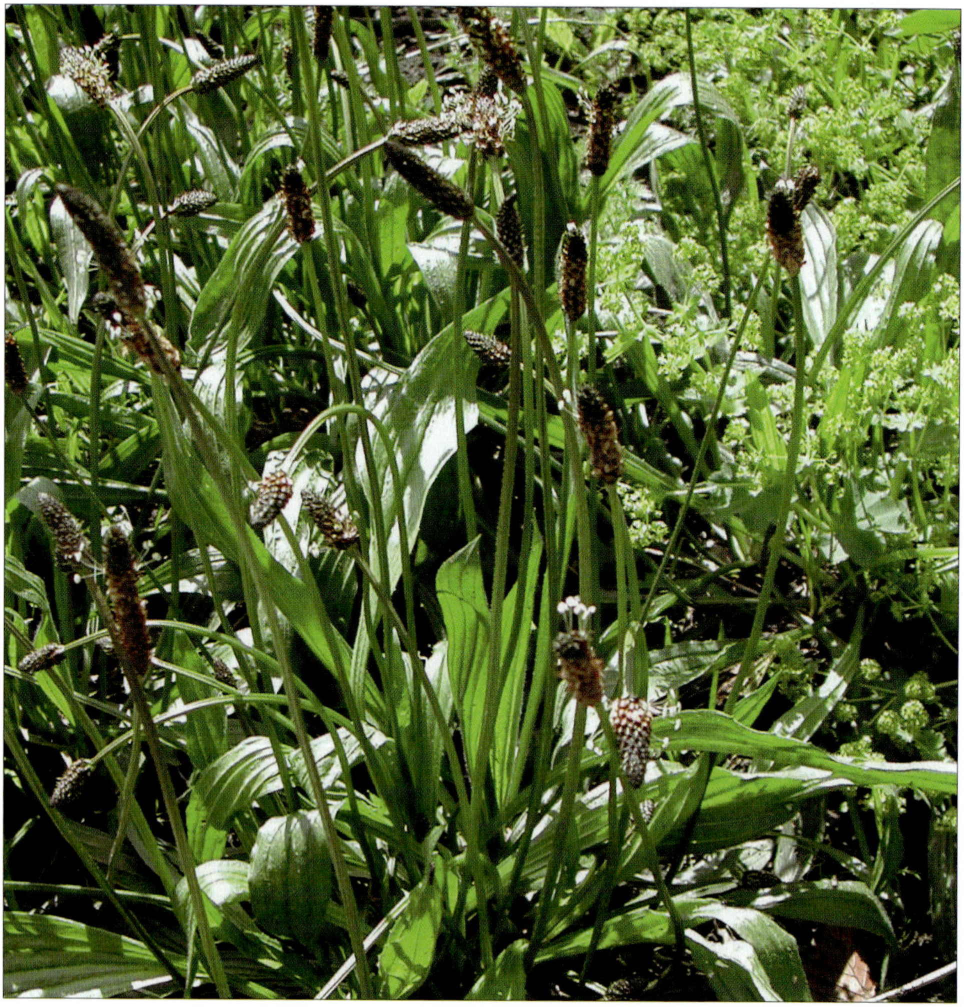

Plantaginis (lanceolatae) folium – **Spitzwegerichblatt**	
Humorale Qualitäten/ Geschmack	Kalt 2, feucht 1 Etwas salzig, geschmacklos
Wirkungskriterien	**Säfteoptimierend:** • Kühlend, befeuchtend
Konstitutionsbezug	• Katarrhalisch-rheumatische Konstitution • Skrofulose (Teilbereiche) • Exsudative Diathese
Humorales Wirkungsprofil	• Dämpft übermäßige Gelbgalle oder cholerische Schärfen, v.a. der Schleimhäute der Atem- und Verdauungswege • Befeuchtet und regeneriert Haut und Schleimhaut • Fördert die Wundheilung • *Muzilaginosum*
Zusammenfassung	**Bei hitze- und trockenheitsinduzierten Pathologien der Schleimhäute** Plantago *regeneriert die Schleimhaut* der Atem- und Verdauungswege, wenn sie durch hartnäckigen Husten, unangepasste Lebensweise, Stress, trocknende Nahrungs- und Arzneimittel in Mitleidenschaft gezogen wurden.

Inhaltsstoffe	Schleimstoffe, Glykoside: Aucubin u.a.; Flavonoide, Kieselsäure, Gerbstoffe
Phytotherapeutische Wirkungen	Schleimhautschützend, reizlindernd, entzündungshemmend, gewebefestigend, abwehrstärkend, antibakteriell (nur Zubereitungen aus der frischen Pflanze) Äußerlich: Wundheilend, juckreizlindernd, keimhemmend
Nebenwirkungen/ Interaktionen	Kann die Resorption gleichzeitig eingenommener Arzneimittel vermindern und verzögern
Zubereitungsformen (innerlich/äußerlich)	Tee, Tinktur, Ø, Presssaft, Sirup, Wildkräuterküche Äußerlich: Salbe, Kompresse Auflegen eines zerdrückten, zusammengerollten Blattes auf frische Insektenstiche reduziert Schmerz und Schwellung.
Indikationen	Atemwegskatarrhe, Mund- und Rachenschleimhaut-, Magen-Darmschleimhautentzündung, Zahnungsschmerzen, Heuschnupfen Äußerlich: Hautentzündung, Windeldermatitis, Insektenstich, Verbrennung, Wunden
Kontraindikationen	–

Plantaginis (lanceolatae) folium – Spitzwegerichblatt	
Sonstiges	**Name:** Germ. „wega“ = Weg, „rik“ = Herrscher – König des Weges „Und du Wegerich, Mutter der Pflanzen, offen nach Osten, mächtig im Innern: über dich knarrten Wagen, über dich ritten Frauen, über dich schrien Bräute, über dich schnaubten Farren (Stiere). Allen widerstandest du und setztest dich entgegen, so widerstehe auch du dem Gift und der Ansteckung und dem Übel, das über das Land dahin fährt.“ *Angelsächsischer Neunkräutersegen, 11. Jahrhundert (Übers. J. Hoops 1889)*

PLANTAGO PSYLLIUM – FLOHSAMENWEGERICH

Familie	Plantaginaceae – Wegerichgewächse
Synonyme	**Plantago afra** Flohkraut, Strauchwegerich
Botanik	Einjährige, krautige Pflanze Verwendet werden ebenfalls: **Plantago ovata, indischer Wegerich** **Plantago arenaria, Sandflohsame**
Vorkommen	• Südeuropa, Nordafrika, Südwestasien

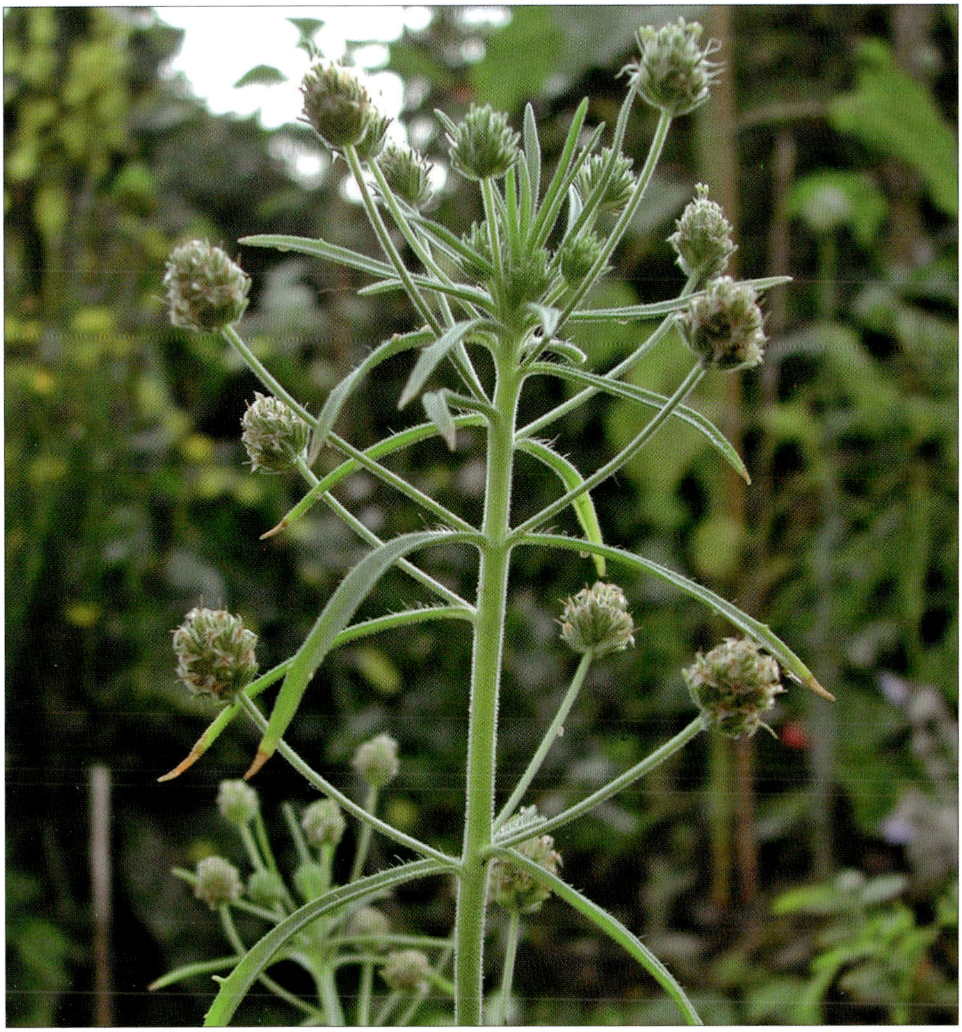

Psylli semen – Flohsamen	
Humorale Qualitäten/ Geschmack	Kalt 1, feucht 1 Süß, geschmacklos
Wirkungskriterien	**Säfteoptimierend:** • Kühlend, befeuchtend, erweichend
Konstitutionsbezug	–
Humorales Wirkungsprofil	• Dämpft übermäßige Gelbgalle und GG-Schärfen v.a. in den Atem- und Verdauungswegen • Befeuchtet und regeneriert die Schleimhaut • *Muzilaginosum*
Zusammenfassung	**Bei hitze- und trockenheitsinduzierten Pathologien der Schleimhäute** Der Flohsame *regeneriert die Schleimhaut* der Verdauungswege und mildert ihre Trockenheit, wenn sie durch unangepasste Lebensweise, Stress, trocknende Nahrungs- und Arzneimittel in Mitleidenschaft gezogen wurden.

Inhaltsstoffe	Schleimstoffe, fette Öle, Glykoside: Aucubin u.a.
Phytotherapeutische Wirkungen	Schleimhautschützend, entzündungshemmend, reizlindernd, abführend (durch Quelleffekt im Darm → Volumenzunahme der Samen um das 10-15fache, der Samenschalen um das 40fache), cholesterin- und lipidsenkend
Nebenwirkungen/ Interaktionen	Kann die Resorption gleichzeitig eingenommener Arzneimittel vermindern bzw. verzögern
Zubereitungsformen (innerlich/äußerlich)	Einnahme der Samen, Fertigarzneimittel
Indikationen	Verstopfung, Reizmagen und Reizdarm, Durchfall (zur Reizlinderung und Bindung von Flüssigkeit im Darmlumen), Magen-Darmschleimhautentzündung, unterstützend zur Regulation der Darmflora Stuhlerweichung bei Analfissuren, Hämorrhoiden
Kontraindikationen	Ileus, Speiseröhrenverengung

Sonstiges	Verwendet werden ebenfalls **Psylli testa – Flohsamenschalen,** diese erreichen mit Wasser zusammen eine Volumenzunahme um das Vierfache der Flohsamen selbst.

POTENTILLA ANSERINA – GÄNSEFINGERKRAUT

Familie	Rosaceae – Rosengewächse
Synonyme	**Argentina anserina** Anserine, Stierkraut, Maukekraut, Krampfkraut,Silberkraut, Gänserich, Martinshand, Säukraut, Handblatt u.a.
Botanik	Ausdauernde, krautige Pflanze, Ausläufer bildend
Vorkommen	• Weltweit • Auf Wiesen, Ruderalflächen und an Wegrändern

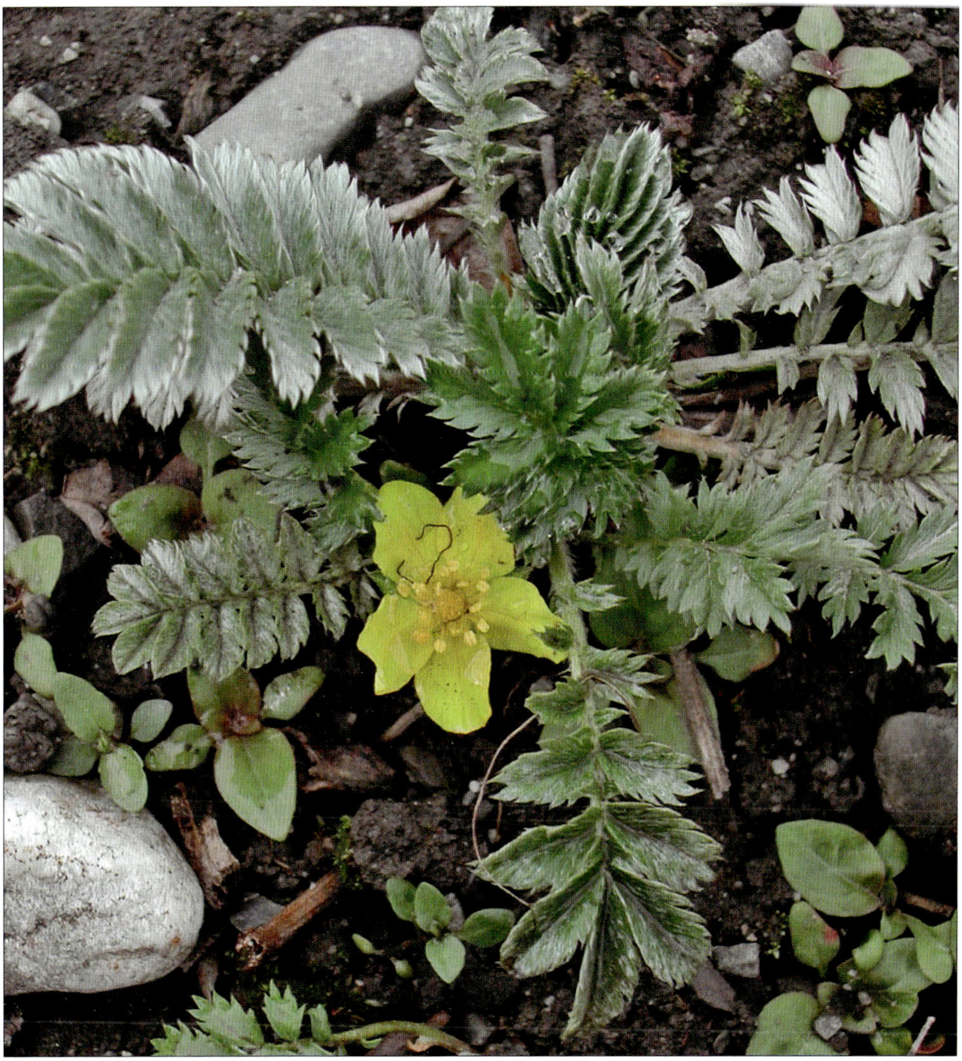

Potentillae herba (Anserinae herba) – **Gänsefingerkraut**	
Humorale Qualitäten/ Geschmack	Neutral – warm 1, trocken 2 Herb, geschmacklos
Wirkungskriterien	**Säfteoptimierend:** • Wärmeregulierend, trocknend, adstringierend
Konstitutionsbezug	• Spasmophile Diathese
Humorales Wirkungsprofil	• Mildert übermäßige Gelbgalle, gelbgallige Schärfen v.a. im Verdauungstrakt, den Bronchien und der Gebärmutter • Stärkt die Haut und Schleimhaut der Verdauungswege • Dämpft die Hitze der Blutflüssigkeit • Stillt Flüsse
Zusammenfassung	**Bei cholerainduzierten Pathologien** Das Gänsefingerkraut mildert übermäßige oder pathologische Hitze und dadurch induzierte hyperkinetische Symptome. Schwerpunktmäßig eignet es sich für derartige Zustände, die sich in den Verdauungs- und Atmungsorganen sowie der Gebärmutter manifestieren.

Inhaltsstoffe	Gerbstoffe, Cumarine, Flavonoide, Glykoside: Tormentosid u.a.; Phytosterine
Phytotherapeutische Wirkungen	Krampflösend, adstringierend, stopfend, entzündungshemmend, bakteriostatisch, blutstillend Äußerlich: Wundheilend, entzündungshemmend, keimhemmend
Nebenwirkungen/ Interaktionen	In hohen Dosen: Ev. Magenschleimhautreizung
Zubereitungsformen (innerlich/äußerlich)	Tee, Milchabkochung, Tinktur, Ø, Presssaft, Fertigarzneimittel, Wildkräuterküche Äußerlich: Bad, Kompresse
Indikationen	Durchfall, Mund- und Rachenschleimhautentzündung, Magen-Darmkrampf, Magenschleimhautentzündung, Dysmenorrhoe, übermäßige Menstruationsblutung, Menstruationskrampf Äußerlich: Wunden, kleine Blutungen
Kontraindikationen	–

Sonstiges	„Tee von Anserinenkraut ist ein vortreffliches Mittel bei Krampfanfällen, seien dieselben im Magen, im Unterleib oder wo immer." „...keine Familienmutter soll es unterlassen, einen hinlänglichen Vorrat solchen Krautes zu sammeln und zu trocknen. Sie weiß selbst zu beurteilen, wie schmerzhaft solche häufig vorkommenden Krampfanfälle sind ..." *S. Kneipp*

POTENTILLA ERECTA – BLUTWURZ

Familie	Rosaceae – Rosengewächse
Synonyme	**Potentilla tormentilla** Tormentill, aufrechtes Fingerkraut, Blutkraut, Ruhrwurzel, Ruhrkraut, Rotkraut, Siebenfinger, Dilledapp, Bauchwehkraut, Nadelwurz u.a.
Botanik	Ausdauernde, krautige Pflanze
Vorkommen	• Mitteleuropa, Nordafrika, Nordasien, Nordamerika • In Sümpfen, an Bachrändern, auf feuchten Magerwiesen

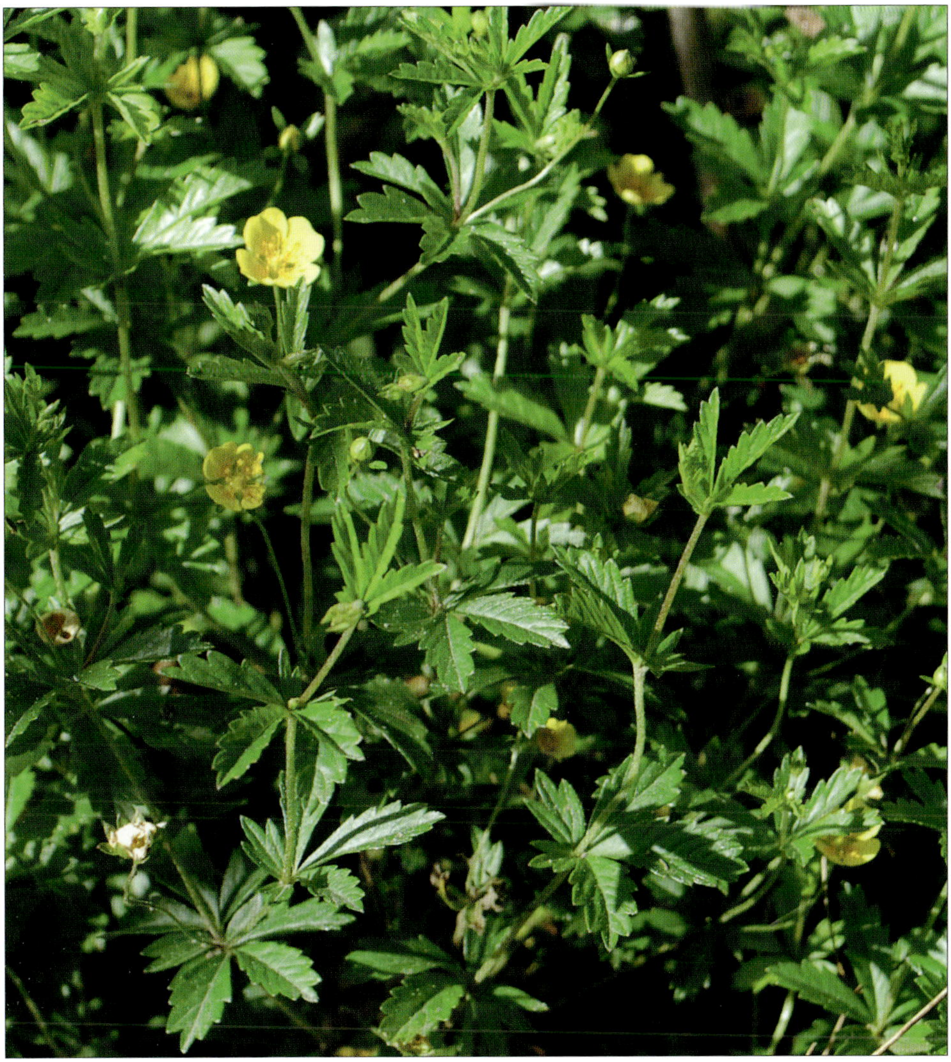

Tormentillae rhizoma – Blutwurzrhizom	
Humorale Qualitäten/ Geschmack	Neutral – warm 1, trocken 3 Herb
Wirkungskriterien	**Säfteoptimierend:** • Wärmeregulierend, trocknend, adstringierend
Konstitutionsbezug	• Hämorrhagische Diathese
Humorales Wirkungsprofil	• Mildert übermäßige Gelbgalle, gelbgallige Schärfen, v.a. der Schleimhaut der Verdauungswege und der Haut • Stärkt die Haut und Schleimhaut der Verdauungswege • Dämpft die Hitze der Blutflüssigkeit • Stillt Flüsse
Zusammenfassung	**Bei cholerainduzierten Pathologien** Tormentill lindert die Folgen übermäßiger oder pathologischer Hitze und dadurch induzierte hyperkinetische Symptome auf Haut und Schleimhaut sowie bei Blutungsneigung.

Inhaltsstoffe	Gerbstoffe, Glykoside: Tormentosid u.a.; Flavonoide
Phytotherapeutische Wirkungen	Zusammenziehend, stopfend, krampflösend, entzündungshemmend, schleimhautkräftigend, antibakteriell Äußerlich: Wundheilend, juckreizstillend, blutstillend, keimhemmend
Nebenwirkungen/ Interaktionen	In hohen Dosen: Magenschleimhaut reizend
Zubereitungsformen (innerlich/äußerlich)	Tee, Tinktur, Ø, Weinauszug, Pulver, Fertigarzneimittel, Wildkräuterküche Äußerlich: Waschung, Pinselung, Kompresse, Spülung
Indikationen	Durchfall, Mund- und Rachenschleimhautentzündung, Aphten, Magen-Darmkrampf, Magen-Darmentzündung, starke Menstruationsblutung, Hämorrhoidalblutung, Nasenbluten Äußerlich: Hautentzündung, Ekzem, Pilzerkrankung, Wunde, Angina, Zahnfleischentzündung, Hämorrhoiden
Kontraindikationen	–

Sonstiges	**Name:** Lat. „potentia“ = Macht (etwa: die kleine Machtvolle), lat. „tormentum“ = Pein, Sturm (hier: Kolik) **Signatur:** Rote Färbung der Wurzelschnittfläche als Hinweis auf Blutungen und Entzündungen „S mag mer fehle, was mer will so trink i halt mei Durmedill (Tormentill)“ *schwäbischer Volksspruch*

PRIMULA VERIS – ECHTE SCHLÜSSELBLUME

Familie	Primulaceae – Primelgewächse
Synonyme	Frühlingsschlüsselblume, Osterblüemli, Apothekerprimel, Arzneischlüsselblume, Fastenblume, Gichtblume, Eierkraut, Marienschlüssel, Kraftblume u.a.
Botanik	Ausdauernde, krautige Pflanze
Vorkommen	• Europa, Vorderasien • In trockenen Magerwiesen, an Waldrändern

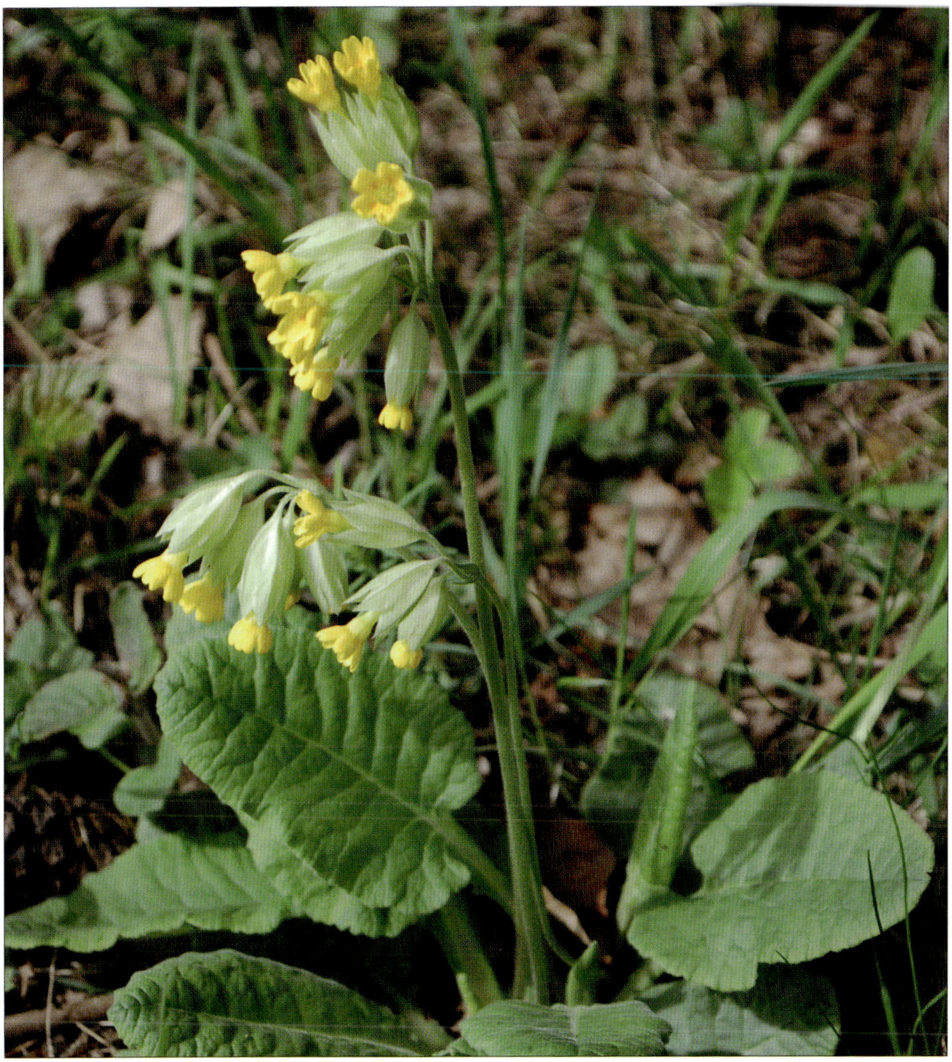

Primulae flos/radix – **Schlüsselblumenblüte/-wurzel**	
Humorale Qualitäten/ Geschmack	**Blüten:** warm 1, trocken 1 Süß **Wurzel:** Warm 2, trocken 2 Scharf und etwas bitter
Wirkungskriterien	**Säfteoptimierend:** • Wärmend, trocknend • Vermindert zähe Feuchtigkeit
Konstitutionsbezug	• Katarrhalisch-rheumatische Konstitution • Skrofulose, besonders torpide Form • Lymphatisch-hyperplastische Konstitution
Humorales Wirkungsprofil	• Erwärmt, zerteilt und vermindert zähe, kalte, übermäßige Feuchtigkeit im Gehirn, in den Atem-, Verdauungswegen und Nieren • Lindert Beschwerden durch kalte, gestaute oder gelbgallig verunreinigte Feuchtigkeit in den Atemwegen, dem Kopf und den Nieren
Zusammenfassung	**Bei Phlegmapathologien und Skrofulose** Prophylaxe und Therapie des ‚Schleimschlags' (= durch Stockung übermäßigen Phlegmas im Gehirn ausgelöster Schlaganfall).

Inhaltsstoffe	Saponine (nur in Kelch-, nicht in Kronblättern), Flavonoide, ätherische Öle **Wurzel:** Saponine, Flavonoide, Salicylate
Phytotherapeutische Wirkungen	Schleimlösend, auswurffördernd, schweißtreibend, krampflösend, fiebersenkend, harntreibend, beruhigend
Nebenwirkungen/ Interaktionen	Allergiepotenzial (Primelallergie)
Zubereitungsformen (innerlich/äußerlich)	Tee, Tinktur, Ø, Weinauszug, Fertigarzneimittel, Wildkräuterküche Bewährte Galenik: Primula veris D2
Indikationen	Schleimhautkatarrh der Atemwege, Bronchitis, verschleimungsbedingte Kopfschmerzen, unterstützend bei Nieren-Blasenleiden
Kontraindikationen	Primelallergie

Sonstiges	**Name:** Primus = der Erste (die erste Frühlingsblume), Schlüsselblume der Ähnlichkeit mit einem alten Hohlschlüssel wegen „D'Schlüsseli machet ring im Chopf, nimmet d'Gsüchti mängem arme Tropf, macht fry und lostig wie nees Reh, s'goht nüt meh über de Schlüsselitee." (Die Schlüsselchen machen einen leichten Kopf, nehmen alle Beschwerden manch armem Tropf, machen frei und lustig wie ein Reh, es geht nichts über den Schlüsselblumentee) *Pfarrer Künzle*

PULMONARIA OFFICINALIS – LUNGENKRAUT

Familie	Boraginaceae – Raublattgewächse
Synonyme	Hirschmangold, blaue Schlüsselblume, Fleckenkraut, ungleiche Schwestern, Schlotterhose, Hosenschisser, Bachkraut, Brunneschüsseli, Lungentee, Hänsel und Gretel u.a.
Botanik	Ausdauernde, krautige Pflanzen
Vorkommen	• Mitteleuropa, Südosteuropa • Auf feuchten, mageren Wiesen, an Bachufern

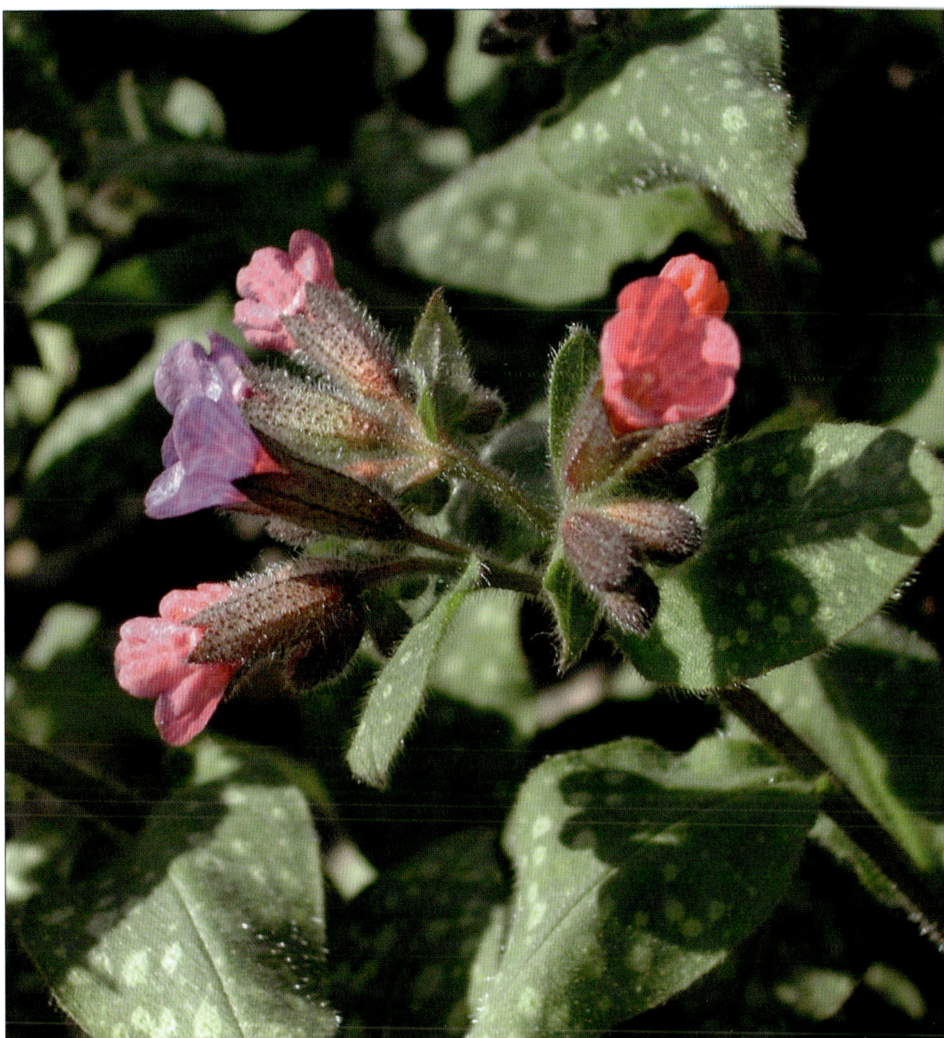

Pulmonariae herba – Lungenkraut	
Humorale Qualitäten/ Geschmack	Neutral, feucht 1 Süß, geschmacklos
Wirkungskriterien	**Säfteoptimierend:** • Befeuchtend, erweichend • Vermindert zähe Feuchtigkeit • Lungenfunktion stärkend
Konstitutionsbezug	• Lymphatisch-hyperplastische Konstitution • Mesenchymal-hypoplastische Konstitution (pulmonale Teilaspekte) • Skrofulose
Humorales Wirkungsprofil	• Befeuchtet, nährt und regeneriert die Schleimhaut der Atemwege • Stärkt die Lungenfunktion • Erweicht und zerteilt rohes Phlegma • *Lungenfunktionsmittel*
Zusammenfassung	**Bei cholera- und feuchtigkeitsinduzierten Pathologien** Es gibt vermutlich kein so breit wirkendes Heilmittel für die Atemwege wie die Pulmonaria, welche das Wirkungsvermögen von Muzilaginosum, Expektoranz und gewebestärkender Kieselsäure-Droge vereinigt. Sie eignet sich aus diesem Grund weniger für akute Atemwegspathologien, sondern für alle Fälle mit „einer Schwäche auf der Lunge“.

Inhaltsstoffe	Schleimstoffe, Kieselsäure, Flavonoide, Saponine, Gerbstoffe, Allantoin
Phytotherapeutische Wirkungen	Schleimlösend, auswurffördernd, Lungengewebe stärkend, reizlindernd, abwehrstärkend
Nebenwirkungen/ Interaktionen	–
Zubereitungsformen (innerlich/äußerlich)	Tee, Tinktur, Ø, Medizinalwein, Pulver, Wildkräuterküche
Indikationen	Schleimhautentzündung der Atem- und Verdauungswege, Bronchitis, Erkältung, „Schwäche auf der Lunge“, Heiserkeit Früher: Adjuvans bei Lungenentzündung und Tbc
Kontraindikationen	–

Sonstiges	**Signatur:** Blattform wie Lungenflügel, weiße Flecken auf Blättern als Hinweis auf die Lungenbläschen, Farbwechsel der Blüten nach der Bestäubung wie der Farbwechsel der Blutflüssigkeit nach der Sauerstoffbeladung in den Lungenalveolen.

QUASSIA AMARA – BITTERHOLZ

Familie	Simaroubaceae – Bittereschengewächse
Synonyme	Fliegenholz, Bitterquassia, brasilianischer Quassiabaum, Surinam-Bitterholz, Jamaika-Bitterholz u.a.
Botanik	Kleiner Laubbaum
Vorkommen	• Süd-, Mittelamerika • In tropischen Gebieten, im Wald

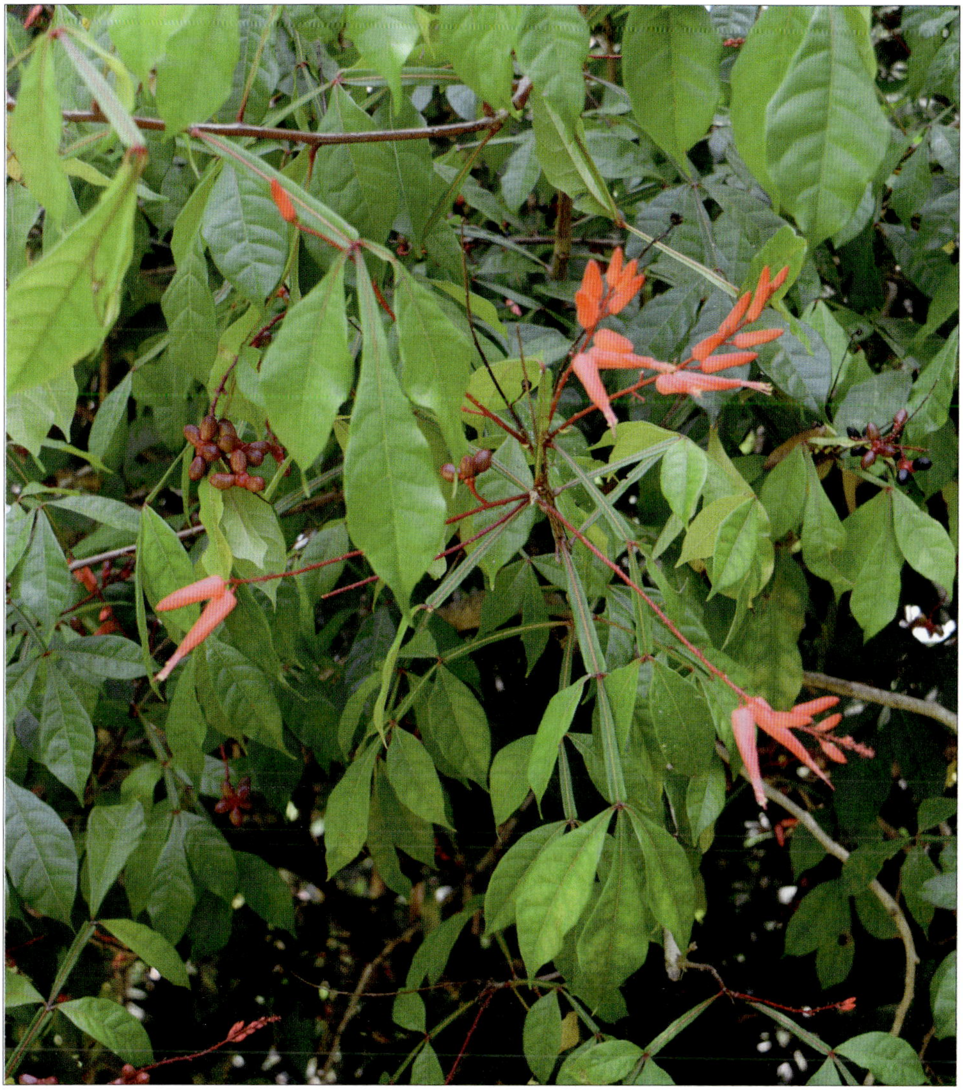

Quassiae lignum – Bitterholz	
Humorale Qualitäten/ Geschmack	Warm 2, trocken 2 Sehr bitter
Wirkungskriterien	**Säfteoptimierend:** • Fördert die Coctio • Wärmend, verdünnend, öffnend • Vermindert zähe Feuchtigkeit • Allgemein tonisierend **Säfteableitend:** • Übermäßige Gelbgalle, GG-Schärfen
Konstitutionsbezug	• Cologene Konstitution • Plethorische Konstitution (bes. Pfortadersystem)
Humorales Wirkungsprofil	• Erwärmt, stärkt und tonisiert den Magen • Erwärmt, öffnet und entstaut die Leber • Führt übermäßige Gelbgalle und GG-Schärfen über das Leber-Gallesystem ab
Zusammenfassung	**Bei cholera- und feuchtigkeitsinduzierten Pathologien**

Inhaltsstoffe	Bitterstoffe, Alkaloide
Phytotherapeutische Wirkungen	Verdauungsfördernd, leber-galleanregend, tonisierend, antimikrobiell, antiparasitär
Nebenwirkungen/ Interaktionen	In hoher Dosierung: Schleimhautreizung, Erbrechen, Schwindel
Zubereitungsformen (innerlich/äußerlich)	Tee, Tinktur, Ø, Pulver, Fertigarzneimittel
Indikationen	Verdauungsschwäche, Appetitlosigkeit, Leber-Galle-Pankreasfunktionsschwäche, Parasitenbefall, allgemeine Schwäche Adjuvans bei Fettleber und Leberzirrhose
Kontraindikationen	Magen-Darmgeschwüre, Gallenwegsverschluss, Schwangerschaft

Sonstiges	**Name:** Quassi war der Name des Sklaven, welcher seinem Herrn Dahlberg, Oberstleutnant der holländischen Kolonialtruppen, die Verwendung des Holzes gegen Malaria verraten haben soll.

QUERCUS ROBUR – EICHE

Familie	Fagaceae – Buchengewächse
Synonyme	Stieleiche, Flammeiche, Loheiche, Buscheiche, Mühleiche, Heherbaum, Augusteiche, Frühеiche, Ferkeleiche, Kohleiche, Masteiche, Wechseleiche, Sommereiche u.a.
Botanik	Bis 40m hoher Baum, der bis 1000 Jahre alt werden kann Verwendet wird auch **Quercus petraea, Traubeneiche** (Wintereiche)
Vorkommen	• Europa, v.a. Mitteleuropa • In Laubwäldern und Parkanlagen

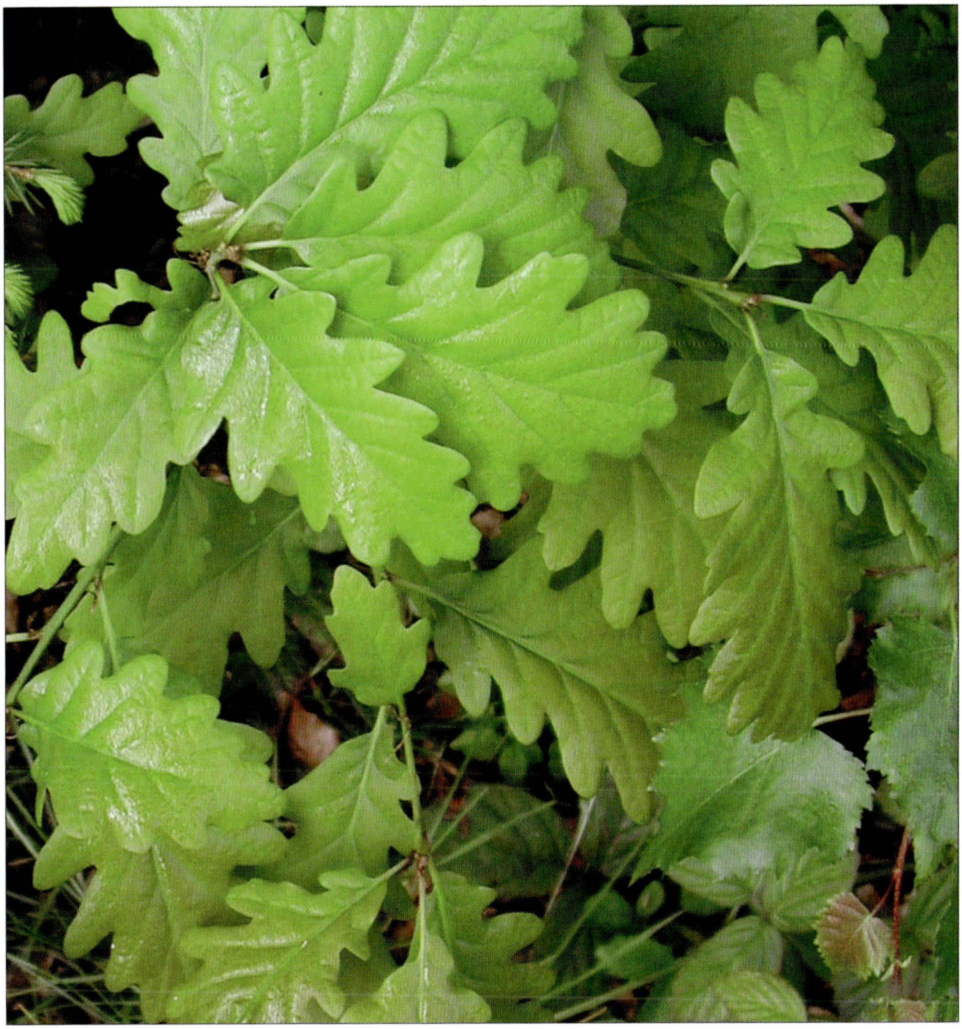

Quercus cortex – Eichenrinde	
Humorale Qualitäten/ Geschmack	Kalt 1, trocken 3–4 Herb, bitter
Wirkungskriterien	**Säfteoptimierend:** • Kühlend, adstringierend, verdickend
Konstitutionsbezug	–
Humorales Wirkungsprofil	• Stopfend, stark austrocknend • Kühlt übermäßige Gelbgalle oder gelbgallige Schärfen, v.a. der Schleimhäute und Haut • Vermindert Sekretion von Haut und Schleimhaut
Zusammenfassung	**Bei cholerainduzierten Pathologien** Quercus lindert die Folgen übermäßiger oder pathologischer Hitze und deren hyperkinetischen Symptome auf Haut und Schleimhaut.

Inhaltsstoffe	Gerbstoffe, Flavonoide
Phytotherapeutische Wirkungen	Entzündungshemmend, zusammenziehend, stopfend Äußerlich: Blutstillend, schweißhemmend, Juckreiz stillend, keimhemmend Die äußerliche Anwendung bei Ekzemen und zur Schweißhemmung ist aus naturheilkundlicher Sicht zu unterlassen.
Nebenwirkungen/ Interaktionen	Ev. Magenschleimhautreizung Kann die Resorption gleichzeitig eingenommener Arzneimittel vermindern.
Zubereitungsformen (innerlich/äußerlich)	Tee (heute selten), Tinktur, Ø, Fertigarzneimittel Äußerlich: Bad, Umschlag, Pinselung
Indikationen	Durchfall, Mund-Rachenentzündung Äußerlich: Anal- und Genitalentzündung, Hautentzündung, Hämorrhoiden, Analfissuren
Kontraindikationen	Vorsicht: Durch die stark adstringierende Wirkung kann eine Ersatzausscheidung über die Haut unterdrückt werden.

Sonstiges	Verwendet wurden früher auch die Eichengallen, durch den Stich der Gallwespe erzeugte, kugelige Auswüchse, mit bis 40% Gerbstoffen.

ROSA CANINA – HECKENROSE

Familie	Rosaceae – Rosengewächse
Synonyme	Hagebutte, Hundsrose, Hambutte, Wildrose, Dornrose, Dornapfel, Hainrose, Lussbeeri, Butterfässlein, Schlafdorn, Mariendorn, Kratzärschle, Frauenrose, Hagrose u.a.
Botanik	2–3 m hoher, stacheliger Strauch Verwendet werden auch andere Arten wie **Rosa pendulina, Alpenheckenrose** u.a.
Vorkommen	• Europa, Asien, Nordafrika, Nordamerika • In Hecken, an Waldrändern und Straßenrändern

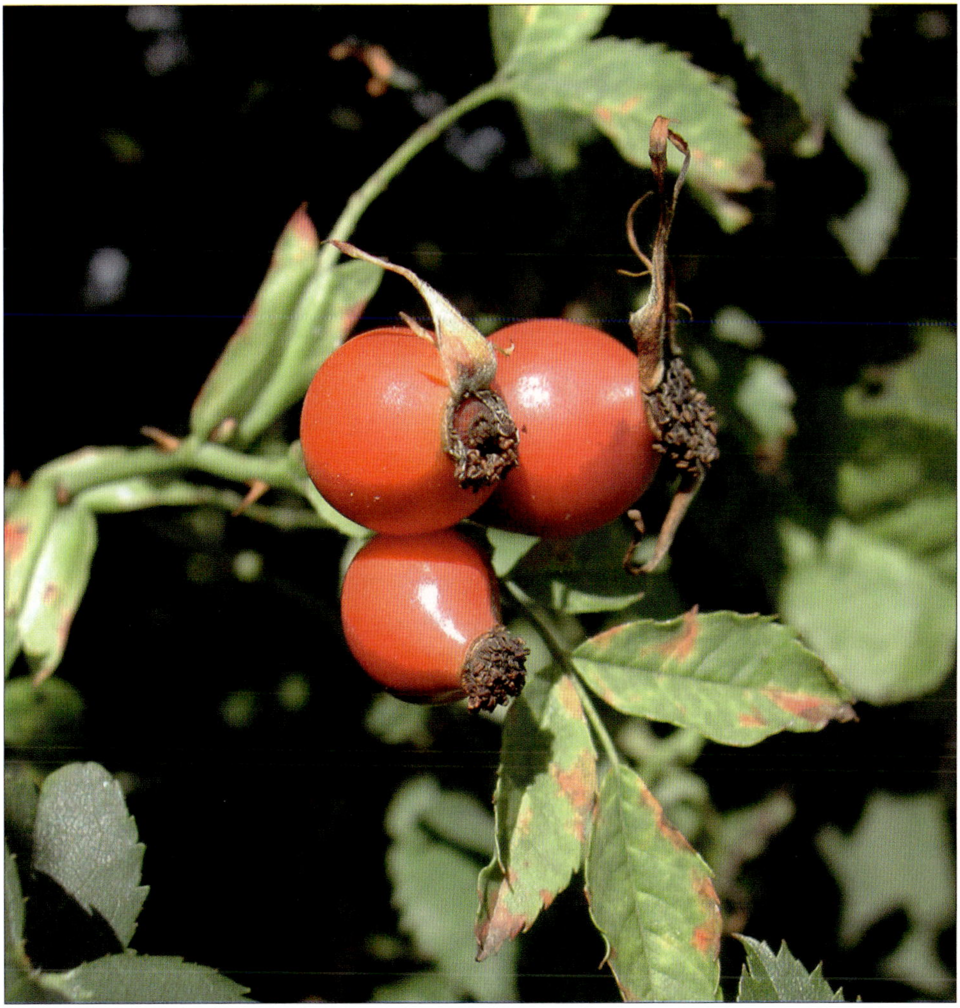

Cynosbati fructus (neu: Rosae pseudo-fructus) – Hagebutte (mit/ohne Samen)	
Humorale Qualitäten/ Geschmack	Neutral, trocken 1 Sauer-süßlich, herb
Wirkungskriterien	**Säfteoptimierend:** • Leicht kühlend, adstringierend **Säfteableitend:** • Übermäßige Gelbgalle, GG-Schärfen
Konstitutionsbezug	• Azide Diathese
Humorales Wirkungsprofil	• Leitet übermäßige Gelbgalle und gelbgallige Schärfen über Nieren ab
Zusammenfassung	**Bei cholerainduzierten Pathologien**

Inhaltsstoffe	Fruchtsäuren, Schleimstoffe, Flavonoide, Gerbstoffe, ätherische Öle, viele Vitamine: Vitamin C u.a.; Mineralstoffe/Spurenelemente: Eisen u.a. **Kerne:** Kieselsäure, ätherische Öle: Vanillin u.a.; fettes Öl, Schleimstoffe
Phytotherapeutische Wirkungen	Harntreibend, abwehrsteigernd, antiarteriosklerotisch, herz-kreislaufstärkend **Pulver:** Schmerzlindernd, entzündungshemmend, chondroprotektiv
Nebenwirkungen/ Interaktionen	–
Zubereitungsformen (innerlich/äußerlich)	Tee, Tinktur, Ø, Sirup, Pulver, Räucherung
Indikationen	Abwehrschwäche, Arthrose, Erkältung, Nieren-Blasenleiden, Harnwegsentzündung, Vitamin C-Mangel, unterstützend bei Rheuma und Hautausschlag
Kontraindikationen	–

Sonstiges	Die Früchte werden entweder mit den Samen **Cynosbati fructus cum semine** oder ohne **sine semine** verwendet. Verwendet werden ebenfalls alleinig: **Cynosbati semen – Hagebuttenkerne** **Spongia cynosbati – Schlafäpfel:** Die durch den Stich der Rosengallwespe verursachten Auswüchse wurden früher bei Schlaflosigkeit unters Kopfkissen gelegt oder unterstützend bei Nieren-Blasenleiden verwendet.

ROSMARINUS OFFICINALIS (NEU: SALIVIA ROSMARINUS) – ROSMARIN

Familie	Lamiaceae – Lippenblütler
Synonyme	Meertau, Anthoskraut, Antonskraut, Kranzenkraut, Hochzeitsmaie, Brautkraut, Riechkräutlein, Weihrauchkraut, Rosemarie, Maria Reinigung, Schoßstock, Gedenkmein, Marienkraut, Röslimariechen u.a.
Botanik	Immergrüner Halbstrauch
Vorkommen	• Mittelmeerraum • Vielerorts kultiviert

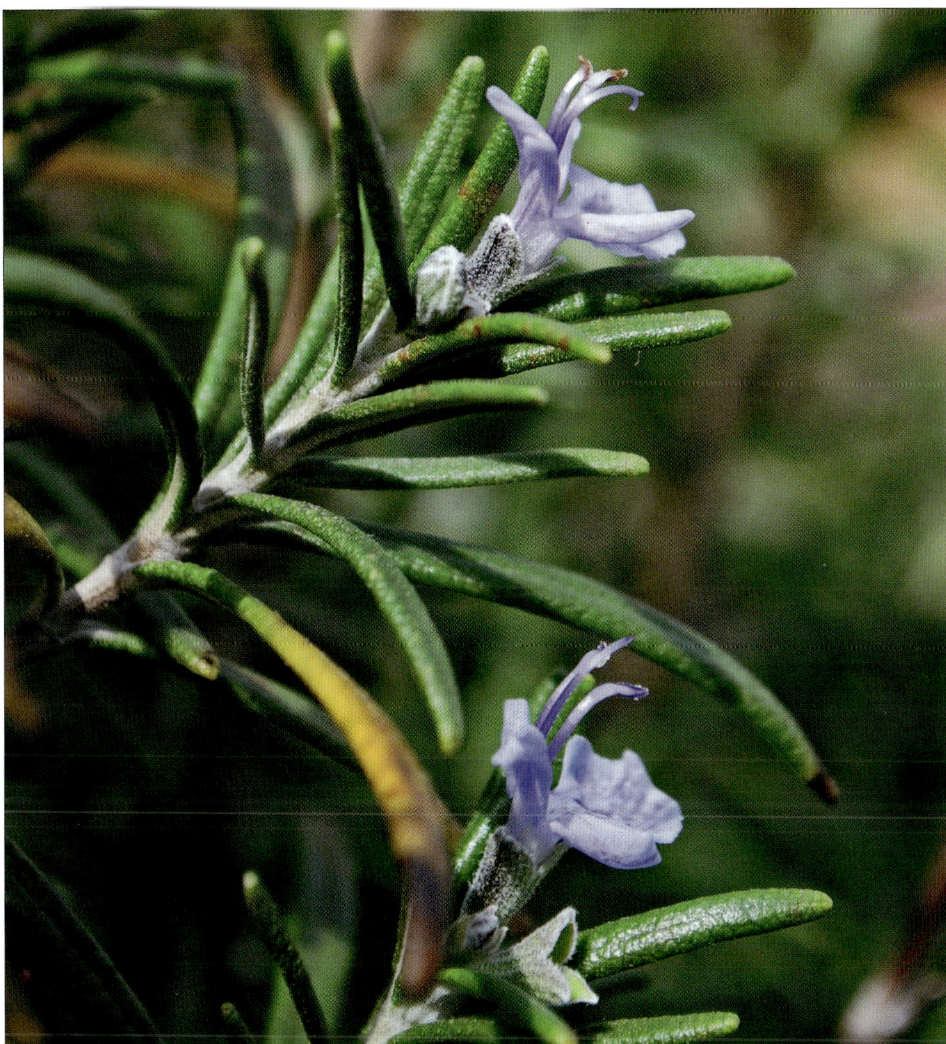

Rosmarini folium – Rosmarinblatt	
Humorale Qualitäten/ Geschmack	Warm 3, trocken 3 Bitter, scharf
Wirkungskriterien	**Säfteoptimierend:** • Fördert die Coctio • Wärmend, verdünnend • Vermindert zähe Feuchtigkeit **Säftebewegend:** • Durchblutungsfördernd **Säfteableitend:** • Übermäßige Schwarzgalle und SG-Schärfen
Konstitutionsbezug	• Atonisch-asthenische Konstitution
Humorales Wirkungsprofil	• Fördert Sanguisbildung • Erwärmt und öffnet den Kopf, den kalten Magen, die gestaute Leber und Milz, die kalte Gebärmutter und die Gefäße • Erwärmt und zerteilt zähe Feuchtigkeit • Vermindert übermäßige Schwarzgalle und SG-Schärfen
Zusammenfassung	**Bei Kochungsschwäche, melancholera- und feuchtigkeitsinduzierten Pathologien** Rosmarin ist das große Tonikum, wenn ein Defizit an physiologischer Wärme Hintergrund vieler unterschiedlicher Krankheiten ist. Die Pflanze tonisiert das Herz-Kreislaufsystem, die Verdauung und die Gebärmutter. Seine stark trocknende Qualität darf bei allen Vorzügen nicht vergessen werden: Trockene Konstitutionen benötigen in Rezepturen unbedingt eine trockenheitskorrigierende Komponente wie Süßholz oder Taigawurz.

Inhaltsstoffe	Ätherische Öle, Gerbstoffe, Bitterstoffe, Flavonoide
Phytotherapeutische Wirkungen	Herz-kreislaufanregend, durchblutungsfördernd, krampflösend, appetitanregend, verdauungsfördernd, leber-galleanregend, menstruationsanregend, wassertreibend Äußerlich: Hyperämisierend
Nebenwirkungen/ Interaktionen	In hoher Dosierung: Abort, Krämpfe, Schwindel, Magen-Darmreizung
Zubereitungsformen (innerlich/äußerlich)	Tee, Tinktur, Ø, Pulver, Medizinalwein, Fertigarzneimittel, Gewürz Äußerlich: Bad, Salbe, Einreibung, Räucherung
Indikationen	Dyspepsie, Appetitlosigkeit, Herz-Kreislaufbeschwerden, Hypotonie, schwache oder ausbleibende Menstruationsblutung Äußerlich: Herz-Kreislaufschwäche, Blutverteilungsstörung, Rheuma

Rosmarini folium – Rosmarinblatt	
Kontraindikationen	Schwangerschaft, Hypertonie, übermäßig starke Menstruationsblutung Vorsicht bei hitzigen und trockenen Zuständen

Sonstiges	**Signatur:** Die frühe Blütezeit zum Winterende ist Zeichen für die große Wärmekraft der Pflanze. „Pflanze gewordene Wärme.“ *J. Reinhard*

RUSCUS ACULEATUS – MÄUSEDORN

Familie	Asparagaceae – Spargelgewächse früher: Liliaceae – Liliengewächse
Synonyme	Stechender Mäusedorn, Stechmyrte, Stachelmyrte, Stechpalme, Dornmyrte u.a.
Botanik	Immergrüner, zweihäusiger Halbstrauch
Vorkommen	• Mittelmeerraum, Südeuropa, südliches Mitteleuropa (CH: Tessin), Osteuropa, Vorderasien • In Wäldern und Gebüschen, an Steinhängen

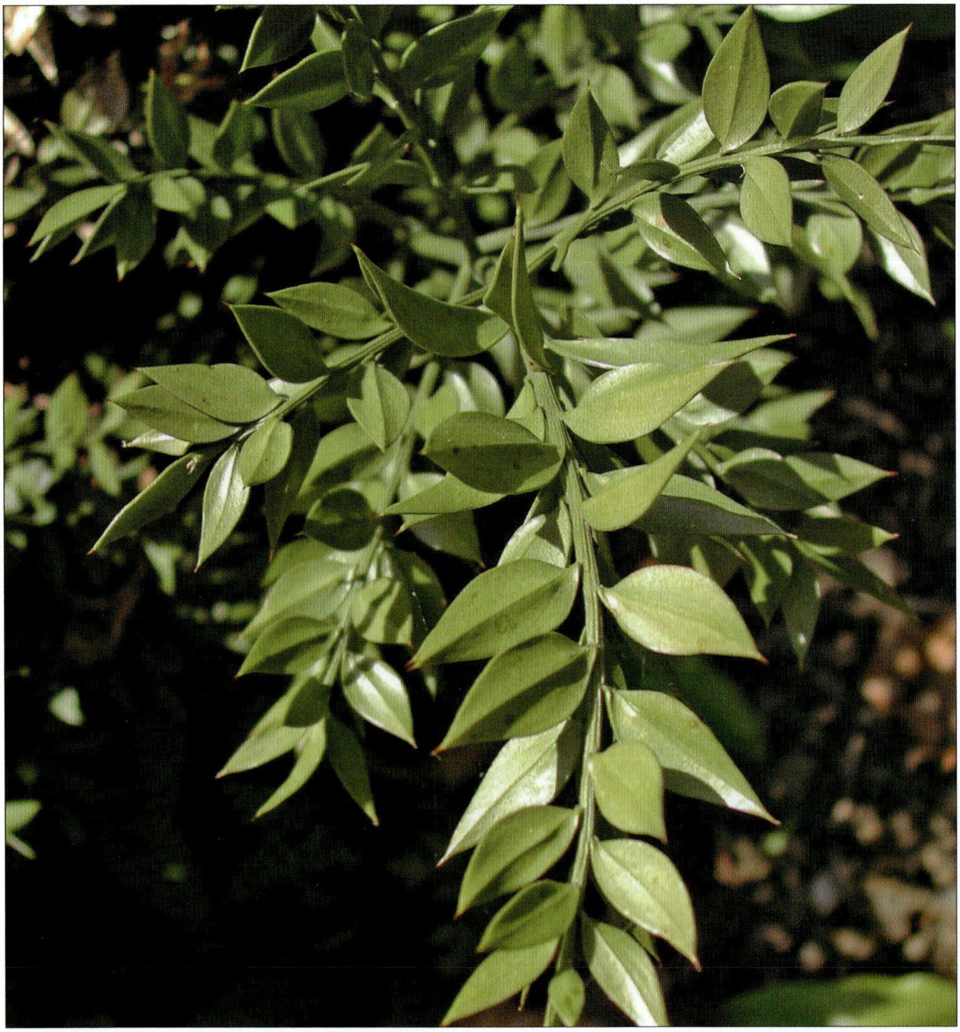

Rusci aculeati rhizoma – Mäusedornrhizom	
Humorale Qualitäten/ Geschmack	Warm 1, neutral Etwas herb, bitter, leicht scharf
Wirkungskriterien	**Säfteoptimierend:** • Wärmend • Vermindert zähe Feuchtigkeit **Säftebewegend:** • Venentonisierend • Bewegt gestaute Feuchtigkeit
Konstitutionsbezug	• Plethorische Konstitution
Humorales Wirkungsprofil	• Erwärmt, zerteilt und vermindert zähe Feuchtigkeit • Tonisiert die venösen Gefäße und den Rückfluss zum Herzen, wodurch Schärfen eliminiert werden • Löst Feuchtigkeitsstauungen im Gefäßsystem
Zusammenfassung	**Bei Phlegma- und Stauungspathologien** Mäusedorn kann als klassisches Venenmittel bei allen Beschwerden durch venöse Insuffizienz eingesetzt werden – darüber hinaus aber auch bei anderen stauungsbedingten Beschwerden wie z.B. Rücken- oder Kopfschmerzen.

Inhaltsstoffe	Saponine: Ruscin u.a., Gerbstoffe, ätherische Öle
Phytotherapeutische Wirkungen	Venentonisierend, gefäßabdichtend, ödemhemmend, durchblutungsfördernd, entzündungshemmend, abschwellend Äußerlich: Entzündungshemmend, abschwellend
Nebenwirkungen/ Interaktionen	Selten: Magenschleimhautreizung – aber besser magenverträglich als Aesculus
Zubereitungsformen (innerlich/äußerlich)	Tinktur, Ø, Fertigarzneimittel, Wildkräuterküche (junge Triebe als Spargelersatz) Äußerlich: Salbe
Indikationen	Krampfadern, schwere schmerzhafte Beine, Wadenkrämpfe, Hämorrhoiden, Analfissuren, Besenreiser, Zellulite Äußerlich: Bluterguss, Gelenkschmerz, Hämorrhoiden, Krampfadern
Kontraindikationen	Offene Wunden

Sonstiges	**Name:** Wurde wegen seiner Stacheln zum Fernhalten von Mäusen in den Vorratskammern verwendet. „Stützstrumpf von Innen“

RUTA GRAVEOLENS – WEINRAUTE

Familie	Rutaceae – Rautengewächse
Synonyme	Raute, Gartenraute, Kreuzraute, Augenraute, Edelraute, Weinkraut, Hexenkraut, Gertudenkraut, Bitterkraut, Pfingstkraut, Totenkraut u.a.
Botanik	Mehrjähriger Halbstrauch
Vorkommen	• Mittel-, Südeuropa • In Weingärten, Kiesgruben, an Mauern

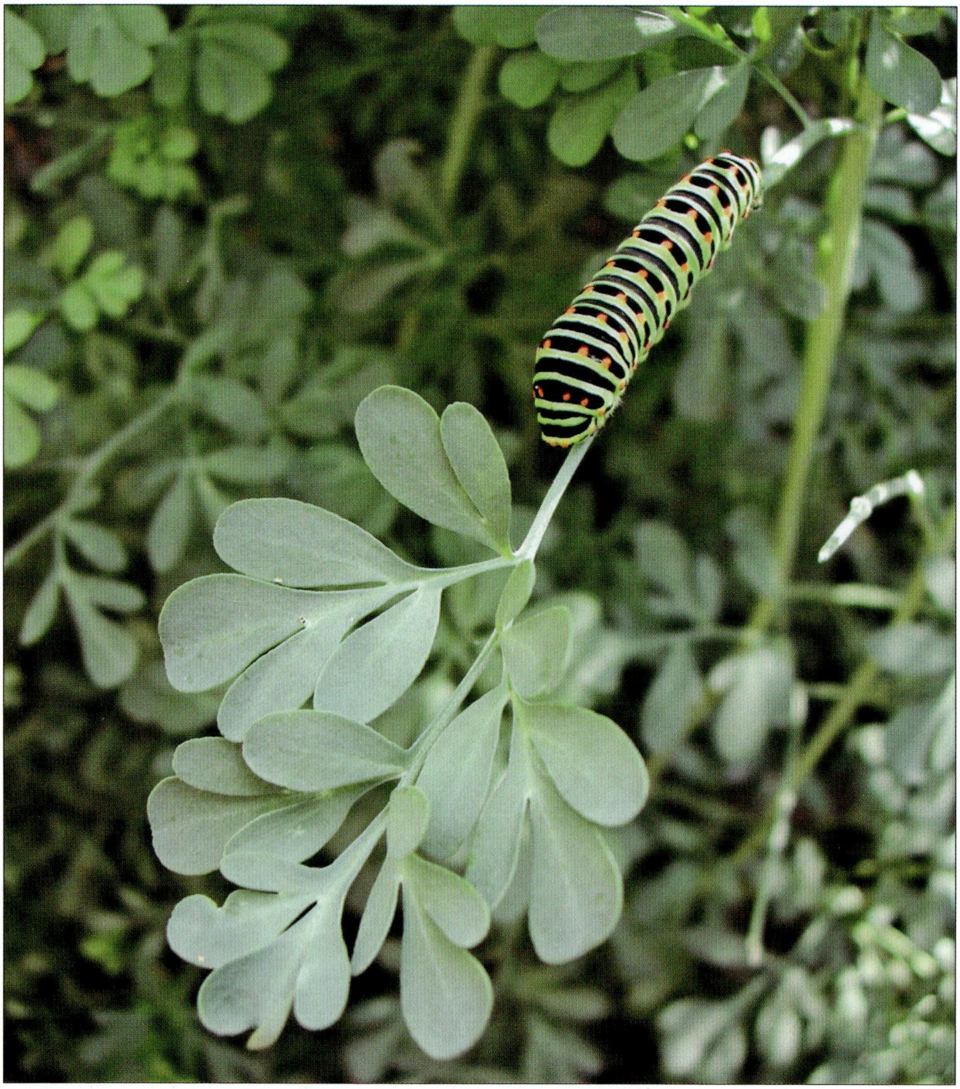

Rutae herba – Weinrautenkraut	
Humorale Qualitäten/ Geschmack	Warm 3, trocken 3 Bitter, scharf
Wirkungskriterien	**Säfteoptimierend:** • Fördert die Coctio • Wärmend, verdünnend, öffnend • Vermindert zähe Feuchtigkeit
Konstitutionsbezug	• Phlegmatisch-venöse Konstitution
Humorales Wirkungsprofil	• Erwärmt und zerteilt kalte, zähe Feuchtigkeit im Magen, in den Gefäßen und der Gebärmutter • Stärkt die Nerven, den Kopf und die Gebärmutter
Zusammenfassung	**Bei Kälte- und Feuchtigkeitspathologien** Die Raute vermittelt Wärme, wo sie fehlt, und ermöglicht damit eine Tonusregulation in den Verdauungsorganen, der Gebärmutter, den Gefäßen und Nerven.

Inhaltsstoffe	Ätherische Öle, Flavonoide: Rutin u.a.; Gerbstoffe, Bitterstoffe
Phytotherapeutische Wirkungen	Verdauungsfördernd, krampflösend, entzündungshemmend, schmerzlindernd, venentonisierend, antiödematös, menstruationsanregend, östrogenartig
Nebenwirkungen/ Interaktionen	Abortiv Relativ hohes Allergiepotenzial: Kontaktdermatitis, Photosensibilisierung Entfallen bei einer spagyrischen oder potenzierten Anwendung!
Zubereitungsformen (innerlich/äußerlich)	Tinktur, Ø Heute meist in spagyrischer oder potenzierter Form Äußerlich: Umschlag, Einreibung, Räucherung
Indikationen	Durchblutungsstörung, Venenleiden, geringe oder ausbleibende Menstruationsblutung, Verdauungsschwäche, Gefäßschutz bei Diabetes mellitus Äußerlich: Stumpfe Verletzungen, Venenentzündung
Kontraindikationen	Schwangerschaft, Stillzeit Vorsicht bei Allergikern Entfallen bei einer spagyrischen oder potenzierten Anwendung!

Sonstiges	**Name:** Die Pflanze wurde gerne verwendet, um die Haltbarkeit von Wein zu verlängern, seine schädlichen Wirkungen zu mildern oder als präventives Antidot gegen eventuell beigefügte Gifte: „Salbei und Raute vermengt mit Wein, lassen dir den Trunk nicht schädlich sein." „...treibet die gifftigen Dämpff vom Hertzen, öffnet die Luftröhrlein der Brust und Lungen, so mit kalten Flüssen und zähem Schleim verstopfet sind." *Tabernaemontanus*

SALIX ALBA – SILBERWEIDE

Familie	Salicaceae – Weidengewächse
Synonyme	Weide, Baumweide, Gerberweide, Fieberweide, europäische Fieberrinde, Hexenbaum, Maiholz u.a.
Botanik	Sommergrüner, zweihäusiger Baum bis 30m Höhe Verwendet werden ebenfalls: **Salix purpurea, Purpurweide** **Salix fragilis, Bruchweide u.a.**
Vorkommen	• Europa, Nordasien, Nordamerika • An feuchten Standorten, Ufern, in Auenwäldern

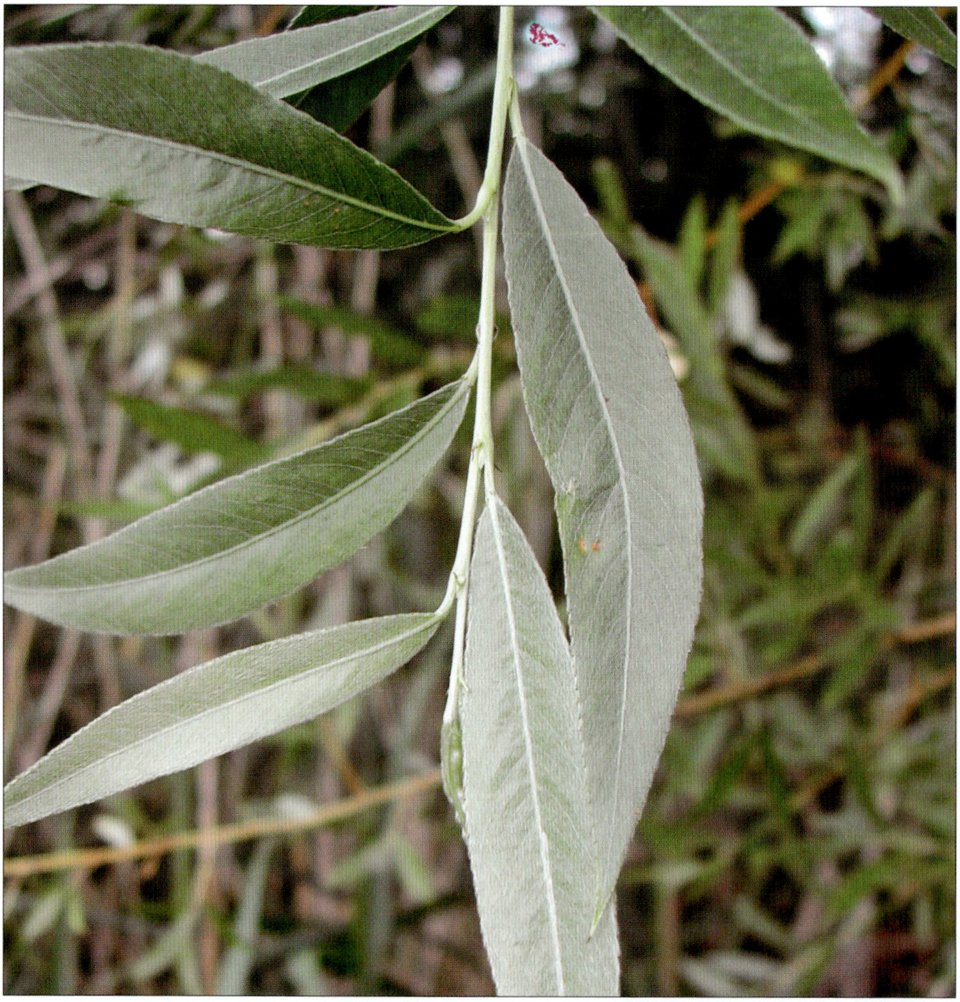

Salicis cortex – Weidenrinde	
Humorale Qualitäten/ Geschmack	Kalt 1–2, trocken 1–2 Bitter, herb
Wirkungskriterien	**Säfteoptimierend:** • Kühlend, trocknend, adstringierend
Konstitutionsbezug	• Katarrhalisch-rheumatische Konstitution • Azide Diathese (gelbgallige Phase)
Humorales Wirkungsprofil	• Kühlt übermäßige Gelbgalle und gelbgallige Schärfen • Kühlt das überhitzte Blut • Verklebt Wunden
Zusammenfassung	**Bei hitzeinduzierten Pathologien** Salix wird vor allem als Schmerzmittel verwendet – eine alleinige *Schmerzlinderung* kann und soll aber nicht das Ziel einer konstitutionellen Behandlung sein. Die Weide ist aus diesem Grund nur ein Eckpfeiler eines entsprechenden Therapiekonzepts, ursächlich wirksame Therapien und Heilmittel sollen ihr zur Seite gestellt werden.

Inhaltsstoffe	Phenolglykoside: Salicylate u.a.; Gerbstoffe, Flavonoide
Phytotherapeutische Wirkungen	Entzündungshemmend, fiebersenkend, schmerzlindernd (Beeinflussung der Prostaglandinsynthese), schweißtreibend Äußerlich: Entzündungshemmend, erweichend
Nebenwirkungen/ Interaktionen	Bei Überdosierung: Kopfschmerz, Schwindel, Abort Magenschleimhautreizung (jedoch nicht durch Salicin, welches erst nach seiner Resorption aus den Verdauungsorganen in Salicylsäure gewandelt wird, sondern durch den hohen Gerbstoffgehalt)
Zubereitungsformen (innerlich/äußerlich)	Tee, Tinktur, Ø, Pulver, Fertigarzneimittel Äußerlich: Salbe, Umschlag, Pflaster
Indikationen	Fieber, Entzündung, Rheuma, rheumatische/neuralgische Schmerzen, Migräne und Kopfschmerzen, Erkältung, Grippe Äußerlich: Entzündungen, Hautausschlag, Rheuma, Schmerzen
Kontraindikationen	Salicylsäureunverträglichkeit, Magen-Darmgeschwüre, Schwangerschaft, Stillzeit. Keine Anwendung bei Kleinkindern

Sonstiges	Infolge der Kontinentalsperre durch Napoleon wurde anstelle der Chinarinde wieder vermehrt auf Weidenrinde zurückgegriffen. 1829 wurde das darin enthaltene *Salicin* entdeckt und daraus in Jahrzehnte langer Forschungsarbeit Aspirin entwickelt. Der Name des Medikaments wurde vom Mädesüß (damals: Spirea ulmaria) abgeleitet, welches am Anfang der Salicinforschung stand. **Signatur:** Alte, verknorzte Bäume stehen am Wasser wie in die Jahre gekommene, arthrotische Männer.

SALVIA OFFICINALIS – SALBEI

Familie	Lamiaceae – Lippenblütler
Synonyme	Gartensalbei, Edelsalbei, Zahnsalbei, Königssalbei, schmale Sofie, Kreuzsalbei, Salbine, Rauchsalbei, Heilblatt, Müsliblätter, Chüechlichrut u.a.
Botanik	Halbstrauch
Vorkommen	• Mittel- und Osteuropa • Beinahe weltweit kultiviert, selten verwildert

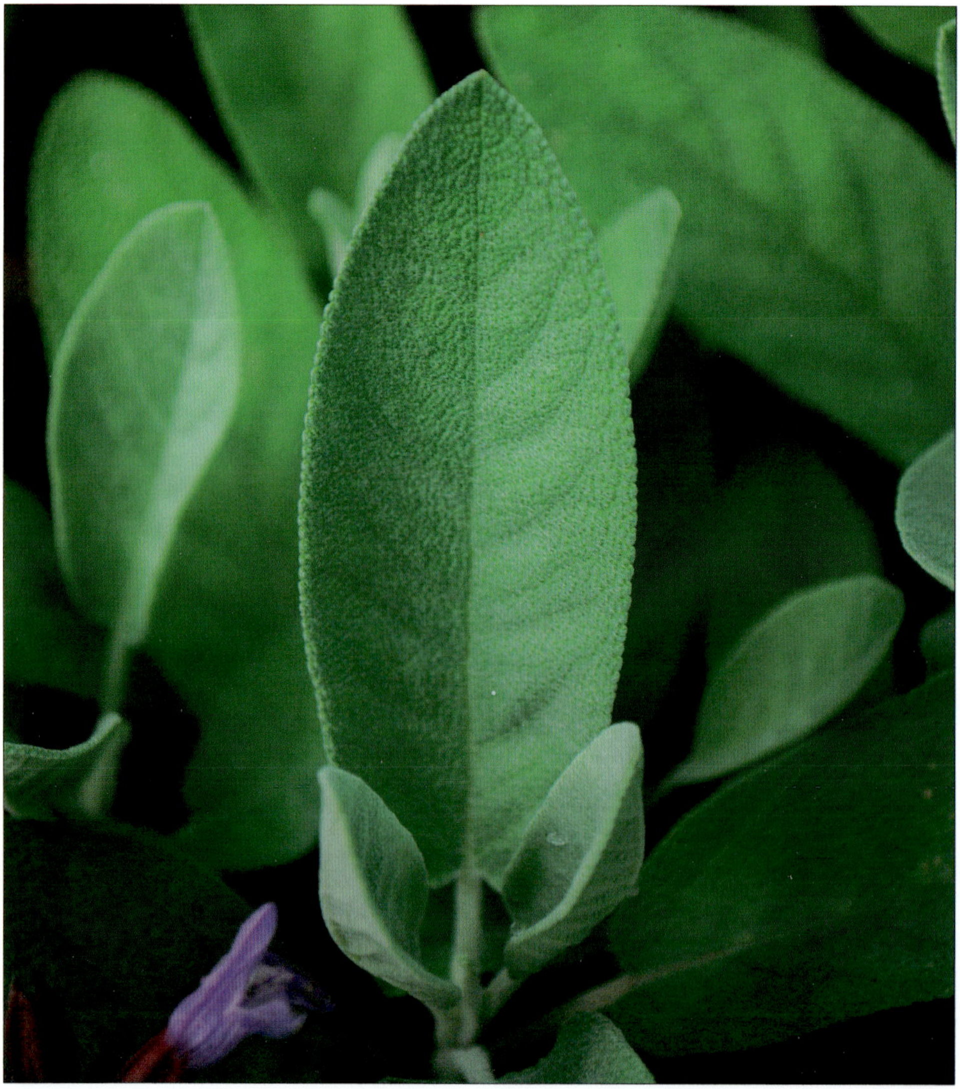

Salviae folium – Salbeiblatt	
Humorale Qualitäten/ Geschmack	Warm 2, trocken 3 Je länger der Teeauszug ziehen gelassen wird, desto weniger warm und desto trockener wird er Bitter, herb, scharf
Wirkungskriterien	**Säfteoptimierend:** • Fördert die Coctio • Wärmend, trocknend, öffnend • Vermindert zähe Feuchtigkeit
Konstitutionsbezug	–
Humorales Wirkungsprofil	• Erwärmt und vermindert übermäßige, zähe Feuchtigkeit in den Atem- und Verdauungswegen • Erwärmt den Magen, die Atemwege und die Gebärmutter • Fördert die Menstruationsblutung
Zusammenfassung	**Bei kälte- und feuchtigkeitsinduzierten Pathologien**

Inhaltsstoffe	Ätherische Öle: Thujon u.a.; Gerbstoffe, Bitterstoffe, Flavonoide
Phytotherapeutische Wirkungen	Verdauungsfördernd, appetitanregend, krampflösend, tonisierend, schweißhemmend (nicht durch einen adstringierenden, sondern durch eine zentrale Beeinflussung des Wärmezentrums und einen östrogenartigen Wirkmechanismus) in den Wechseljahren, antibakteriell, antimykotisch, antiviral Äußerlich: Adstringierend, entzündungshemmend, keimwidrig Die äußerliche, schweißhemmende Anwendung ist aus naturheilkundlicher Sicht nicht sinnvoll.
Nebenwirkungen/ Interaktionen	Milchbildungshemmend, in hohen Dosen abortiv
Zubereitungsformen (innerlich/äußerlich)	Tee, Tinktur, Ø, Pulver, Fertigarzneimittel, Gewürz Äußerlich: Bad, Gurgelmittel, Räucherung
Indikationen	Dyspepsie, Appetitlosigkeit, Mund-Rachenschleimhautentzündung, Angina, Wechseljahrbeschwerden, Wallungen Äußerlich: Pilzerkrankungen, Zahnfleischentzündung, Aphten, Hautentzündung, Wunden
Kontraindikationen	Schwangerschaft, Stillzeit

Sonstiges	**Name:** Lat. „salvere“ = heilen „Warum soll der Mensch sterben, wenn Salbei in seinem Garten wächst?“ *Medizinische Schule von Salerno, 14. Jahrhundert*

SAMBUCUS NIGRA – SCHWARZER HOLUNDER

Familie	Adoxaceae – Moschuskrautgewächse früher: Caprifoliaceae – Geißblattgewächse
Synonyme	Elder, Muselder, Holler, Hollerstrauch, Holder, Flieder, Schwarzholdere, Alhorn, Judasbaum, Lausholler, Bocksholler, Mausflieder, Pfeifenstock, Tutenholz u.a.
Botanik	Bis 10m hoher Strauch oder kleiner Baum
Vorkommen	• Europa, Kleinasien, Nordafrika • In Hecken, an Wegrändern und auf Ruderalflächen

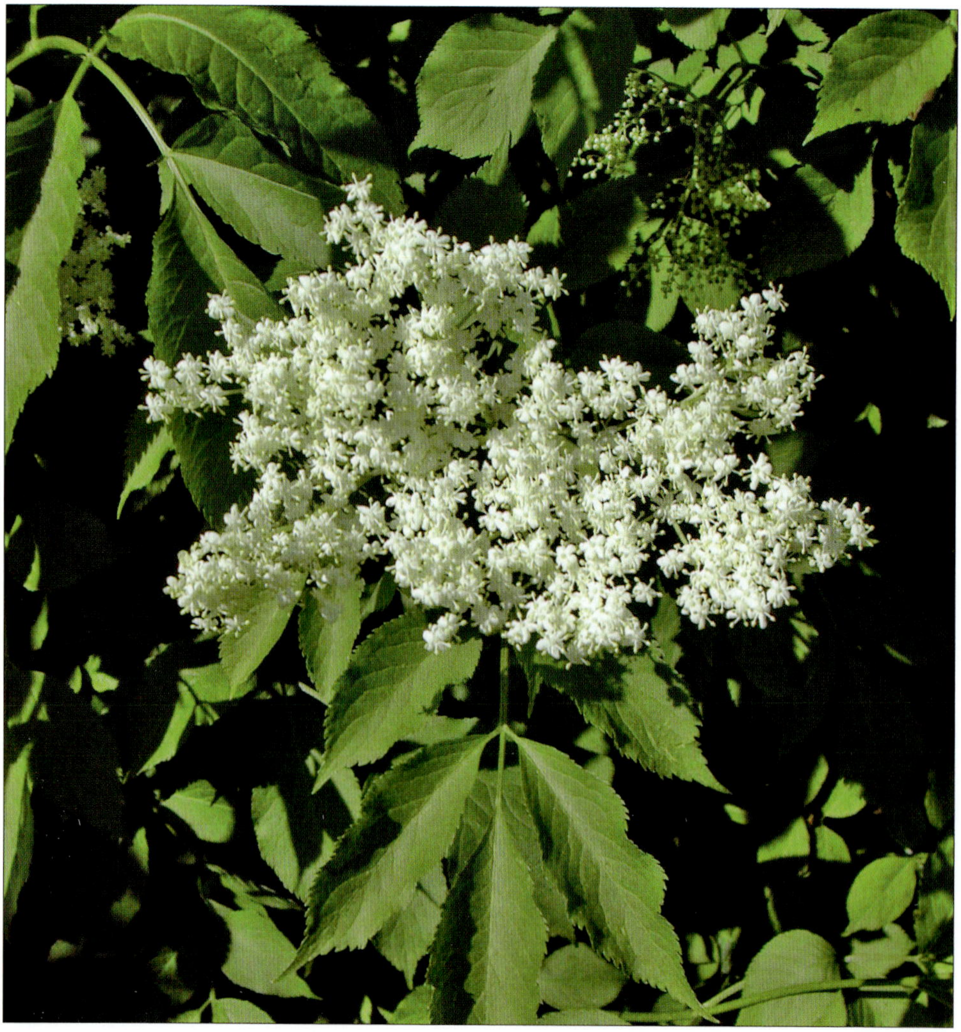

Sambuci flos – Holunderblüte	
Humorale Qualitäten/ Geschmack	**Blüte:** Warm 2, trocken 1–2 Süß, schleimig-geschmacklos Verwendet wird ebenfalls: **Frucht:** Neutral – kalt 1, trocken 2 Herb, leicht bitter
Wirkungskriterien	**Säfteoptimierend:** • Wärmend, trocknend • Vermindert zähe Feuchtigkeit **Säfteableitend:** • Übermäßige Gelbgalle, GG-Schärfen • Übermäßige Schwarzgalle, SG-Schärfen
Konstitutionsbezug	• Lymphatisch-hyperplastische Konstitution
Humorales Wirkungsprofil	• Erwärmt, zerteilt und vermindert übermäßige und zähe Feuchtigkeit • Erwärmt, öffnet und entstaut die verstopfte Leber, Milz, Nieren und die Hautporen • Leitet übermäßige Gelbgalle und gelbgallige Schärfen aus dem Kopf und den Atemwegen über die Haut, den Schweiß und die Nieren ab • Leitet übermäßige Schwarzgalle und SG-Schärfen ab • *Antidyskratikum*
Zusammenfassung	**Bei phlegma-, cholera- und melancholerainduzierten Pathologien und Skrofulose** Holunder vermittelt *Wärme*, wo diese fehlt oder durch Feuchtigkeit gedämpft wird. Dadurch werden auch geschwächte oder blockierte Abwehrkräfte wieder reaktiviert. Die Heilpflanze mindert die Folgen von Belastungen durch Schärfen und reguliert sowohl hyper- wie auch hypokinetische Syndrome – sie ist ein wirksames Unterstützungsmittel bei der Behandlung allergischer Reaktionen. Infus aus Holunderblüten ist ein bewährtes Mittel zur Schleimlösung in den oberen Atemwegen, besonders Nase, Nebenhöhlen und Ohrtuben. Dazu kann der Infus getrunken oder zur Inhalation mittels Kopfdampfbad verwendet werden. Holunderblütentee, in einem Schwitzbad getrunken, aktiviert die Schweißbildung nach dem Bad, was einen akuten Infekt kupieren bzw. dessen Verlauf abkürzen kann.

Inhaltsstoffe	**Blüte:** Flavonoide: Rutin u.a.; ätherische Öle, Schleimstoffe, Gerbstoffe, Phytosterine **Frucht:** Fruchtsäuren, Flavonoide: Anthocyane, Vitamin C

Sambuci flos – Holunderblüte	
Phytotherapeutische Wirkungen	**Blüte:** Harntreibend, schweißtreibend, abwehrstärkend, stoffwechselanregend, entzündungshemmend, auswurffördernd, krampflösend, antiviral, antibakteriell Äußerlich: Entzündungshemmend, schleimlösend **Frucht:** Antioxidativ, leicht abführend, entzündungshemmend, antineuralgisch, abwehrstärkend
Nebenwirkungen/ Interaktionen	Die grünen Teile, Früchte, Rinde und Wurzeln enthalten Emetin, einen brechreizenden Stoff. Die Früchte können nur gekocht gegessen werden.
Zubereitungsformen (innerlich/äußerlich)	**Blüte:** Tee, Tinktur, Ø, Sirup Äußerlich: Waschung, Kompresse, Gurgelmittel, Kopfdampfbad, Räucherung **Frucht:** Saft, Wildkräuterküche
Indikationen	**Blüte und Frucht:** Abwehrschwäche, Atemwegskatarrhe, Erkältung, Grippe, Reizhusten, Heuschnupfen **Blüte:** Sinusitis, Nieren-Blasenleiden, Ödeme Äußerlich: Hautausschlag
Kontraindikationen	–

Sonstiges	„Ist nicht der Holunder wie ein Bild heilender Naturgewalten, die Dunkel-Kaltes aus der Bodenfeuchtigkeit herausholen, es bewältigen, durchwärmen und im Blütenprozess ausschwitzen?“ *W. Pelikan* Es existieren vielerlei Rituale zur Übertragung von Krankheiten auf den Holunderstrauch (früher Transplantation genannt).

SANICULA EUROPAEA – SANIKEL

Familie	Apiaceae – Doldenblütler
Synonyme	Bruchkraut, Heildolde, Waldklette, Waldsanikel, Heiligenkraut, Heil aller Schäden, Zaniggeli u.a.
Botanik	Ausdauernde, krautige Pflanze
Vorkommen	• Europa, Nordafrika, Kleinasien • In Laubwälder, an schattigen Standorten

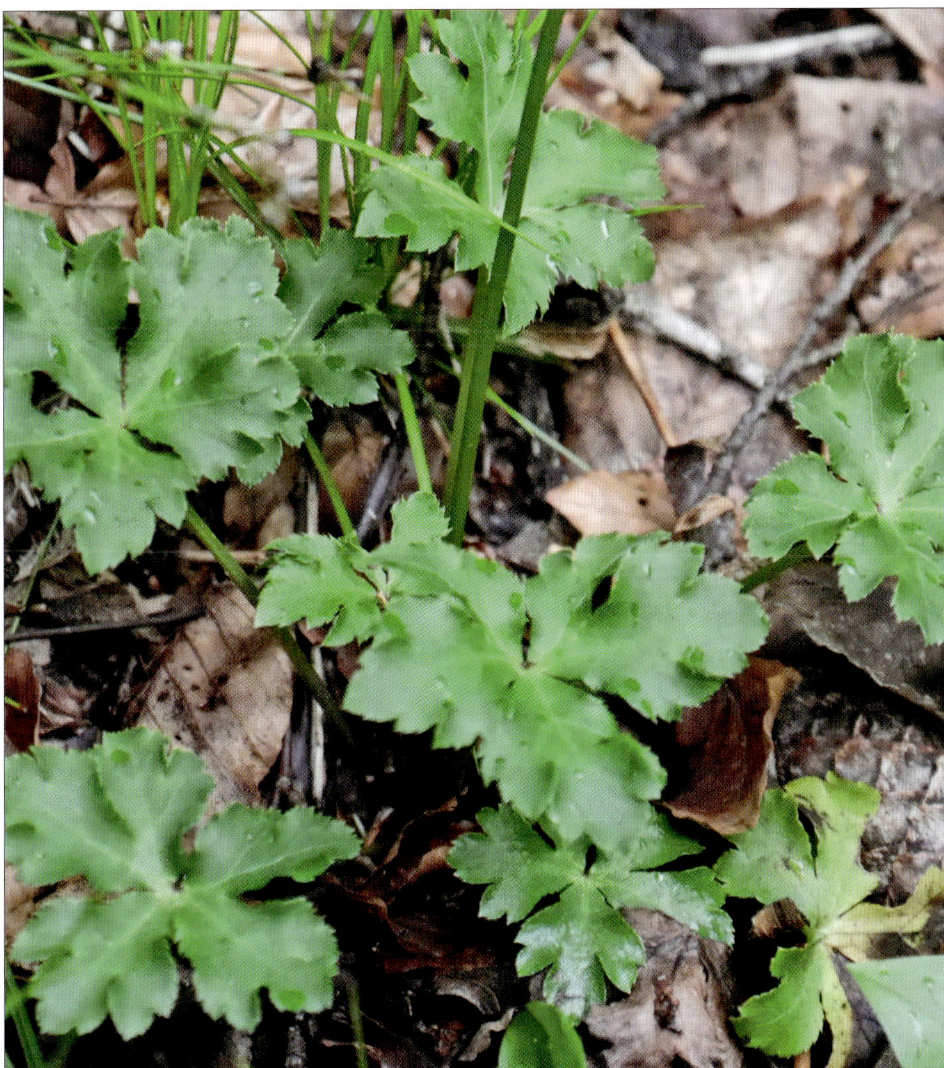

Saniculae herba – Sanikelkraut	
Humorale Qualitäten/ Geschmack	Warm 1, trocken 1 Bitter, herb, etwas salzig
Wirkungskriterien	**Säfteoptimierend:** • Wärmend, trocknend • Vermindert zähe Feuchtigkeit
Konstitutionsbezug	–
Humorales Wirkungsprofil	• Erwärmt und zerteilt zähen, kalten Schleim in den Atem- und Verdauungswegen • Verklebt Wunden
Zusammenfassung	**Bei Phlegmapathologien**

Inhaltsstoffe	Saponine, Gerbstoffe, Flavonoide, Bitterstoffe, wenig ätherische Öle
Phytotherapeutische Wirkungen	Auswurffördernd, antibakteriell, antiviral, antimykotisch, entzündungshemmend, ödemhemmend Äußerlich: Wundheilend, entzündungshemmend
Nebenwirkungen/ Interaktionen	–
Zubereitungsformen (innerlich/äußerlich)	Tee, Tinktur, Ø, Medizinalwein Äußerlich: Bad, Umschlag, Spülung
Indikationen	Atemwegskatarrhe, Erkältung, Grippe, Magen-Darmkatarrhe, Durchfall Äußerlich: Wunden, Zahnfleischentzündung, Hautentzündungen, Herpes labialis, Pilzerkrankungen
Kontraindikationen	–

Sonstiges	**Name:** Lat. „sanare“ = heilen „Qui a la bugle et la sanicle, fait aux chirurgien la nique“ (Etwa: „Wer Günsel hat und Sanikel, kann dem Chirurgen eine lange Nase drehen...“)

SCROPHULARIA NODOSA – KNOTIGE BRAUNWURZ

Familie	Scrophulariaceae – Braunwurzgewächse
Synonyme	Feigwurzel, Hexenkraut, Nachtgewächs, Rachenblütler, Skrofel u.a.
Botanik	Mehrjährige, krautige Pflanze
Vorkommen	• Europa, Westasien, Nordamerika • An feuchten Waldrändern und in Gebüschen

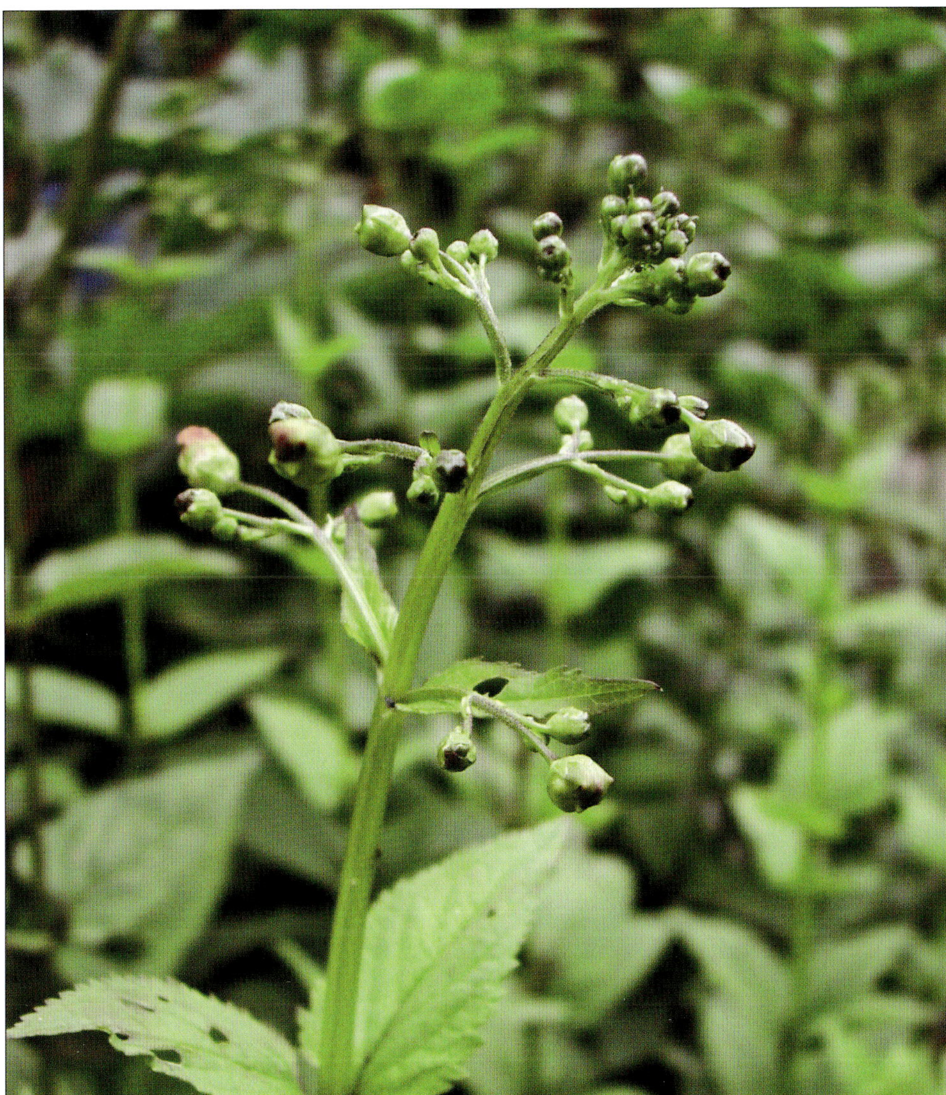

Scrophulariae radix/herba – **Braunwurzwurzel/-kraut**	
Humorale Qualitäten/ Geschmack	Warm 2, trocken 2 Sauer, leicht scharf und herb
Wirkungskriterien	**Säfteoptimierend:** • Wärmend, trocknend • Vermindert zähe Feuchtigkeit • Milzfunktion stärkend **Säftebewegend:** • Feuchtigkeit
Konstitutionsbezug	• Lymphatisch-hyperplastische Konstitution • Lymphatisch-hypoplastische Konstitution • Katarrhalisch-rheumatische Konstitution • Psorische Konstitution • Skrofulose (beide Formen) • Allergische Diathese • Exsudative Diathese
Humorales Wirkungsprofil	• Erwärmt und zerteilt kalten Schleim mit Schärfen • Erwärmt, öffnet und entstaut Leber und Milz • Lymphflussanregend • *Lymphmittel* • *Milzfunktionsmittel* • *Antidyskratikum*
Zusammenfassung	**Bei kälte-, cholera- und feuchtigkeitsinduzierten Pathologien und Skrofulose** Die knotige Braunwurz ist eines der wichtigsten Konstitutionsmittel bei allen Formen und Manifestationen der Skrofulose. Ihre Wirkungsweise ist nur auf humoralmedizinischer Basis zu erklären und therapeutisch umzusetzen. Eine indikations- oder symptomorientierte Verwendung im aktuellen Krankheitsfall ist kaum möglich bzw. erfolgt stets mit dem Ziel einer konstitutionellen Stabilisierung. (Siehe Kap. 10 in Band 1)

Inhaltsstoffe	Saponine, Flavonoide, Glykoside: Aucubin u.a.; Spuren von Alkaloiden
Phytotherapeutische Wirkungen	Entzündungshemmend, schmerzlindernd, mild harntreibend, lymphflussfördernd Äußerlich: Entzündungshemmend
Nebenwirkungen/ Interaktionen	–
Zubereitungsformen (innerlich/äußerlich)	Tee, Tinktur, Ø, Pulver oder häufig in potenzierter oder spagyrischer Form Äußerlich: Bad, Salbe, Kompresse

Scrophulariae radix/herba – Braunwurzwurzel/-kraut	
Indikationen	Drüsenschwellung, Lymphstau, Lymphknotenschwellung, Mandelschwellung, Hautausschlag, chronische Schleimhautkatarrhe Äußerlich: Hämorrhoiden, Hautausschlag, Ekzem, Lymphknotenschwellung
Kontraindikationen	Magen-Darmgeschwür Entfallen bei einer spagyrischen oder potenzierten Anwendung!

Sonstiges	**Signatur:** Der Bereich, in dem der Stängel in die Wurzel übergeht, gleicht einer Geschwulst oder einem geschwollenen Lymphknoten.

SENNA ALEXANDRINA – ALEXANDRINISCHE SENNA

Familie	Fabaceae – Schmetterlingsblütler
Synonyme	**Cassia angustifolia, Cassia senna** Sennes, Kassie, Cassie, Sennet, Mutterblätter, Laxierblätter, Venusblätter u.a.
Botanik	Bis 150 cm hoher Strauch
Vorkommen	• Nord-, Westafrika, Indien

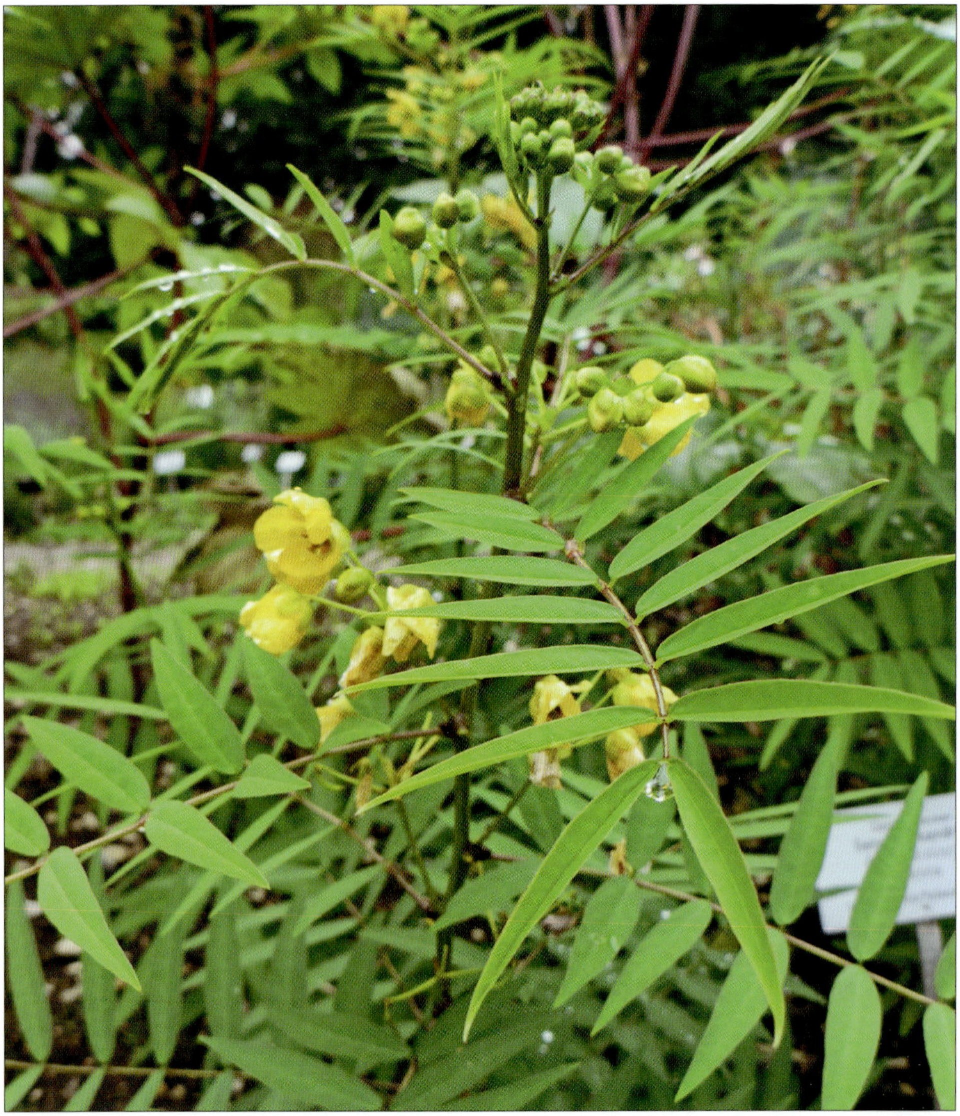

Sennae folium/fructus – Sennesblatt/-frucht	
Humorale Qualitäten/ Geschmack	**Blatt:** Warm 1–2, trocken 1–2 Bitter, scharf **Frucht:** Warm 1, trocken 1
Wirkungskriterien	**Säfteoptimierend:** • Wärmend, trocknend • Vermindert zähe Feuchtigkeit **Säfteableitend:** • Übermäßige Gelbgalle, GG-Schärfen • Übermäßige Schwarzgalle, SG-Schärfen
Konstitutionsbezug	–
Humorales Wirkungsprofil	Leitet übermäßige Schwarzgalle, Gelbgalle und deren Schärfen aus den Verdauungsorganen, der Leber und Milz ab Erwärmt und zerteilt übermäßige Feuchtigkeit und verunreinigtes Phlegma
Zusammenfassung	**Bei cholera-, melancholera- und feuchtigkeitsinduzierten Pathologien** Senna ist ein wirksames Laxans – was aber nicht alleiniges Therapiemittel einer konstitutionellen Therapie sein kann. Aus diesem Grund werden dieser Heilpflanze immer auch kochungsoptimierende Therapien und Heilmittel zur Seite gestellt.

Inhaltsstoffe	**Blatt:** Anthrachinonglykoside: Sennoside u.a.; Flavonoide, Bitterstoffe, Gerbstoffe, Harze **Frucht:** Enthält weniger Harze und Sennoside, dafür vermehrt Schleimstoffe
Phytotherapeutische Wirkungen	Abführend (hemmt Rückresorption von Wasser aus dem Darmlumen, regt Peristaltik an), gallenflussfördernd **Frucht:** Mildere Wirkung
Nebenwirkungen/ Interaktionen	**Blatt:** Abortiv, ev. krampfartige Beschwerden und Koliken verursachend **Blatt und Frucht:** In hohen Dosen oder bei Langzeitanwendung: Elektrolytverluste (v.a. Kalium, was u.a. die Darmperistaltik vermindert und seinerseits die Verstopfung verstärkt). Die Droge soll deshalb als Einzelmittel oder in höheren Anteilen in Mischungen (> 35 %) nicht länger als 8–10 Tage gegeben werden.
Zubereitungsformen (innerlich/äußerlich)	Tee (optimalerweise Kaltauszug, um die Harze der Blätter nicht zu lösen), Tinktur, Ø, Pulver, Fertigarzneimittel
Indikationen	Verstopfung, Stuhlerweichung bei Analfissuren oder Hämorrhoiden
Kontraindikationen	**Blatt:** Schwangerschaft, Stillzeit, keine Anwendung bei Kindern **Blatt und Frucht:** Ileus, Hypokaliämie, Morbus Crohn, Colitits ulcerosa

Sennae folium/fructus – Sennesblatt/-frucht	
Sonstiges	In Rezepturen kann der Anteil Sennesblätter durch die Zugabe von Saponindrogen wie Süßholz herabgesetzt werden. Außerdem wirken ebenfalls zugesetzte Karminativa wie Fenchel/Kümmel präventiv gegen allfällige Koliken oder Krämpfe.

SERENOA REPENS – SÄGEPALME

Familie	Arecaceae – Palmengewächse
Synonyme	**Sabal serrulata/Sabalis fructus** Sägezahnpalme, Zwergpalme, Palmetto, Palmettobaum, Buschpalme u.a.
Botanik	Strauchartige Zwergpalme
Vorkommen	• Nordafrika, Florida • In Sumpfwäldern, oft in Kulturen

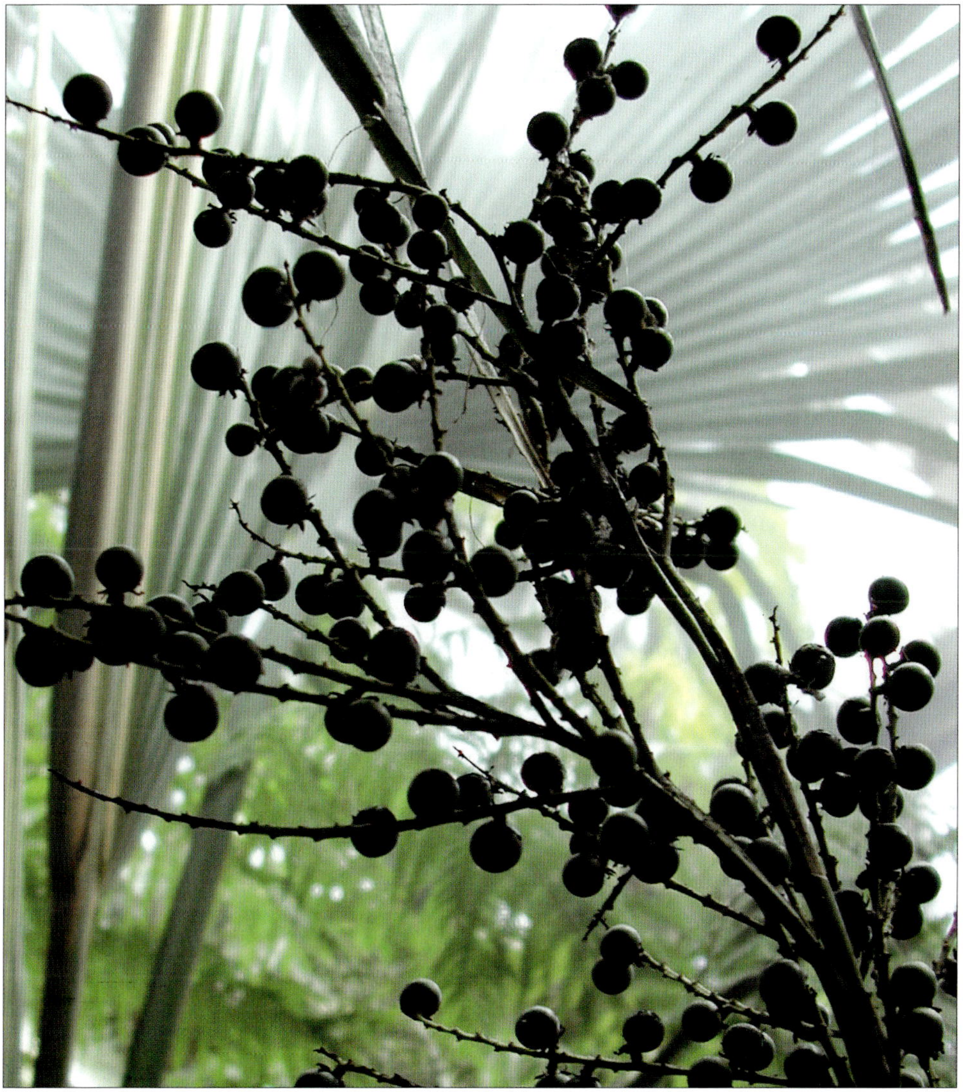

Sabal fructus – Sägepalmenfrucht	
Humorale Qualitäten/ Geschmack	Warm 1, trocken 1 Süß, fettig
Wirkungskriterien	**Säfteoptimierend:** • Wärmend, verdünnend • Vermindert zähe Feuchtigkeit
Konstitutionsbezug	• Plethorische Konstitution (Teilaspekte)
Humorales Wirkungsprofil	• Erwärmt und zerteilt rohes Phlegma • Erwärmt, eröffnet und tonisiert die Harnwege • Entstaut das Venensystem des Beckens
Zusammenfassung	**Bei kälte und phlegmainduzierten Pathologien** Serenoa löst plethorische Zustände im Becken, die häufig pathophysiologischer Hintergrund für hyperplastische Krankheiten der Harn- und Genitalorgane beider Geschlechter sind.

Inhaltsstoffe	Flavonoide, Polysaccharide, fettes Öl, Phytosterine
Phytotherapeutische Wirkungen	Entzündungshemmend, abschwellend, krampflösend, harnwegstonisierend, vermindert Restharn, Prostaglandinsynthese regulierend, vermindert die Zellproliferation (durch Hemmung der Alphareduktase im Prostatagewebe)
Nebenwirkungen/ Interaktionen	Selten Magenreizung
Zubereitungsformen (innerlich/äußerlich)	Tinktur, Ø, Fertigarzneimittel
Indikationen	Benigne Prostatavergrößerung, Miktionsbeschwerden (wie ständiger Harndrang, Nachtröpfeln, u.a.), Inkontinenz, Reizblase
Kontraindikationen	U.U. Schwangerschaft, Stillzeit

Sonstiges	„Pflanzlicher Katheter“

SILYBUM MARIANUM – MARIENDISTEL

Familie	Asteraceae – Korbblütler
Synonyme	**Carduus marianus** Fieberdistel, Kardendistel, Heilandsdistel, Frauendistel, Magendistel, Milchdistel, Gallendistel, Leberdistel, Leberkraut, Marienkörner, Stichsamen, Stechkörner u.a
Botanik	Ein- bis zweijährige, krautige Pflanze
Vorkommen	Mittelmeerraum, Nordafrika, Südrussland, Amerika, Australien In Mitteleuropa kultiviert und teilweise verwildert auf Ruderalflächen und trockenen Wiesen

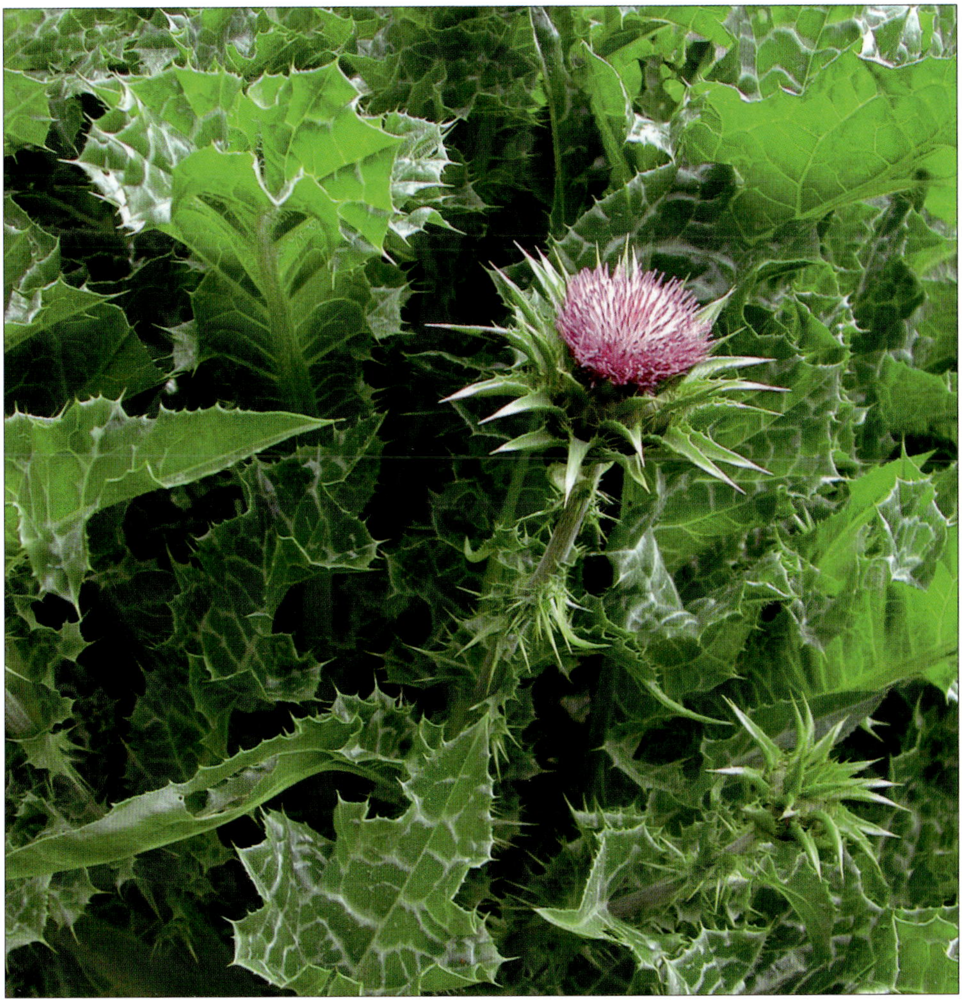

Cardui mariae fructus – Mariendistelfrucht	
Humorale Qualitäten/ Geschmack	Warm 2, trocken 2 Bitter und fettig
Wirkungskriterien	**Säfteoptimierend:** • Fördert die Coctio • Wärmend, trocknend • Vermindert zähe Feuchtigkeit • Leber- und Milzfunktion stärkend **Säftebewegend:** • Feuchtigkeit **Säfteableitend:** • Übermäßige Gelbgalle, GG-Schärfen
Konstitutionsbezug	• Plethorische Konstitution
Humorales Wirkungsprofil	• Erwärmt, zerteilt und vermindert kalte, zähe Feuchtigkeit • Erwärmt, öffnet und entstaut die verstopfte Leber, Milz und Pfortader • Leitet übermäßige Gelbgalle und GG-Schärfen über das Leber-Gallesystem ab • Löst Blutstockungen im Abdomen • *Leberfunktionsmittel bei kalten Zuständen des Leber-Gallen-Systems*
Zusammenfassung	**Bei cholera- und feuchtigkeitsinduzierten Pathologien** Die Mariendistel ist das wichtigste pflanzliche Mittel bei passiven Stauungen des Teils des Pfortadersystems, das für die Funktionalität des Leber-Galle-Systems relevant ist (das analoge Mittel für die ‚Milzseite' ist Scolopendrium, Asplenium scolopendrium). Durch diese antiplethorische Wirkung schafft sie die Voraussetzungen dafür, den stagnierenden Transport und die weitere Metamorphose des Chylus zu optimieren. Damit verbessert sie nicht nur die Qualität des Nährsaftes für den Gesamtorganismus, sondern auch die *Funktions- und Regenerationsfähigkeit* der Leber und wird deshalb als Leberfunktions- bzw. Leberparenchymmittel bezeichnet. Darin unterscheidet sie sich von anderen Bitterpflanzen, die die Leber lediglich zu zusätzlichen Leistungen anregen. Aus diesem Grund empfiehlt sie sich bei konstitutioneller Leberfunktionsschwäche sowie während und nach Lebererkrankungen, auch bei Belastungen durch Arzneimittel, Toxine oder auch bei psychischen Aspekten wie Ärger oder Wut. Da die Mariendistel stark erwärmende Qualitäten entfaltet, steigert sie nicht nur den Tonus der Pfortader, sondern auch direkt sämtliche dynamischen Prozesse des Leberparenchyms. Das setzt aber voraus, dass den betreffenden Geweben der dafür notwendige Nahrungssaft zur Verfügung steht. Dazu muss das Gefäßsystem der Leber entsprechend funktionsfähig sein, ansonsten beschleunigt die Stimulation eher den Gewebeuntergang. Da die versorgenden Blutgefäße insbesondere durch die Schrumpfungsprozesse bei Leberzirrhose erheblich in Mitleidenschaft gezogen werden, muss der therapeutische Einsatz von Mariendistel bei Leberzirrhose und fortgeschrittener Fettleber kritisch hinterfragt werden. Unproblematisch sind diesbezüglich Anwendungen in spagyrischer oder potenzierter Form.

Cardui mariae fructus – **Mariendistelfrucht**	
Inhaltsstoffe	Flavonoide: Silybin u.a.; Bitterstoffe, fette Öle, Schleimstoffe, Phytosterine
Phytotherapeutische Wirkungen	Leber-galleanregend, fördert Pfortaderdurchblutung, entzündungshemmend, hepatoprotektiv (vermindert Degeneration von Leberzellen und fördert ihre Neubildung und Regeneration)
Nebenwirkungen/ Interaktionen	Kann in hohen Dosen leicht abführend wirken, was bei mangelhafter GG-Elimination durchaus sinnvoll sein kann.
Zubereitungsformen (innerlich/äußerlich)	Tee (Wirkstoffe nur begrenzt wasserlöslich), Tinktur, Ø, Fertigarzneimittel
Indikationen	Dyspepsie, Leber-Galle-Pankreasfunktionsschwäche, Lebererkrankung, Leberschwellung, unterstützend bei Leberentzündungen, Arzneimittelbelastung der Leber, Krampfadern und Hämorrhoiden
Kontraindikationen	Korbblütlerallergie, fortgeschrittene Leberzirrhose

Sonstiges	**Mythologie:** Der griechische Held Herakles soll als Säugling derart stark an der Brust seiner Mutter gesogen haben, dass die Milch bis ins Weltall spritzte, wo sie noch heute als Milchstraße sichtbar ist. Ein Teil der Milch regnete auf die Erde zurück und setzte sich u.a. auf den Mariendistelblättern fest, wo sie die charakteristischen weißlichen Flecken bildet.

SMILAX OFFICINALIS – SARSAPARILLE

Familie	Smilacaceae – Stechwindengewächse Früher: Liliaceae – Liliengewächse
Synonyme	**Smilax regelii, Sarsaparilla officinalis** Stechwinde, Chinawurzel, Syphiliskraut
Botanik	Stachelige Liane
Vorkommen	• Mittel- und Südamerika, Mittelmeerraum

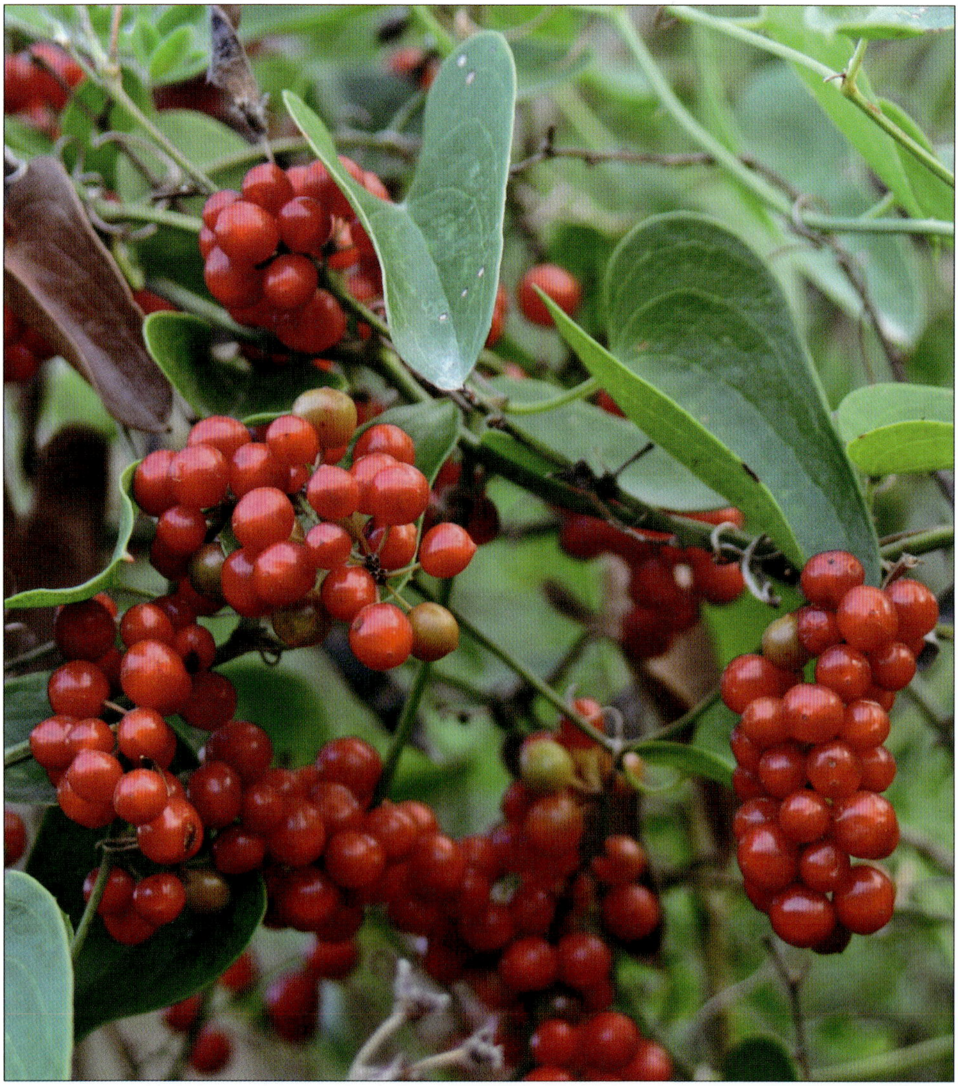

Sarsaparillae radix – Sarsaparillewurzel	
Humorale Qualitäten/ Geschmack	Warm 1, trocken 2 Scharf
Wirkungskriterien	**Säfteoptimierend:** • Wärmend, verdünnend • Vermindert zähe Feuchtigkeit **Säfteableitend:** • Übermäßige Gelbgalle, GG-Schärfen
Konstitutionsbezug	• Nephrogene Konstitution • Katarrhalisch-rheumatische Konstitution • Skrofulose • Exsudative Diathese
Humorales Wirkungsprofil	• Erwärmt und zerteilt zähe, kalte Feuchtigkeit • Leitet übermäßige Gelbgalle, GG-Schärfen über die Nieren ab • Vermindert kompensatorische Ersatzausscheidungen über die Haut und Vikariationen von Oberflächenorganen auf seröse Häute • *Antidyskratikum*
Zusammenfassung	**Bei cholera- und feuchtigkeitsinduzierten Pathologien** Sarsaparilla ist ein Mittel für Krankheiten, bei denen die *Nieren*, die *Haut* und die *Gelenke* pathophysiologisch beteiligt sind, meist als Vikariationen oder kompensatorische Ersatzausscheidungen für unzureichende Nierenfunktionen. Sie bewährt sich sowohl als Konstitutionsmittel als auch für die symptomorientierte Therapie.

Inhaltsstoffe	Saponine, Glykoside
Phytotherapeutische Wirkungen	Entzündungshemmend, harntreibend, schweißtreibend, hautstoffwechselregulierend, kortikomimetisch
Nebenwirkungen/ Interaktionen	Bei Überdosierung: Nieren- und Magenreizung **Interaktion:** Kann die Resorption anderer, gleichzeitig eingenommener Medikamente (z.B. Digitalis) beeinflussen. Entfallen bei einer spagyrischen oder potenzierten Anwendung!
Zubereitungsformen (innerlich/äußerlich)	Heute meist als Ø, Fertigarzneimittel, in spagyrischer oder potenzierter Form eingesetzt Äußerlich: Waschung, Salbe
Indikationen	Rheuma, Hautentzündungen, Herpes, Schuppenflechte, Gicht, Harnwegsentzündung Äußerlich: Rheuma, Hautausschlag
Kontraindikationen	–

Sonstiges	Früher: Syphilisheilmittel

SOLANUM DULCAMARA – BITTERSÜSSER NACHTSCHATTEN

Familie	Solanaceae – Nachtschattengewächse
Synonyme	Teufelsklatten, Mäuseholz, Waldnachtschatten, Albranken, Albkraut, Wolfsbeere, Hirschkraut, Rote Hundsbeere u.a.
Botanik	Kletternder, sommergrüner Halbstrauch
Vorkommen	• Mitteleuropa, Asien, Nordamerika • An Waldrändern, feuchten Ufern und Ödplätzen

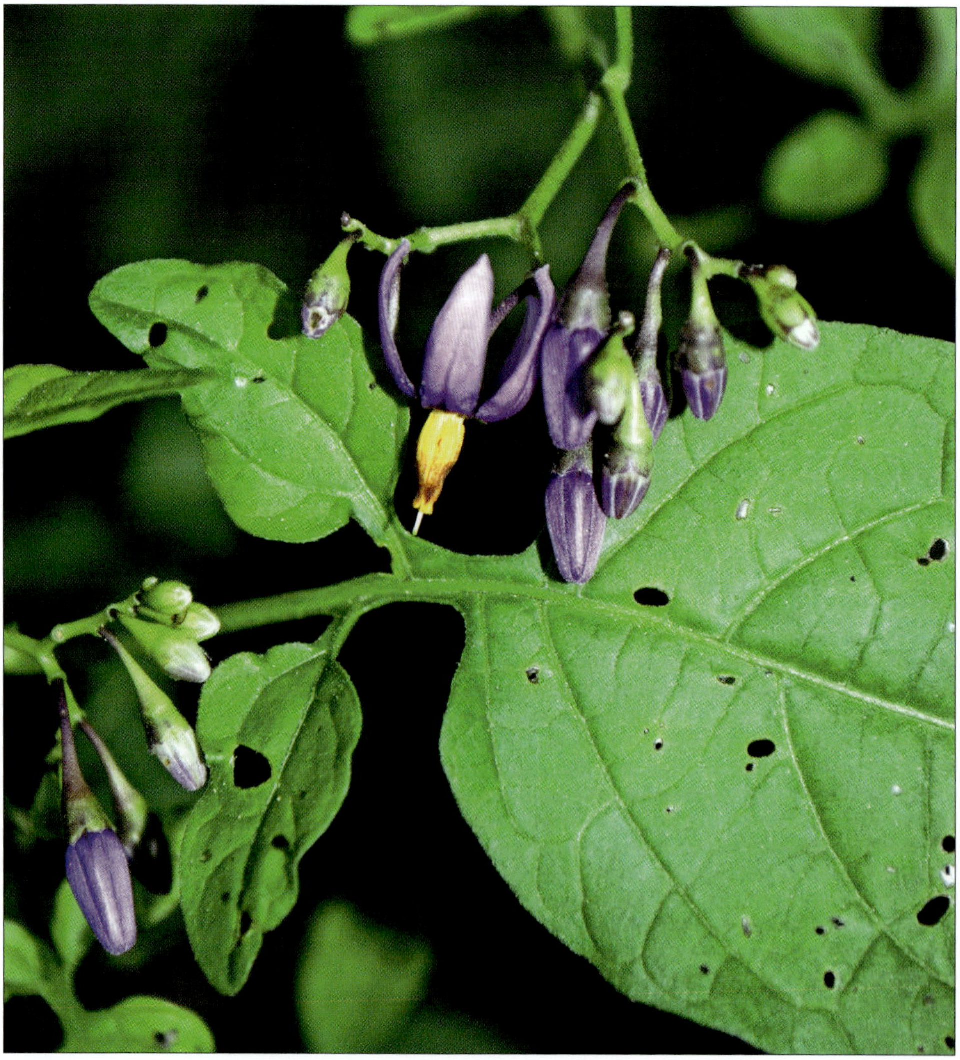

Dulcamarae stipites – Bittersüßstängel	
Humorale Qualitäten/ Geschmack	Neutral – warm 1, trocken 1 Bitter, süß
Wirkungskriterien	**Säfteoptimierend:** • Sanft wärmend, trocknend • Vermindert zähe Feuchtigkeit **Säfteableitend:** • Übermäßige Gelbgalle, GG-Schärfen
Konstitutionsbezug	• Hydrogenoide Konstitution • Azide Diathese
Humorales Wirkungsprofil	• Erwärmt, öffnet und entstaut Leber und Milz • Erwärmt, zerteilt und vermindert zähe oder übermäßige Feuchtigkeit • Leitet übermäßige Gelbgalle oder GG-Schärfen über Harn und Schweiß aus • *Antidyskratikum*
Zusammenfassung	**Cholera- und feuchtigkeitsinduzierte Pathologien** Dulcamara eignet sich bei allen Folgen von Belastung durch Schärfen (v.a. gelbgallige), insbesondere bei Manifestationen im Bewegungsapparat und auf der Haut. Charakteristisch für den Einsatz von Dulcamara, v.a. in potenzierter Galenik (z.B. als Dulcamara D4) sind Krankheiten oder Symptome, die nach Einfluss von kalter Nässe entstanden sind – unabhängig von deren Lokalisation. Da diese Modalität ein typisches Merkmal der hydrogenoiden Konstitution ist, bewährt sich Dulcamara hierbei zur konstitutionellen Stabilisierung.

Inhaltsstoffe	Alkaloide, Saponine, Gerbstoffe, Bitterstoffe
Phytotherapeutische Wirkungen	Entzündungshemmend, harntreibend, schweißfördernd, kortikomimetisch, antiallergisch Äußerlich: Lokal schmerzstillend, entzündungshemmend, juckreizstillend
Nebenwirkungen/ Interaktionen	Die Pflanze ist leicht giftig, reife Stängel sind in entsprechender Dosierung jedoch ungefährlich. Bei Überdosierung: Schwindel, Krämpfe, Erbrechen Entfallen bei einer spagyrischen oder potenzierten Anwendung!
Zubereitungsformen (innerlich/äußerlich)	Unüblich: Tee, Tinktur, Ø Heute meist in spagyrischer oder potenzierter Form Äußerlich: Waschung
Indikationen	Unterstützend bei Hautausschlägen und Rheuma Äußerlich: Hautausschlag, Akne

Dulcamarae stipites – Bittersüßstängel	
Kontraindikationen	Schwangerschaft, Stillzeit Entfallen bei einer spagyrischen oder potenzierten Anwendung!

Sonstiges	**Name:** Althochdeustch „nahsato", für Nachtschaden = Albtraum, Schrecken, welcher nach damaligem Glauben durch Dämonen (Alb) verursacht werden. Je nach Dosierung vermag die Pflanze solche zu lindern oder zu erzeugen.

SOLIDAGO VIRGAUREA – ECHTE GOLDRUTE

Familie	Asteraceae – Korbblütler
Synonyme	Heidnisches Wundkraut, Edelwundkraut, Heftkraut, Waldkraut, Schoßkraut, Unsegenkraut, Güldenwundkraut, Goldwundkraut, Machtheilkraut, St. Petersstab, goldene Jungfrau, Steingünsel, Wundrose u.a.
Botanik	Ausdauernde, krautige Pflanze Verwendet werden ebenfalls: **Solidago canadensis, kanadische Goldrute** **Solidago gigantea, hohe Goldrute**
Vorkommen	• Europa, Zentralasien, Nordamerika • In lichten Wäldern und an Waldrändern, auf Schuttplätzen

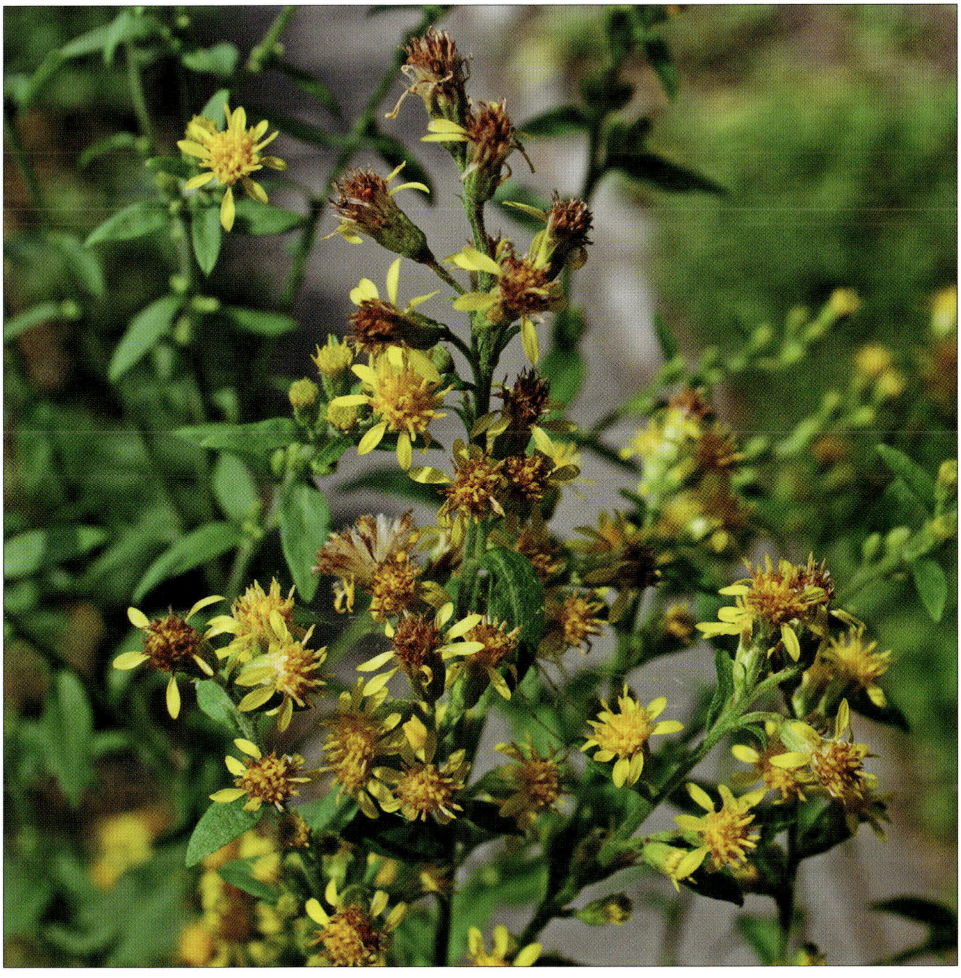

Solidaginis herba – Goldrutenkraut	
Humorale Qualitäten/ Geschmack	Warm 2, trocken 2 Süß und herb
Wirkungskriterien	**Säfteoptimierend:** • Wärmend, trocknend • Nierenfunktion stärkend **Säfteableitend:** • Übermäßige Gelbgalle, GG-Schärfen
Konstitutionsbezug	• Nephrogene Konstitution • Azide Diathese
Humorales Wirkungsprofil	• Erwärmt, stärkt und regeneriert die Nieren und Harnwege • Leitet übermäßige Gelbgalle und GG-Schärfen über die Nieren ab • *Nierenfunktionsmittel*
Zusammenfassung	**Bei cholera-, kälte- und feuchtigkeitsinduzierten Pathologien** Die Goldrute ist *das* Nierenmittel: Ähnlich wie die Mariendistel in Bezug zur Leber, steht dabei weniger die Anregung der Ausscheidungsfunktion im Vordergrund, sondern die *Unterstützung und Regeneration des Parenchyms.* Solidago empfiehlt sich bei konstitutioneller Nierenschwäche, nach durchgemachten und chronischen Nierenerkrankungen oder bei Belastung durch Arzneimittel, Stress oder psychische Traumata. Die Pflanze dient auch der Erhaltung und Verbesserung der noch bestehenden Nierenleistung bei Dialyse-Patienten.

Inhaltsstoffe	Flavonoide (höherer Gehalt in S. canadensis/gigantea), Saponine, ätherische Öle, Gerbstoffe Nur Solidago virgaurea: Phenolglykoside
Phytotherapeutische Wirkungen	Harntreibend, entzündungshemmend, leicht entkrampfend auf Blasenmuskulatur, abschwellend Nur Solidago virgaurea: leicht schmerzlindernd Äußerlich: Entzündungshemmend, wundheilend
Nebenwirkungen/ Interaktionen	–
Zubereitungsformen (innerlich/äußerlich)	Tee, Tinktur, Ø, Fertigarzneimittel, Wildkräuterküche Äußerlich: Umschlag, Gurgelmittel
Indikationen	Nierenfunktionsschwäche, Harnwegsentzündung, Ödeme, Vorbeugung vor Steinbildung, unterstützend bei Haut- und rheumatischen Krankheiten Äußerlich: Wunden
Kontraindikationen	Korbblütlerallergie Keine Durchspülungstherapie bei Ödemen infolge insuffizienter Herz- oder Nierenfunktion

Solidaginis herba – **Goldrutenkraut**	
Sonstiges	**Name:** Frühere Verwendung als Wundheilmittel (lat. „solidus“ = fest, „solidare“ = zusammenfügen) Die in der Literatur häufig aufgeführte aquaretische Wirkung sollte kritisch hinterfragt werden, da sie bei der praktischen Anwendung nicht sehr ausgeprägt ist. Der Wirkungsschwerpunkt dieser Pflanze liegt klar auf der konstitutionellen Stabilisierung der Nierenfunktionen.

SYMPHYTUM OFFICINALE – BEINWELL

Familie	Boraginaceae – Raublattgewächse
Synonyme	Wallwurz, Milchwurz, Beinheil, Beinwurz, Bienenkraut, Schwarzwurz, Schmerzwurz, Zottel, Schadheilwurzel, Wundallheil u.a.
Botanik	Ausdauernde, krautige Pflanze
Vorkommen	• Europa, Westasien, Nordafrika, Nordamerika • In feuchten Wiesen, an Bachufern

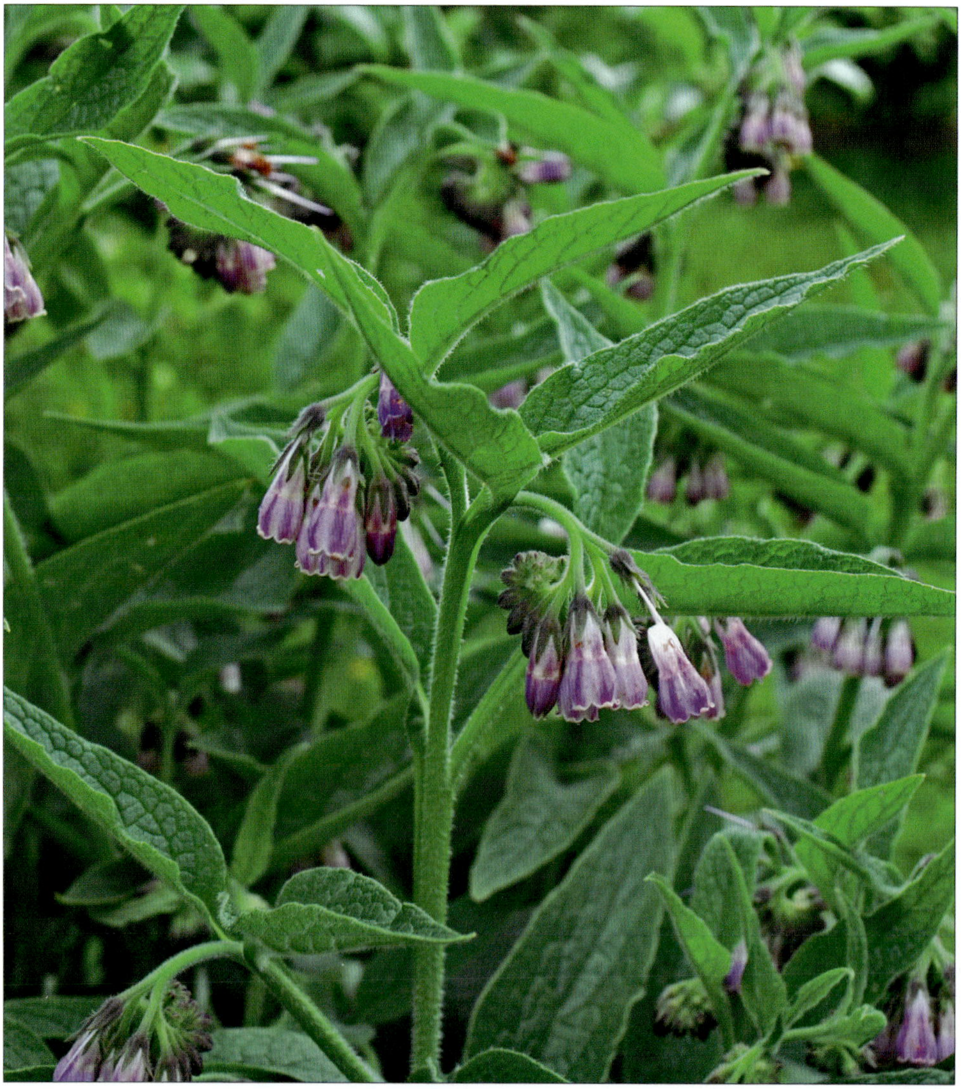

Symphyti radix – Beinwellwurzel	
Humorale Qualitäten/ Geschmack	Kalt 2, feucht 1 Als Sekundärwirkung wird auch die Anregung des Wärmeprinzips beobachtet. Süß, schleimig-geschmacklos
Wirkungskriterien	**Säfteoptimierend:** • Kühlend, befeuchtend, festigend
Konstitutionsbezug	–
Humorales Wirkungsprofil	• Kühlt gelbgallige Schärfen und übermäßige Gelbgalle • Heilt und regeneriert Haut und die Gewebe des Bewegungsapparates • Heilt stumpfe Verletzungen und erweicht Narben
Zusammenfassung	**Bei cholera- und trockenheitsinduzierten Pathologien** Beinwell nährt und regeneriert traumatisierte Anteile des Bewegungsapparates und der Haut.

Inhaltsstoffe	Alkaloide: Allantoin u.a.; Schleimstoffe, Gerbstoffe, Kieselsäure (v.a. im Kraut), Saponine, Inulin
Phytotherapeutische Wirkungen	Äußerlich: Wundheilend, gewebebildend, entzündungshemmend, schmerzstillend, reizlindernd, baut Blutergüsse ab, regt Kallusbildung bei Knochenverletzungen an
Nebenwirkungen/ Interaktionen	**Pyrrolizidin-Alkaloide:** Diese sollen in sehr hohen Dosierungen und bei Langzeitanwendungen schädigend wirken. Bei therapeutischer Dosierung besteht keine Gefährdung. Von Langzeittherapien oder Einnahme sehr hoher Dosierungen wird abgeraten. Entfallen bei einer spagyrischen oder potenzierten Anwendung! „All Ding' sind Gift und nichts ohn' Gift; allein die Dosis macht, dass ein Ding kein Gift ist." *Paracelsus* Beinwell wird heute deshalb v.a. in Form von pyrrolizidinfreien Fertigarzneimitteln und fast ausschließlich äußerlich eingesetzt.
Zubereitungsformen (innerlich/äußerlich)	Innerlich v.a. in spagyrischer oder potenzierter Form Äußerlich: Tinktur, Salbe, Gel, Umschlag
Indikationen	Äußerlich: stumpfe Verletzungen (Prellung, Quetschung, Verstauchung), Bluterguss, Sehnenentzündung, Gelenkentzündung, Rheuma, Krampfadern, Venenentzündung, Phantomschmerz, Striae
Kontraindikationen	Für PA-freie Zubereitungen keine Einschränkungen Ansonsten: Schwangerschaft, Stillzeit, keine innerliche Anwendung, keine Langzeitanwendungen Entfallen bei einer spagyrischen oder potenzierten Anwendung!

Sonstiges	**Signatur:** Starke Blatt- und Stängelfasern als Hinweis auf die Wirkung auf Sehnen, Bänder, Nerven. Bei Verletzungen der Wurzel wachsen die Teile der Schleimstoffe wegen wieder zusammen.

TARAXACUM OFFICINALE – LÖWENZAHN

Familie	Asteraceae – Korbblütler
Synonyme	Pusteblume, Butterblume, Schmalzblume, Hundszunge, Kuhblume, Milchstock, Sonnenwirbel, Mönchskopf, Kuckucksblume, Augenwurz, Bienenblume, Bitterblume, Milchschenk, Pfaffendistel, Soiblueme, Chrottebösche u.a.
Botanik	Ausdauernde, krautige Pflanze
Vorkommen	• Europa, Asien, Nordafrika, Nordamerika – Kosmopolit • An Wegrändern, auf Wiesen und Äckern, Ruderalflächen

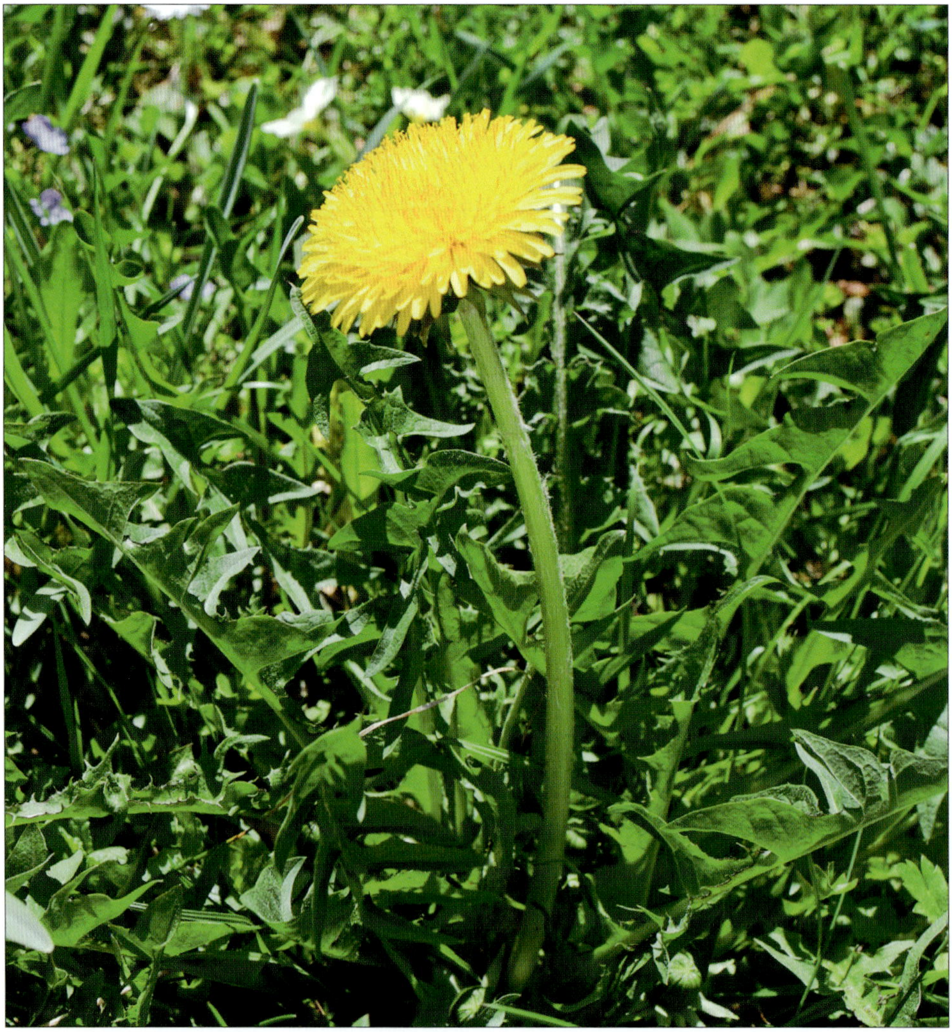

Taraxaci radix/herba – Löwenzahnwurzel/-kraut Taraxaci radix cum herba – Löwenzahnwurzel und -kraut	
Humorale Qualitäten/ Geschmack	**Wurzel:** Warm 1, trocken 1 Bitter, leicht süßlich, salzig **Kraut:** Warm 1–2, trocken 2 Bitter
Wirkungskriterien	**Säfteoptimierend:** • Fördert die Coctio • Wärmend, trocknend • Vermindert zähe Feuchtigkeit **Säfteableitend:** • Übermäßige Gelbgalle und GG-Schärfen • Übermäßige Schwarzgalle, SG-Schärfen (wobei der schwarzgallige Aspekt untergeordnete Bedeutung hat)
Konstitutionsbezug	• Cologene Konstitution • Hydrogenoide Konstitution • Plethorische Konstitution • Nephrogene Konstitution • Azide Diathese
Humorales Wirkungsprofil	• Erwärmt, öffnet und entstaut die Leber und Milz • Erwärmt, zerteilt und vermindert zähe Feuchtigkeit • Leitet übermäßige Gelbgalle und gelbgallige Schärfen über das Leber-Gallesystem und die Nieren ab, daraus kann schlussendlich eine Kühlung resultieren • *Leber- und Milzfunktionsmittel* • *Antidyskratikum*
Zusammenfassung	**Bei cholera-, kälte- und feuchtigkeitsinduzierten Pathologien** Das Wirkungs- und Anwendungsspektrum des Löwenzahns deckt sich zu einem beachtlichen Teil mit dem der Wegwarte. Beide Heilpflanzen bringen Altes/Verstocktes in Bewegung und leiten Altlasten zur Ausscheidung ab. Insofern ist ihre Anwendung als Unterstützungsmittel bei fast allen Krankheitszuständen denkbar.

Inhaltsstoffe	**Wurzel:** Bitterstoffe: Taraxin u.a.; Flavonoide, Inulin, Schleimstoffe, Kieselsäure **Kraut:** Bitterstoffe, Flavonoide
Phytotherapeutische Wirkungen	Leber-galleanregend, pankreasanregend, verdauungsfördernd, appetitanregend, harntreibend (das Kraut stärker), stoffwechselanregend

Taraxaci radix/herba – Löwenzahnwurzel/-kraut Taraxaci radix cum herba – Löwenzahnwurzel und -kraut	
Nebenwirkungen/ Interaktionen	Allergiepotenzial
Zubereitungsformen (innerlich/äußerlich)	Tee, Tinktur, Ø, Fertigarzneimittel, Wildkräuterküche
Indikationen	Dyspepsie, Appetitlosigkeit, Leber-Galle-Pankreasfunktionsschwäche, erhöhter Cholesterinspiegel, Nieren-Blasenfunktionsschwäch, begleitend bei Haut-, rheumatischen und gichtigen Krankheiten
Kontraindikationen	Korbblütlerallergie, Darmverschluss, Magen-Darmgeschwüre, Gallenwegsverschluss Keine Durchspülungstherapie bei Ödemen infolge insuffizienter Herz- oder Nierenfunktion

Sonstiges	Das Beikraut Löwenzahn ist eigentlich ein Bodenheiler, welches mit seiner tiefen Pfahlwurzel verdichtete, übersäuerte Böden aufbricht und Nährstoffe, Mineralstoffe aus den tiefen Bodenschichten holt. **Signatur:** Standort an stark belasteten Böden weisen auf die „entgiftende", ausscheidungsanregende Wirkung, sich spiralförmig aufringelnde Stängel auf die bewegende, aufbrechende Wirkung hin.

THYMUS SERPYLLUM – QUENDEL

Familie	Lamiaceae – Lippenblütler
Synonyme	Sandthymian, Feldthymian, wilder Thymian, Liebfrauenstroh, Marienbettstroh, Kündelkraut, Karwendel, kriechender Quendel, Geißmajoran, Marienkraut, Wurstkraut u.a.
Botanik	Ausdauernder Halbstrauch Verwendet wird auch: **Thymus pulegioides, breitblättriger Thymian u.a.**
Vorkommen	• Europa, Russland • Auf trockenen, sonnigen Standorten, Trockenwiesen, Felsen

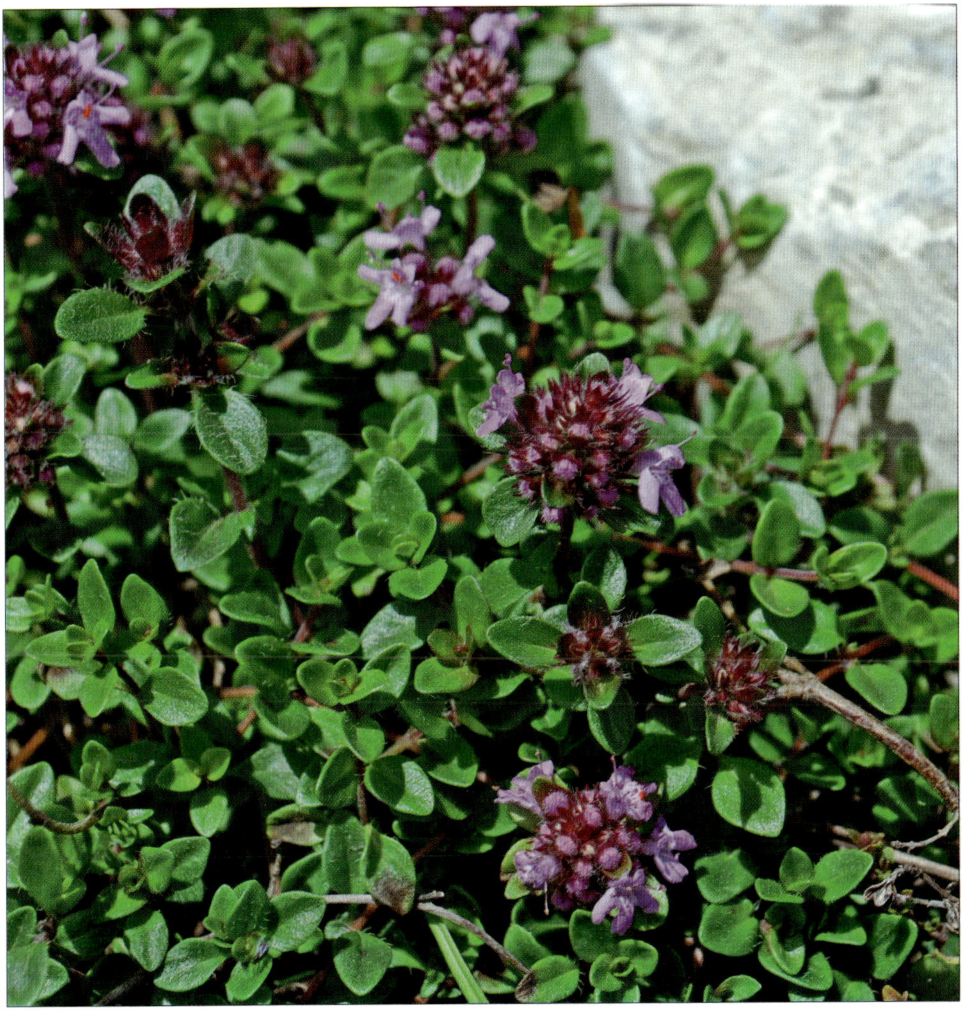

Serpylli herba – Quendelkraut	
Humorale Qualitäten/ Geschmack	Warm 2–3, trocken 2–3 Etwas scharf, herb, bitter
Wirkungskriterien	**Säfteoptimierend:** • Fördert die Coctio • Wärmend, trocknend, öffnend, verdünnend • Vermindert zähe Feuchtigkeit
Konstitutionsbezug	• Lymphatisch-hyperplastische Konstitution • Katarrhalisch-rheumatische Konstitution • Hydrogenoide Konstitution
Humorales Wirkungsprofil	• Erwärmt, zerteilt und vermindert zähe Feuchtigkeit • Erwärmt und öffnet den kalten Magen, die Atemwege, den Kopf und die Gebärmutter
Zusammenfassung	**Bei kälte-, cholera- und feuchtigkeitsinduzierten Pathologien und Skrofulose** Quendel vermittelt lang anhaltende durchdringende *Wärme* („Glutprinzip"), wo diese fehlt oder durch übermäßige Feuchtigkeit gedämpft wird. Dadurch wird der Tonus im Speziellen in den Verdauungs-, Atemwegen und der Gebärmutter reguliert. In der Wirkungsweise zeigt der Quendel viele Übereinstimmungen mit Thymian. Eine mögliche Differenzierung wäre, zwecks Stimulation der Coctio, Thymus serpyllum, und bei katarrhalischer Verschleimung der Atmungsorgane Thymus vulgaris einzusetzen.

Inhaltsstoffe	Ätherische Öle: Thymol u.a.; Gerbstoffe, Bitterstoffe, Flavonoide
Phytotherapeutische Wirkungen	Verdauungsfördernd, appetitanregend, entzündungshemmend, krampflösend, auswurffördernd, bronchospasmolytisch, desinfizierend, Menstruationsblutung anregend Äußerlich: Entzündungshemmend, keimwidrig, durchblutungsfördernd
Nebenwirkungen/ Interaktionen	–
Zubereitungsformen (innerlich/äußerlich)	Tee, Tinktur, Ø, Fertigarzneimittel, Wildkräuterküche Äußerlich: Salbe, Inhalation, Bad, Spülung, Räucherung
Indikationen	Atemwegskatarrhe, krampfhafter Husten, Pseudokrupp, Dyspepsie, Appetitlosigkeit Äußerlich: Rheuma, Durchblutungsstörung
Kontraindikationen	Vorsicht bei: Hypertonie, Hyperthyreose, bei hitzigen und trockenen Konstitutionen Vor allem Fertigprodukte und ätherisches Öl: Schwangerschaft

Sonstiges	Quendel wächst in Berggegenden gerne auf Ameisenhaufen – seine Bewohner nutzen die Pflanze als antibakterielle, -virale, -mykotische „Eintrittskontrolle".

THYMUS VULGARIS – ECHTER THYMIAN

Familie	Lamiaceae – Lippenblütler
Synonyme	Welscher Quendel, römischer Quendel, Gartenthymian, Bienensaug, Immenkraut, Demutskraut, Kuttelkraut, Zimis u.a.
Botanik	Ausdauernder Halbstrauch
Vorkommen	• Mittelmeerraum bis Kaukasus • Auf trockenen, sonnigen Standorten • In Mitteleuropa häufig kultiviert

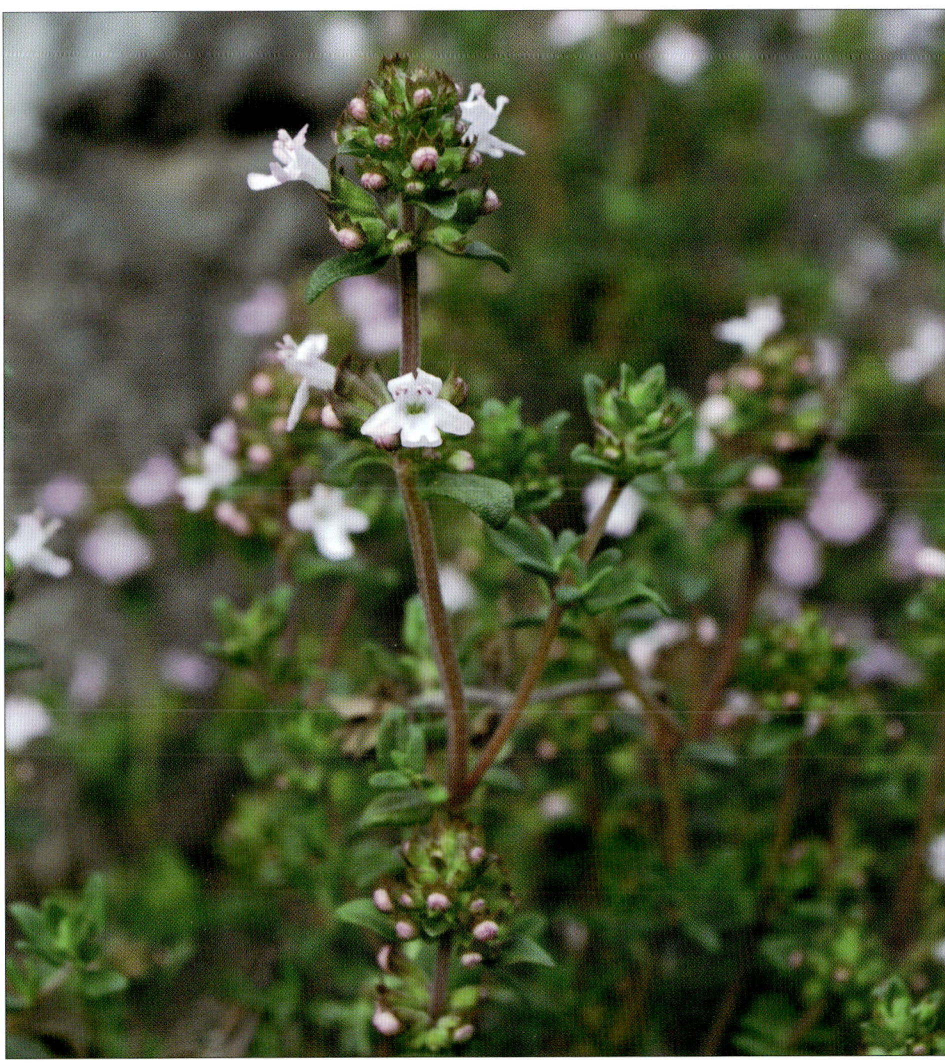

Thymi folium/herba – Thymianblatt/-kraut	
Humorale Qualitäten/ Geschmack	Warm 3, trocken 3 Herb, scharf, etwas bitter
Wirkungskriterien	**Säfteoptimierend:** • Fördert die Coctio • Wärmend, trocknend, verdünnend, öffnend • Vermindert zähe Feuchtigkeit
Konstitutionsbezug	• Katarrhalisch-rheumatische Konstitution
Humorales Wirkungsprofil	• Erwärmt und zerteilt kalten Schleim • Erwärmt den kalten Magen, die Atemwege, den Kopf und die Gebärmutter
Zusammenfassung	**Bei kälte-, cholera- und feuchtigkeitsinduzierten Pathologien und Skrofulose** Thymian vermittelt lang anhaltende, durchdringende *Wärme* („Glutprinzip"), wo diese fehlt oder durch übermäßige Feuchtigkeit gedämpft wird. Dadurch wird der Tonus im Speziellen in den Verdauungs-, Atemwegen und der Gebärmutter reguliert. In der Wirkungsweise zeigt der Thymian viele Übereinstimmungen mit Quendel. Eine mögliche Differenzierung wäre, zwecks Stimulation der Coctio, Thymus serpyllum, und bei katarrhalischer Verschleimung der Atmungsorgane Thymus vulgaris einzusetzen.

Inhaltsstoffe	Ätherische Öle: Thymol u.a.; Gerbstoffe, Bitterstoffe, Flavonoide, Saponine
Phytotherapeutische Wirkungen	Verdauungsfördernd, appetitanregend, krampflösend, bronchospasmolytisch, auswurffördernd, schleimlösend, desinfizierend, entzündungshemmend, Menstruationsblutung anregend Äußerlich: Durchblutungsfördernd, entzündungshemmend, keimwidrig
Nebenwirkungen/ Interaktionen	Allergiepotenzial (v.a. Thymol)
Zubereitungsformen (innerlich/äußerlich)	Tee, Tinktur, Ø, Gewürz, Fertigarzneimittel Äußerlich: Bad, Salbe, Inhalation, Spülung, Räucherung
Indikationen	Atemwegskatarrhe, krampfhafter Husten, Pseudokrupp, Angina, Erkältung, Grippe, Verdauungsschwäche, begleitend bei Keuchhusten Äußerlich: Rheuma, Pilzerkrankungen, Durchblutungsstörungen
Kontraindikationen	Vor allem Fertigprodukte und ätherisches Öl: Schwangerschaft Vorsicht bei Hyperthyreose, Hypertonie, hitzigen und trockenen Konstitutionen

Sonstiges	„Der nächste Schnupfen kommt bestimmt, doch nicht zu dem, der Thymian nimmt." *Volksmund*

TILIA PLATYPHYLLOS – LINDE

Familie	Malvaceae – Malvengewächse Früher: Tiliaceae – Lindengewächse
Synonyme	Sommerlinde, Frühlinde, Graslinde, Wasserlinde, Weichlinde, Bastlinde, Großblättrige Linde u.a.
Botanik	Der Baum wird bis 1000 Jahre alt. Verwendet wird ebenfalls: **Tilia cordata, Winterlinde** (Steinlinde, Spätlinde, Waldlinde)
Vorkommen	• Europa: Sommerlinde südlichere Verbreitung Winterlinde nördlichere Standorte • An Waldrändern, in Mischwäldern, oft auch als Parkbaum

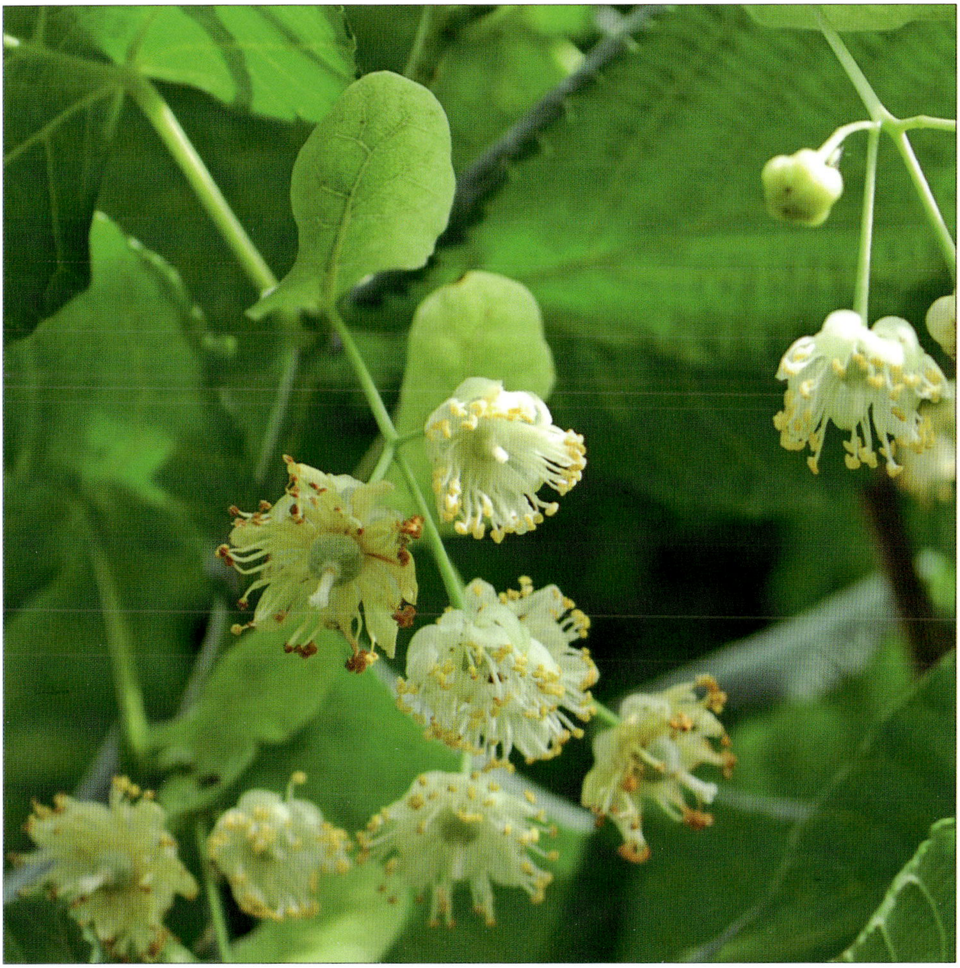

Tiliae flos – Lindenblüte	
Humorale Qualitäten/ Geschmack	Warm 1, trocken 1–2 Je länger der Tee ausgezogen wird, desto kühler und feuchter wird er. Süß, schleimig-geschmacklos
Wirkungskriterien	**Säfteoptimierend:** • Wärmend, trocknend • Vermindert zähe Feuchtigkeit **Säfteableitend:** • Übermäßige Gelbgalle, GG-Schärfen
Konstitutionsbezug	–
Humorales Wirkungsprofil	• Erwärmt die Atemwege, Herz und Gefäße • Erwärmt, zerteilt und vermindert zähe, übermäßige Feuchtigkeit • Leitet gelbgallige Schärfen über die Haut, Schweiß und die Nieren ab • Erwärmt und öffnet die Hautporen
Zusammenfassung	**Bei cholera-, kälte- und feuchtigkeitsinduzierten Pathologien** Die Linde vermittelt *Wärme*, wodurch die Herz- und Gefäßdynamik und die Elimination von Schärfen über Schweiß und Urin angeregt wird. Lindenblütentee, in einem Schwitzbad getrunken, aktiviert die Schweißbildung nach dem Bad, was einen akuten Infekt kupieren bzw. dessen Verlauf abkürzen kann.

Inhaltsstoffe	Flavonoide, ätherische Öle, Schleimstoffe, Gerbstoffe, Glykoside, Saponine
Phytotherapeutische Wirkungen	Schweißtreibend, harntreibend, auswurffördernd, abwehrstärkend, krampflösend, leicht beruhigend, herz-kreislaufstärkend
Nebenwirkungen/ Interaktionen	–
Zubereitungsformen (innerlich/äußerlich)	Tee, Tinktur, Ø, Sirup, Fertigarzneimittel, Wildkräuterküche
Indikationen	Atemwegskatarrhe, Reizhusten, Erkältung, Grippe, Fieber, Abwehrschwäche, Nieren-Blasenleiden, Herz-Kreislaufschwäche
Kontraindikationen	–

Sonstiges	Die Dorflinde war früher das Zentrum des Gemeinschaftslebens, unter ihr wurde Recht gesprochen (sub tilia = unter der Linde → subtil), Hochzeiten und Feste gefeiert. Linden wurden auch bei der Geburt eines Stammhalters gepflanzt. **Signatur:** Herzförmige Blatt- und Baumsilhouette als Hinweis auf die herz-kreislaufstärkende Wirkung „Sieh dies Lindenblatt! Du wirst es wie ein Herz gestaltet finden, darum sitzen die Verliebten auch am liebsten unter Linden.“ *H. Hesse*

TROPAEOLUM MAJUS – KAPUZINERKRESSE

Familie	Tropaeolaceae – Kapuzinerkressengewächse
Synonyme	Spanische Kapuzinerkresse, Jelängerjelieber, Kapuzinerli, Salatblume, peruanische Feuerblume, türkische Kresse, Liebesblume aus Peru u.a.
Botanik	Einjährige, krautige Pflanze
Vorkommen	• Südamerika • Weltweit als Zierpflanze kultiviert

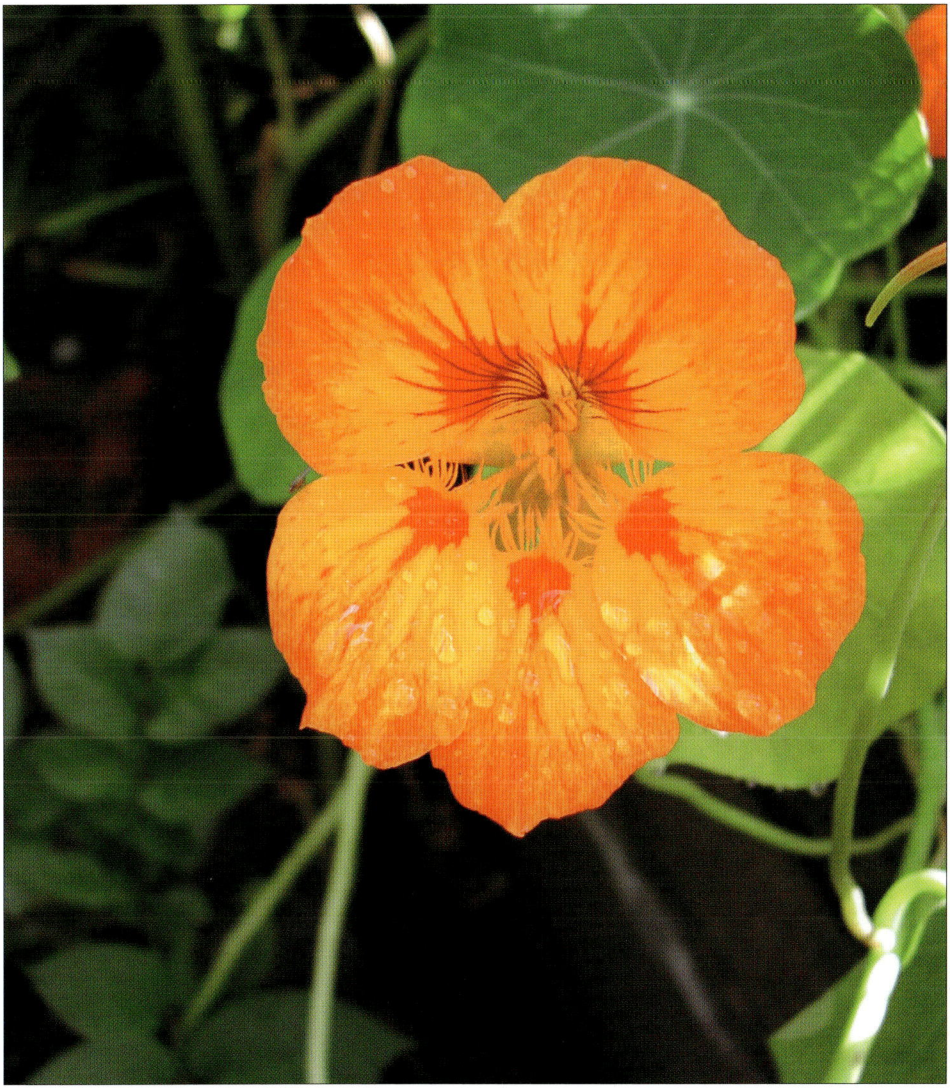

Tropaeoli herba – Kapuzinerkressenkraut	
Humorale Qualitäten/ Geschmack	Warm 3, trocken 1–2 Scharf
Wirkungskriterien	**Säfteoptimierend:** • Fördert die Coctio • Wärmend, trocknend • Vermindert zähe Feuchtigkeit **Säftebewegend:** • Durchblutungsfördernd • Feuchtigkeit **Säfteableitend:** • Übermäßige Gelbgalle, GG-Schärfe
Konstitutionsbezug	• Skrofulose, torpide Form
Humorales Wirkungsprofil	• Erwärmt die Atem-, Verdauungsorgane, Milz und die Nieren • Erwärmt, zerteilt und vermindert Feuchtigkeit • Regt Herz-Kreislauf und die Blutverteilung an • Lymphflussfördernd
Zusammenfassung	**Bei kälte- und feuchtigkeitsinduzierten Pathologien** Kapuzinerkresse heizt Körperfunktionen und Ausscheidungsprozesse an, wo diese unterkühlt oder durch Verschleimung behindert sind. Dabei werden auch geschwächte Abwehr- und Überwindungsfunktionen reaktiviert und gesteigert.

Inhaltsstoffe	Senfölglykoside, Vitamin C
Phytotherapeutische Wirkungen	Phytobiotisch (antibakteriell, antiviral, antimykotisch), abwehrstärkend, schleimlösend, auswurffördernd, atemwegsdesinfizierend, harnwegsdesinfizierend, verdauungs- und stoffwechselanregend, durchblutungsfördernd Äußerlich: Hyperämisierend, pilzhemmend
Nebenwirkungen/ Interaktionen	Selten Schleimhautreizungen des Magens (daher nicht auf nüchternen Magen einzunehmen) Vorsicht bei hitzigen und trockenen Konstitutionen. Bei Menschen mit spasmophiler Diathese kann die Pflanze Bauchkrämpfe auslösen.
Zubereitungsformen (innerlich/äußerlich)	Tee, Tinktur, Ø, Fertigarzneimittel, Wildkräuterküche Äußerlich: Pinselung, Einreibung, Spülung
Indikationen	Atemwegserkrankungen, Angina, Erkältung, grippoide Infekte, Grippe, Sinusitis, Harnwegsinfekte, Pilzerkrankungen, Verdauungsschwäche, Durchblutungsstörung Äußerlich: Hautpilz

Tropaeoli herba – Kapuzinerkressenkraut	
Kontraindikationen	Magen-Darmgeschwüre, Nierenentzündung Keine Anwendungen bei Kleinkindern
Sonstiges	**Signatur:** Blattform deutet auf das Immunorgan Milz hin. Rote Farbe und der scharfe Geschmack deutet auf die abwehrstärkende Wirkung hin.

TUSSILAGO FARFARA – HUFLATTICH

Familie	Asteraceae – Korbblütler
Synonyme	Rosshuf, Brandlattich, Hustenkraut, Hitzeblätter, Sandblagge, Tabaksblume, Doktorenblume, Sohn vor dem Vater, Spiegeli, Märzenblüemli, Sandblueme u.a.
Botanik	Ausdauernde, krautige Pflanzen
Vorkommen	• Europa, Westasien, Nordafrika, Amerika • Auf steinigen, sandigen Böden, an Wegrändern, auf Schuttplätzen

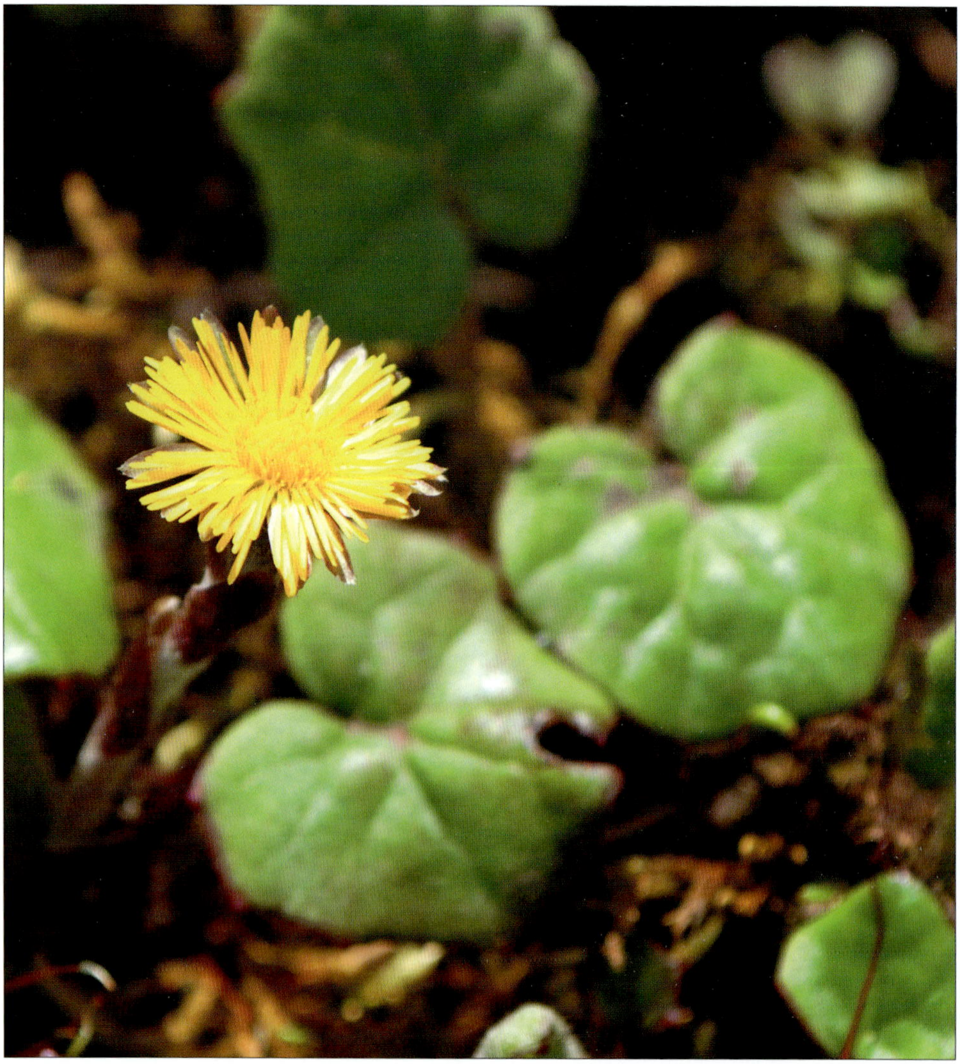

Farfarae folium/flos – Huflattichblatt/-blüte	
Humorale Qualitäten/ Geschmack	**Blätter:** Neutral – kalt 1, feucht 1 **Blüten:** Warm 1, feucht 1 Süßlich, salzig, geschmacklos
Wirkungskriterien	**Säfteoptimierend:** • Kühlend, befeuchtend, erweichend
Konstitutionsbezug	• Katarrhalisch-rheumatische Konstitution
Humorales Wirkungsprofil	• Dämpft übermäßige Gelbgalle oder gelbgallige Schärfen • Stärkt die Schleimhäute der Atem- und Verdauungswege • *Muzilaginosum*
Zusammenfassung	**Bei cholera- und trockenheitsinduzierten Pathologien** Huflattich vereint die Qualitäten eines Muzilaginosums mit denen der Bitterstoffpflanze und des Adstringentiums. Dadurch werden die Schleimhäute nicht nur befeuchtet und regeneriert, sondern zusätzlich gestärkt und angeregt. Dies macht Tussilago zu einem eigentlichen Tonikum für insuffiziente Schleimhäute. Bei hartnäckigem Bronchialkatarrh übertreffen Zubereitungen aus Huflattichblüten die Wirkung der Blätter. Huflattich gilt, ähnlich dem Lungenkraut, als funktionsstützendes Parenchymmittel für die Lunge.

Inhaltsstoffe	Schleimstoffe, Flavonoide, Bitterstoffe, Gerbstoffe, wenige ätherische Öle, Kieselsäure
Phytotherapeutische Wirkungen	Entzündungshemmend, hustenreizlindernd, schleimhautschützend, schleimlösend, auswurffördernd, krampflösend
Nebenwirkungen/ Interaktionen	Pyrrolizidin-Alkaloide (PA): Diese sollen in sehr hohen Dosierungen und bei Langzeitanwendungen schädigend wirken. Bei therapeutischer Dosierung besteht keine Gefährdung. Von Langzeittherapien oder Einnahme sehr hoher Dosierungen wird abgeraten. Entfallen bei Anwendung in spagyrischer oder potenzierter Form! „All Ding' sind Gift und nichts ohn' Gift; allein die Dosis macht, dass ein Ding kein Gift ist." *Paracelsus* Es gibt heute PA-freie Züchtungen von Huflattich, die auch für die Zubereitung von Fertigarzneimitteln verwendet werden. Es liegen noch keine ausreichenden Erfahrungen darüber vor, ob die Wirksamkeit von PA-freiem Huflattich der der Wildform ebenbürtig ist.
Zubereitungsformen (innerlich/äußerlich)	Tee, Tinktur, Ø, Presssaft, Fertigarzneimittel, Wildkräuterküche

Farfarae folium/flos – Huflattichblatt/-blüte	
Indikationen	Atemwegserkrankungen, Heiserkeit, Mund-Rachenschleimhautentzündung
Kontraindikationen	Korbblütlerallergie Pyrrolizidinhaltige Zubereitungen: Schwangerschaft, Stillzeit Entfallen bei Anwendung in potenzierter oder spagyrischer Form.

Sonstiges	–

URTICA DIOICA – BRENNNESSEL

Familie	Urticaceae – Brennnesselgewächse
Synonyme	Donnerkraut, Donnernessel, Feuerkraut, Esterkraut, Gänsewurzel, Habernessel, Hanfnessel, Haarnessel, Haarwurz, Tausendnessel, Nedeln, Scharfnessel, Sennessel, Saunessel, Zingel, Gichtraute u.a.
Botanik	Ausdauernde, zweihäusige, krautige Pflanze Verwendet wird auch: **Urtica urens, kleine Brennnessel** (einhäusig, einjährig, Eiternessel)
Vorkommen	• Weltweit außer Arktis • Auf Schuttplätzen, an Straßenrändern, um Haus und Stall

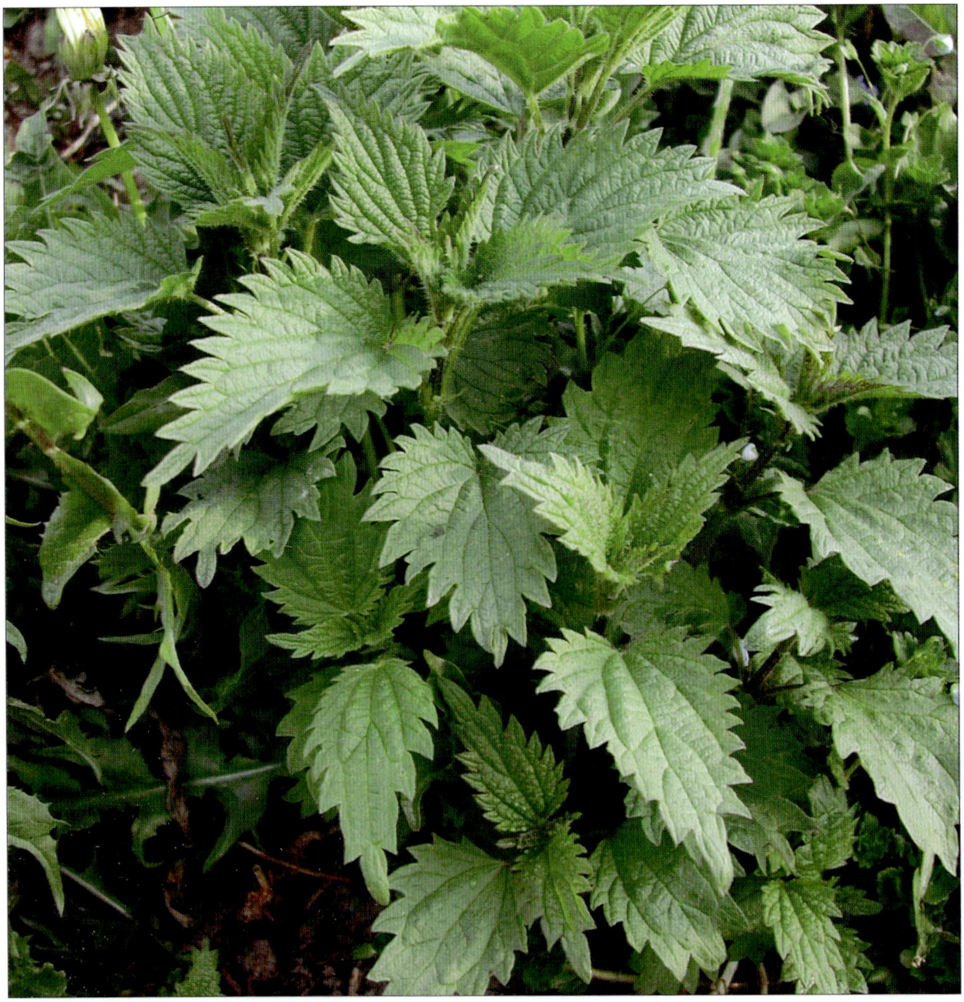

Urticae folium – Brennnesselblatt	
Humorale Qualitäten/ Geschmack	Warm 2–3, trocken 2–3 Scharf, leicht salzig, herb
Wirkungskriterien	**Säfteoptimierend:** • Fördert die Coctio • Wärmend, verdünnend, öffnend • Vermindert zähe Feuchtigkeit • Allgemein tonisierend **Säfteableitend:** • Übermäßige Gelbgalle, GG-Schärfen • Übermäßige Schwarzgalle, SG-Schärfen
Konstitutionsbezug	• Anämische Konstitution • Azide Diathese
Humorales Wirkungsprofil	• Fördert die Sanguifikation, die Bildung und Erwärmung der Blutflüssigkeit • Erwärmt und öffnet die Verdauungswege, Milz, Nieren und Gebärmutter • Erwärmt und zerteilt kalten Schleim in den Verdauungsorganen, den Nieren, der Gebärmutter und den Genitalien • Eliminiert übermäßige Gelbgalle und cholerische Schärfen über die Nieren • *Antidyskratikum*
Zusammenfassung	**Bei cholera-, kälte- und feuchtigkeitsinduzierten Pathologien** Die Brennnessel ist eine tiefgreifend erwärmende Pflanze. Sie steigert durch ihre kochungsfördernde Qualität die Bereitstellung von Energie und Substanz, Wärme und Feuchtigkeit. Dies macht sie zu einem wahren Allheilmittel, welches in sehr vielen Krankheitszuständen eingesetzt werden kann. Wie bei Rosmarin soll dabei jedoch ihre austrocknende Qualität nicht ganz außer Acht gelassen, resp. allenfalls korrigiert werden. Bei schwer beeinflussbarer, chronischer bzw. konstitutioneller Anämie zeigt die Brennnessel beeindruckende Wirkung, die nicht allein auf den Eisen-Gehalt der Pflanze (der in Bezug zum stofflichen Bedarf des Menschen recht gering ist), sondern vor allem auf deren spezifische hämatopoetische Reizwirkung zurückzuführen ist. Dieser Mechanismus verbessert auch die Effizienz stofflicher Substitution von Eisen, indem sie dessen Verwertung im Blutbildungsprozess optimiert und häufig erst ermöglicht.

Inhaltsstoffe	Flavonoide, Bitterstoffe, Amine: Cholin, Histamin; Gerbstoffe, Kieselsäure, Chlorophylle Bis 20% Mineralstoffe und Spurenelemente: Eisen u.a.

Urticae folium – Brennnesselblatt	
Phytotherapeutische Wirkungen	Stoffwechselanregend, harntreibend, menstruationsblutungsfördernd, milchbildungsfördernd, entzündungshemmend Äußerlich: Hyperämisierend
Nebenwirkungen/ Interaktionen	Allergiepotenzial
Zubereitungsformen (innerlich/äußerlich)	Tee, Tinktur, Ø, Presssaft, Pulver, Fertigarzneimittel, Wildkräuterküche Äußerlich: Waschung, Umschlag, Urtikation
Indikationen	Harnwegsentzündung, Nieren-Blasenleiden, Anämie, Schwäche, Bindegewebsschwäche, ausbleibende oder schwache Menstruationsblutung, Ödeme, unterstützend bei Haut- und rheumatischen Krankheiten Äußerlich: Rheuma
Kontraindikationen	Vorsicht bei Allergikern Keine Durchspülungstherapie bei Ödemen infolge insuffizienter Herz- oder Nierenfunktion

Sonstiges	Verwendet werden ebenfalls: **Urticae fructus – Brennnesselfrucht** **Urticae radix – Brennnesselwurzel** (bei Prostatahyperplasie) **Signatur:** Wächst auf jedem „Mist“ als Hinweis, dass die Heilpflanze auch für unseren „inneren Mist“ eine Lösung kennt. Uringeruch der jungen Nessel als Hinweis auf die Nierenwirkung. „Ein etwas raubeiniges, aber doch grundgutmütiges Geschöpf; wenn sie einen auf Distanz hält, so vielleicht doch nur, dass man sie bei der wichtigen Aufgabe nicht störe, die sie im Naturganzen zu verrichten hat.“ *Wilhelm Pelikan*

VACCINIUM MYRTILLUS – HEIDELBEERE

Familie	Ericaceae – Heidekrautgewächse
Synonyme	Blaubeere, Heubeeri, Schunderbeeri, Griffelbeere, Schwarzbeere, Taubeere, Angelbeere, Haselbeere, Heilbeere, Mostbeere, Pechbeere, Staudelbeere, Waldbeere, Wildbeere, Zeckbeere u.a.
Botanik	Ausdauernder Zwergstrauch
Vorkommen	• Europa, nördliches Asien • In halbschattigen Wäldern, Mooren

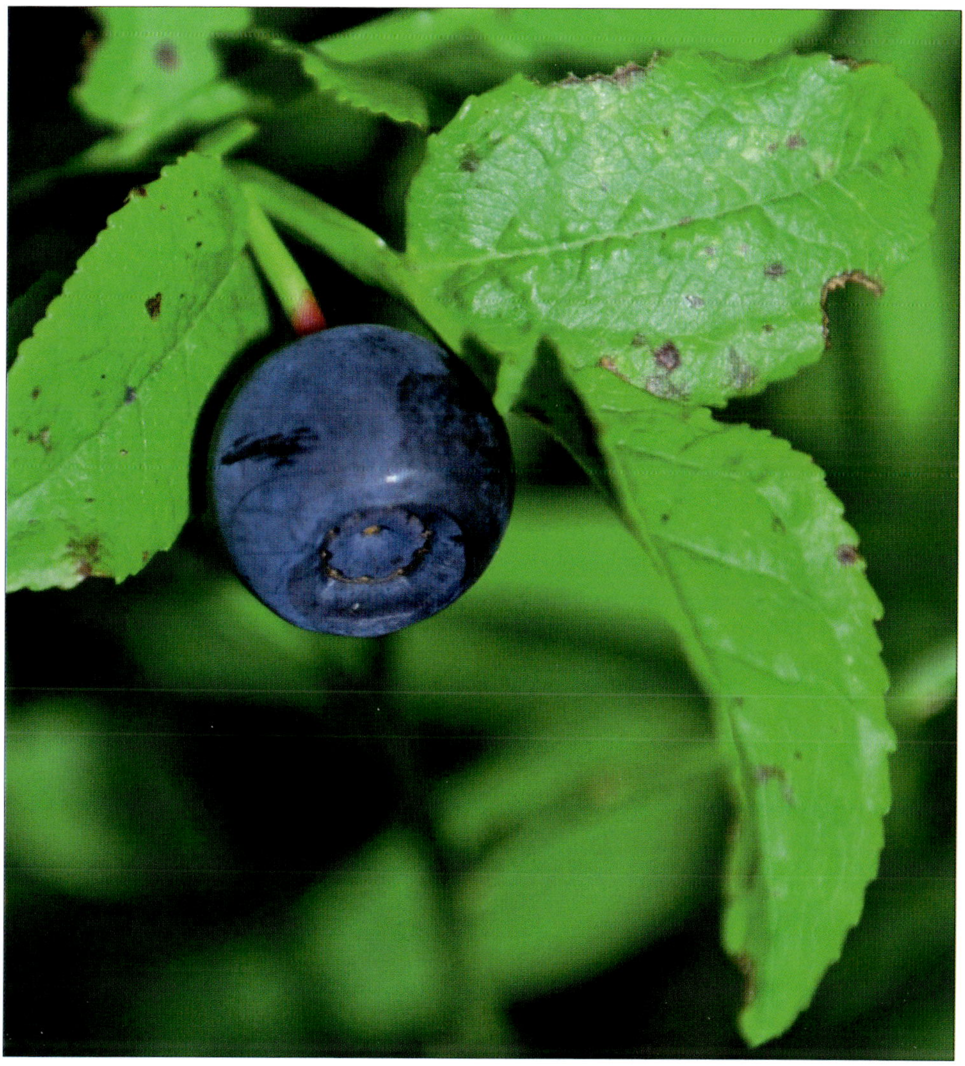

Myrtilli fructus – Heidelbeerfrucht	
Humorale Qualitäten/ Geschmack	**Getrocknete Frucht:** Kalt 1, trocken 1 Süß, herb-sauer
Wirkungskriterien	**Säfteoptimierend:** • Kühlend, trocknend, adstringierend
Konstitutionsbezug	• Endokrin-vegetative Konstitution (Teilaspekte)
Humorales Wirkungsprofil	**Getrocknete Frucht:** • Dämpft übermäßige Gelbgalle und gelbgallige Schärfen, vor allem der Schleimhäute der Verdauungswege
Zusammenfassung	**Bei cholerainduzierten Pathologien**

Inhaltsstoffe	Gerbstoffe, Flavonoide, Fruchtsäuren, Anthocyane, Zuckerarten
Phytotherapeutische Wirkungen	**Getrocknete Frucht:** Stopfend, entzündungshemmend, gärungshemmend
Nebenwirkungen/ Interaktionen	Frische Früchte können abführend wirken
Zubereitungsformen (innerlich/äußerlich)	Tee, Tinktur, Ø, Kauen der getrockneten Früchte
Indikationen	Mund-, Rachenschleimhautentzündung, Durchfall, Aphten
Kontraindikationen	–

Sonstiges	**Name:** Lat. „bacca“ = Beere, „vaccinium“ als Verfälschung von „baccicinum“ = Beerenstrauch, „myrtillus“ der Ähnlichkeit mit der Myrte wegen Die Heidelbeere wird gerne mit der Rauschbeere (Vaccinium uliginosum), verwechselt, welche, in großen Mengen genossen, Schwindel verursachen kann.

VALERIANA OFFICINALIS – BALDRIAN

Familie	Caprifoliaceae – Geißblattgewächse früher: Valerianaceae – Baldriangewächse
Synonyme	Katzenkraut, Katzengeil, Dreifuß, Krampfwurzel, Augenwurzel, Mondwurz, Elfenkraut, Brachkraut, Theriakkraut, Hexenkraut, Hexenrauch, Stinkwurz, Wielandswurz, Heilkraut von Wieland dem Schmied, Wildfräuleinkraut, Balders Augenbrauen, Balderbracken u.a.
Botanik	Ausdauernde, krautige Pflanze
Vorkommen	• Europa, Asien • Feuchte Standorte auf Wiesen, an Ufern und Gräben

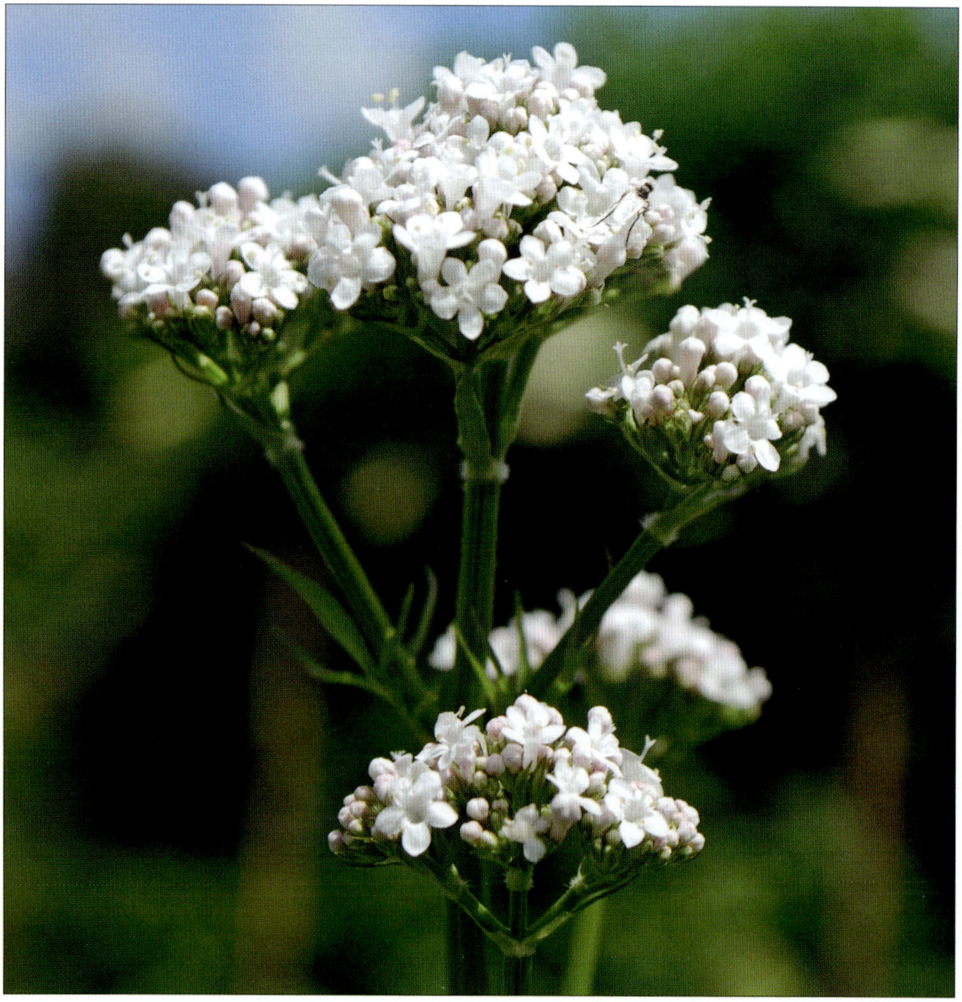

Valerianae radix – Baldrianwurzel	
Humorale Qualitäten/ Geschmack	Neutral – warm 1, trocken 2 Aromatisch, bitter, scharf
Wirkungskriterien	**Säfteoptimierend:** • Mild wärmend oder wärmeregulierend, trocknend, verdünnend • Vermindert zähe Feuchtigkeit
Konstitutionsbezug	• Neurogene Konstitution • Atonisch-asthenische Konstitution • Hämangiotische Konstitution • Spasmophile Diathese
Humorales Wirkungsprofil	• Mildert die Hitze übermäßiger Gelbgalle und cholerischer Schärfen • Erwärmt und vermindert zähe Feuchtigkeit, v.a. in den Nerven
Zusammenfassung	**Bei cholerainduzierten Pathologien** Baldrian reguliert übermäßige Hitze und beruhigt dadurch hyperkinetische Zustände, v.a. im Herz-Kreislauf-System.

Inhaltsstoffe	Ätherische Öle, Alkaloide in Spuren, Valerensäure, Schleimstoffe
Phytotherapeutische Wirkungen	Beruhigend, krampflösend, muskelrelaxierend, vegetativ ausgleichend, reizabschirmend Hemmt den Abbau von Gamma-Aminobuttersäure, einem Neurotransmitter im Gehirn – ein Mangel an GABA ist mit Stress, Angst und Nervosität verbunden
Nebenwirkungen/ Interaktionen	**Umkehrwirkung** bei zu hoher oder zu niedriger Dosierung Bei Überdosierung: Kopfschmerz, Schwindel **Interaktionen:** mit Schlaf- und Beruhigungsmitteln wie Benzodiazepinen
Zubereitungsformen (innerlich/äußerlich)	Tee, Tinktur, Ø, Fertigarzneimittel Äußerlich: Bad, Räucherung
Indikationen	Nervöse Erregungszustände, Schlafstörungen, nervöse Herz-Kreislaufbeschwerden, Verdauungskrämpfe, Begleitung beim Absetzen von Rauschmitteln, Tabak, Medikamenten
Kontraindikationen	Empfehlungung: Sollte vor Narkosen abgesetzt werden. Nicht bei Kleinkindern anwenden

Sonstiges	**Name:** Lat. „valere“ = kräftig sein, sich wohlbefinden Der Geruchsstoff des Baldrians ist chemisch eng mit dem Sexualduftstoff von Katzenweibchen verwandt: Katzen werden davon richtiggehend toll und wälzen sich in der Pflanze. Daher die Redensart: „Er streicht um sie, wie eine Katze um den Baldrian.“

VERBENA OFFICINALIS – EISENKRAUT

Familie	Verbenaceae – Eisenkrautgewächse
Synonyme	Isiskraut, Iserat, Eisenbart, Eisenhart, Eisenherzkraut, Heiligkraut, Sagenkraut, Druidenkraut, Taubenkraut, Stahlkraut, Venusader, Träne der Isis u.a.
Botanik	Ausdauernde, krautige Pflanze
Vorkommen	• Mittelmeerraum • Heute weltweit verbreitet, an Wegrändern, auf Schuttplätzen

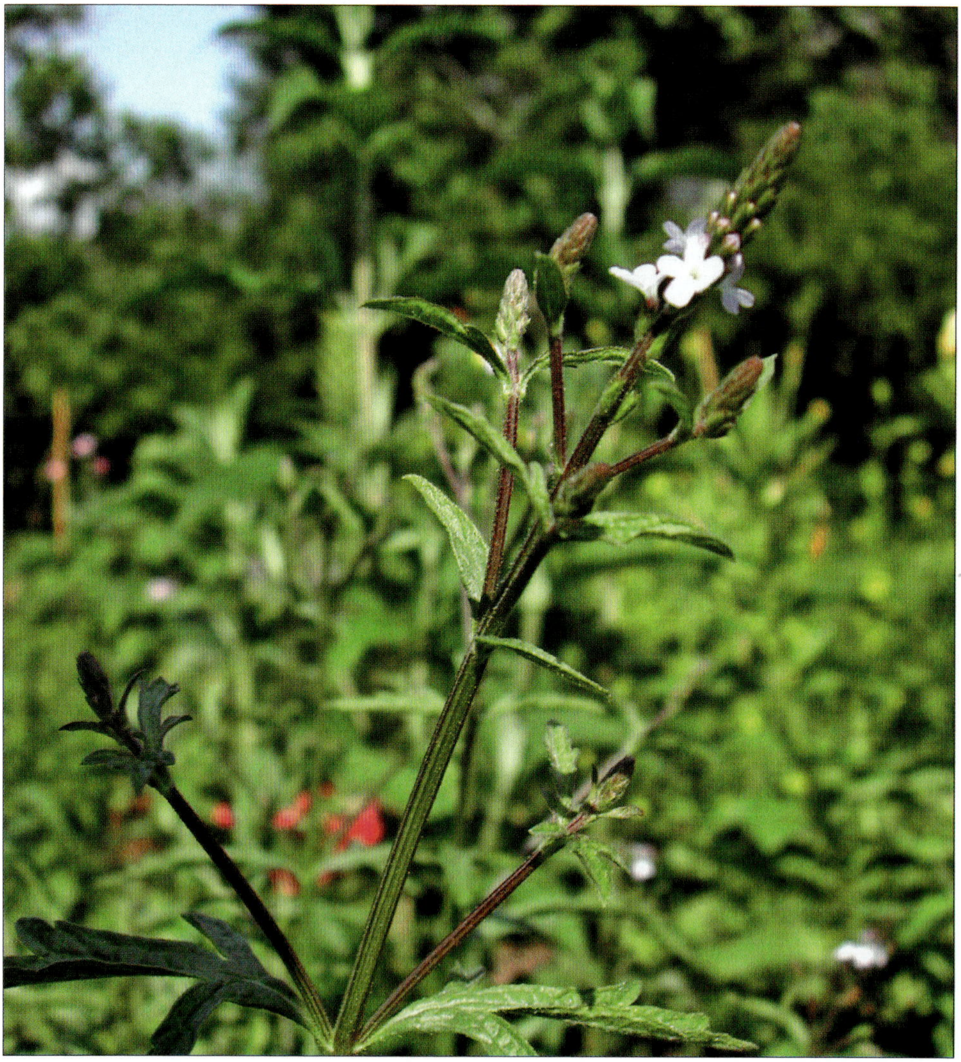

Verbenae herba – Eisenkraut	
Humorale Qualitäten/ Geschmack	Warm 2, trocken 1 Herb, bitter
Wirkungskriterien	**Säfteoptimierend:** • Fördert die Coctio • Wärmend, trocknend **Säftebewegend:** • Venentonisierend **Säfteableitend:** • Übermäßige Gelbgalle, GG-Schärfen • Übermäßige Schwarzgalle, SG-Schärfen
Konstitutionsbezug	• Anämische Konstitution • Endokrin-vegetative Konstitution
Humorales Wirkungsprofil	• Fördert die Sanguisbildung • Erwärmt und entstaut die kalte Leber, Milz und Nieren • Tonisiert die Gefäße • Leitet übermäßige Gelbgalle und gelbgallige Schärfen, übermäßige Schwarzgalle und schwarzgallige Schärfen ab
Zusammenfassung	**Bei kälte-, cholera- und melancholerainduzierten Pathologien** Das Eisenkraut wird seit Jahrhunderten zur allgemeinen Tonisierung und zur Anregung der Sanguifikation verwendet. Das ‚Eisen' im Namen steht als Symbol für die Wehrhaftigkeit, auch gegenüber dämonischen Einflüssen, zu deren Stärkung die Pflanze v.a. in der magischen Heilpflanzenkunde des Mittelalters verwendet wurde. Das Mittel verbessert die Versorgung der nervalen Teile des Auges mit Nährsaft, wenn das Versorgungsdefizit auf Gefäß-Atonie basiert.

Inhaltsstoffe	Glykoside: Verbenalin u.a.; Bitterstoffe, Gerbstoffe, Alkaloide, Flavonoide, Kieselsäure, Schleimstoffe, wenig ätherische Öle
Phytotherapeutische Wirkungen	Adstringierend, herz- und gefäßtonisierend, verdauungsfördernd, krampflösend, entzündungshemmend, menstruationsanregend, antiviral, antibakteriell, antimykotisch, beruhigend, stimmungsaufhellend Äußerlich: Wundheilend, adstringierend
Nebenwirkungen/ Interaktionen	Abortiv Bei Überdosierung: Erbrechen, Übelkeit
Zubereitungsformen (innerlich/äußerlich)	Tee, Tinktur, Ø, Fertigarzneimittel, Wildkräuterküche Äußerlich: Bad, Kompresse, Räucherung

Verbenae herba – Eisenkraut	
Indikationen	Angina, Erkältung, Verdauungsbeschwerden, ausbleibende oder schwache Menstruationsblutung, Wechseljahrbeschwerden, depressive Verstimmung, Zerebrale Durchblutungsstörung (speziell des Auges) Äußerlich: Wunden, Hautausschlag
Kontraindikationen	Schwangerschaft

Sonstiges	**Name:** Lat. „verbum“ = Wort, da die Pflanze in der Antike und im Mittelalter als Schwur-, Beschwörungs- und Ritualpflanze verwendet wurde.

VIOLA TRICOLOR – WILDES STIEFMÜTTERCHEN

Familie	Violaceae – Veilchengewächse
Synonyme	Ackerveilchen, Feldstiefmütterchen, Muttergottesschuh, Mädchenaugen, Kathrinchen, Schöngesicht, Tag-und-Nachtblümlein, Dreifaltigkeitskraut, Sinnviole, Je-länger-je-lieber, Sammetblüemli, Schwägerli u.a.
Botanik	Ein- bis mehrjähriges Kraut
Vorkommen	• Europa • Auf Äcker, Brachland

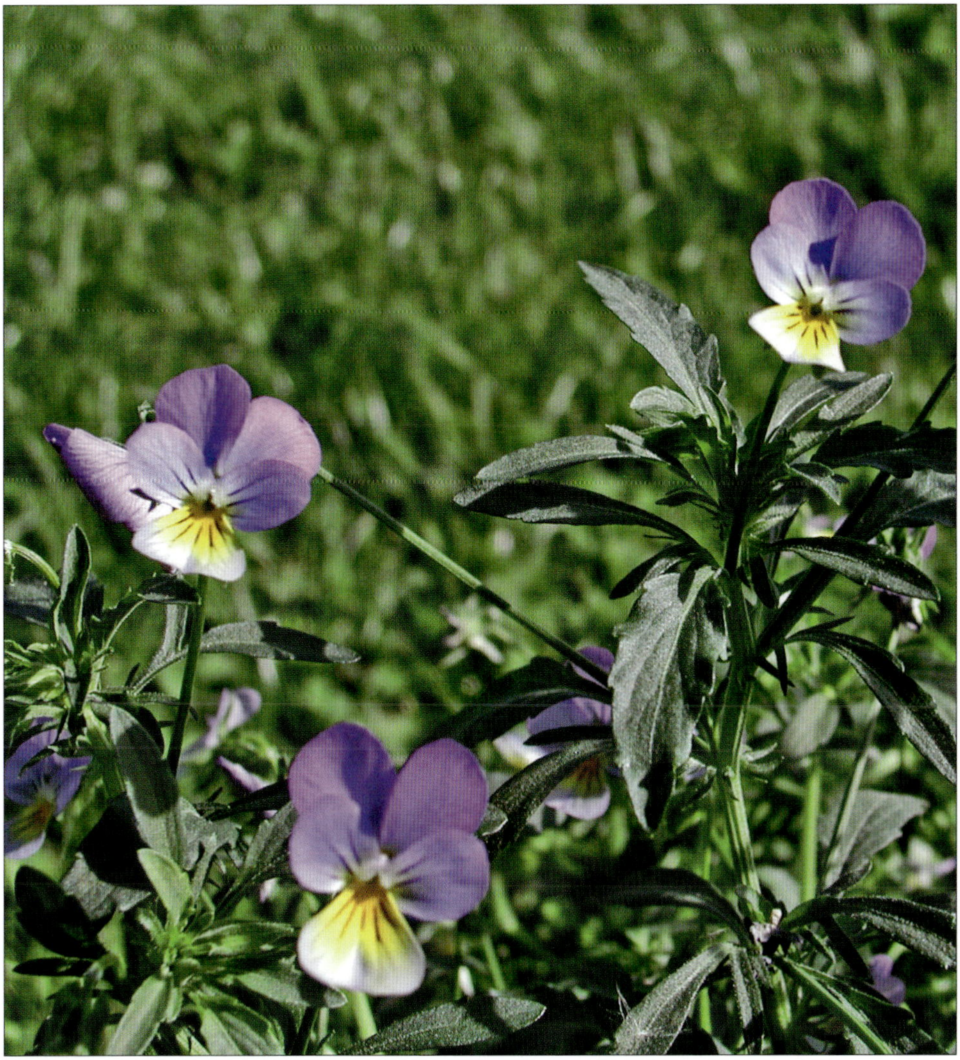

Violae tricoloris herba – Stiefmütterchenkraut	
Humorale Qualitäten/ Geschmack	Neutral – warm 1, neutral – feucht 1 (nach anderen Quellen warm, trocken) Süß, geschmacklos
Wirkungskriterien	**Säfteoptimierend:** • Wärmeregulierend, verdünnend, öffnend, leicht befeuchtend **Säftebewegend:** • Feuchtigkeit **Säfteableitend:** • Übermäßige Gelbgalle, GG-Schärfen
Konstitutionsbezug	• Lymphatisch-hyperplastische Konstitution • Katarrhalisch-rheumatische Konstitution • Skrofulose
Humorales Wirkungsprofil	• Erwärmt und zerteilt Schleim • Leitet übermäßige Gelbgalle und gelbgallige Schärfen über die Nieren ab • *Antidyskratikum* • Lymphflussfördernd
Zusammenfassung	**Bei cholerainduzierten Pathologien und Skrofulose** Viola tricolor mildert die Folgen pathologischer Hitze, welche sich auf der Haut manifestieren oder auch auf der Schleimhaut der Atemwege. Es ist ein wichtiges Mittel bei skrofulösen Ekzemen zur innerlichen und äußerlichen Anwendung.

Inhaltsstoffe	Schleimstoffe, Flavonoide, Gerbstoffe, Methylsalicylglykoside, ätherische Öle, wenig Saponine
Phytotherapeutische Wirkungen	Entzündungshemmend, hautstoffwechselregulierend, kortisonähnlich, juckreizlindernd, schleimlösend, auswurffördernd, harntreibend Äußerlich: Wundheilend, juckreizlindernd, antiekzematös, entzündungshemmend
Nebenwirkungen/ Interaktionen	Bei Überdosierung: Brechreiz
Zubereitungsformen (innerlich/äußerlich)	Tee, Tinktur, Ø, Fertigarzneimittel, Wildkräuterküche Äußerlich: Salbe, Waschung, Umschlag Vio-Lina Lotion (www.amidor-naturkosmetik.de)
Indikationen	Hautentzündung, Seborrhoe, Milchschorf, Neurodermitis, Psoriasis, Akne, Atemwegskatarrhe, unterstützend bei Rheuma Äußerlich: Hautentzündung, Milchschorf, Ekzem, Akne, Seborrhoe, Neurodermitis, Psoriasis, Wunden
Kontraindikationen	–

Sonstiges	„Dieser Trank nimmt allen Schleim und Wust hinweg, der sich zwischen Haut und Fleisch lange Zeit gesammelt. Dienet sonderlich wol den räudigen Menschen.“ *Lonicerus*

VISCUM ALBUM – MISTEL

Familie	Santalaceae – Sandelholzgewächse früher: Viscaceae – Mistelgewächse
Synonyme	Hexenbesen, Hexennest, Drudenfuß, Donarbeere, Donnerbesen, Vogelleimbeere, Albkraut, Leimmistel, Heil aller Schäden, Vogelchrut, Schnuderbeeri u.a.
Botanik	Auf verschiedenen Baumarten schmarotzender Halbparasit. Drei Arten: • Tannenmistel • Kiefermistel • Laubbaummistel Mistelhold sind Apfel, Ahorn, Pappel, Linde, Weide, Birke, Esche, Eberesche u.a. Mistelunhold sind Birne, Zwetschge, Eiche u.a. Die bekannte Eichenmistel gehört einer anderen Gattung an. Ohne Mistelbewuchs sind Buche, Ginkgo, Eibe, Buchs u.a.
Vorkommen	• Europa

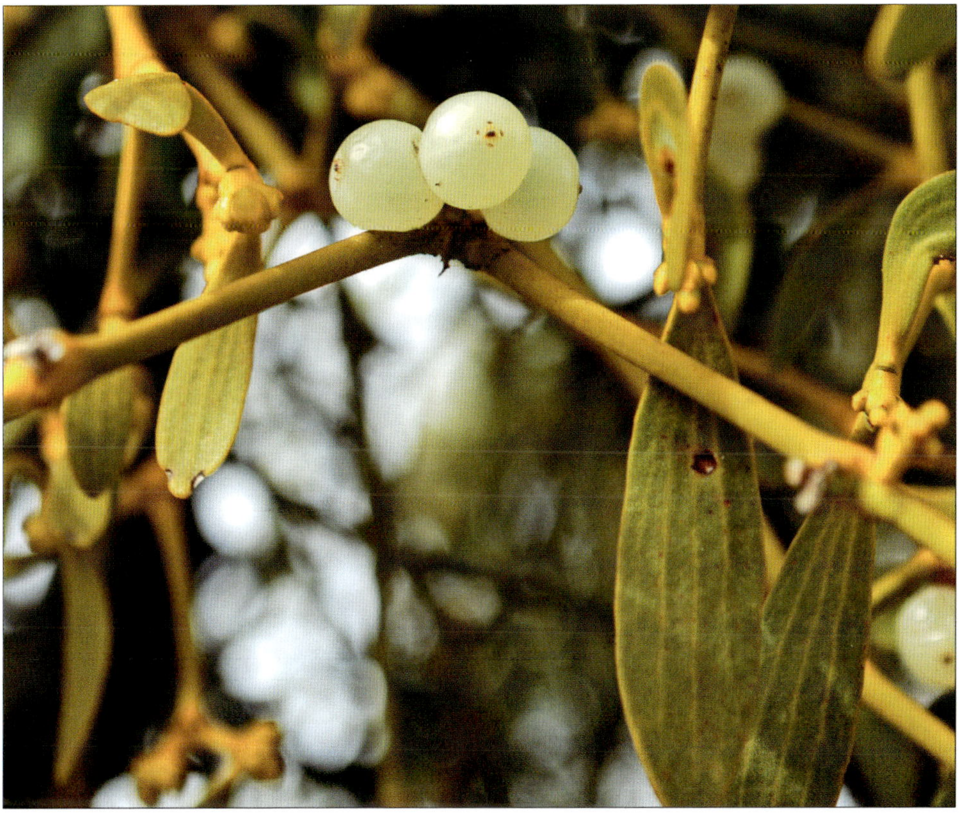

Visci (albi) herba – **Mistelkraut**	
Humorale Qualitäten/ Geschmack	Warm 1, feucht 1 Sauer
Wirkungskriterien	**Säfteoptimierend:** • Wärmend, befeuchtend • Vermindert zähe Feuchtigkeit
Konstitutionsbezug	• Plethorische Konstitution
Humorales Wirkungsprofil	• Erweicht und zerteilt zähe und schwarzgallig verunreinigte Feuchtigkeit • Entstaut plethorische Zustände • reguliert Blutverteilungsstörungen
Zusammenfassung	**Bei cholera-, melancholera- und feuchtigkeitsinduzierten Pathologien** Siehe auch Kap. 12.2 in Band 1

Inhaltsstoffe	Alkaloide: Viscotoxin u.a.; Polysaccharide, Glykopeptide: Lektine; Flavonoide
Phytotherapeutische Wirkungen	Blutdrucksenkend Als Injektion: Immunmodulierend, tumorhemmend (phagozytoseanregend, apoptoseinduzierend, zytotoxisch)
Nebenwirkungen/ Interaktionen	Die frische Pflanze ist leicht giftig. Keine Nebenwirkung bei oraler Anwendung in therapeutischen Dosen Injektion: Allergiepotenzial Eine Temperaturerhöhung um bis zu 1°C ist nicht als Nebenwirkung zu betrachten, sondern Teil der gewünschten therapeutischen Wirkung.
Zubereitungsformen (innerlich/äußerlich)	Tee, Tinktur, Ø, Fertigarzneimittel Injektion (meist s. c.) als Krebs- und Rheumamittel
Indikationen	Bluthochdruck Injektion: Rheumatische Erkrankungen, Malignome
Kontraindikationen	**Keine bei oraler Anwendung** **Injektionen:** Akute Entzündungen, Schwangerschaft, einige Hirntumore und Leukämien, starke Menstruationsblutung

Sonstiges	**Signatur:** Der höhere Saftdruck der Mistel (im Vergleich mit ihrem Wirt) als Hinweis auf die blutdruckregulierende Wirkung. Die Pflanze entzieht sich vielen Naturgesetzen und -rhythmen, was Rudolf Steiner veranlasste, die Mistel mit der Eigengesetzlichkeit maligner Tumore in Verbindung zu bringen.

VITEX AGNUS-CASTUS – MÖNCHSPFEFFER

Familie	Lamiaceae – Lippenblütler
Synonyme	Agnus castus, Keuschlamm, Keuschbaum, Tanis, Abrahamstrauch, Müllen u.a.
Botanik	Bis 6m hoher Strauch
Vorkommen	• Mittelmeerraum, Vorderasien • In Küstennähe, vielerorts als Zierpflanze kultiviert

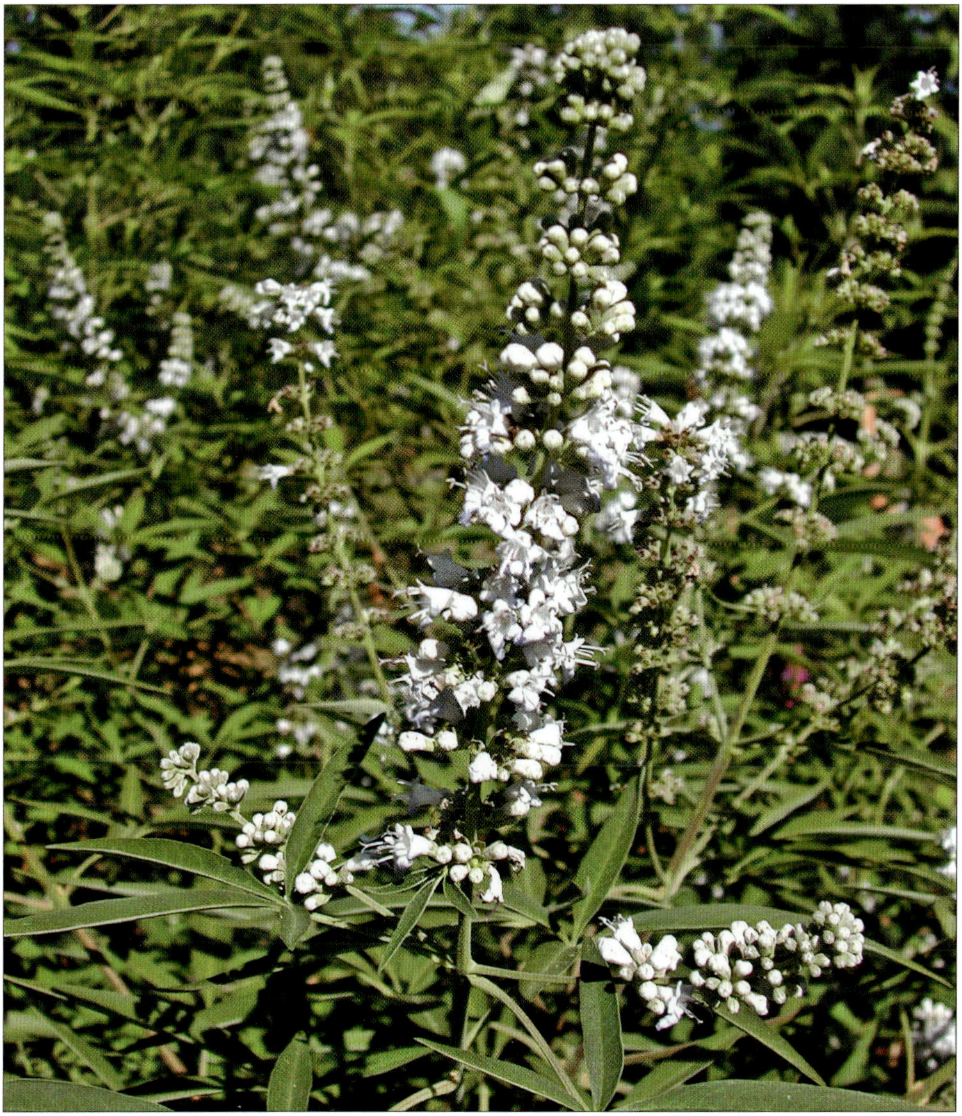

Agni casti fructus – Mönchspfefferfrucht	
Humorale Qualitäten/ Geschmack	Warm 2–3, trocken 2–3 Scharf
Wirkungskriterien	**Säfteoptimierend:** • Wärmend, trocknend, verdünnend **Säftebewegend:** • Feuchtigkeit
Konstitutionsbezug	• Lymphatisch-hyperplastische Konstitution • Endokrin-vegetative Konstitution • Skrofulose (beide Formen)
Humorales Wirkungsprofil	• Erwärmt, bewegt und zerteilt zähe oder verunreinigte Feuchtigkeit • Erwärmt, öffnet und entstaut die Milz und Gebärmutter • Lymphflussfördernd
Zusammenfassung	**Bei feuchtigkeits- und kälteinduzierten Pathologien und Skrofulose** Agnus castus stabilisiert die *regulative Achse zwischen dem hypophysär-hypothalamischen System und den peripheren Hormondrüsen,* mit besonderem Bezug zu den Gonaden. (Die phytotherapeutisch postulierte Stimulation der ovariellen Gestagen-Produktion ist als Sekundäreffekt des genannten Mechanismus zu sehen.) Darüber hinaus ist Agnus castus ein bewährtes Konstitutionsmittel bei allen Manifestationen der *lymphatischen Hyperplasie,* das viele operative Entfernungen der Rachen- und Gaumenmandeln überflüssig macht – besonders in Kombination mit Scrophularia nodosa oder Thuja D4.

Inhaltsstoffe	Flavonoide, Glykoside: Aucubin u.a.; ätherische Öle, Bitterstoffe
Phytotherapeutische Wirkungen	Progesteronbildungsanregend (steigert in Hypophyse die LH-Ausschüttung), hormonregulierend, prolaktinregulierend, verdauungsfördernd, in hohen Dosen anaphrodisiakisch für Männer
Nebenwirkungen/ Interaktionen	Selten Hautausschlag **Interaktion:** mit Dopaminantagonisten (wird diskutiert)
Zubereitungsformen (innerlich/äußerlich)	Tinktur, Ø, Fertigarzneimittel, Gewürz
Indikationen	Menstruationsbeschwerden, PMS, Brustspannen, Unfruchtbarkeit, Endometriose, prämenopausale Beschwerden, Lymphknotenschwellung, Tonsillenhyperplasie
Kontraindikationen	Schwangerschaft, Stillzeit

Sonstiges	**Name:** Keuschlamm – die Früchte wurden in früheren Zeiten in Klosterküchen als Pfefferersatz verwendet, um die fleischliche Lust der Mönche zu dämpfen.

VITIS VINIFERA – WEINREBE

Familie	Vitaceae -Weinrebengewächse
Synonyme	Weintraube, Weinstock, rotes Weinlaub u.a. Verwendet wird eine spezielle Varietät der Kulturrebe: **Vitis vinifera ssp. rubra** – Färber- oder Teinturier-Rebe
Botanik	Sommergrüner Strauch mit Sprossranken
Vorkommen	Mittelmeerraum, Mitteleuropa, weltweit kultiviert

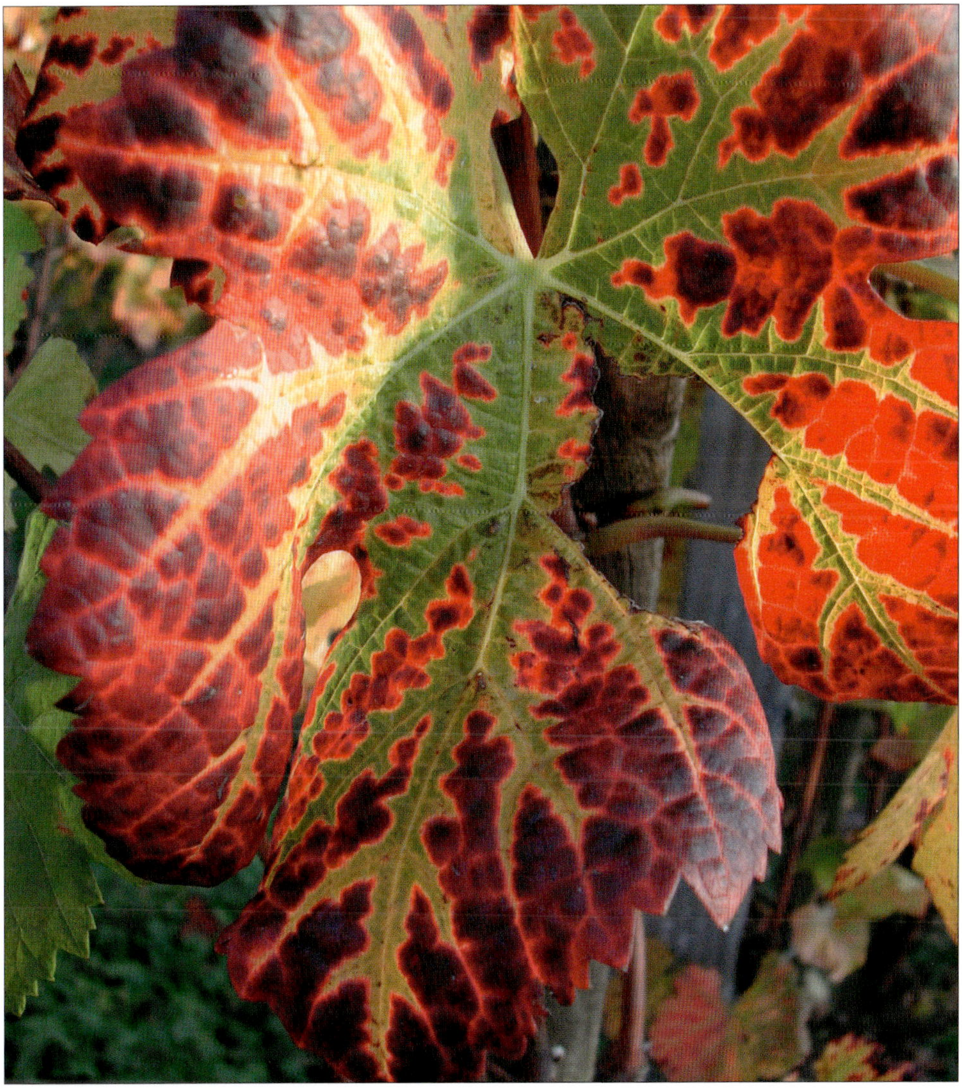

Vitis viniferae (rubrae) folium – (rotes) Weinrebenblatt	
Humorale Qualitäten/ Geschmack	Warm 1, neutral Herb, leicht bitter **Rotwein:** Warm 2–3, trocken 3 **Weißwein:** Neutral – warm 1, trocken 3
Wirkungskriterien	**Säfteoptimierend:** • Wärmend, adstringierend • Vermindert zähe Feuchtigkeit **Säftebewegend:** • Venentonisierend • Bewegt gestaute Feuchtigkeit
Konstitutionsbezug	–
Humorales Wirkungsprofil	• Erwärmt und zerteilt zähe Feuchtigkeit • Tonisiert die venösen Gefäße und den Rückfluss zum Herzen, wodurch auch Schärfen eliminiert werden
Zusammenfassung	**Bei Kälte-, Feuchtigkeits und Stauungspathologien**

Inhaltsstoffe	Flavonoide: Quercetin u.a.; Polyphenole, Gerbstoffe, Anthozyane
Phytotherapeutische Wirkungen	Bindegewebestärkend, abschwellend, entzündungshemmend, ödemhemmend, venenepithelregenerierend, antioxidativ
Nebenwirkungen/ Interaktionen	Selten Überempfindlichkeitsreaktionen
Zubereitungsformen (innerlich/äußerlich)	Tee, Tinktur, Ø, Fertigarzneimittel, Wildkräuterküche
Indikationen	Venenerkrankungen, schwere Beine, Besenreiser, Hämorrhoiden
Kontraindikationen	Empfehlung: Das Mittel ist drei Tage vor Operationen abzusetzen.

Sonstiges	Die Heilpflanze wurde während des zweiten Weltkrieges von Leclerc „wiederentdeckt", aber erst Jahrzehnte später als Arzneimittel auf den Markt gebracht. Wein: „...erquicket und erfreut die lebenden Geister, stärkt und erwärmet das blöde, schwache und kalte Hirn..." *Tabernaemontanus*

ZINGIBER OFFICINALE – INGWER

Familie	Zingiberaceae – Ingwergewächse
Synonyme	Imber, Ingber, Schnapswurzel, Immerwurz u.a.
Botanik	Ausdauernde, krautige, schilfartige Gewürzpflanze
Vorkommen	• Südostasien, kultiviert in Asien, Westafrika, Australien, Florida, Südamerika • Auf leichten und sandigen Böden

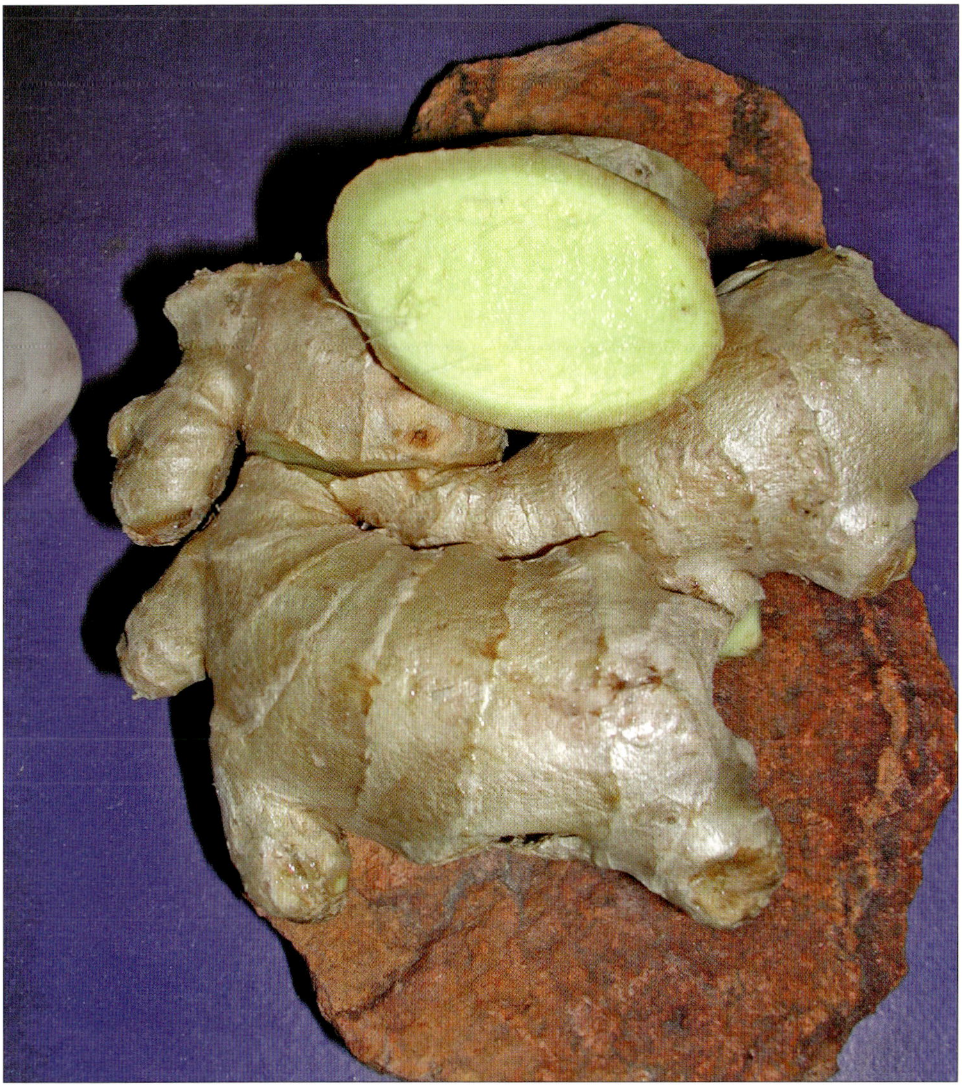

Zingiberis rhizoma – Ingwerrhizom	
Humorale Qualitäten/ Geschmack	Warm 3, feucht 1 Scharf, leicht bitter
Wirkungskriterien	**Säfteoptimierend:** • Fördert die Coctio • Wärmend, befeuchtend • Vermindert zähe Feuchtigkeit **Säftebewegend:** • Feuchtigkeit • Durchblutungsfördernd **Säfteableitend:** • Übermäßige Schwarzgalle, SG-Schärfen • Übermäßige Gelbgalle und GG-Schärfen (dieser Aspekt hat untergeordnete Bedeutung)
Konstitutionsbezug	• Lymphatisch-hypoplastische Konstitution
Humorales Wirkungsprofil	• Erwärmt, öffnet und entstaut die Leber, Milz und die Gebärmutter • Erwärmt den kalten Magen und die übrigen Verdauungsorgane • Leitet übermäßige Schwarzgalle und schwarzgallige Schärfen ab • Leitet übermäßige Gelbgalle und gelbgallige Schärfen ab • Erwärmt und zerteilt kalte, zähe Feuchtigkeit • Lymphflussanregend, bes. im Abdomen
Zusammenfassung	**Bei cholera-, melancholera- und feuchtigkeitsinduzierten Pathologien** Das Wirkungsspektrum des Ingwers ist sehr breit gefächert: Einerseits ermöglicht er durch eine effiziente Durchführung aller Kochungen eine erhöhte *Bereitstellung von Energie und Substanz,* welche bei allen Zuständen infolge Wärme- und Feuchtigkeitsmangel zum Tragen kommt. Andererseits bringt er in *Bewegung,* was durch fehlenden Wärmereiz oder Stauung stockt. Des Weiteren vermag er sowohl hypo- wie auch hyperkinetische Zustände zu regulieren und allfällige Hitze abzuleiten.

Inhaltsstoffe	Ätherische Öle, Scharfstoffe: Gingerole u.a.; Bitterstoffe, Schleimstoffe, Fette
Phytotherapeutische Wirkungen	Verdauungsfördernd, appetitanregend, leber-galleanregend, brechreizlindernd, herz-kreislaufanregend, koronardilatierend, durchblutungsfördernd, schleimlösend, auswurffördernd, schweißfördernd Äußerlich: Hyperämisierend
Nebenwirkungen/ Interaktionen	Ingwer wirkt zwar emmenagog – die abortive Wirkung wird aber kontrovers diskutiert, da die Droge vielerorts auch in der Schwangerschaft eingenommen wird. **Interaktion:** Eine mögliche Beeinflussung von Antikoagulanzien wird untersucht.

Zingiberis rhizoma – Ingwerrhizom	
Zubereitungsformen (innerlich/äußerlich)	Tee, Tinktur, Ø, Pulver, Gewürz, Fertigarzneimittel Äußerlich: Wickel, Bad, Räucherung
Indikationen	Verdauungsstörung, Appetitlosigkeit, Erbrechen, Reisekrankheit, Atemwegserkrankungen, Husten, Erkältung, Durchblutungsstörungen, schwache oder ausbleibende Menstruationsblutung, Leber-Galle-Pankreasfunktionsschwäche Äußerlich: Blutverteilungsstörungen, Rheuma
Kontraindikationen	Magen-Darmgeschwüre, Gallenwegsverschluss, Nierenentzündung, u.U. Schwangerschaft (siehe Nebenwirkungen) Keine Anwendung bei Kleinkindern
Sonstiges	**Name:** Sanskr. „sringavera" = horn-, geweihartig

1.7 Zuordnung der Heilpflanzen zu humoralen Pathologien

Hauptpflanzen bei (qualitativ oder quantitativ) insuffizienter Sanguisbildung		
Pflanze lat.	Pflanze dt.	Seite
Achillea millefolium	Schafgarbe	16
Acorus calamus	Kalmus	19
Angelica archangelica	Engelwurz echte	40
Arnica montana	Arnika	47
Artemisia abrotanum	Eberraute	50
Artemisia absinthium	Wermut	53
Borago officinalis	Borretsch	73
Ceanothus americanus	Säckelblume	47
Centaurium erythraea	Tausendgüldenkraut	89
Cinchona pubescens	Chinarindenbaum	100
Cnicus benedictus	Kardobenediktenkraut	104
Fumaria officinalis	Erdrauch	136
Urtica dioica	Brennnessel	307
Verbena officinalis	Eisenkraut	314

Hauptpflanzen bei phlegmainduzierten Krankheiten		
Pflanze lat.	Pflanze dt.	Seite
Acorus calamus	Kalmus	19
Allium cepa	Zwiebel	30
Angelica archangelica	Engelwurz echte	40
Armoracia rusticana	Meerrettich	45
Artemisia abrotanum	Eberraute	50
Brassica nigra	Senf schwarzer	76
Calendula officinalis	Ringelblume	78
Capsicum frutescens	Cayennepfeffer	83
Carum carvi	Kümmel	85

Hauptpflanzen bei phlegmainduzierten Krankheiten		
Pflanze lat.	Pflanze dt.	Seite
Drosera rotundifolia	Sonnentau rundblättriger	118
Euphrasia rostkoviana	Augentrost	127
Foeniculum vulgare	Fenchel	132
Geranium robertianum	Storchschnabel stinkender	146
Glechoma hederacea	Gundelrebe	151
Grindelia robusta	Grindelie	158
Inula helenium	Alant	174
Juglans regia	Walnuss	177
Linaria vulgaris	Leinkraut	192
Marrubium vulgare	Andorn	198
Melilotus officinalis	Steinklee	203
Myosotis arvensis	Vergissmeinnicht	210
Pelargonium sidoides/reniforme	Kapland-Pelargonie	222
Peucedanum ostruthium	Meisterwurz	228
Pimpinella anisum	Anis	230
Pimpinella major	Bibernelle große	232
Primula veris	Schlüsselblume echte	245
Sambucus nigra	Holunder schwarzer	266
Scrophularia nodosa	Braunwurz knotige	271
Thymus serpyllum	Quendel	295
Thymus vulgaris	Thymian	297
Tilia platyphyllos	Linde	299
Tropaeolum majus	Kapuzinerkresse	301
Viola tricolor	Stiefmütterchen	317
Vitex agnus-castus	Mönchspfeffer	321
Zingiber officinale	Ingwer	325

Hauptpflanzen bei cholerainduzierten Krankheiten		
Pflanze lat.	Pflanze dt.	Seite
Achillea millefolium	Schafgarbe	16
Agrimonia eupatorium	Odermennig	24
Agropyron repens	Quecke	26
Aloe vera (Gel)	Aloe echte (Gel)	35
Althaea officinalis	Eibisch	38
Berberis vulgaris	Berberitze gemeine	68
Chelidonium majus	Schöllkraut	94
Cichorium intybus	Wegwarte	96
Cimicifuga racemosa	Traubensilberkerze	98
Cnicus benedictus	Kardobenediktenkraut	104
Cynara scolymus	Artischocke	114
Filipendula ulmaria	Mädesüß	130
Fumaria officinalis	Erdrauch	136
Galium verum	Labkraut echtes	141
Glycyrrhiza glabra	Süßholz	154
Harpagophytum procumbens	Teufelskralle	163
Leonurus cardiaca	Herzgespann	187
Mentha piperita	Pfefferminze	208
Quassia amara	Bitterholz	249
Salix alba	Silberweide	262
Silybum marianum	Mariendistel	279
Symphytum officinale	Beinwell	290
Taraxacum officinale	Löwenzahn	292
Verbena officinalis	Eisenkraut	314

Hauptpflanzen bei melancholerainduzierten Krankheiten		
Pflanze lat.	Pflanze dt.	Seite
Agrimonia eupatorium	Odermennig	24
Artemisia absinthium	Wermut	53
Asplenium scolopendrium	Hirschzungenfarn	59
Borago officinalis	Borretsch	73
Ceanothus americanus	Säckelblume	87
Eleutherococcus senticosus	Taigawurz	122
Fumaria officinalis	Erdrauch	136
Grindelia robusta	Grindelie	158
Melissa officinalis	Melisse	205
Verbena officinalis	Eisenkraut	314
Zingiber officinale	Ingwer	325

1.8 Organotrope Zuordnung der Heilpflanzen

Die folgenden Übersichten zeigen die zu einem Organ und dessen Pathologien zugehörigen Hauptpflanzen. Die angegebenen Primärqualitäten sind – wie bereits mehrfach betont – nicht fix, sondern als Ausgangspunkt zu verstehen. Durch die Wahl von Frisch- oder Trockendrogen, des Auszugsmittels, der Anwendungs- und Zubereitungsform etc. können die Qualitäten modifiziert werden.

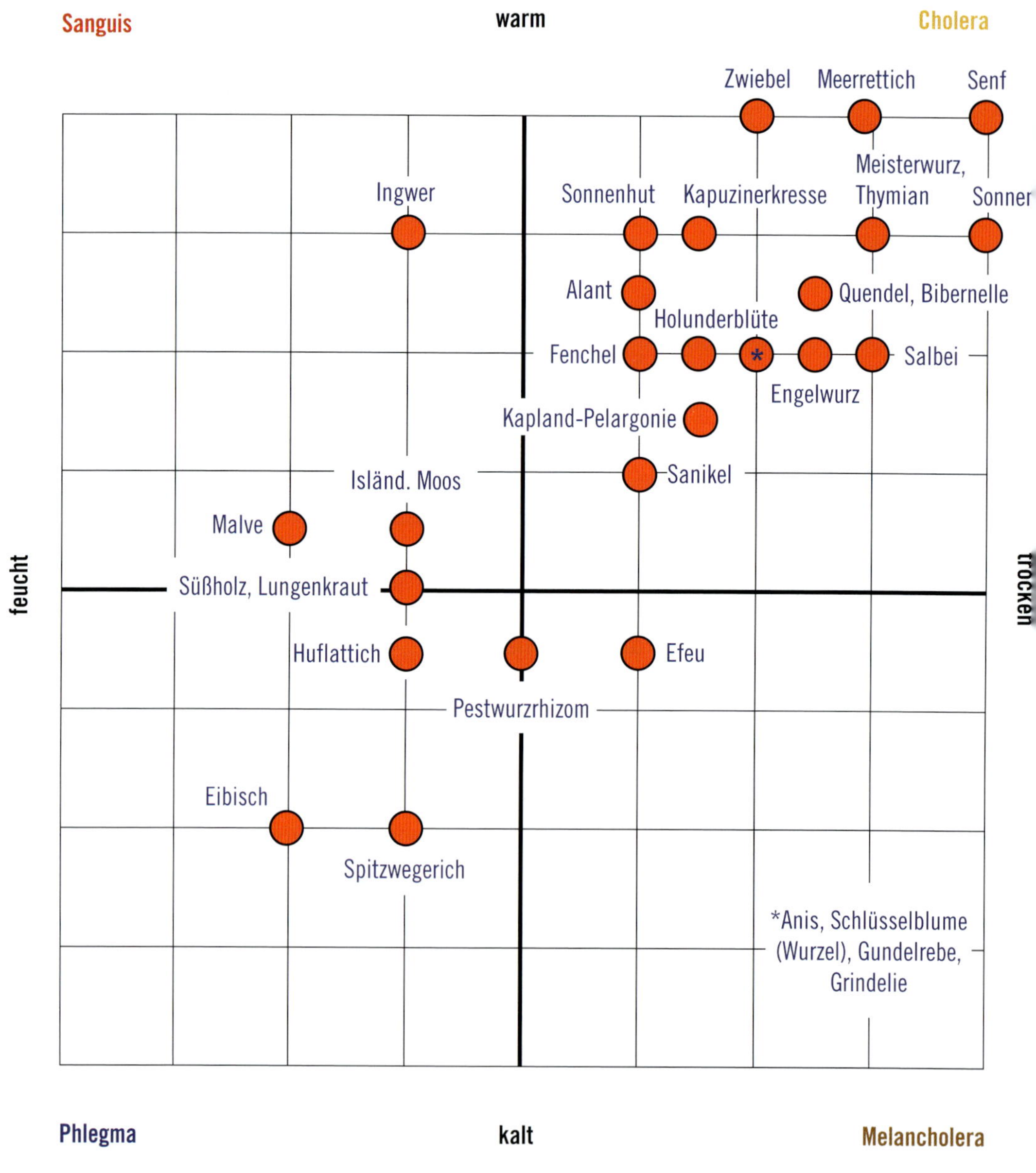

Auswahl Atemwegspflanzen

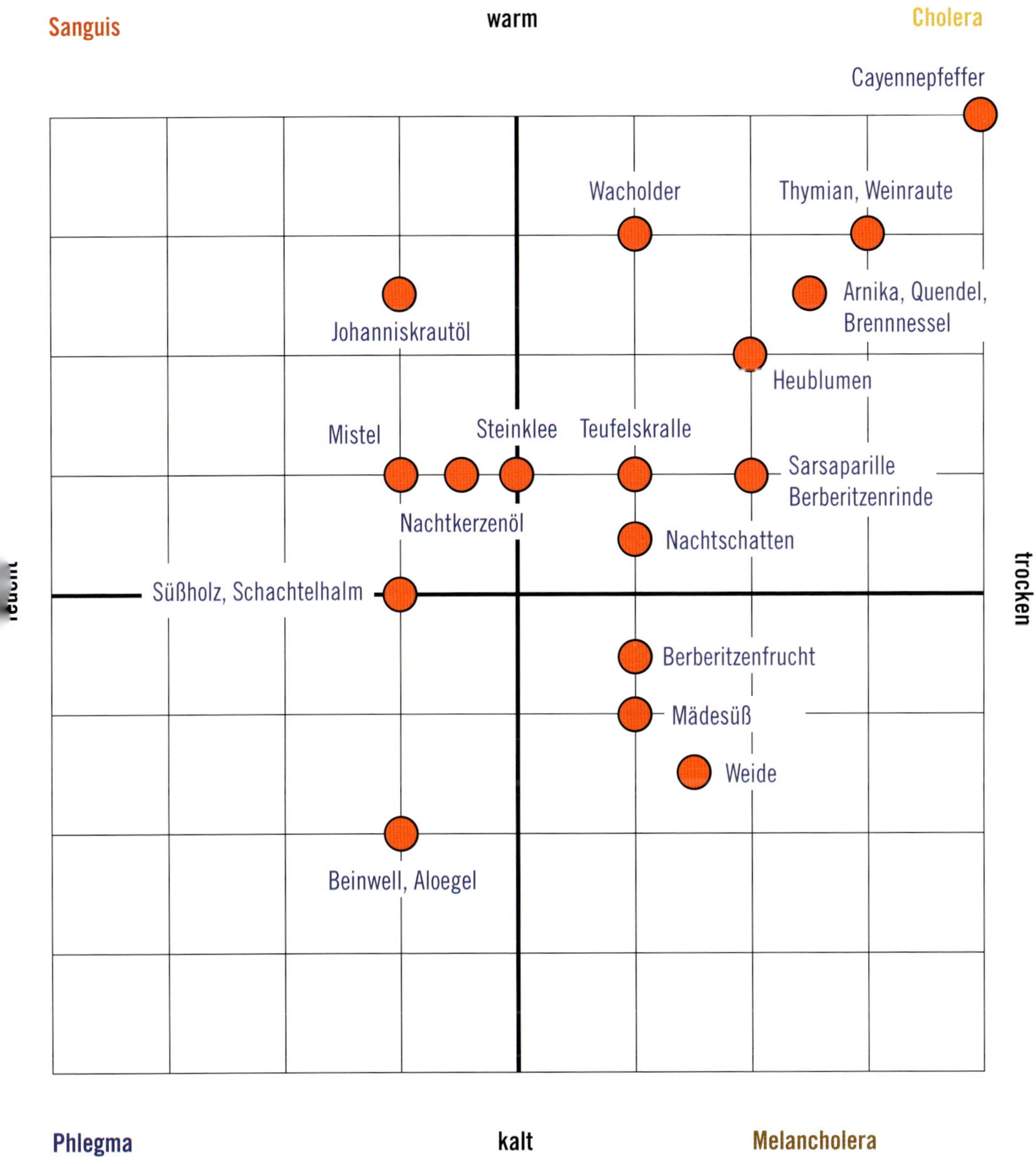

Auswahl Bewegungsapparatpflanzen

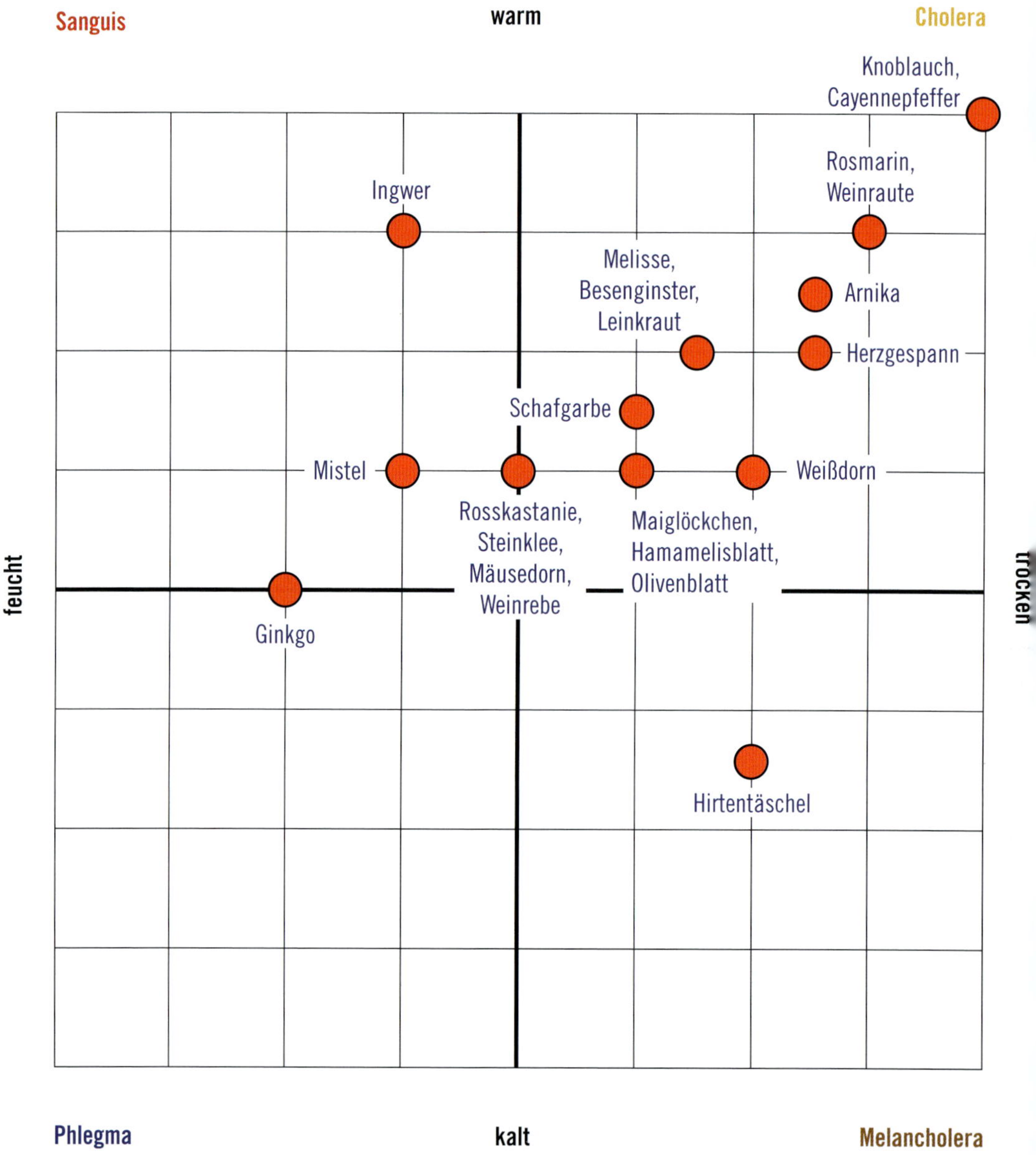

Auswahl Herz-Kreislaufpflanzen

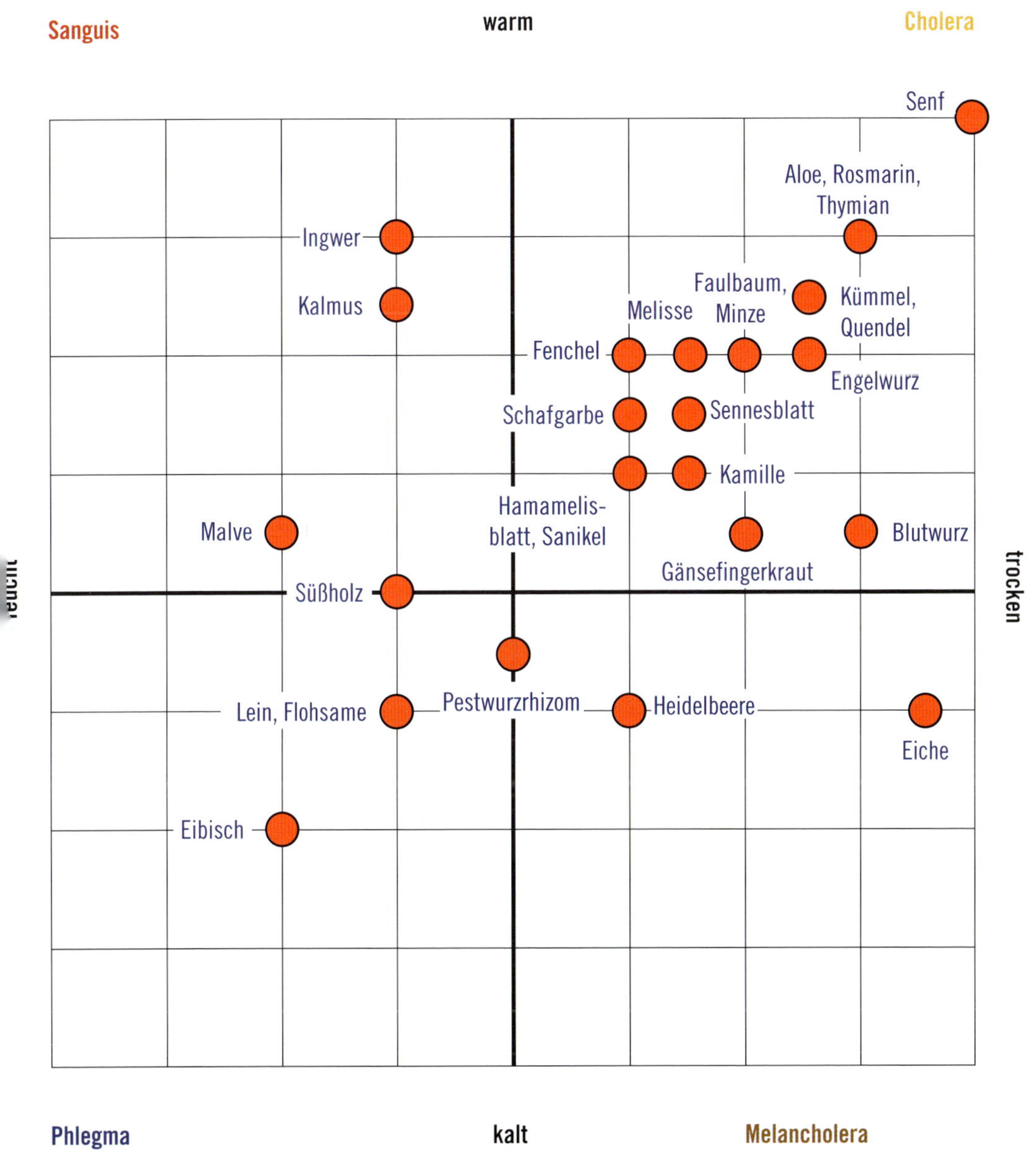

Auswahl Pflanzen für die Verdauungsorgane (ohne Leber-Galle-Milz-Pankreaspflanzen)

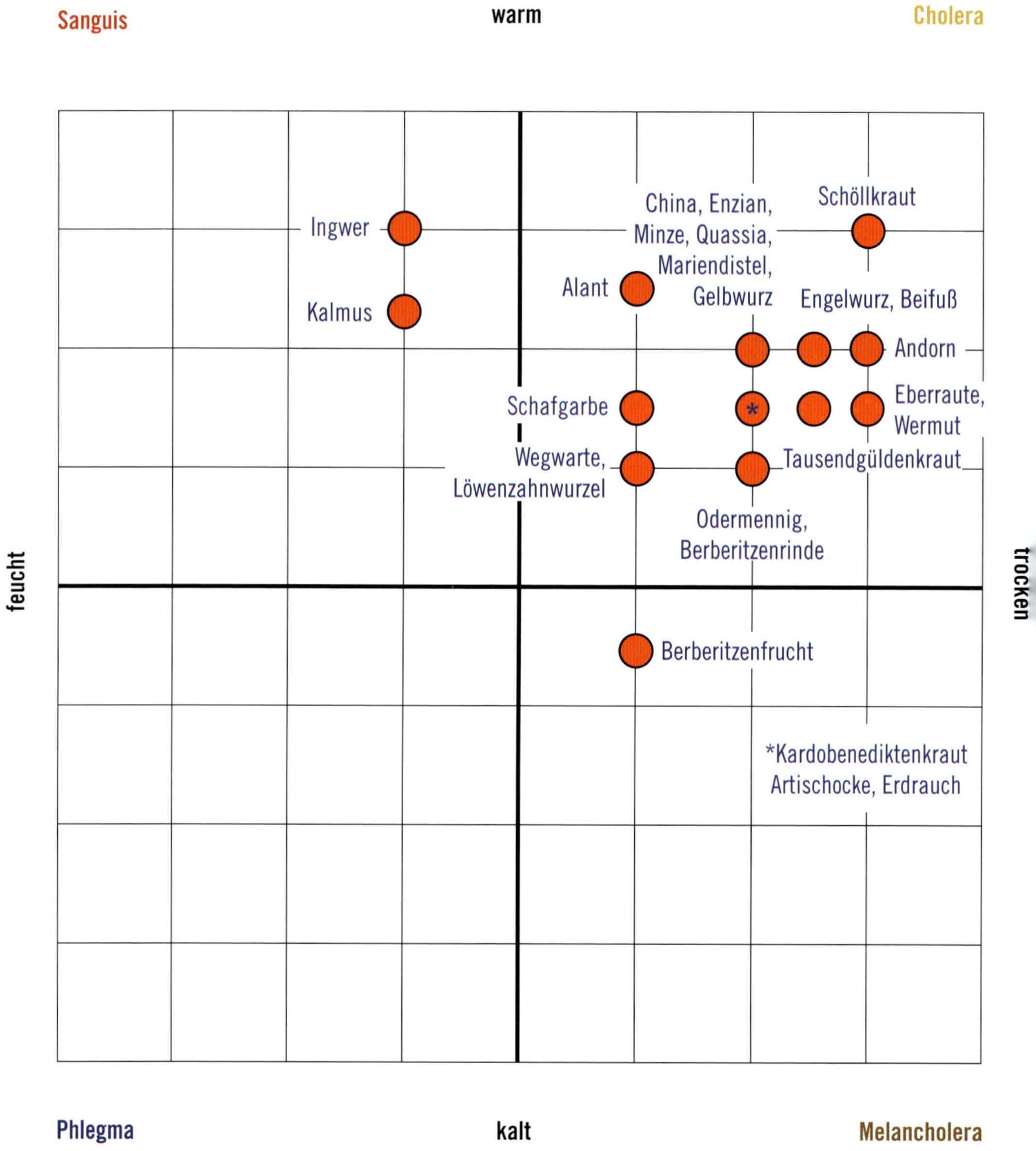

Auswahl Leber-Galle-Pankreaspflanzen

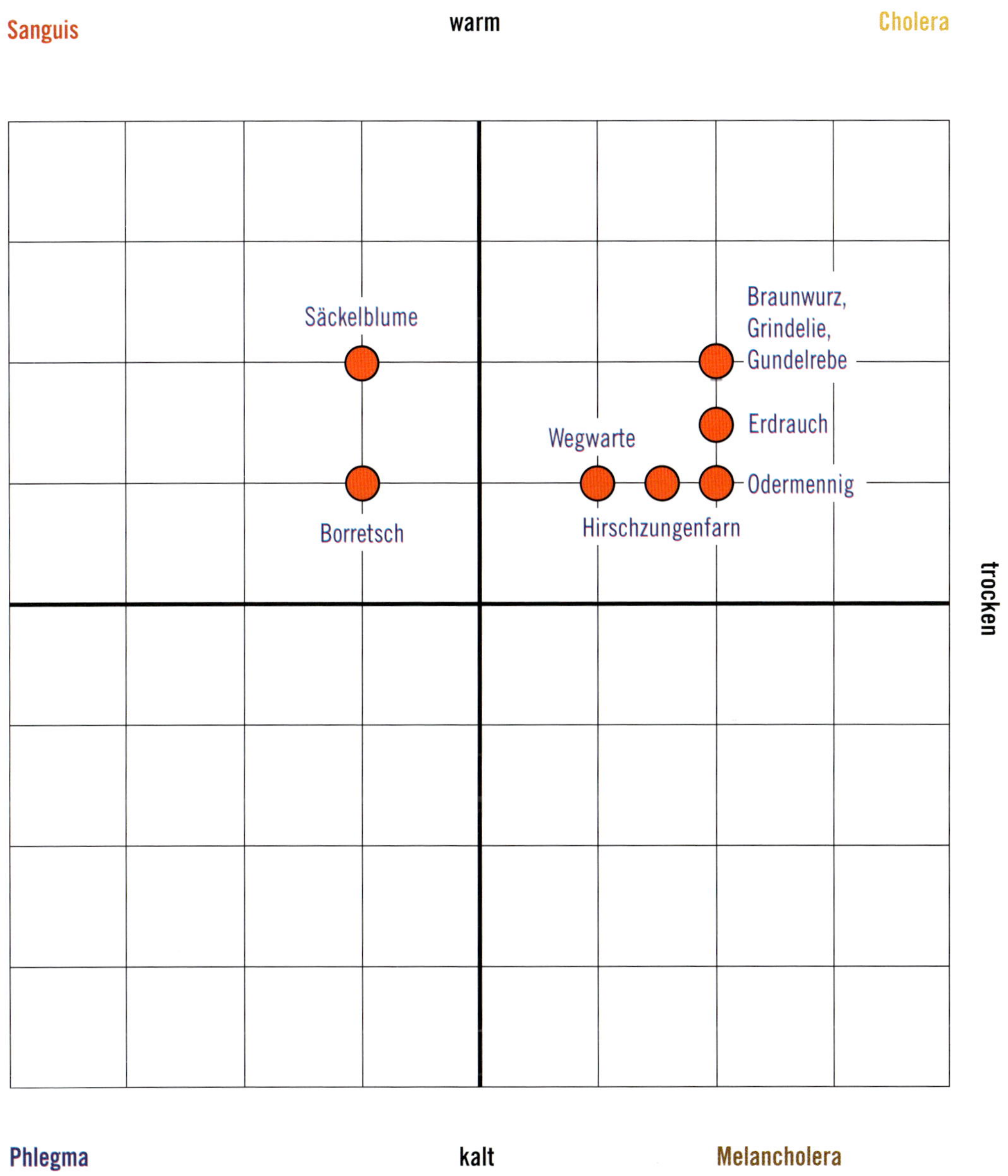

Auswahl Milzpflanzen

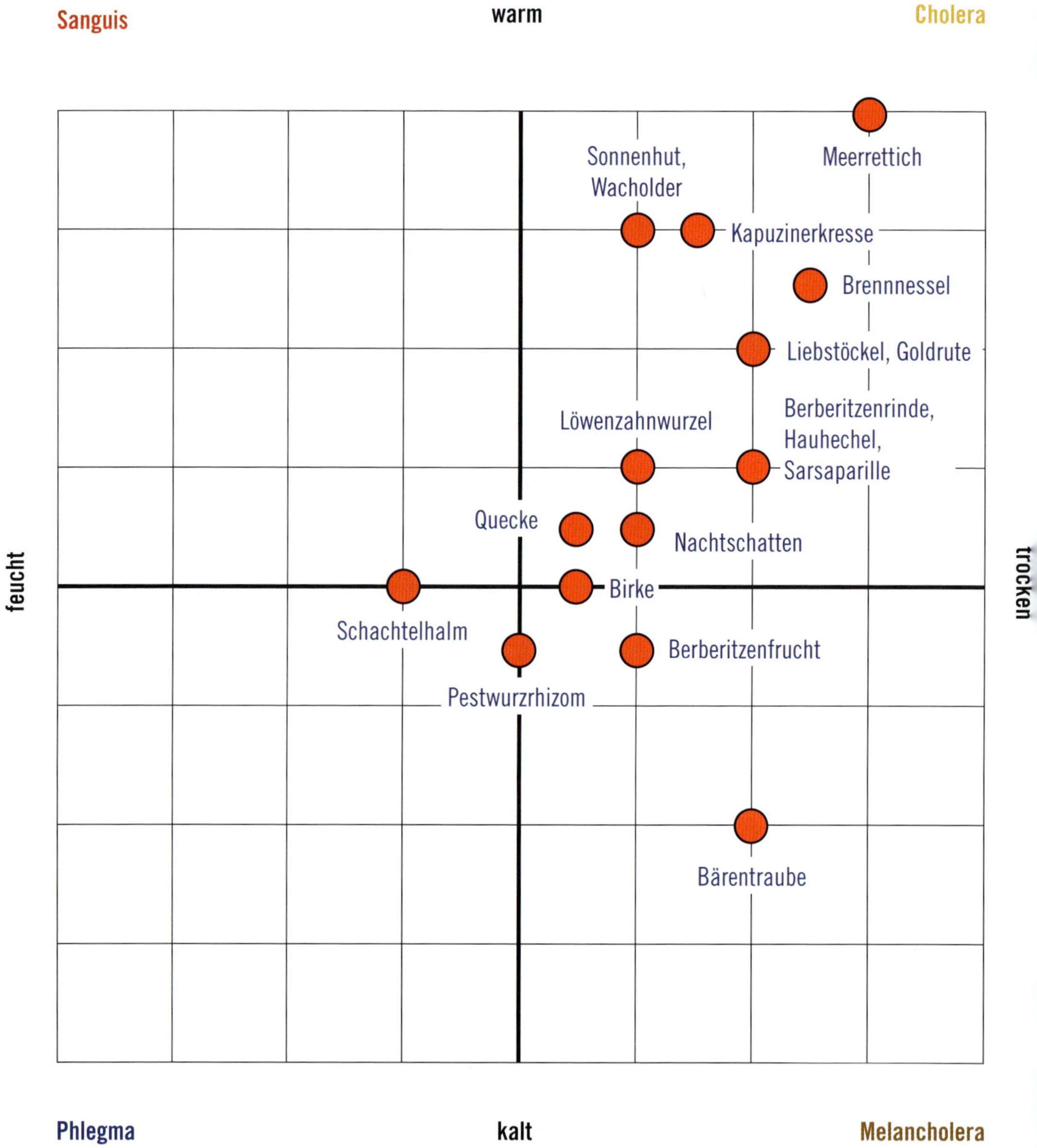

Auswahl Nieren-Blase-Harnwegspflanzen

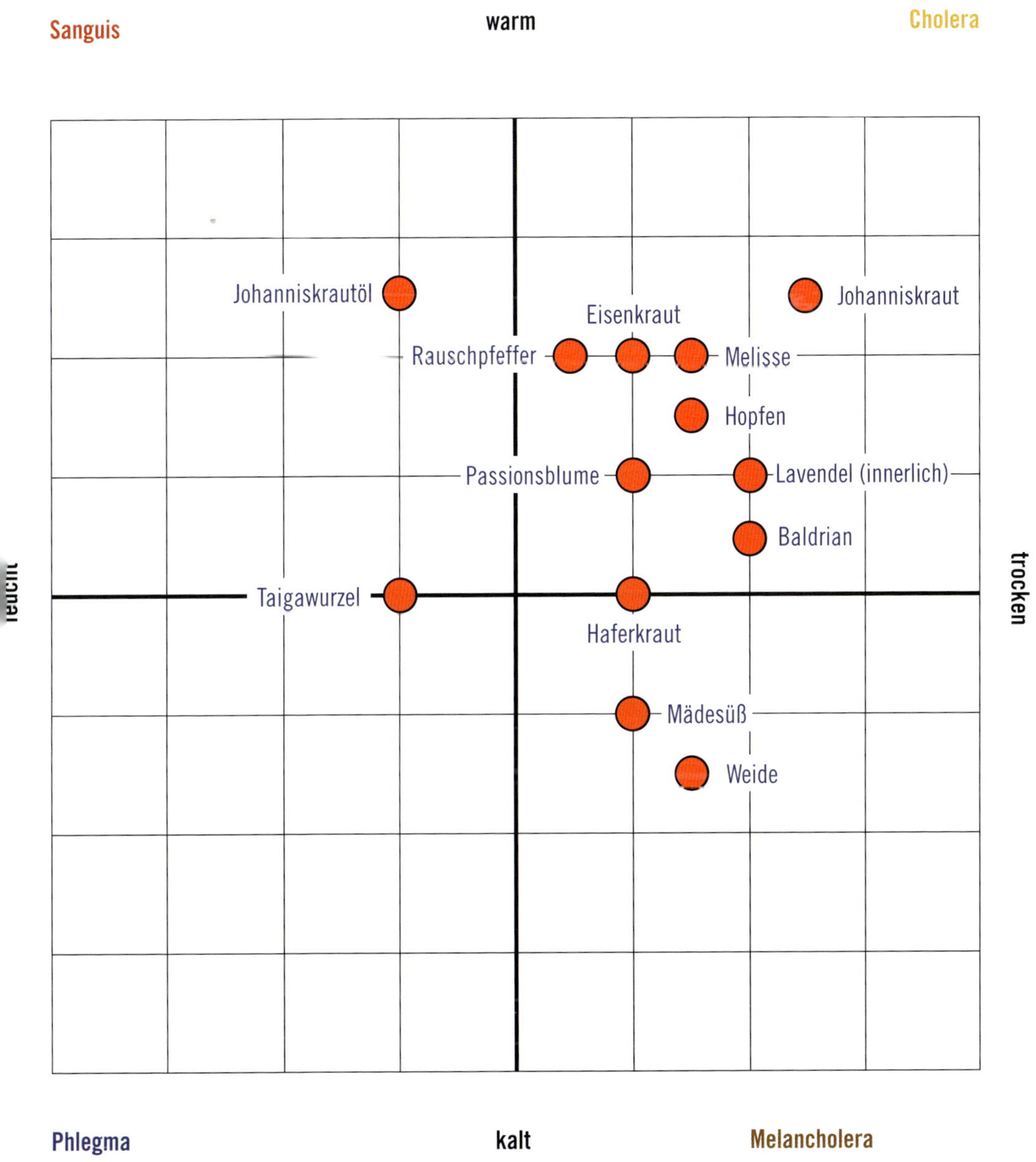

Auswahl Nervenpflanzen

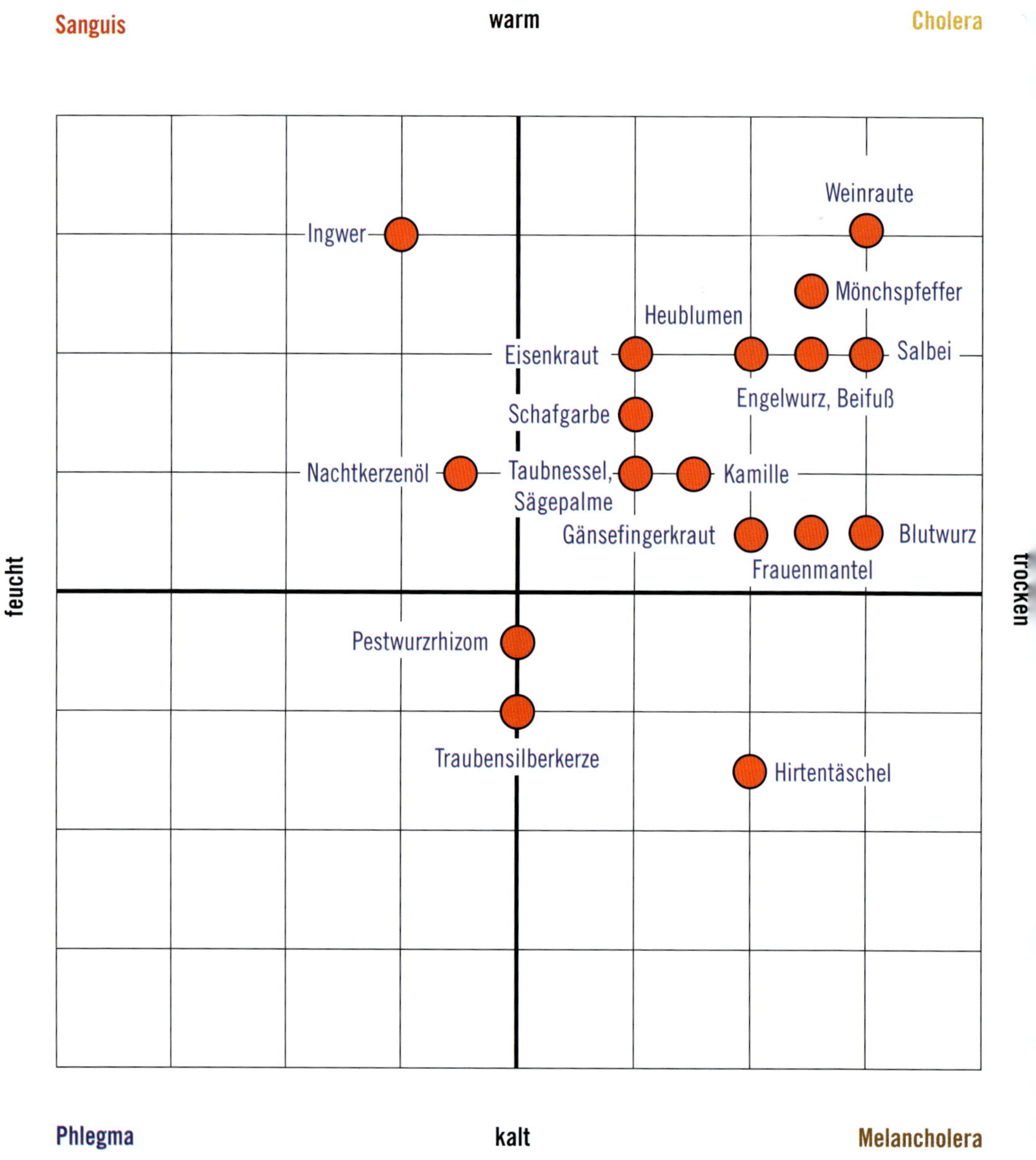

Auswahl Frauen-/Männerpflanzen

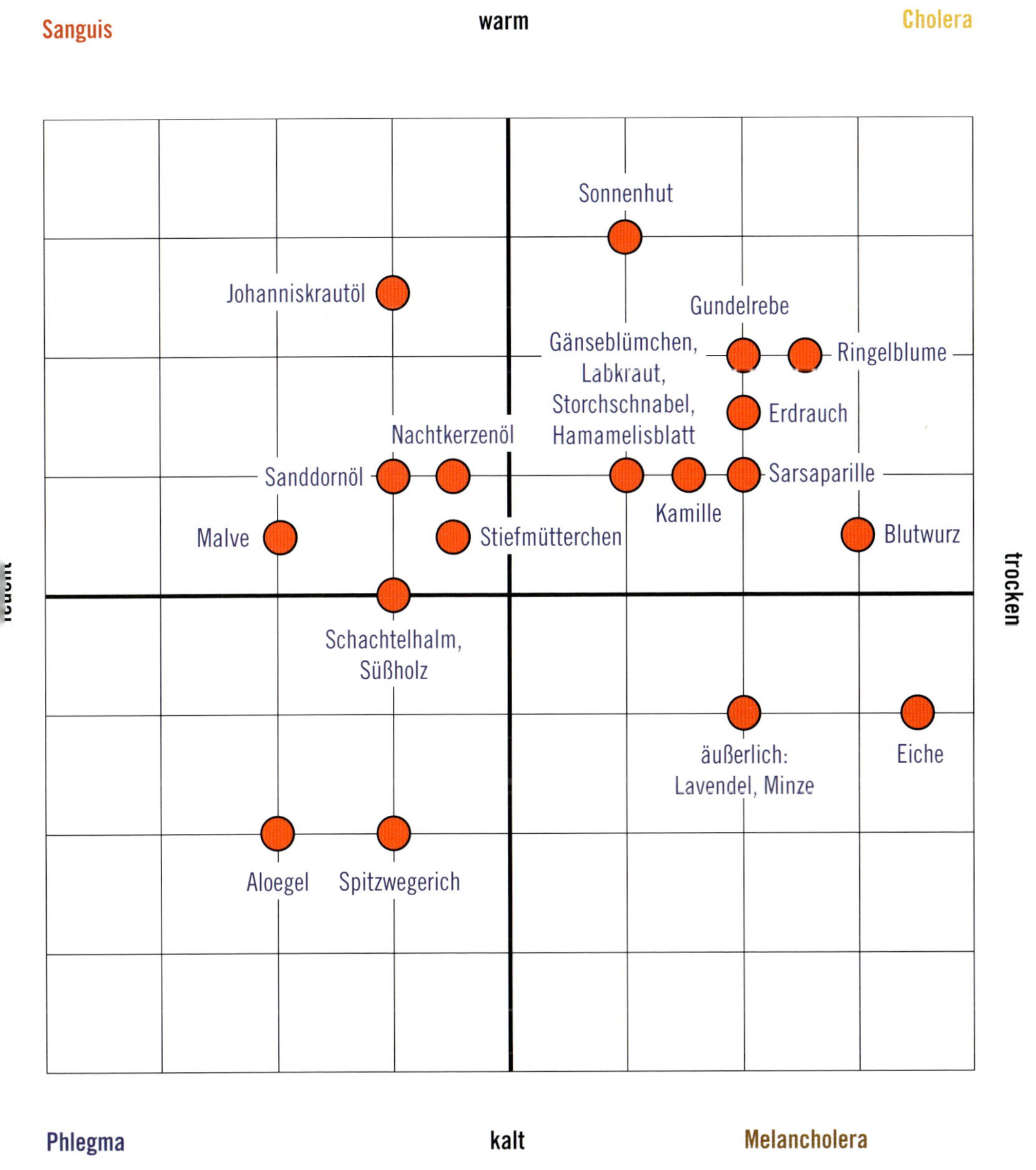

Auswahl Hautpflanzen

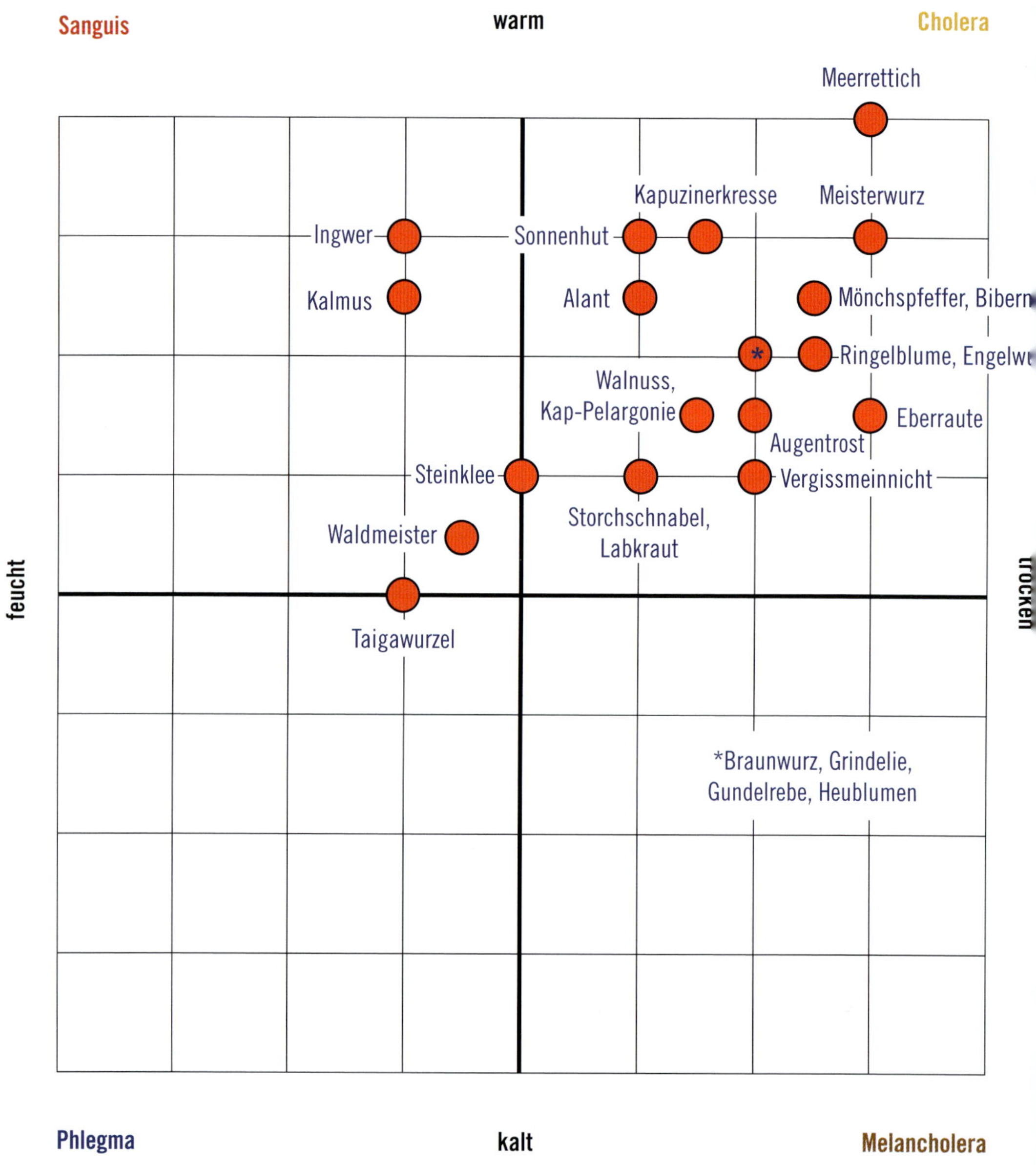

Auswahl Lymphpflanzen

2. MONOGRAFIEN POTENZIERTER HEILMITTEL

2.1 Allgemeines

Die Anwendung von arzneilichen Substanzen in potenzierter Form hat in der TEN im Wesentlichen zwei Gründe:

- Toxizität
  Der wohl häufigste Grund, Heilpflanzen, Mineralien und andere Arzneisubstanzen in potenzierter Form zu verordnen, ist deren toxisches Potenzial, das nicht selten lebensbedrohlich ist. Während in früheren Zeiten auch für die Anwendung extrem giftiger Substanzen, wie z.B. Auszüge aus Aconitum-Wurzeln zur analgetischen Therapie oder Quecksilber gegen syphilitische Geschwüre, Maximalmengen der Dosierung angegeben wurden, ist dies heute aufgrund gesetzlicher Bestimmungen nicht mehr zugelassen. Für den therapeutischen Einsatz sind kritische Ausgangssubstanzen nur noch in potenzierter Form erlaubt. Die niedrigste verfügbare Potenzstufe ist in den meisten Fällen die D4 oder D6. Damit ist gewährleistet, dass bei Anwendung in therapeutisch üblicher Dosierung keine Gefahr toxischer Wirkungen mehr besteht.
  Analog gilt das Gleiche für Ausgangssubstanzen tierischen oder menschlichen Ursprungs (Nosoden). Bei diesen Arzneimitteln beseitigt der potenzierende Herstellungsprozess jedes infektiöse oder allergene Risiko.

- Verfügbarkeit
  Viele Mineralien und Metalle sind entweder nicht als Arzneisubstanzen verfügbar oder therapeutisch nur in potenzierter Zubereitung verwendbar. Bei einigen Stoffen, wie z.B. Natrium chloratum (Kochsalz) oder Lycopodium-Sporen, entwickelt sich erst durch die Potenzierung die arzneiliche Wirkung.

Bei der therapeutischen Anwendung potenzierter Mittel, vor allem aus Heilpflanzen, sind einige Aspekte zu beachten, die für die ‚stoffliche' Heilpflanzentherapie nicht relevant sind. Es ist beispielsweise nicht möglich, nach der Devise zu verfahren: „Da ich Thuja nur ab D4 bekomme, verordne ich es halt in D4 und dosiere es deutlich höher..." Das wird in der Regel nicht zu dem gewünschten Ergebnis führen.

Auch wenn in der TEN i.d.R. nur ‚Niedrigpotenzen', etwa D4 oder D6, verwendet werden, zudem meist in Rezepturen mit weiteren potenzierten Mitteln oder pflanzlichen Urtinkturen, begibt sich der Therapeut in eine Art „Zwischenwelt". Einerseits werden die

humoralen und auf die Pathophysiologie bezogenen Wirkungskriterien des Arzneistoffes und andererseits auch Kriterien aus der Homöopathie miteinander kombiniert, um optimale Ergebnisse zu erzielen. Joachim Broy hat für diese Vorgehensweise den Begriff „funktionelle Homöopathie" geprägt.

Das Wirkungsprofil eines potenzierten Mittels ergibt sich aus den Reaktionen und auch Vergiftungserscheinungen, die die Ausgangssubstanz bei jenem Menschen erzeugt, der sie einnimmt. In der klassischen Homöopathie formt sich aus der Vielfalt der so entstehenden Symptome (die in „Arzneimittelprüfungen" zusammengetragen werden, sich aber auch empirisch aus der therapeutischen Arbeit ergeben) das charakteristische „Mittelbild" eines Arzneimittels, das sowohl körperliche als auch seelisch-geistige Aspekte beinhaltet. Ein Kranker bekommt in der Homöopathie jenes Arzneimittel, dessen Mittelbild seinen Krankheitssymptomen am ähnlichsten ist („Ähnlichkeitsprinzip"). Auch wenn das Arzneimittelbild für die therapeutische Arbeit der TEN nicht zwingend notwendig ist, kann es doch wertvolle Zusatzinformationen liefern, die die Auswahl der Arzneimittel in der TEN unterstützen können. In diesem Sinne kann durchaus auch das Ähnlichkeitsprinzip mit einfließen. Aus diesen Gründen werden in den Monografien der potenzierten Mittel die jeweils charakteristischen Merkmale und Symptome aus den homöopathischen Mittelbildern straff zusammengefasst und mit den humoralmedizinischen Aspekten verknüpft.

Für diejenigen, die tiefer in diese Materie einsteigen wollen, ersetzt das zwar nicht das Studium ausführlicher Mittelbilder, gibt aber (auf der Basis praktischer Erfahrung) den Kern des ‚Wesens' eines Mittels wieder.

Ein weiterer Faktor, der bei der Anwendung potenzierter Mittel beachtet werden muss, ist die Umkehr der Wirkung. Das bedeutet z.B.: Wenn eine Ausgangssubstanz Darmkrämpfe verursacht, löst diese Substanz in potenzierter Zubereitung Darmkrämpfe. Oder wenn ein Mittel in der Ausgangssubstanz Fieber erzeugt, wird es in potenzierter Form zur Behandlung eines fieberhaften Zustandes genommen.

Die Potenzstufe, bei der dieser Umkehreffekt der Wirkung eintritt, liegt bei den meisten Mitteln bei der D3 oder D4. In dieser Hinsicht gibt es Unterschiede bei den verschiedenen Stoffen, vor allem aber durch die Art, wie der Mensch, der das Mittel einnimmt, darauf reagiert. Damit sind wir bei einem weiteren wichtigen Punkt, der bei den Wirkungskriterien der Heilpflanzen zwar bereits angesprochen wurde, aber bei potenzierten Mitteln besondere Bedeutung hat: das Wirkungsprinzip des spezifischen Reizes. Durch den Prozess der Potenzierung tritt das materielle Prinzip schrittweise immer mehr in den Hintergrund und wird durch das energetisch-informative Prinzip ersetzt. Das bedeutet, dass das Wirkungsprinzip eines potenzierten Mittels eine spezifische Information ist, die dem Kranken zugeführt wird und Reaktionen des Gesamtorganismus auslösen soll. Das setzt aber voraus, dass der Organismus die Information ‚versteht', um sinnvoll darauf reagieren zu können. Je ‚fremder' die Information ist, umso weniger wird der Organismus darauf reagieren. Dies ist damit gemeint, wenn man sagt, dass ein Mittel ‚passt' – oder eben nicht.

Die Reaktion auf den spezifischen Reiz eines Arzneimittels wird aber nicht bei jedem Menschen gleich sein. Sie wird den Reaktionsmustern entsprechen, die sich aus Temperament, Konstitution und aktueller Reaktionslage des Betroffenen ergeben. Wie ein Mittel wirkt, wird daher individuell sehr unterschiedlich sein, denn die Wirkung ergibt sich aus

der Interaktion zwischen Mittel und dem menschlichen Organismus – eine zentrale Erkenntnis der TEN, die sowohl für die Arbeit mit Heilpflanzen und ihren Zubereitungen, als auch für potenzierte Mittel gilt.

Dosierung:

Da das Wirkungsprinzip rein ‚informativ' ist, spielt die Dosierung eines potenzierten Mittels eine untergeordnete Rolle. Wichtiger ist die Häufigkeit der Gabe des Mittels, also wie oft der Organismus mit der Information konfrontiert wird. Aus diesem Grund ist es in Rezepturen ausreichend, potenzierte Komponenten in der kleinsten verfügbaren Menge (meist 20 ml) zu rezeptieren.

Bei der Behandlung mit Niedrigpotenzen bewährt es sich, drei Mal täglich eine Gabe zu geben.

Bei Einzelmitteln:

Tropfen: 3 x tgl. 5–10 Tropfen
Tabletten: 3 x tgl. 1 Tablette lutschen
Globuli: 3 x tgl. 5 Kügelchen im Mund zergehen lassen

Galenika:

Im Prinzip kann jedes potenzierte Mittel sowohl als Tropfen (Dilutio) als auch als Tabletten oder Globuli hergestellt werden. Leider ist das in der täglichen Praxis eine Theorie, die wenig mit der Realität zu tun hat. Welche Darreichungsform tatsächlich von jedem Mittel verfügbar ist, lässt sich mittel- und langfristig leider nicht zuverlässig angeben, da es hierbei regelmäßig Veränderungen gibt. Die Erfahrung zeigt, dass die Hersteller ihr Sortiment kurzfristig immer wieder umstellen, so dass die entsprechenden Arzneimittellisten und -kompendien leider selten ganz aktuell sind.

Auch ist die Situation in den verschiedenen deutschsprachigen Ländern sehr unterschiedlich. Die in den Monografien angegebenen Darreichungsformen können daher leider aktuelle Informationen durch Hersteller bzw. Apotheken nicht immer ersetzen. Von den biochemischen Basismitteln sind außer den üblichen Galenika auch spagyrische Zubereitungen erhältlich.

2.2 Monografien

Acidum phosphoricum	
Ausgangssubstanz	• Phosphorsäure
Wirkungsprofil	• Schwäche und Erschöpfung sind Grundthemen aller Säure-Mittel. • Der Acidum phosphoricum-Mensch hat die hyperaktive Phosphor-Phase ‚hinter sich' und gerät in einen neurasthenischen Zustand geistiger und körperlicher Schwäche mit Apathie und Schlafsucht. Diese Entwicklung entsteht zwar auf konstitutioneller Basis, wird aber durch kraft- und substanzfordernde Faktoren wie Kummer, körperliche und geistige Überforderung, akute Krankheiten, Verlust von Körpersäften (Blut, Schweiß, Diarrhoe, Stillen, auch nach sexuellen Exzessen) ausgelöst. Acidum phosphoricum-Zustände treten häufig in Phasen von raschem körperlichem Wachstum auf, das die Energiereserven des Organismus überfordert. Es ist ein Mittel, das häufig in der Pubertät notwendig ist. • Ein diesbezügliches Problem der heutigen Zeit sind die von Jugendlichen gern getrunkenen „Energy-Drinks" und andere bekannte koffeinhaltige Süßgetränke, die Phosphorsäure enthalten (einer ihrer ‚pushenden' Faktoren) und damit, bei entsprechender Konstitution, nicht selten dazu beitragen, dass der Konsument in einen Acidum phosphoricum-Zustand gerät. • Humoralmedizinisch erkennt man im Wirkungsprinzip dieses Mittels ein gravierendes Defizit an physiologischer Feuchtigkeit mit gleichzeitiger Überreizung durch cholerische Schärfen – anders ausgedrückt: Erethische Skrofulose in gravierender Erschöpfungsphase. • Acidum phosphoricum ist als Nervenstärkungsmittel zu sehen, und es unterstützt Kranke in der Rekonvaleszenz. • Alle Symptome und Krankheiten stehen in Verbindung mit der großen Schwäche auf alle Ebenen.
Gewebe- und Organbezug mit Indikationsbeispielen	*Allgemein:* • Kältegefühl mit innerem Frieren, aber Hitze bei Nacht mit viel Schweiß *Nervensystem/Psyche:* • Apathie mit Schlafsucht, kann aber nachts häufig nicht schlafen • Apathie, Traurigkeit, Verzweiflung, Verwirrung • Seelisch-geistige Empfindungslosigkeit • Mangelndes Selbstbewusstsein • Konzentrationsschwäche macht unfähig für geistige Arbeit • Dauerhaft benommener Kopf • Wortfindungsstörungen • Gangunsicherheit, häufiges Stolpern *Oberflächen/Lymphsystem:* • Schleimhaut- und Hautblutungen ▶

Acidum phosphoricum	
◄	*Verdauungssystem:* • Schwäche der Magenfunktionen im systemischen Sinn (entsprechend Kap. 12.1 Band 1). Broy: „Neurasthenisch-gastrische Persönlichkeit“ • Meteorismus mit lauten Darmgeräuschen *Bewegungssystem:* • Muskelschwäche, Schwäche-Schmerzen des Rückens, Zerschlagenheitsgefühl • Parästhesien am Rücken und in den Extremitäten *Genitalsystem:* • Erregung, obwohl sexuelle Betätigung schwächt und depressive Verstimmung sowie Kreuzschmerzen auslöst (sexuelle Neurasthenie)
Schmerzqualität, Empfindungen, Modalitäten	• Alle Symptome sind mit Schwäche verbunden • Besserung der Beschwerden durch Wärme und Ruhe • Verschlechterung nachts oder durch Kälte und Zugluft
Säftebezug	• Säfteoptimierend bei cholerisch verunreinigter, kalter Feuchtigkeit
Konstitution	• Atonisch-asthenische Konstitution • Neurogene Konstitution • Gastrische Konstitution • Erethische Skrofulose in Erschöpfungsphase
Häufig verwendete Potenzstufe/Regelpotenz	• D4/D6
Ähnlich wirkende Mittel	• Phosphorus • Kalium phosphoricum • China • Borago

Aconitum	
Botanische Bezeichnung	• Aconitum napellus – Blauer Sturmhut/Eisenhut
Wirkungsprofil	• Eines der wichtigen ‚Anfangsmittel' bei akut entzündlichen, fieberhaften Krankheiten, Schmerzen und Angstzuständen. • Das Mittel wird in der Konstitutionstherapie nur selten verwendet. • Aconit wird angewendet in der Anfangsphase akuter fieberhafter Erkrankungen, die plötzlich beginnen und häufig von kalter Zugluft oder kaltem Wind ausgelöst werden. Die Phase, in der Aconit angezeigt ist, ist meist kurz, manchmal nur wenige Stunden. Charakteristisch sind starke kongestive Zustände in Kopf und Thorax, die sich in einem geröteten Gesicht zeigen, dass schnell blass wird, sobald der Patient sich aufrichtet. Manchmal bleibt das Gesicht auch dauerhaft blass. • Es besteht tachykardes Herzklopfen und Druckgefühl im Thorax. Begleitsymptom aller Beschwerden ist Angst, die sehr heftig werden kann, bis hin zur Todesangst. Dabei ist der Patient unruhig, wirft sich hin und her. Es besteht Überempfindlichkeit gegen Licht und Geräusche. • Verlangen nach kalten Getränken. • Der Puls ist schnell, voll und hart. • Das Gesicht ist trocken. Sobald heißer Schweiß ausbricht oder die Ängste nachlassen, ‚passt' Aconit nicht mehr (häufig muss in diesem Fall zu Ferrum phosphoricum oder Belladonna gewechselt werden). • Kältegefühl im ganzen Körper, Kälteschauer, kalter klebriger Schweiß. • Aconit ist ein Schmerzmittel, besonders bei neuralgischen Schmerzen mit besonderem Bezug zum Trigeminus, ist aber auch bei vielen anderen akuten Schmerzzuständen in allen Organsystemen indiziert.
Gewebe- und Organbezug mit Indikationsbeispielen	*Allgemein:* • Akute Entzündungen (jeder Lokalisation) und Fieber mit oben beschriebenen Charakteristika. *Nervensystem/Psyche:* • Kongestive Kopfschmerzen • Akute Neuralgien und brennende, reißende Schmerzen • Parästhesien und Taubheitsgefühle *Herz-Kreislauf:* • Beschleunigtes Herzklopfen, dabei Angst und Atembeklemmung (Aconit kann als Akutmittel bei paroxysmaler Tachykardie eingesetzt werden.)
Psychische Charakteristika	• Große Unruhe, Angstzustände
Schmerzqualität, Empfindungen, Modalitäten	• Besserung der Beschwerden nach Ausbruch von heißem Schweiß. • Verschlimmerung durch Berührung, abends und nachts.
Säftebezug	• Bei überhitztem Sanguis (cholerischer Dyskrasie)
Häufig verwendete Potenzstufe/Regelpotenz	• D4/D6

Aconitum	
Ähnlich wirkende Mittel	• Ferrum phosphoricum • Belladonna

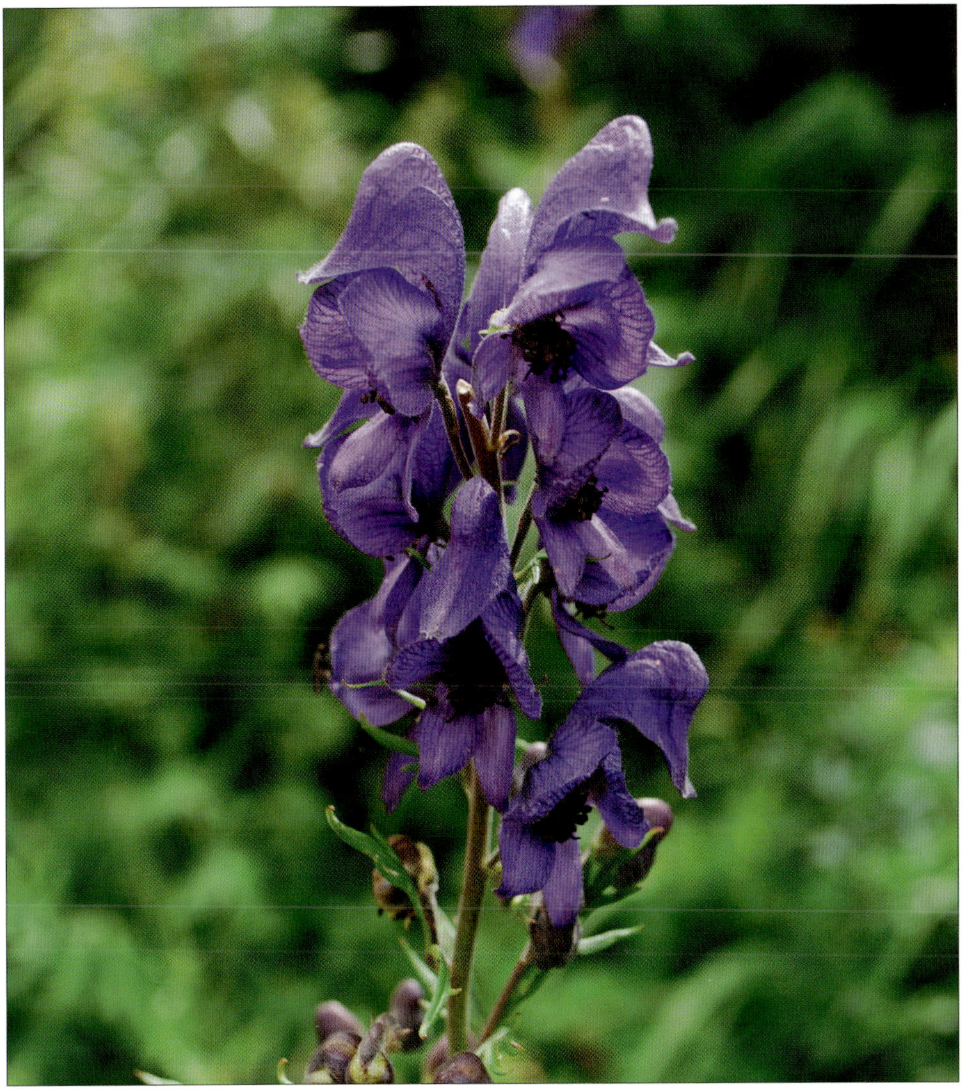

Aconitum

Agaricus	
Botanische Bezeichnung	• Agaricus muscarius (heute: Amanita muscaria) – Fliegenpilz
Wirkungsprofil	• Agaricus ist ein wichtiges Nervenmittel bei zerebralen Erregungszuständen. Koordinationsstörungen der Willkürmotorik sowie Zuckungen, Zittern und Krämpfen, sowohl der glatten als auch quergestreiften Muskulatur, sind zentrale Elemente der Agaricus-Wirkung. Die Symptomatik entspricht einer ausgeprägten Vagotonie. • Charakteristisch sind auch Störungen in der Wahrnehmung von Kälte, gegen die große Empfindlichkeit besteht. Der Kranke empfindet Kälte wie von Eis, obwohl die betreffende Region sich objektiv warm anfühlt. In anderen Fällen bleiben Körperregionen sogar im Bett oder bei Erwärmung kalt (Regulationsstörungen der Kapillardynamik). • Viele Symptome decken sich mit dem heutigen Krankheitsbild des Aufmerksamkeit-Defizit-Hyperkinesie-Syndroms ADHS.
Psychische Charakteristika	• Der Kranke zeigt manische Züge in Stimmung und Verhalten: Unruhe mit heftigen, fahrigen, unkoordinierten Bewegungen, die choreatischen Charakter haben und willentlich kaum kontrolliert werden können. Umherrennen, Springen, Singen, Tanzen. Auch Aggressivität ist möglich. • Unzusammenhängende Geschwätzigkeit, springt von einem Thema zum nächsten, ebenso bei seinen Tätigkeiten. In fortgeschrittener Phase der Krankheit auch melancholische Apathie, bei der der Kranke gar nicht mehr antwortet und auch seinen Krankheitszustand nicht mehr realisiert.
Gewebe- und Organbezug mit Indikationsbeispielen	*Nervensystem:* • Gangunsicherheit, Schwindelgefühl • Kopf ständig in Bewegung: Hin und her Rollen, Schütteln • Hyperkinetische Ticks aller Art, Grimassieren • Verwaschene Sprache • Nystagmus • Gähnanfälle • Ungeschicklichkeit der Hände wegen Zittern • Vielfältige Parästhesien • Adjuvant bei chronischen, neurologischen Krankheiten wie Enzephalopathia disseminata (Multiple Sklerose), Parkinson, Chorea minor, Zustand nach Hirninfarkt, wenn die entsprechende Symptomatik vorhanden ist *Verdauungssystem:* • Speichelfluss • Zusammenschnürungsgefühl in Rachen und Hals • Zungenzittern, beißt sich auf die Zunge • Völlegefühl, Erbrechen, viel Aufstoßen. Blähungsabgang und Erbrechen lindert Bauchschmerzen • Lähmung des Mastdarms → Störung des Stuhlabgangs ►

Agaricus	
◂	*Urogenitalsystem:* • Urin kann nicht gehalten werden, Harntröpfeln, unterbrochener Harnstrahl • Blasenkrämpfe • Kältegefühl in Blase und Harnröhre • Enuresis nocturna • Jede Aktivität und Funktion im sexuellen Bereich schwächt stark, trotz starker sexueller Erregung *Bewegungssystem:* • Zuckungen, Zittern, Zusammenziehen der Muskulatur • Gefühl elektrischer Schläge • Schwäche und Kraftlosigkeit • Steifigkeit der Muskulatur, die sich bei Bewegung bessert • Rötung und Schwellung der Handflächen, wie erfroren, sie sind aber heiß (Regulationsstörungen der Gefäßdynamik)
Schmerzqualität, Empfindungen, Modalitäten	• Beschwerden verbessern sich durch Harn- und Stuhlentleerung • Verschlechterung durch Alkohol und Kälte
Säftebezug	• GG-Schärfen
Konstitution	• Neurogene Konstitution • Spasmophile Diathese
Häufig verwendete Potenzstufe/Regelpotenz	• D4/D6
Darreichungsformen	• Dilution • Tabletten • Globuli
Ähnlich wirkende Mittel	• Hyoscyamus

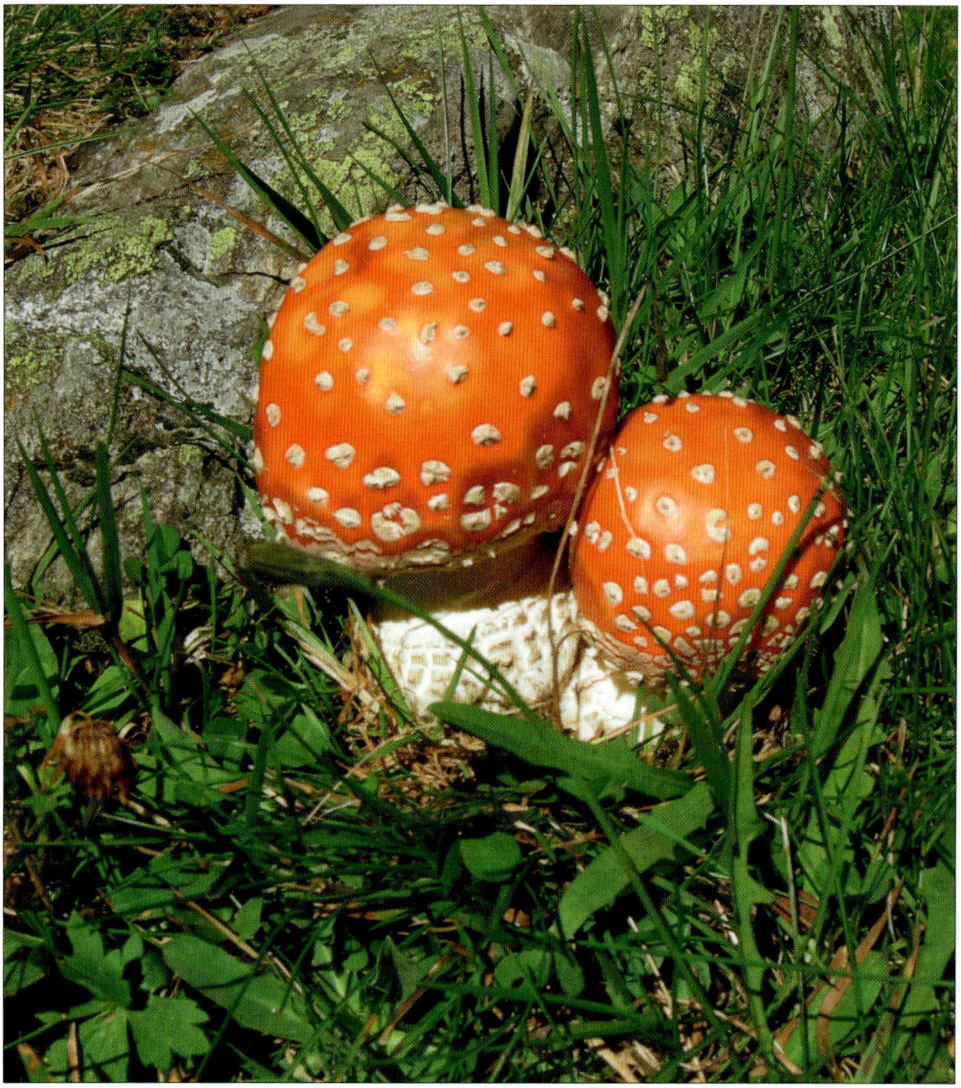

Agaricus

Ambra	
Ausgangssubstanz	• Ambra grisea – Wachsartiges Sekret aus dem Darm des Pottwals, bestehend aus unverdaulichen Teilen von Tintenfischen. • Wurde früher zur Parfümherstellung benutzt.
Wirkungsprofil / Psychische Charakteristika	• Ein Nervenmittel für introvertierte, schüchterne Menschen mit geringem Selbstvertrauen, die an starker nervlicher Erschöpfung leiden, aber trotzdem überempfindlich und „gehetzt" sind. Sie erröten leicht. Es bestehen viele Ängste und Sorgen, die aus mangelndem oder zerstörtem Grundvertrauen resultieren und sich häufig um die Existenzgrundlagen drehen, z.B. finanzielle und geschäftliche Probleme. Die betreffenden Menschen meiden Sozialkontakte, ziehen sich zurück. Im Beisein anderer Menschen verschlimmern sich die Symptome. Dies geschieht auch bereits bei geringen Nervenbelastungen und jeder ungewohnten Situation. • Häufig verwendet bei nervösen Kindern und früh gealterten Personen sowie bei hageren Frauen mit cholerischem Temperament, auch bei entsprechenden klimakterischen Beschwerden.
Gewebe- und Organbezug mit Indikationsbeispielen	*Nervensystem/Psyche:* • Schlaflosigkeit trotz starker Müdigkeit • Neigung zum Grübeln • Schlaflosigkeit durch Sorgen, speziell geschäftliche: „Das ist eine Indikation, die viele Menschen in der heutigen Zeit haben – besonders seit 2000/2001, als viele einen Großteil ihres Vermögens an der Börse verloren haben. Trotz aller möglichen Hilfsmittel liegen viele Menschen nachts wach und denken über Insolvenz oder Hartz IV nach. Manchmal helfen sogar chemische Schlafmittel nichts und dann gibt es die Möglichkeit, stündlich Ambra D3[1] zu nehmen – ich empfehle immer, eine Tablette im Mund zergehen zu lassen. Mit einem homöopathischen Mittel bekommt jemand keinen unterdrückenden Stoff, sondern er nimmt etwas, das einen an etwas erinnert. Man wird an einen Zustand erinnert, den man gar nicht selbst erlebt haben muss, der vielleicht als App abgelegt ist, da oben in der kollektiven Akasha-App-Store, und den lädt jeder sich dann auf seine eigene Festplatte. Mit Ambra werden wir an die Qualität eines Walfisches erinnert, der in einem immer wieder gleichbleibenden Rhythmus auftaucht und untertaucht, auftaucht und untertaucht und der – bis auf die Menschen mit ihren Harpunen – keine Feinde in seinem langen Leben hatte. Er ist durch die großen Meere geschwommen – immer gleichbleibend auf und ab, auf und ab. Symbolisch war er immer in seinen Gefühlen zu Hause und hat aus diesen Gefühlen, im Wasser zu Hause zu sein, ein unwahrscheinliches Gefühl von Verbundenheit und Sicherheit mitgebracht. Und an diesen Zustand erinnert uns Ambra grisea. Wenn Menschen Sorgen haben, kann die Homöopathie nicht die Hintergründe der Sorgen lösen und Ambra kann auch eine Person nicht so verändern, dass sie keine Sorgen mehr hat – aber Ambra kann helfen, die Ruhe und Sicherheit des Wals zu finden." *(Andreas Krüger in einem Interview: www.kgsberlin.de/aktuell/artikel/eintrag/art83746.html)* ►

1 Ambra D3 ist derzeit (Dez. 2014) nicht lieferbar. Das Mittel muss daher in D4 oder D6 gegeben werden.

Ambra	
◄	• Der Mensch hat Angst vor Berührungen • Das Begriffsvermögen ist verlangsamt • Taubheitsgefühl, Parästhesien • Seniler Schwindel • Hörvermögen eingeschränkt oder überempfindlich • Kann nicht auf fremde Toiletten gehen *Verdauungssystem:* • Obstipation aus Angst vor dem Stuhlgang • Spastischer Meteorismus *Atmungssystem:* • Nervöser Krampfhusten
Schmerzqualität, Empfindungen, Modalitäten	• Besserung der Beschwerden durch Bewegung im Freien • Verschlechterung morgens, nach dem Essen, durch Musik
Konstitution	• Neurogene Konstitution • Endokrin-vegetative Konstitution
Häufig verwendete Potenzstufe	• D4/D6
Darreichungsformen	• Dilution • Tabletten • Globuli
Ähnlich wirkende Mittel	• Ignatia • Asa foetida

Nach therapeutischer Anwendung von Ambra wurde über folgende Effekte berichtet:

- Kommunikation mit anderen Menschen ist möglich, ohne sie zu sehen oder zu treffen (Vgl. Kommunikation der Wale).
- Diese Kommunikation kann über große Strecken stattfinden.
- Der Patient fühlt sich nicht mehr einsam und alleine, weil er spürt, dass andere für ihn da sind und unterstützend zur Seite stehen.
- Gefühl der Geborgenheit, das große Energiereserven frei setzt.
- Nimmt die Unterstützung durch anderer auch über Distanz wahr.

Ammonium carbonicum	
Ausgangssubstanz	• Ammoniumcarbonat • Hirschhornsalz
Wirkungsprofil	• Dieses Mittel ist angezeigt bei pathologischer Weiterentwicklung eines Calcium carbonicum-Zustandes oder einer entsprechenden konstitutionellen Situation in die torpide Richtung – auf körperlicher und psychischer Ebene. D.h. im Gegensatz zu Calcium carbonicum wird der Organismus auch auf der physischen Ebenen kaum hyperkinetische Reaktionsmuster zeigen. Allerdings sind alle Sekretionen bei Ammonium carbonicum scharf und reizend. Häufig kann es als ‚Folgemittel' eingesetzt werden, wenn Calcium carbonicum nicht optimal wirkt. Konstitutionell steht es zwischen Calcium carbonicum und Barium carbonicum. • Humoralmedizinisch lässt sich das Wirkungsprofil des Mittels wie folgt beschreiben: Sehr torpide skrofulöse Zustände mit starker Schärfenbelastung, die gelb-, vor allen bei psychischen Symptomen aber auch schwarzgalligen Charakter hat (s.u.). • Starker aufgedunsener Stoffansatz, bis zur Adipositas mit deutlich verringertem Tonus und großer Erschöpfung in vielen Bereichen, besonders aber des Atmungs- und des Herz-Kreislauf-Systems bis hin zu bedrohlichen Zuständen (Leitsymptome des Mittels). • Die übermäßige, schärfen-verunreinigte Feuchtigkeit wird durch vielfältige Katarrhe und Ekzeme kompensatorisch ausgeschieden. • Das Mittel ist sowohl für die Konstitutionstherapie als auch für die Akutbehandlung bei den beschriebenen, teilweise durchaus heftigen Symptomen hilfreich.
Psychische Charakteristika	• Der Ammonium carbonicum-Typ ist ‚sauer', schlecht gelaunt, unfreundlich, ungehalten und auch verletzend sowie eigenbrötlerisch, möchte in Ruhe gelassen werden. Intolerant gegen Kritik. Redet nicht gerne, schon gar nicht über sein Befinden. Er kann völlige Gleichgültigkeit entwickeln.
Gewebe- und Organbezug mit Indikationsbeispielen	*Nervensystem/Psyche:* • Denkt und agiert unvernünftig • Sucht nach Begriffen, verwechselt Wörter und Zahlen, verliert den Faden beim Sprechen • Legt keinen Wert auf Körperpflege, macht ‚schmuddeligen' Eindruck • Große Schläfrigkeit mit Aufschrecken aus dem Schlaf mit Atemnot *Oberflächen/Lymphsystem:* • Lymphatische Hyperplasie • Scharfe, brennende Sekrete bei Katarrhen *Haut: Starker Juckreiz und brennende Effloreszenzen* • Ekzem auf der Beugeseite der Extremitäten, an den Gelenken und im Schritt ►

Ammonium carbonicum	
◄	Wegen der Schwäche werden die Ausschläge bei exanthematischen Krankheiten zu wenig ausgebildet (Unterstützung u.a. mit Salzwickeln) *Herz-Kreislauf-System:* • Herzschwäche, Angina pectoris ohne und mit Organbefund • Bereits geringe Anstrengung erzeugt starkes Herzklopfen mit Schwäche- und Erstickungsgefühl, auch Zyanose der Lippen • Fühlt sich nur in Ruhe gut • Neigung zu Kreislaufkollaps • Nasenbluten nach dem Waschen und Essen • Blutende Hämorrhoiden *Atmungssystem:* • Chronischer Schnupfen mit Verstopfung der Nase, besonders nachts, teilweise bereits ab Säuglingsalter • Erstickungsgefühl wegen Asthma brochiale oder -cardiale • Aufwachen durch heftigen Husten um ca. 3 Uhr mit Atemnot und Herzklopfen. Husten beim Aufwachen • Heiserkeit mit Wundheitsgefühl im Kehlkopf *Verdauungssystem:* • Brennende Bläschen in Rachen, Mund und auf der Zunge • Starke Speichelbildung *Bewegungssystem:* • Reißende Schmerzen in Gelenken, Muskulatur und Nerven • Schwächegefühl in den Muskeln mit Zittern *Wärmehaushalt:* • Kältegefühl allgemein und in Extremitäten, Frösteln, Schüttelfrost • Nachtschweiß im Schlaf
Schmerzqualität, Empfindungen, Modalitäten	• Besserung der Beschwerden bei trockenem Wetter und in Ruhe • Verschlechterung durch nasse Kälte, in warmen Räumen, nach kaltem Waschen und Baden, während Menstruation
Säftebezug	• Säfteoptimierend bei kalter, stagnierender Feuchtigkeit mit Schärfen
Konstitution	• Lymphatisch-hyperplastische Konstitution • Hydrogenoide Konstitution • Katarrhalisch-rheumatische Konstitution
Häufig verwendete Potenzstufe/Regelpotenz	• D4/D6
Ähnlich wirkende Mittel	• Kalium sulfuricum • Carbo vegetabilis

Anacardium	
Botanische Bezeichnung	• Anacardium orientale – Malakkanuss, Tintennuss
Wirkungsprofil	• Ein Nervenmittel für Zustände im psychotischen Grenzbereich und Neurasthenie. Deutlicher Bezug zum zentralen Nervensystem und dem Vegetativum, besonders des Abdomens. • Es bestehen Konzentrationsstörungen mit Gedächtnisschwäche und Vergesslichkeit. Die Gedanken sind wirr, können nicht kanalisiert werden. • Die Störungen im VNS zeigen sich vor allem durch Übelkeit, Druckgefühl und Krämpfe im Abdomen. Störungen in der Gefäßdynamik führen zu Entzündungen und Ulzeration.
Psychische Charakteristika	• Die psychische Symptomatik ist wegweisend für die Mittelwahl: Die betreffenden Menschen leiden unter geringem Selbstvertrauen, haben das Gefühl, ihren Aufgaben nicht gewachsen zu sein. Sie sind ängstlich und machen sich Gedanken und Sorgen um alles, auch Kleinigkeiten, entwickeln leicht Misstrauen. Diese Merkmale können bis in den schizophrenen Bereich hinein gesteigert sein mit Verfolgungswahn, Persönlichkeitsspaltung, Halluzinationen und Gewaltausbrüchen, die in keinem Verhältnis zum auslösenden Impuls stehen, mit Rasen und Fluchen.
Gewebe- und Organbezug mit Indikationsbeispielen	*Nervensystem:* • Schlaflosigkeit oder unruhiger Schlaf mit Albträumen • Sensorische Hyper- oder Hyposensibilität • Sensorische Halluzinationen • Nervenzusammenbruch • Bei Männern gesteigerte Libido *Verdauungssystem:* • Übelkeit, Krämpfe, Druck oder Pflockgefühl im Abdomen • Erfolgloser Stuhldrang, anstrengende Defäkation • Ulcus ventriculi duodeni (oft mit psychogenem Hintergrund) *Haut:* • Hautsymptomatik wie Erysipel, Scharlach, feuchte Ekzeme mit Bläschen (auch Herpes zoster oder Herpes simplex) • Starkes Jucken, das sich durch Kratzen verschlimmert, aber ein Gefühl der Wollust erzeugt • Warzen, besonders an den Händen
Schmerzqualität, Empfindungen, Modalitäten	• „Pflockgefühl“ in verschiedenen Organen • Viele Beschwerden verschwinden direkt nach dem Essen, kommen aber nach wenigen Stunden wieder
Säftebezug	• Bei GG-Schärfen, Feuchtigkeitsmangel
Konstitution	• Neurogene Konstitution • Gastrische Konstitution

Anacardium	
Häufig verwendete Potenzstufe/Regelpotenz	• D4/D6
Ähnlich wirkende Mittel	• Hyoscyamus

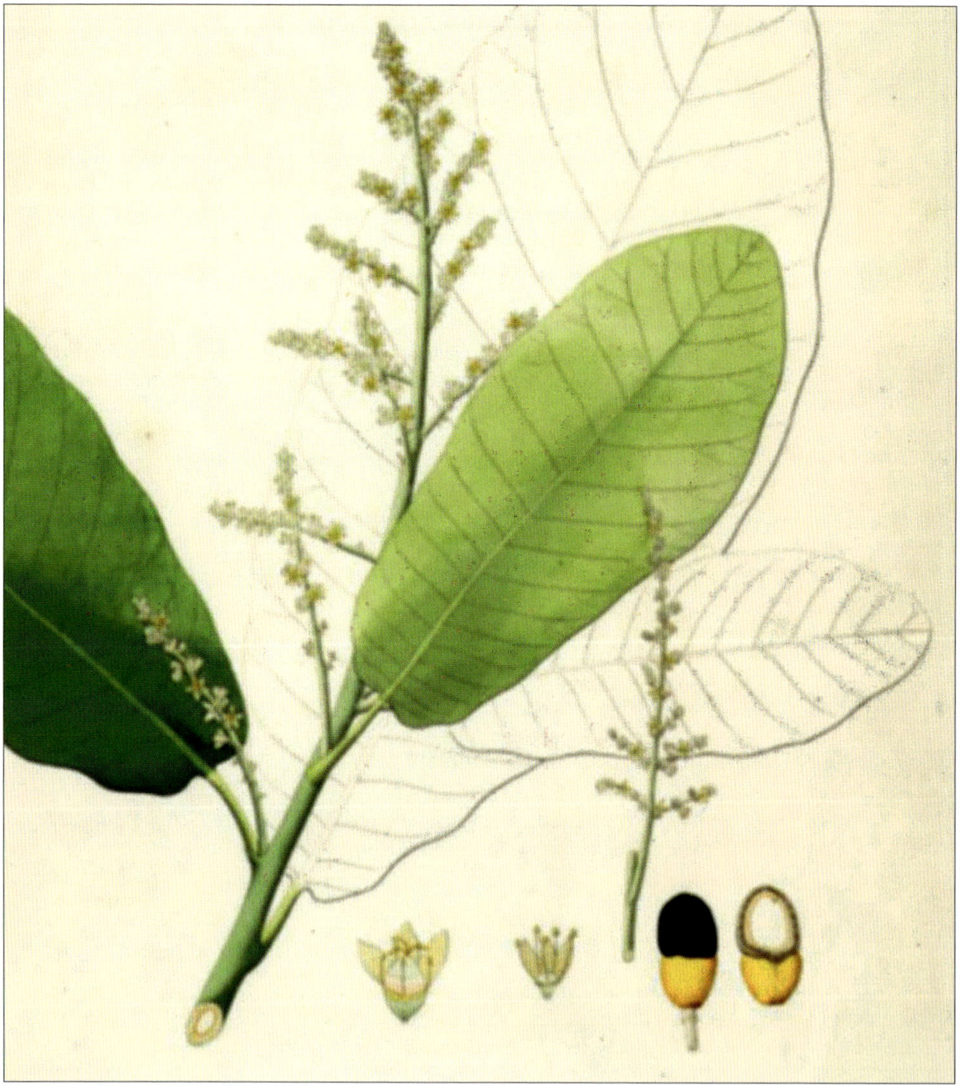

Anacardium

Antimonium crudum (= Stibium sulfuratum nigrum)	
Ausgangssubstanz	• Grauspießglanz-Erz, Schwarzer Spießglanz, Schwefelspießglanz • Antimonsulfid
Wirkungsprofil	• Wichtiges Konstitutionsmittel bei torpider Skrofulose, die sich, neben der typischen Pathophysiologie der Oberflächen, auch in gichtig-rheumatischen Erkrankungen manifestiert. Antimonium crudum ist ein stark erwärmendes und trocknendes Mittel. • Es besteht aufgrund der kalten Feuchtigkeit Tendenz zu Übergewicht, auch bereits bei Kindern.
Psychische Charakteristika	• Ärgerlichkeit ohne ersichtlichen Grund, Ängstlichkeit, beschäftigt sich innerlich sehr mit seiner Situation. Patient ist mürrisch, störrisch, unfreundlich und immer unzufrieden und kritisch gegenüber dem, was der Therapeut macht und vorschlägt. • Kinder ertragen keine Berührung, wollen auch nicht angeschaut werden. Möchten nicht gebadet oder gewaschen werden.
Gewebe- und Organbezug mit Indikationsbeispielen	*Nervensystem/Psyche:* • Allgemeine Schwäche und Müdigkeit, möchte liegen, besonders bei großer Wärme • Schläfrigkeit • Schwindel wie unter Alkoholeinfluss • Denkschwäche und Kopfschmerzen mit Verdauungsstörungen (Folge von Schwäche der Coctio) *Sinnesorgane:* • Skrofulöse Ohren- und Augenerkrankungen (Anwendung in Kombination mit Euphrasia) *Oberflächen:* • Pustulöse Ausschläge • Schmerzhafte Hyperkeratosen an der Fußsohle, auch harte Dornwarzen und andere Warzen • Nageldeformationen • Risse an Haut-Schleimhaut-Grenzen • Skrofulöse, hyperplastische Katarrhe, können auf jeder Schleimhaut lokalisiert sein *Atmungssystem:* • Gelber, dicker Schleim aus Nase • Zäher Schleim im Hals mit Pflockgefühl. • Laryngitis mit Heiserkeit und Stimmverlust • Heftiger tiefer Husten, Kitzelreiz, mit zähem oder dünnem Schleim ►

Antimonium crudum (= **Stibium sulfuratum nigrum**)	
◄	*Verdauungssystem:* • Zunge ist dick weiß belegt, fader Geschmack im Mund • Verdauungsschwäche des Magens mit häufigem Aufstoßen, das nach Unverdautem schmeckt. Appetitlosigkeit und Völlegefühl, das auch nach Erbrechen nicht besser wird. • Magen- und Darmkatarrhe • Vikariationen zwischen Gelenken und Magen-Darmschleimhaut • Leber- und Milzschwellung • Adjuvant bei infektiöser Hepatitis *Bewegungssystem:* • Rheumatisch-gichtige Schmerzen und Steifigkeit, oft kombiniert mit Verdauungsstörungen
Schmerzqualität, Empfindungen, Modalitäten	• Typisches Symptom: Schmerzen fehlen, obwohl aufgrund der Krankheitssituation welche zu erwarten wären • Besserung der aktuellen Beschwerden an frischer Luft, im Liegen und in Ruhe. Konstitutionell braucht der Patient aber Bewegung, um das kalte Phlegma zu erwärmen und zu bewegen • Verschlechterung durch extreme Temperaturen (warm und kalt), Sonnenbestrahlung und Baden in kaltem Wasser
Säftebezug	• Säfteoptimierend bei kalter, stagnierender Feuchtigkeit
Konstitution	• Lymphatisch-hyperplastische Konstitution • Hydrogenoide Konstitution • Katarrhalisch-rheumatische Konstitution • Lymphatisch-hypoplastische Konstitution
Häufig verwendete Potenzstufe/Regelpotenz	• D4/D6
Ähnlich wirkende Mittel	• Graphites • Calcium carbonicum

Apis mellifica	
Ausgangssubstanz	• Gesamte Honigbiene
Wirkungsprofil	• Ein Mittel, an das man bei allen akuten und chronischen entzündlichen Schwellungen/Ödemen denken sollte • Lokal begrenzte Ödeme mit Rötung des Gewebes. Dabei stechende und/oder brennende Schmerzen mit dem Bedürfnis nach Kühlung. Berührung wird nicht vertragen (Ähnlichkeitsprinzip zu Bienenstich) • Besonderer Bezug besteht zu folgenden Organsystemen: Haut, seröse Häute, Lymphorgane des Kopfes, zum gesamten Schleimhautsystem, Nieren und Ovarien • Ein wichtiges Akutmittel, v.a. bei allergischer Diathese auch ein bewährtes Konstitutionsmittel
Psychische Charakteristika	• Ruhelos, ungeschickt und nervös. Rasche Wechsel zwischen traurig-ängstlicher Apathie und Agitation. Ist der Meinung, sterben zu müssen
Gewebe- und Organbezug mit Indikationsbeispielen	*Oberflächen/Lymphsystem:* • Entzündungen von Haut, Schleimhäuten und serösen Häuten, auch allergisch, mit o.g. Symptomatik • Mandel gerötet und vergrößert • Hyperplasie aller Tonsillen • Akute und chronische Vergrößerung der Lymphdrüsen *Verdauungssystem:* • Katarrhe s.o. • Kann nicht schlucken wegen Schwellung und Schmerz • Trockenheit und Hitze im Hals, trotzdem kein oder heftigr Durst • Brennen im Magen, Erbrechen und Diarrhoe, schleimige, gelb-grüne Stühle • Unwillkürliche Stuhlentleerung bei Bewegung, weil After nicht schließt • Peritonitis *Urogenitaltrakt:* • Katarrhe s.o. • Häufiger Harndrang mit Brennen und Wundheitsgefühl • Adnexitis, Ovarialzyste *Bewegungssystem:* • Rheumatisch-gichtige Schmerzen in Gelenken und Muskeln • Arthritis mit Erguss des Gelenkes (bei Synovialitis)
Schmerzqualität, Empfindungen, Modalitäten	• Bei allen Schmerzen sehr empfindlich gegen Berührung, Druck und Wärme • Besserung durch Kühlung
Säftebezug	• Säfteoptimierend bei gelbgalligen Zuständen und Schärfen • Säftebewegend bei stagnierender Feuchtigkeit

Apis mellifica	
Konstitution	• Allergische Diathese • Lymphatisch-hyperplastische Konstitution • Katarrhalisch-rheumatische Konstitution
Häufig verwendete Potenzstufe/Regelpotenz	• D4/D6

Argentum nitricum	
Ausgangssubstanz	• Silbernitrat, Höllstein, Höllenstein
Wirkungsprofil / Psychische Charakteristika	• Das Mittel wirkt vor allem auf das zentrale und vegetative Nervensystem sowie die Schleimhäute. • Der Argentum nitricum-Typ ist ein melancholischer, geschwächter, abgemagerter Mensch, der älter aussieht, als er ist, mit grauer Gesichtsfarbe, häufig Sonderlinge. Es besteht eine ausgeprägte Neurasthenie mit Unruhe, Rastlosigkeit und Ängstlichkeit. • Angstneurose im Zusammenhang mit Gesundheit und Tod. • Entzündungen der Schleimhäute, häufig mit Eiter, Blutung und Geschwüren. Schmerzqualität stechend, wie von Splittern. • Ein Leitsymptom ist Verlangen nach Süßem, das aber nicht gut vertragen wird (Zucker-Sucht).
Gewebe- und Organbezug mit Indikationsbeispielen	*Nervensystem:* • Schwache Merkfähigkeit mit Benommenheit, sucht nach den richtigen Worten • Schwindel, Gangunsicherheit, Zittern, epileptoide Zustände • Kopfschmerzen, Migräne, Neuralgie am Kopf mit Gefühl, als ob sich der Kopf ausdehnt. Kopfschmerz besser durch festes Einbinden des Kopfes. • Geschwürige Entzündungen am Auge *Atemtrakt:* • Chronischer Schnupfen mit eitrigem, schleimigem Sekret, auch mit Blut • Ulzerationen • Chronischer Katarrh des Rachens und Kehlkopfs (Heiserkeit) ▸

Argentum nitricum	
◂	*Verdauungssystem:* • Zahnfleischentzündung, auch blutend und kälteempfindlich • Zungenpapillen hervortretend, Zungenspitze rot und schmerzhaft • Rezidivierende Aphten • Gastritis mit Verdauungsstörungen: Bauch wegen Meteorismus stark aufgetrieben. Übelriechende Blähungen gehen ab • Drückende, brennende Magenschmerzen, die nach allen Seiten ausstrahlen und durch Essen und Druck auf den Bauch besser werden Grün-schleimige Diarrhoe nach Süßigkeiten und durch Aufregung vor besonderen Ereignissen, z.B. Lampenfieber oder Prüfungen *Urogenitalsystem:* • Blasenkatarrh, auch blutig, mit Brennen in der Harnröhre während und nach Miktion. Splittergefühl in Harnröhre • Unwillkürlicher Harnabgang • Nierensteinkolik • Blutung aus der Scheide nach Sex. Scharfer, blutiger Ausfluss, wie Fleischwasser • Beim Mann verminderte Libido, bis zur Impotenz
Schmerzqualität, Empfindungen, Modalitäten	• Splitterartige Schmerzen • Unverträglichkeit von Hitze und Süßigkeiten • Besserung durch Kälte, Aufstoßen, Druck auf den schmerzhaften Körperteil
Säftebezug	• Mittel bei melancholischen Zuständen • Säfteoptimierend bei kalter Feuchtigkeit mit SG-Schärfen
Konstitution	• Melanchologene Konstitution • Lymphatisch-hypoplastische Konstitution
Häufig verwendete Potenzstufe/Regelpotenz	• D4/D6
Ähnlich wirkende Mittel	• Argentum metallicum • Conium

Arsenicum album	
Ausgangssubstanz	• Weißer Arsenik, weißes Arsenoxid
Wirkungsprofil	• Das Wirkungsprofil von Arsenicum album deckt sich weitgehend mit dem des Kalium arsenicosum (Ergänzungsmittel Nr. 13 der Schüßler'schen Biochemie) • Das Mittel wird bei Krankheitszuständen mit der Symptomatik einer chronischen Arsenvergiftung angewendet, die auf einer Blockade der Produktion von ATP im mitochondrialen Metabolismus beruht. Dabei wirken Arsenverbindungen bei der oxidativen Phosphorylierung als Antagonisten zum Phosphor. Aus der Verminderung der oxidativen Prozesse resultiert ein genereller Energiemangel, der zum völligen Verfall der körperlichen und seelischen Lebenskräfte und schlussendlich mit Herzinsuffizienz, Kreislaufversagen sowie Leber- und Niereninsuffizienz zum Tod führt. Neben diesen energetischen Aspekten ist auch Substanzabbau Folge der toxischen Wirkung des Arsens. Pathophysiologischer Hintergrund dafür ist die Blockade der für die Coctio notwendigen Wärme. • Aus der humoralmedizinischen Sicht wird in der Arsenintoxikation sowohl eine starke Verminderung der Wärme- als auch der Feuchtigkeitsqualitäten erkennbar. • Bei der therapeutischen Anwendung als Niedrigpotenz kommt das homöopathische Ähnlichkeitsprinzip zur Anwendung: Das Mittel heilt Krankheitszustände, die es bei einem gesunden Menschen erzeugt – also die einer chronischen Arsenvergiftung. • Arsenicum album in potenzierter Form aktiviert sämtliche Vitalprozesse und damit auch den Tonus der Gewebe und den Stoffaufbau. „Man sieht den günstigen Einfluss des Arsens in mäßigen Mengen in einer Verstärkung der Assimilation, einer Senkung des Grundumsatzes und damit in einer Vermehrung des Stoffansatzes." (Mezger) • Besonderer Bezug besteht zu: Nervensystem, Herz-Kreislauf-Blut-System, Schleimhäute, Haut, Verdauungssystem, Leber, Nieren, Bewegungssystem. Dabei besteht jeweils Neigung zu chronisch-degenerativen Erkrankungen. • Kachektisches, gelblich-blasses Gesicht mit halonierten, tiefliegenden Augen, zyanotischen Lippen und kaltem klebrigen Schweiß (überall).
Psychische Charakteristika	• Sehr angstbesetzter Mensch, bis zur Todesangst mit Hoffnungslosigkeit, weil der Kranke denkt, keiner könne ihm helfen. Suizidgefährdet. Kann nicht damit umgehen, wenn etwas nicht dem eigenen Ordnungsempfinden entspricht, ist daher pedantisch. Launische Boshaftigkeit, übelnehmend und nachtragend.

Arsenicum album	
Gewebe- und Organbezug mit Indikationsbeispielen	*Nervensystem:* • Broy: „Anwendung überall da, wo es sich darum handelt, die stark reduzierte Lebenstätigkeit des zentralen wie peripheren Nervensystems wiederherzustellen.“ • Niedergeschlagenheit, aber starke Sensibilität und Reizbarkeit • Extreme Müdigkeit und Schweregefühl tagsüber, aber nachts Schlaflosigkeit • Nervenreizung mit neuralgischen oder brennenden Schmerzen • Überempfindlich gegen Schmerzen • Neuralgische oder migräneartige Kopfschmerzen mit Hitze, Licht- und Geräuschempfindlichkeit *Herz – Kreislauf – Blut:* • Anämie, Chlorose • Herzrhythmusstörungen mit Druck- und Angstgefühl • Myokardinsuffizienz mit Atemnot und Ödemen, zwingt zum Hinlegen • Stagnation der Kapillardurchblutung. Stabilisiert Kapillarsystem in Funktion und Struktur *Oberflächen:* • Katarrhe sämtlicher Schleimhäute mit dünnflüssigen, brennenden, stark reizenden Sekreten. Auch trockene Reizzustände (Kitzel-, Reizhusten, Heiserkeit) • Hartnäckige, therapieresistente Leiden mit juckenden Ausscheidungen über die Haut, die fast jede Erscheinungsform haben können, auch Geschwüre auf Haut und Schleimhäuten mit übel riechendem Eiter. Hauteffloreszenzen häufig trocken und schuppig. Hyperkeratose (auch abschälend) an den Füßen mit schmerzhaften Rissen • Vikariation zwischen Ekzem und Asthma bronchiale • Präkanzerosen von Haut und Schleimhäuten. Unterstützend auch bei Malignosen *Atmungssystem:* • Katarrhe wie oben beschrieben • Atemnot, asthmatische Zustände *Verdauungssystem:* • Unstillbarer Durst, trinkt aber nur wenig auf einmal, dafür häufig. • Krämpfe, brennende Schmerzen, Entzündungen der Magen- und Darmschleimhaut • Starke Diarrhoe/Brechdurchfall mit Kräfteverlust • Akut und chronisch defizitäre Coctio • Unterstützend auch bei Malignomen im Verdauungssystem *Leber:* • Assimilatorische und eliminatorische Schwäche der Leber • Degenerative Leberkrankheiten (Fettleber, Zirrhose) ►

Arsenicum album	
◂	*Nieren* • Alle Nephrosen → Schrumpfniere • Renale Ödeme (auch mit Herzbeteiligung) *Bewegungssystem* • Rheumatische und gichtige Arthritiden, Gichtknoten • Krankheiten mit Schmerzen der Knochenhaut und der Knochen (auch Osteoporose) • Schlaffe und spastische Lähmungserscheinungen • Bewegungsdrang trotz Schwäche • Entscheidend für die Auswahl des Mittels sind immer die oben beschriebenen grundlegenden pathophysiologischen Kriterien.
Schmerzqualität, Empfindungen, Modalitäten	• Allgemeines Kältegefühl, Frösteln • Gefühl von Lähmung in Gelenken und Muskeln • Brennende Schmerzen • Neuralgie • Periodisches Auftreten von Beschwerden
Säftebezug	• Bei melancholischen Zuständen • Säfteoptimierend bei gravierendem Sanguis-Defizit sowie GG- und SG-Schärfen
Konstitution	• Melanchologene Konstitution • Atonisch-asthenische Konstitution • Oxygenoide Konstitution (in der Phase defizitärer Energiereserven)
Häufig verwendete Potenzstufe/Regelpotenz	• D6-12 (Langfristige Einnahme unproblematisch) • Wegen der großen kumulativen Toxizität sollte das Mittel in Potenzstufe D4 und D5 maximal über zwei Wochen angewendet werden
Ähnlich wirkende Mittel	• Kalium arsenicosum • Cuprum arsenicosum • Arsenum jodatum • Phosphorus

Arsenum jodatum (Syn.: Arsenicum jodatum)	
Ausgangssubstanz	• Arsentrijodid • Jodarsen
Wirkungsprofil	• Dieses Mittel kombiniert die Wirkungen des Arsens (siehe Kalium arsenicosum) mit denen des Jods (siehe Kalium jodatum). • Es bewährt sich bei Zuständen mit übersteigerten oxidativen Prozessen, die zu Erschöpfungs- und Energiemangelzuständen, auch mit Gewichtsverlust und Depression mit Angstzuständen, geführt haben. Schwacher, schneller, unregelmäßiger Puls. • Der Energiemangel bedingt auch Stagnationen des Lymphflusses und schränkt die Leistungsfähigkeit der Lymphdrüsen und weiterer physiologischer Ausscheidungsorgane ein. Folge sind katarrhalische und ekzematische Ausscheidungsprozesse der durch die überhitzte Stoffwechsellage übermäßig gebildeten Metaboliten, die auch als Manifestationen der allergischen Diathese auftreten können. Alle Sekrete haben serösen Charakter. • Humoralmedizinisch repräsentiert Arsenum jodatum eine Situation, bei der es durch übersteigerte gelbgallige Prozesse zum ‚Ausbrennen' der Feuchtigkeit gekommen ist, wobei hitzige Schärfen entstehen, die kompensatorisch eliminiert werden. Das Mittel dämpft (ähnlich wie Kalium jodatum und Calcium jodatum) übersteigerte Wärmeprozesse und schafft damit die Voraussetzungen, die Feuchtigkeitsreserven wieder aufzubauen. Es ist ein Mittel für die erethische Form der Skrofulose. Es wurde früher zur Behandlung der Lungentuberkulose eingesetzt. • Darüber hinaus unterstützt das Mittel die Lungentätigkeit und die Aufnahme der „Luftnahrung". (Hemm/Mair)
Gewebe- und Organbezug mit Indikationsbeispielen	*Oberflächen/Lymphsystem/Drüsen:* • Katarrhe mit serösem Exsudat, auch allergisch oder vasomotorisch • Nässende Ekzeme, Allergien auf der Haut • Nächtliches Schwitzen • Vergrößerte Lymphknoten als Zeichen der lymphatischen Stauung • Hyperthyreotische Struma • Reizzustände seröser Häute (Pleura, Perikard, Peritoneum, Meningen) *Verdauungstrakt:* • Übelriechende Diarrhoe • Katarrhe der Darmschleimhaut (auch bei Mb. Crohn und Colitis ulcerosa sollte man an dieses Mittel denken) *Bewegungsapparat:* • Seröse Gelenkergüsse • Chronische Sehnenscheidenentzündung • Das Mittel ‚passt' nur, wenn die genannten Symptome auf der oben beschriebenen Pathophysiologie basieren!
Schmerzqualität, Empfindungen, Modalitäten	• Verschlechterung der Beschwerden durch Anstrengung

Arsenum jodatum (Syn.: Arsenicum jodatum)	
Säftebezug	*Säfteoptimierend:* • Dämpft überhitztes Sanguis (cholerische Dyskrasie) und konsolidiert gelbgallig verunreinigtes Phlegma
Konstitution	• Oxygenoide Konstitution • Allergische Diathese • Exsudative Diathese • Erethische Skrofulose
Häufig verwendete Potenzstufe/Regelpotenz	• D6
Darreichungsformen	• Biochemisches Mittel Nr. 24 (Tabletten) und übliche Galenika
Ähnlich wirkende Mittel	• Kalium jodatum • Calcium jodatum

Asa foetida	
Botanische Bezeichnung	• Ferula assa-foetida • Stinkasant
Wirkungsprofil	• Ein bewährtes Mittel bei gelbgalligen Reizungen, die sich psychisch und in den Abdominalorgane zeigen. Es bestehen tiefe Geschwüre und weitere Manifestationen des Substanzabbaus, z.B. Knochennekrose, chron. Ostitis (Knochenkaries), in denen die humorale Qualität der Trockenheit im Defizit physiologischer Feuchtigkeit erkennbar wird.
Psychische Charakteristika	• Hysterische und hypochondrische Züge und starke Stimmungsschwankungen. • Ängstlichkeit mit Reizbarkeit. Gefühl steigt vom Bauch nach oben
Gewebe- und Organbezug mit Indikationsbeispielen	*Nervensystem:* • Neuralgische Schmerzen in Auge (z.B. Hornhautulkus) oder Ohr (z.B. chron. Laufohr, Mastoiditis), Schwerhörigkeit *Oberflächen:* • Geschwüre der Haut mit heftigen Schmerzen, stinkendem Sekret und bläulichen Rändern • Schwere eitrige Entzündungen der Schleimhäute – Sekrete stinken *Verdauungssystem:* • Alle Organe arbeiten hyperkinetisch • Kloßgefühl im Rachen und Hals (Globus hystericus). Gefühl, als ob ein Klumpen vom Magen in den Hals hochsteigt ▶

Asa foetida	
◄	• Peristaltik in die falsche Richtung (Erbrechen, auch mit Galle), Speisen kommen nach Essen wieder hoch • Kann Luft nur schwer aufstoßen oder heftiges Aufstoßen • Meteorismus mit krampfartigen Schmerzen • Stinkende Diarrhoe mit Blähungen *Urogenitalsystem:* • Psychogene Reizblase mit heftigem Harndrang und Brennen in Blase und Harnröhre
Schmerzqualität, Empfindungen, Modalitäten	• Große Schmerzen, pochend, besonders nachts. • Alle Absonderungen riechen übel • Besserung der Beschwerden im Freien und durch Bewegung • Verschlechterung: Nachts, bei Berührung der kranken Region
Säftebezug	• Cholera, GG-Schärfen • SG-Schärfen bei Zuständen mit Gewebezerstörung
Konstitution	• Cologene Konstitution • Gastrische Konstitution • Neurogene Konstitution • Spasmophile Diathese
Häufig verwendete Potenzstufe/Regelpotenz	• D4/D6
Ähnlich wirkende Mittel	• Ignatia

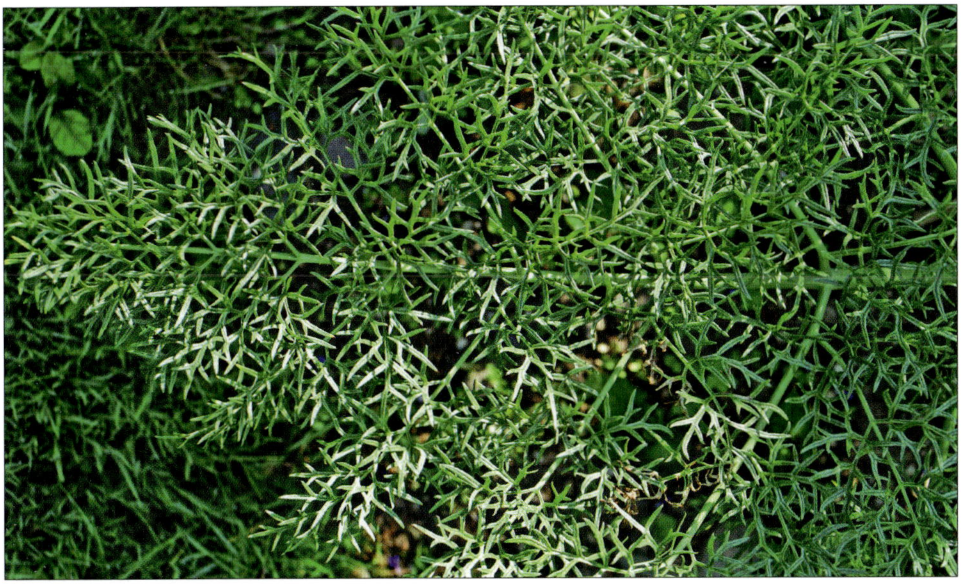

Asa foetida

Aurum metallicum	
Ausgangssubstanz	• Gold
Wirkungsprofil	• Gold als ‚warmes' Metall aktiviert auch als Arzneimittel die Wärmeprinzipien des Organismus. Daher besteht ein Wirkungsbezug besonders zu jenen Organsystemen, bei denen Störungen im Wärmeprinzip stark pathogene Bedeutung haben: Herz-Kreislauf-System (besonders der arterielle Schenkel), Nervensystem, Sinnesorgane, Drüsen- und Oberflächensystem (destruktive, skrofulöse Prozesse). Verhärtungen (Zirrhosen, Fibrosen), auch bei benignen und adjuvant bei malignen Tumoren. • Die arzneiliche Wirkung von Aurum lässt erkennen, dass das Mittel speziell die dritte Coctio im Gewebe stimuliert und damit sowohl auf die Energetik des Gewebes als auch dessen Ernährung optimierenden Einfluss nimmt. • Aurum wurde früher als „antivenerisches" Mittel eingesetzt, v.a. zur Behandlung von luetischen Spätfolgen, die immer gewebe-destruktiven Charakter haben. Heute kommt dieser Aspekt vorwiegend als vererbte konstitutionelle Belastung zum Tragen, die sich als destruktive Krankheitsmechanismen der Skrofulose zeigen. Hierbei bestehen Parallelen zur Wirkungsweise von Mercurius solubilis, das aber eher die akuten Zustände abdeckt, während Aurum in diesem Zusammenhang ein chronisches Mittel ist. • Aurum-Typus: Füllig-untersetzte Menschen mit kurzem Hals und gerötetem Gesicht in Folge kongestiver Zustände. Es besteht Hyperkinese des arteriellen Systems und des Herzens: Hypertonie („roter" Bluthochdruck mit Apoplexiegefahr). Häufig wird Aurum mit depressiven, melancholischen Zuständen in Verbindung gebracht, was aber nicht zwingend für die Verordnung von Aurum ist.
Psychische Charakteristika	• Ärgerliche Gereiztheit mit Rastlosigkeit. Depressive Zustände mit Ängsten, Verzweiflung und Hoffnungslosigkeit, die den Tod herbei sehnen lässt – Suizidgefahr, die auch formuliert wird. • Zieht sich still zurück, aber Widerspruch lässt ihn wütend werden.
Gewebe- und Organbezug mit Indikationsbeispielen	*Nervensystem:* • Kongestive Kopfschmerzen, pochend, bohrend, reißend • Skrofulöse Augenerkrankungen • Kongestiver Tinnitus, Schwerhörigkeit *Herz-Kreislauf-System:* • Tachykardes Herzklopfen, Palpitationen, Arrhythmie (in Form von Aussetzern des Herzens), Beklemmmungsgefühl des Herzens mit Kurzatmigkeit und Lufthunger • Blutzudrang (Kongestion) zum Kopf → rotes gedunsenes Gesicht, schlimmer durch geistige Anstrengung und Bücken ▸

Aurum metallicum	
◄	• Hitzewallungen • Extremitäten sind kalt, aber Kopf und Gesicht sind warm • Arteriosklerose *Nase:* • Rote, knotige Nase (z.B. Rosacea) • Destruktive Entzündung von Nasenknorpel und -knochen, Ozaena (Stinknase) • Eitergeruch aus der Nase *Oberflächen:* • Pustulöse, papulöse Effloreszenzen oder rote Exantheme mit Hitzegefühl und Juckreiz • Schuppende Keratosen • Ulzera • Auf Schleimhäuten chronisch-eitrige, ulzerierende Entzündungen *Verdauungssystem:* • Starker, stinkender Mundgeruch • Harte, knotige Stühle • Sonst ziemlich unspezifische Symptome im Verdauungssystem *Geschlechtsorgane:* • Mann: Quetschende Schmerzen des Hodens. Libido verstärkt • Frau: Hitze und Stechen der Vulva. Dick-weißlicher Fluor *Bewegungssystem:* • Rheumatische Schmerzen in allen Gelenken und Weichteilen • Deformierende Arthrosen (bei passender Allgemeinsymptomatik), Goldinjektionen, in stofflicher Form, wurden in der Schulmedizin lange bei rheumatischen Arthritiden verabreicht
Schmerzqualität, Empfindungen, Modalitäten	• Verschlechterung des Beschwerden durch Kälte und im Winter • Viele Beschwerden bestehen nur in der kalten Jahreszeit
Säftebezug	• Besonderer Bezug zum Sanguis • Säfteoptimierend bei starker GG- oder SG-Schärfenbelastung
Konstitution	• Mesenchymal-hypoplastische Konstitution • Hämangiotische Konstitution • Torpide Skrofulose
Häufig verwendete Potenzstufe/Regelpotenz	• D6/D12
Ähnlich wirkende Mittel	• Mercurius solubilis • Aurum jodatum

Barium carbonicum	
Ausgangssubstanz	• Bariumkarbonat
Wirkungsprofil	• Barium carbonicum ist ein wichtiges Konstitutionsmittel bei extremer Ausprägung der torpiden Skrofulose, besonders bei Kindern und im Senium. Sein Wirkungsspektrum gibt eine stark in krankhafte Richtung weiter entwickelte, konstitutionelle Pathophysiologie von Calcium carbonicum wieder. Es ist ein mögliches Folgemittel, wenn Calcium carbonicum oder Ammonium carbonicum nicht optimal wirkt. • Bei Barium carbonicum-Kindern bestehen erhebliche Entwicklungsverzögerungen und -störungen auf körperlicher und geistiger Ebene, die in den meisten Fällen mit großer Anfälligkeit für ‚Erkältungskrankheiten' und dem Formenkreis der lymphatischen Hyperplasie kombiniert sind. (Siehe Kap. 10, Band 1) • Bei den betreffenden Kindern ist das Wachstum und die funktionelle Entwicklung insgesamt oder auch in einzelnen Organsystemen verlangsamt bzw. läuft unvollständig ab. Neben einer Kleinwüchsigkeit ist besonders die geistige Entwicklung retardiert. • Die Erfahrungen bei der praktischen Anwendung des Mittels legen nahe, dass Barium carbonicum, neben der Wirkung auf das gesamte lymphatische System, einen stimulierenden Effekt auf die hormonelle Steuerungsachse zwischen dem Hypophysär-hypothalamischen System und v.a. der Schilddrüse hat (TSH ↔ Thyroxin, STH). • Ein extremes Beispiel eines Barium carbonicum-Zustandes ist das Down-Syndrom[2] (Trisomie 21). • Bei Senioren wird Barium carbonicum vorwiegend bei degenerativen Erkrankungen des Herz-Kreislauf-Systems und bei Abbau der Drüsenfunktionen angewendet. • Dazu schreibt Mezger: „Die Heilbeziehung zu diesen Alterskrankheiten dürfte jedoch nicht nur ihren Weg über die Arteriosklerose des Gefäßsystems, sondern auch über die Rückbildungsvorgänge der gesamten Drüsen, wie sie dem Alter eigentümlich sind, nehmen. Der Kümmerwuchs bzw. die ungleichmäßige Entwicklung in der Kindheit findet also im Alter ihr Spiegelbild in einer dysharmonischen Rückbildung."
Psychische Charakteristika	• Bei Kindern ist auch die psychische Entwicklung verzögert, bei alten Menschen früher Abbau auch auf seelischer Ebene. • Kinder zeigen Schüchternheit oder Aggressivität gegen andere Kinder. Kleinigkeiten, die ihnen nicht passen, können diese Kinder ‚ausrasten' lassen. • Barium carbonicum-Menschen sind sehr unentschlossen, wissen nicht, was sie wollen, und sind sehr vergesslich.

2 Das Mittel wird selbstverständlich ein Down-Syndrom nicht heilen, kann aber dazu beitragen, die bestmögliche konstitutionelle Stabilität zu erreichen.

Barium carbonicum	
Gewebe- und Organbezug mit Indikationsbeispielen	*Nervensystem:* • Retardierte bzw. reduzierte neurologische und geistige Entwicklung bei Kindern, z.B. spätes und fehlerhaftes Sprechenlernen, Konzentrations- und Merkstörungen, spätes Trockenwerden (manchmal Enuresis bis über das 10. Lebensjahr hinaus). Gleiches bei der Kontrolle der Stuhlentleerung. • Auch das soziale Verhalten ist auffällig: Entweder extreme Schüchternheit oder Distanzlosigkeit. Infantiles Verhalten bei Erwachsenen • Die Vergesslichkeit ist so ausgeprägt, dass die Betroffenen nicht wissen, was sie gerade gesagt haben. Dies ist ein Symptom, das vor allem bei Demenzkranken häufig auftritt *Oberflächen/Lymphsystem:* • Hyperplasie von Schleimhauten und Lymphgewebe (Gaumen-, Rachen- und Tubentonsillen, sowie Lymphdrüsen) mit Katarrhen. Dabei reichlicher, dicker, gelber Schleim. Die Kombination zwischen Schleimhautschwellung und vergrößerter Rachenmandel behindert die Nasenatmung, weshalb die Betroffenen dauerhaft durch den Mund atmen und nachts auch schnarchen. Tubenkatarrh, der die Belüftung des Mittelohrs behindert und so zu Mukothympanon mit Schwerhörigkeit führt. Knacken und Krachen in den Ohren beim Schneuzen, Niesen oder Gähnen. • Durch die Schleimhauthyperplasie wird auch der Sekretabfluss aus den Nebenhöhlen behindert, was chronische Sinusitiden nach sich zieht. • Bei akuter Angina tonsillaris mit eitrigem Belag und Pflockgefühl im Hals. Schmerzen im Hals beim Schlucken, schlimmer beim Leerschlucken. Mandeln eitern bei jeder Erkältung. • Mit zunehmendem Alter kann die Hyperplasie zu einer Hypoplasie wechseln, ebenfalls mit reduziertem Abwehrverhalten. • Alle Katarrhe können auch trocken sein, mit Reizsymptomatik, z.B. trockener Nase, Kitzelhusten, Heiserkeit wie von Rauch. • Sämtliche skrofulösen Augenleiden, wie z.B. Blepharitis, Konjunktivitis, Iridozyklitis, Keratitis, Makuladegeneration. *Herz-Kreislauf-System:* • Altersherz mit Dilatation des Herzmuskels • Bradykarde Zustände • Arterielle Hypertonie • Vaskuläre Insuffizienz durch Arteriosklerose • Heftiges Herzklopfen beim Liegen auf der linken Seite und beim Denken daran • Hämorrhoiden, die beim Wasserlassen heraustreten • Unterstützend bei Gefäßaneurysmen ►

Barium carbonicum	
◂	*Verdauungssystem:* • Bläschen im Mund und Gaumen („Mundfäule") • Im Schlaf läuft Speichel aus dem Mundwinkel • Hunger, aber kein Appetit • Schmerzen, wenn die Speise den Magenpförtner passiert • Kälte- und Leeregefühl im Magen mit Gefühl des Herunterhängens („Kalter, schlaffer Magen") *Urogenitalsystem:* • Prostatahyperplasie • Bei Männern verringerte Libido, Impotenz
Schmerzqualität, Empfindungen, Modalitäten	• Unspezifische Schmerzqualitäten • Besserung der Beschwerden durch Gehen im Freien • Verschlechterung durch Liegen auf der schmerzhaften Seite, beim Denken an die Krankheit
Säftebezug	• Stark mit Schärfen verunreinigtes, kaltes Phlegma
Konstitution	• Lymphatisch-hyperplastische Konstitution • Katarrhalisch-rheumatische Konstitution • Lymphatisch-hypoplastische Konstitution (im Alter) • Melanchologene Konstitution (im Alter) • Torpide Skrofulose
Häufig verwendete Potenzstufe/Regelpotenz	• D6/D12
Ähnlich wirkende Mittel	• Barium jodatum (Skrofulose mit ausgeprägter exsudativer Diathese, sowie akuter und chronischer Tonsillitis) • Ammonium carbonicum • Scrophularia nodosa

Belladonna	
Botanische Bezeichnung	• Atropa belladonna – Tollkirsche
Wirkungsprofil	• Akutmittel bei entzündlich-fieberhaften und spastischen Zuständen und/oder starken Kongestionen. • Leitsymptome: Heftige Erregungszustände mit Konvulsionen, übersteigerte Sinneswahrnehmung, Fieberphantasien, Halluzinationen, aber ohne Angst (Unterschied zu Aconit). Der Kranke wütet und möchte fliehen. Erwacht schreiend aus dem Schlaf. Hauptmittel, vor allem in der Kinderheilkunde, bei rasch beginnenden Zuständen von hohem Fieber mit starker Unruhe, rotem Gesicht und dampfendem Schweiß (feuchte Haut im Unterschied zu Aconitum). Therapeutisch und prophylaktisch bei Fieberkrämpfen. Trockenheit in Mund und Hals mit großem Durst. Scharlach oder sonstige Streptokokkeninfektion, hochakute Angina. • Weiterer Wirkungsaspekt: Spastische Zustände in allen Hohlorganen, besonders Rachen, Magen-Darm-Trakt, Gallenblase, Harnblase und Uterus. Plötzliches und periodisches Auftreten, genauso rasches Verschwinden.
Gewebe- und Organbezug mit Indikationsbeispielen	*Nervensystem/Psyche:* • Reizung des Gehirns, wie oben beschrieben • Mydriasis, Augen weit geöffnet, starrer Blick • Folgen von übermäßiger Sonnenbestrahlung (Hitzschlag, Sonnenstich), spastische Migräne, epileptoide, Zustände, Zahnungskrämpfe bei Kindern • Schlaf sehr unruhig, wirft sich hin und her, Albträume, hat das Gefühl, in der Matratze zu versinken, Zähneknirschen im Schlaf • Zucken der Gesichtsmuskeln • Neuralgien in allen entsprechenden Nerven *Sinnesorgane:* • Akute Entzündungen mit genannter Symptomatik • Bewährt bei akuter Otitis media mit sonstiger Belladonna-Symptomatik • Sensorische Überempfindlichkeit in allen Bereichen, besonders bei Licht und Berührung *Oberflächen:* • Rote, heiße, scharlachähnliche Ausschläge. Erysipel, Phlegmone • Akute Lymphadenitis • Akute Katarrhe an allen Orten mit Belladonna-Symptomatik *Herz-Kreislauf-Blut-System:* • Hyperkinesie in allen Bereichen mit schnellem kräftigen Puls • Sichtbares Pulsieren der Arteria carotis ►

Belladonna	
◂	*Verdauungssystem:* • Krämpfe im Abdomen, die durch Überstrecken nach hinten gelindert werden • Erbrechen mit krampfhaftem Würgen • Spastische Durchfälle oder Verstopfung • Das Abdomen ist schmerzhaft aufgetrieben *Atemtrakt:* • Alle Schleimhäute trocken und überempfindlich, auch blutend • Spastik im Schlund, Stimmritze, akutes Asthma bronchiale und obstruktive Bronchitis • Keuchhusten und ähnlicher Husten *Urogenitalsystem:* • Häufiger imperativer Harndrang mit viel hellem Urin. Brennen in der Harnröhre bei Miktion • Dysmenorrhoe mit starker, heißer, hellroter Blutung (Uteruskongestion), Zyklus verkürzt • Gefühl, als ob etwas aus der Vagina herausdrückt
Schmerzqualität, Empfindungen, Modalitäten	• Verschlechterung der Beschwerden durch alle Sinneseindrücke • Schmerzen kommen plötzlich und verschwinden plötzlich
Säftebezug	• Säfteoptimierend bei überhitztem Sanguis (cholerische Kakochymie)
Konstitution	• Das Mittel wird fast ausschließlich als Akutmittel verwendet, ist daher keiner konstitutionellen Situation klar zuzuordnen • Spasmophile Diathese
Häufig verwendete Potenzstufe/Regelpotenz	• D4/D6
Ähnlich wirkende Mittel	• Aconitum • Ferrum phosphoricum • Colocynthis

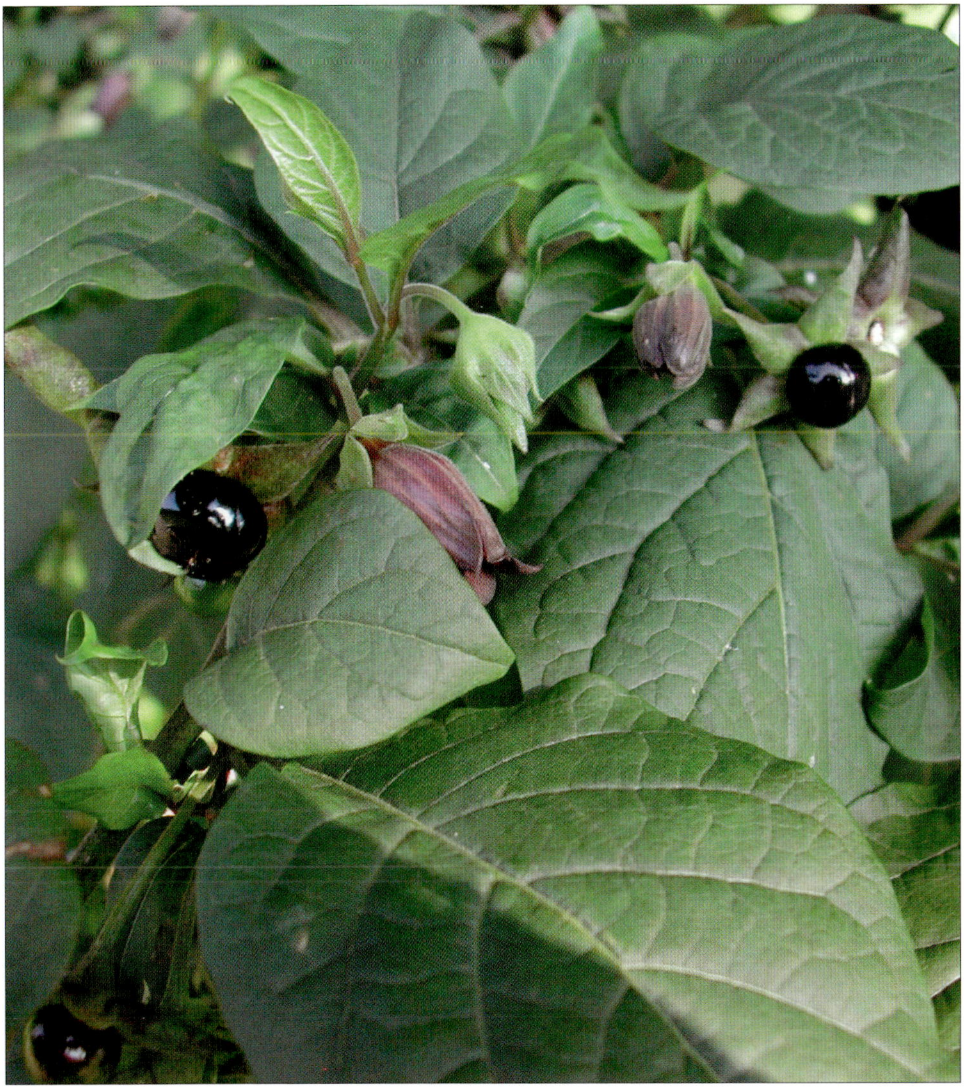

Belladonna

Bryonia	
Botanische Bezeichnung	• Bryonia alba – Weiße Zaunrübe
Wirkungsprofil	• Wichtiges Mittel der chologenen Konstitution, also beim pathophysiologischen Überwiegen des gelbgalligen Prinzips. • Die warmen und trockenen Qualitäten der Cholera prägen das Wesen und Verhalten des Bryonia-Menschen, das dem cholerischen Temperament entspricht. • Durst auf große Mengen kalten Wassers lässt sowohl den Feuchtigkeitsmangel als auch das Bedürfnis nach Kühlung erkennen. • Auf der physischen Ebene wird das Feuchtigkeitsdefizit in Trockenheit von Haut und Schleimhäuten erkennbar, auch bei Katarrhen. • Neben den unten beschriebenen psychischen Merkmalen ist die überschießende Wärme auch dafür verantwortlich, dass die Bryonia-Krankheitsprozesse hyperkinetisch (akut entzündlich, spastisch) ablaufen. Um die Wärmeprozesse nicht noch mehr zu steigern, vermeidet der Patient Bewegungen. Jede Form von einwirkender Wärme verstärkt ebenfalls die Symptomatik. • Ihre Wirkungen entfaltet Bryonia v.a. bei Krankheiten der Schleimhäute und serösen Häute sowie der damit in Verbindung stehenden Gewebe.
Psychische Charakteristika	• Der Bryonia-Mensch ist reizbar, ärgert sich leicht und verträgt keinen Widerspruch. Weil ihm mit der Feuchtigkeit die Energiereserven für Anpassungsprozesse fehlen, tut er sich schwer damit, Veränderungen in sein Leben zu integrieren. Er hält konservativ an dem fest, was immer schon so war und zieht (tatsächlich und im übertragenen Sinne) einen Zaun um sich und seinen Besitz („my home is my castle"), um Einflüsse fern zu halten, die evtl. seine Anpassungsbreite überfordern würden. (Ob es wohl Zufall ist, dass die Pflanze „Zaun-Rübe" heißt und genau dort wächst...?) • Die fehlende physiologische Feuchtigkeit ist auch der Hintergrund für Existenzängste dieser Menschen, die in dem Symptom „Angst, zu verhungern" erkennbar werden – also die Befürchtung, noch weniger humorale Feuchtigkeit zur Verfügung zu haben. Im erweiterten Sinne steht das auch für Ängste vor finanziellen Verlusten resp. Armut, die in Geiz erkennbar werden.
Gewebe- und Organbezug mit Indikationsbeispielen	*Nervensystem:* • Kopfschmerzen mit berstendem Schmerz, als ob alles von innen herausgepresst würde, Schweregefühl und Verwirrung *Herz-Kreislauf-System:* • Inneres Hitzegefühl • Schneller, gespannter, harter und voller Puls ▶

Bryonia

◄

Sinnesorgane:
- Ohr: Menier'sches Syndrom
- Auge: Entzündungen mit herauspressendem Schmerz, der bei jeder Augenbewegung schlimmer wird
- Glaukom

Oberflächensystem:
- Die Haut ist gelblich-blass und ödematös geschwollen, aber heiß und stechend
- Haare sehr fettig, Seborrhoe
- Saurer Schweiß
- Trockene Katarrhe mit stechendem oder brennendem Schmerz, Schleimhaut auch rissig
- Akute Brustentzündung

Atemsystem:
- Trockener Reizhusten mit starken Schmerzen hinter dem Sternum (Patient drückt die Hände auf die Brust), besonders nachts. Patient muss sich setzen beim Husten
- Zäher Schleim, rötliches Sputum
- Eintreten in ein warmes Zimmer löst Hustenreiz aus
- Stechende Schmerzen im Thorax (Pleuritis)

Verdauungssystem:
- Schleimhautsymptomatik wie oben beschrieben.
- Zungenbelag gelb bis braun, bitterer Geschmack im Mund
- Nach dem Essen Druck im Magen, wie von einem Stein
- Magen sehr berührungsempfindlich
- Übelkeit, Erbrechen bitter und gallig
- Dyspepsie bei sommerlicher Hitze
- Gallenwegsdyskinesien, mit und ohne Gallensteinen
- Lebergebiet schmerzhaft geschwollen, Brennschmerz
- Heiße Lebererkrankungen
- Obstipation. Stuhl hart und trocken, evtl. blutig

Urogenitalsystem:
- Stark konzentrierter, bierbrauner Urin in kleinen Mengen
- Menstruation zu früh und zu stark. Bei Unterdrückung Migräne, Nasenbluten oder andere Hitzekrankheiten

Bewegungssystem:
- Akute rheumatische Arthritiden (Synovialitis), können in allen Gelenken auftreten: Gelenke rot geschwollen, starke reißende, spannende Schmerzen, immer schlimmer bei Bewegung
- Ähnliche Schmerzen auch in Muskulatur und Sehnenansätzen (Muskelrheuma, heute „Fibromyalgie" genannt, Epicondylitiden)

Bryonia	
Schmerzqualität, Empfindungen, Modalitäten	• Stechende Schmerzen und Trockenheit • Verschlechterung der Beschwerden durch Aufregung, Wärme, Berührung und Bewegung. Jede Bewegung wird strikt gemieden • Besser durch Ruhe, Kälte und Trinken von großen Mengen kalten Wassers („Trinkt wie ein Pferd")
Säftebezug	• Säfteableitend: Fördert Elimination übermäßiger Cholera und GG-Schärfen
Konstitution	• Cologene Konstitution • Gastrische Konstitution • Katarrhalisch-rheumatische Konstitution • Azide Diathese (GG-Aspekte der Harnsäure)
Häufig verwendete Potenzstufe/Regelpotenz	• D4/D6
Ähnlich wirkende Mittel	• Nux vomica • Podophyllum • Berberis

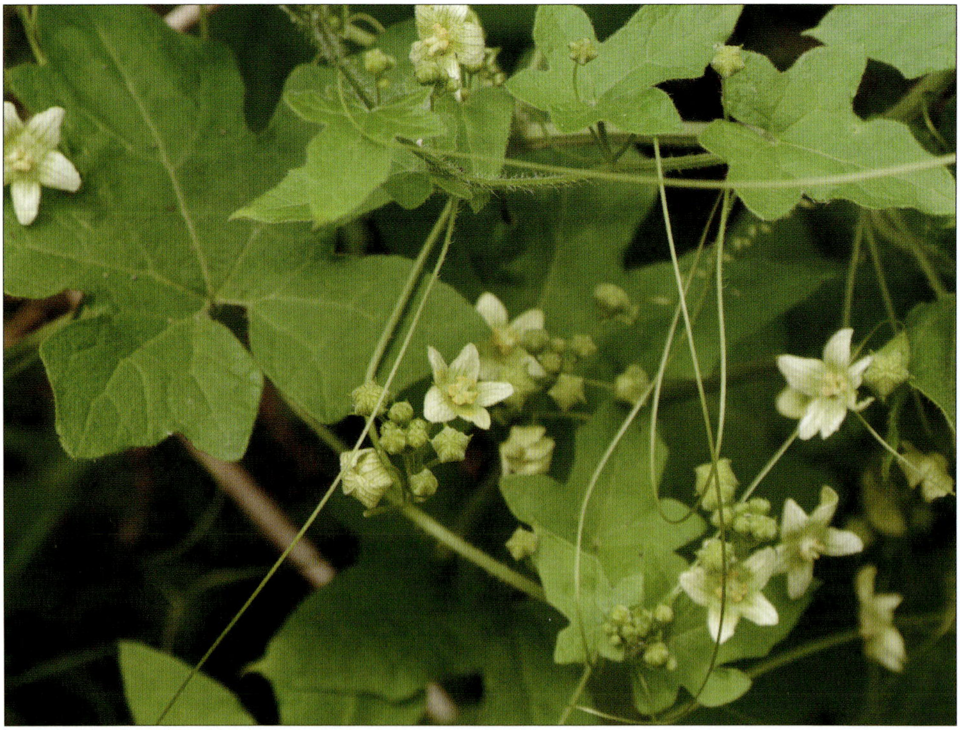

Bryonia

Calcium carbonicum	
Ausgangssubstanz	• Kalziumkarbonat, Kalk aus der Austernmuschel
Wirkungsprofil	• Sämtliche Calcium-Salze haben aus humoralmedizinischer Sicht einen Wirkungsbezug auf das Phlegma, dessen Qualitäten sich v.a. in der Funktionalität des Lymphsystems und den eng daran geknüpften Funktionen der Oberflächenorgane widerspiegeln. • Carbonate repräsentieren Trägheit in der Dynamik der Funktionssysteme und werden daher bei Zuständen mit mangelnder physiologischer Wärme angewendet. • Fasst man diese Aspekte zusammen, ergibt sich für die Wirkungsweise von Calcium carbonicum: Es ist eines der wichtigsten Konstitutionsmittel bei torpider Skrofulose (siehe Kap. 10, Band 1. Bei sämtlichen Krankheitserscheinungen der in diesem Kapitel beschriebenen Pathophysiologie sollte an den Einsatz von Calcium carbonicum gedacht werden, auch wenn in dieser Monografie nicht alle entsprechenden Symptome aufgeführt sein können). • Das humorale Wirkungsprinzip von Calcium carbonicum ist deutlich wärmend und trocknend. • Die Optimierung der Qualitäten der Feuchtigkeit schafft die Voraussetzungen für die Verbesserung der Gewebeernährung. • Calcium carbonicum normalisiert den Flüssigkeitsgehalt des Interstitiums durch Aktivierung des lymphatischen Abflusses und verbessert damit die Elimination von Metaboliten. Der Abtransport saurer Valenzen stabilisiert den Säure-Basen-Haushalt im Gewebe. Gleichzeitig aktiviert das Mittel die Calcium-Resorption im Darm, womit dem Organismus neutralisierende Basen zur Verfügung stehen. • Die Pathophysiologie der mit Calcium carbonicum zu behandelnden Krankheits- und Konstitutionszuständen basiert im wesentlichen auf den beiden Faktoren Stagnation des Lymphflusses und Gewebeübersäuerung, mit multiplen Folgeerscheinungen: Hyperplasie von Haut, Schleimhäuten und Lymphgeweben sowie katarrhalische und ekzematische Ersatzausscheidungen stehen dabei symptomatisch im Vordergrund. Hinzu kommen Wachstums- und Entwicklungsstörungen, die auf der eingeschränkten Ernährungsfähigkeit des zu kalten Phlegmas beruhen (z.B. Rachitis). • Die Reaktionen auf krankmachende Reize ist meist träge, d. h. der betreffende Mensch ist zwar sehr anfällig, entwickelt aber nur schwaches Fieber und Entzündungsreaktionen, weshalb seine Krankheiten zu schleppendem Verlauf mit Chronifikation neigen. Andererseits kann der Calcium carbonicum-Patient auch allergische Reaktionen entwickeln. In jedem Fall ist die Effizienz des Abwehrverhaltens gering. Dazu Broy: „Der Calcium carbonicum-Typ demonstriert im physischen Bereich häufig hyperergische, im psychischen eher torpide Reaktionen." • Der Mangel an physiologischer Wärme führt zu Unverträglichkeit von kalten Nahrungsmitteln, besonders Milch und Rohkost.

<table>
<tr><th colspan="2">Calcium carbonicum</th></tr>
<tr><td>Gewebe- und Organbezug mit Indikationsbeispielen</td><td>
Allgemein:
• Der hohe Feuchtigkeitsgehalt ist bereits im Gesicht erkennbar: Blässe, Aufgedunsenheit. Allgemein ist die Haut pastös, und es besteht Fettansatz.
• Kältegefühl
Nervensystem/Psyche:
• Trägheit in allen Bereichen, phlegmatisches Temperament
• Entwicklungsverzögerung bei Kindern: Spätes Laufen- und Sprechenlernen, verzögerte Kontrolle über Harn und Stuhl
Oberflächen/Lymphsystem/Drüsen:
• Hyperplasie von Schleimhäuten, alle Tonsillen (Adenoide), Lymphknoten mit ausgeprägter Neigung zu langwierigen bzw. rezidivierenden Katarrhen (Hyperplastischer Lymphatismus mit exsudativer Diathese)
• Schleimhautpolypen
• Hartnäckige Katarrhe im Augen- und Ohrenbereich (z.B. Laufohr)
• Schmerzlose chronische Heiserkeit
• Krankheiten der allergischen Diathese auf Haut und sämtlichen Schleimhäuten
• Skrofulös – allergische Krankheiten mit Hautsymptomatik (z.B. Milchschorf, endogenes Ekzem, Urtikaria)
• Viel Schweiß, v.a. nachts und am Kopf
• Hypothyreotische Zustände mit und ohne Struma
Atmungssystem:
• Katarrhe siehe oben
• Asthma bronchiale, COPD
• Adjuvant bei Zystischer Fibrose = Mukoviszidose (auch Barium carbonicum)
Verdauungssystem:
• Chronische Dyspepsie in Folge der defizitären Wärme für die Coctio. Meteorismus mit sauer riechenden Flati
• Saure Stühle, saures Erbrechen, saures Aufstoßen
• Atonische Obstipation (sehr wirksam bei Säuglingen und Kleinkindern)
• Unverträglichkeit von Kuhmilch, die mehr die Milcheiweiße betrifft als die Laktose
• Rezidivierende Bauchschmerzen bei Kindern (Nabelkoliken) als Symptom einer Vergrößerung der Lymphknoten des Darms und Mesenteriums (Darmskrofulose)
Bewegungsapparat:
• Rachitische Verformung von Knochen der Extremitäten, Rippen, Becken (Hüftdysplasie) und Wirbelsäule, Fontanellen schließen sich spät
• Osteoporose und sonstige Nutritionsstörungen der Knochen
• Arthritiden, entweder als Vikariation auf die Synovia oder auf gichtiger Basis. Später deformierende Arthrosen.
• Schlaffe, tonusarme Skelettmuskulatur
</td></tr>
</table>

Calcium carbonicum	
Schmerzqualität, Empfindungen, Modalitäten	• Alle Ausscheidungen riechen bzw. schmecken sauer • Besserung der Beschwerden durch Wärme • Verschlechterung durch kalte Feuchtigkeit
Säftebezug	• Säfteoptimierend: Optimiert die Coctio in allen Phasen, wirkt erwärmend und zerteilend auf kalte Feuchtigkeit • Säfteableitend: Fördert Elimination von GG-Schärfen • Säftebewegend auf die Feuchtigkeit
Konstitution	• Lymphatisch-hyperplastische Konstitution • Katarrhalisch-rheumatische Konstitution • Hydrogenoide Konstitution • Skrofulose • Allergische Diathese
Häufig verwendete Potenzstufe/Regelpotenz	• D6
Darreichungsformen	• Biochemisches Mittel Nr. 22 (Tabletten) und die weiteren Galenika
Ähnlich wirkende Mittel	• Natrium bicarbonicum • Ammonium carbonicum • Barium carbonicum • Antimonium crudum
Besonderheiten	• Nach Broy ist das biochemische Zusatzmittel Nr. 22 nicht identisch mit dem in der Homöopathie verwendeten Calcium carbonicum Hahnemanni. Das biochemische Mittel Nr. 22 wird aus reinem Calciumcarbonat ($CaCO_3$) hergestellt, während die Ursubstanz des homöopathischen Mittels Kalk aus der Austernschale ist. Dieser ist als natürliche Substanz chemisch nicht rein, sondern enthält ‚Verunreinigungen' durch verschiedene Spurenelemente (Mangan, Jod), die in die Wirkung des Mittels einfließen. In dieser Monografie sind die Gemeinsamkeiten der beiden Zubereitungen herausgearbeitet.

Calcium fluoratum	
Ausgangssubstanz	• Kalziumfluorid, Fluorkalzium
Wirkungsprofil	• Reguliert die elastischen Grundfunktionen aller Gewebe • „Macht Hartes weich und Weiches hart“ (bei entsprechender pathologischer Veränderung) • Wichtiges Bindegewebemittel (neben Silicea, mit der es sinnvoll kombinierbar ist)
Gewebe- und Organbezug mit Indikationsbeispielen	*Bindegewebe der Hohlorgane:* • Erweiterung und Erschlaffung • Schlaffer Magen, Divertikel • Lungenemphysem • Varikosis, Hämorrhoiden • Aneurysma (ggf. postoperativ) • Hämangiom (Blutschwamm) *Sehnen und Bänder:* • Schwache mechanische Resistenz • Instabilität von Gelenken • Neigung zu Hypermobilität oder Steifheit • Neigung zu Rupturen • Hernien • Bandscheibenprolaps • Blasen- und Gebärmuttersenkung • Abortneigung wegen Atonie der Gebärmutter *Haut und Schleimhäute:* • Verhärtung oder Atrophie, verhärtete Exsudate (harte Krusten) • Starke Narbenbildung mit Verhärtung (Kelloide) • Hautschlaffheit mit Faltenbildung • Hyperkeratose mit Rissen • Fissuren am After und an anderen Stellen • Sklerosierung • Trockener, harter Husten • Neigung zu Pseudokrupp *Lymphgewebe:* • Harte Lymphdrüsen • Rezidivierende Mandelsteine • Verhärtete Brustdrüsen ▸

Calcium fluoratum	
	Knochen: • Bei mangelnder Stabilität, Osteoporose • Bleibende Kallusbildung nach Fraktur • Unterstützung der Frakturheilung • Exostosen (z.B. Fersensporn) • Gichtknoten an Gelenken *Zähne:* • Fördert Stabilität des Zahnschmelzes • Neigung zu Karies • Paradentose • Lockere Zähne *Auge:* • Bei Elastitzitätsstörungen der Linse • Katarakt • Prophylaxe der Altersfehlsichtigkeit *Nervensystem/Psyche:* • Schwere Depression, grundlose Angst vor finanziellem Ruin und um die Gesundheit.
Schmerzqualität, Empfindungen, Modalitäten	• Steifheitsgefühl, das sich bei fortgesetzter Bewegung bessert
Säftebezug	• Säfteoptimierend: Reguliert die Phlegma-Qualität • Verhärtung und fehlende Elastizität entspricht dem melancholischen Prinzip
Konstitution	• Mesenchymal-hypoplastische Konstitution • Melanchologene Konstitution • Azide Diathese
Häufig verwendete Potenzstufe/Regelpotenz	• D12
Darreichungsformen	• Biochemisches Mittel Nr. 1 (Tabletten) und weitere Galenika
Ähnlich wirkende Mittel	• Silicea • Acid. fluoricum • Calcium silicicum

Calcium hypophosphoricum (Syn.: Calcium hypophosphorosum)	
Ausgangssubstanz	• Kalziumhypophosphit
Wirkungsprofil	• Wie alle Calcium-Salze hat auch dieses Mittel einen starken Wirkungsbezug zum Phlegma und damit auf organischer Ebene zum Lymphsystem. Calcium hypophosphoricum ist bzgl. seines Wirkungsprofils dem Calcium phosphoricum sehr ähnlich, daher wird hier auf eine Wiederholung verzichtet. • Das Mittel wird vorwiegend in der Kinderheilkunde eingesetzt. • Seine Indikationen sind Manifestationen der erethischen Skrofulose, bei der die übersteigerten, überreizten Aspekte im seelischen Bereich und im Verhalten noch stärker in die Pathologie hinein gesteigert sind als bei Calcium phosphoricum, z.B. bei Zuständen, die man heute mit dem Begriff ADHS zusammenfasst. Es würde aber dem Anspruch der individuellen Therapie widersprechen, wenn man Calcium hypophosphoricum pauschal als „Mittel gegen ADHS" einsetzen würde. Die konstitutionelle Situation, wie sie bei Calcium phosphoricum beschrieben ist, muss gegeben sein, damit das Mittel optimal wirkt. • Es besitzt sämtliche Wirkungsprinzipien von Calcium phosphoricum, hat aber spezifische psychische Charakteristika. • Weitere typische körperliche Symptome sind Schmerzen in den Knochen (Wachstumsschmerzen) und stark hyperkinetische Verdauungsstörungen.
Psychische Charakteristika	• Die Betroffenen sind sehr gereizt, unruhig und wirken unzufrieden. Gleichzeitig sind sie Mitmenschen gegenüber aber freundlich, empathisch und hilfsbereit. • Darin sind Wesensmerkmale erkennbar, die bei vielen ADHS-Kindern zu beobachten sind: Trotz ihres chaotischen Verhaltens, unter dem oft die ganze Familie, Kindergarten- oder Schulklasse leiden müssen, haben diese Kinder häufig ein feines Gespür für Ungerechtigkeit und Ungereimtheiten im sozialen Verhalten. Wenn sie wahrnehmen, dass ein anderes Kind in diesem Sinne falsch behandelt wird, werden sie sich – auch gegenüber ‚Autoritätspersonen' – beherzt für dieses Kind einsetzen, ohne sich von eventuellen negativen Konsequenzen für sich selbst davon abbringen zu lassen.
Säftebezug	• Optimiert Phlegma-Qualität, v.a. bei Verunreinigung mit GG-Schärfen
Konstitution	• Neurogene Konstitution • Erethische Skrofulose • Anämische Konstitution
Häufig verwendete Potenzstufe/Regelpotenz	• D4/D6
Ähnlich wirkende Mittel	• Calcium phosphoricum • Hyoscyamus • Ambra

Calcium jodatum	
Ausgangssubstanz	• Kalziumjodid
Wirkungsprofil	• Auch dieses Kalzium-Salz hat starken Wirkungsbezug zum Phlegma und damit auf organischer Ebene zum Lymphsystem. • Ähnlich wie Calcium phosphoricum deckt die Wirkung von Calcium jodatum die Manifestationen der erethischen Skrofulose ab, hat seinen Schwerpunkt aber im Bereich der entzündlichen Erkrankungen der Oberflächen und der Lymphorgane oder Vikariationen davon. • Bei diesem Mittel verknüpfen sich die Wirkungen von Calcium (als ‚Feuchtigkeitsmittel') und Jod (als ‚Wärmemittel'). Die Bedeutung des Jods für die Energiebilanz des Organismus ist bei Kalium jodatum beschrieben. • Calcium jodatum bewährt sich bei Krankheitszuständen des skrofulös-katarrhalischen Formenkreises, bei dem die Energiereserven so erschöpft sind, dass die notwendigen Überwindungs- und Abwehrprozesse nicht zum Abschluss (Heilung) der Krankheit gelangen können. Eine solche Situation ist häufig konstitutionell basiert[3], wird aber erst in der aktuellen Krankheitssituation zum pathophysiologisch relevanten Faktor. *Charakteristische Zustände:* • Trockener Husten alter Menschen im Herbst (Broy) • Skrofulöse Entzündungen der Lymphdrüsen an Hals und Nacken • Chronisch hyperplastische Rhinitis, Sinusitis, Pharyngitis • Chronische Tonsillitis • Chronische Otitis media mit Eiterung (Laufohr) • Knotige und fibröse Vergrößerung der Schilddrüse • (Eitrige) Ostitis
Säftebezug	• Säfteoptimierend: Bei GG-verunreinigtem Phlegma
Konstitution	• Oxygenoide Konstitution • Katarrhalisch-rheumatische Konstitution • Lymphatisch-hyperplastische Konstitution • Lymphatisch-hypoplastische Konstitution • Erethische Skrofulose • Exsudative Diathese
Häufig verwendete Potenzstufe/Regelpotenz	• D4/D6
Ähnlich wirkende Mittel	• Calcium phosphoricum • Thuja

3 Die hierbei bestehende oxygenoide Konstitution erkennt der Irisdiagnostiker sehr leicht an einer partiell oder generell zu schmalen Krausenzone. Er wird Calcium jodatum also dann einsetzen, wenn ein Mensch mit oxygenoider Konstitution an hartnäckigen chronischen Manifestationen des lymphatisch-skrofulösen Formenkreises leidet.

Calcium phosphoricum	
Ausgangssubstanz	• Kalziumphosphat
Wirkungsprofil	• Fördert Gewebeaufbau und -regeneration • Rekonvaleszenz nach akuten Krankheiten • Stabilisiert Grenzmembranen: Haut, Schleimhäute und seröse Häute • Katarrhalische und ekzematische Ersatzausscheidungen • Fördert substanzielle Blutbildung • Wichtiges Konstitutionsmittel bei erethischer Skrofulose
Gewebe- und Organbezug mit Indikationsbeispielen	*Schleimhäute:* • Katarrhe mit glasigem Sekret (albuminös) • Lymphatische Hyperplasie *Seröse Häute:* • Pleuritis mit serös-albuminösem Erguss • Synovialitis mit serös-albuminösem Erguss *Knochen:* • Unterstützung der Frakturheilung • Rachitis • Fontanellen bleiben zu lange offen *Zähne:* • Erschwertes Zahnen bei Kindern *Verdauungssystem:* • Meteorismus als Zeichen der insuffizienten Coctio • Stinkender Gasabgang *Blut:* • Anämie, Chlorose (Bleichsucht, konstitutionelle Anämie) • Blutungsneigung (Hämorrhagische Diathese) *Muskulatur:* • Spasmen • Kribbeln, Zittern *Nerven:* • Nach Nervenverletzungen (vgl.: Hypericum D4) • Unruhezustände • Reizbare Schwäche
Schmerzqualität, Empfindungen, Modalitäten	• Spastische Schmerzen • Parästhesien • Kälte- und Taubheitsgefühl • Kopfschmerzen durch geistige Anstrengung (Schulkopfschmerz)
Säftebezug	• Säfteoptimierend auf Phlegma-Qualität, v.a. bei Verunreinigung mit GG-Schärfen

Calcium phosphoricum	
Konstitution	• Lymphatisch-hyperplastische Konstitution • Katarrhalisch-rheumatische Konstitution • Erethische Skrofulose • Anämische Konstitution
Häufig verwendete Potenzstufe/Regelpotenz	• D6
Darreichungsformen	• Biochemisches Mittel Nr. 2 (Tabletten) und sonstige Galenika
Ähnlich wirkende Mittel	• Calcium carbonicum • Phosphorus • Calcium hypophosphoricum

Calcium silicicum **(Syn.: Calcium silicatum, Calcarea silicata)**	
Ausgangssubstanz	• Kalziumsilikat ($CaSiO_3$)
Wirkungsprofil	• In diesem Mittel verknüpft sich die phlegmabezogene Wirkung des Calciums mit der von Silicea als wichtiges Mittel der interstitiellen Bindegewebefunktionen. Das Wirkungsprofil lässt Aspekte von Calcium carbonicum und Silicea erkennen. Es kombiniert den Schwächezustand der beiden Mittel. • Pathophysiologisches Thema dieses Mittels ist ‚Stagnation des Klärstroms aus dem Interstitium'. • Als Konstitutionsmittel wird man Calcium silicicum einsetzen, wenn einerseits konstitutionelle Elemente der ‚Bindegewebsschwäche' (symptomatisch oder irisdiagnostisch[4]) und andererseits torpide skrofulöse Symptome der Stagnation vorhanden sind. *Allgemein:* • Die Krankheitsprozesse dieses Mittels entwickeln sich langsam über lange Zeit • Die Patienten sind schwach und abgemagert, aber aufgeschwemmt, bes. Kinder • Es besteht Kältegefühl mit Frösteln • Allgemein besteht große Empfindlichkeit gegen physische und psychische Reize • Neigung zu Organsenkungen, Prolaps, Hernien und andere Symptome der mechanischen Bindegewebsschwäche, wie bei Silicea beschrieben • Es besteht mangelndes Selbstvertrauen und Ängstlichkeit. Die Kranken wirken unentschlossen und unaufmerksam

4 Der Irisdiagnostiker wird dieses Mittel wählen, wenn das Irisgewebe extrem locker und stark ‚zerrissen' ist („Geisteriris") und der Patient an Symptomen der torpiden Skrofulose leidet

Calcium silicicum (Syn.: Calcium silicatum, Calcarea silicata)	
Gewebe- und Organbezug mit Indikationsbeispielen	*Oberflächen:* • Stark juckende, brennende oder kalte, blaue Ekzeme. Harte, gelbliche Krusten. (Calcium silicicum hilft häufig bei Neurodermitis, muss aber konstitutionell passen) • Chronische Katarrhe der Atemwege, auch obstruktiv, ausgelöst oder schlimmer durch Kälte, mit viel gelb-grünem Schleim
Schmerzqualität, Empfindungen, Modalitäten	• Auslösung und Verschlechterung von Symptomen durch Kälte. Passive Erwärmung verschlechtert aber die Symptomatik
Säftebezug	• Säfteoptimierend auf die Qualität des Phlegmas
Konstitution	• Mesenchymal-hypoplastische Konstitution • Hydrogenoide Konstitution
Häufig verwendete Potenzstufe/Regelpotenz	• D4/D6
Ähnlich wirkende Mittel	• Silicea • Calcium carbonicum • Myosotis

Calcium sulfuratum	
Ausgangssubstanz	• Calciumsulfit
Wirkungsprofil	• Das Mittel dämpft übersteigerte oxidative Stoffwechselprozesse, wirkt der dadurch induzierten Azidose entgegen, was in der Humoralmedizin als Schärfenbelastung verstanden wird, die entsprechend der Reaktionsweise des Betroffenen unterschiedliche symptomatische Manifestationen haben kann. Zudem verbessert es reduzierte Energiereserven, was Erschöpfungssyndromen, sowie unzureichenden Abwehr-, Überwindungs- und Heilungsprozessen entgegen wirkt. Dies zeigt sich in allgemein reduzierter Widerstandskraft gegen exogene Einflüsse. • Die unten genannten Symptome der Oberflächenorgane sind als Ersatzausscheidungen der sauren Schärfen zu interpretieren.
Gewebe- und Organbezug mit Indikationsbeispielen	*Nervensystem/Psyche:* • Erschöpfungszustände mit ausgeprägter Reizbarkeit • Neigung zu Katarakt *Herz-Kreislauf-Blut:* • Venosität der Blutflüssigkeit aufgrund der Überfrachtung mit Schärfen → Venenerkrankungen *Verdauungssystem:* • Gewichtsverlust trotz ausgeprägtem Appetit • Großes Durstgefühl • Verstopfung ▸

Calcium sulfuratum	
◄	*Oberflächen/Lymphsystem:* • Chronische eitrig-nässende Hautsymptomatik mit klebrigen, jauchigen Exsudaten, bis zur Geschwürbildung (Gewebsschädigung aufgrund mangelnder physiologischer Feuchtigkeit); wenig Tendenz zur Selbstheilung • Furunkulose
Schmerzqualität, Empfindungen, Modalitäten	• Unspezifisch
Säftebezug	• Mittel optimiert kakochym veränderte Sanguisqualität
Konstitution	• Oxygenoide Konstitution • Azide Diathese • Erethische Skrofulose
Häufig verwendete Potenzstufe /Regelpotenz	• D6
Darreichungsformen	• Biochemisches Mittel Nr. 18 (Tabletten) • Homöopathische Potenzen in entsprechender Galenik
Ähnlich wirkende Mittel	• Kalium jodatum • Natrium phosphoricum

Calcium sulfuricum	
Ausgangssubstanz	• Calciumsulfat, Gips
Wirkungsprofil	• Wie alle Calcium-Verbindungen hat dieses Mittel engen Bezug zum Phlegma und damit aus organischer Sicht auf das Lymphsystem, insbesondere dessen resorbierende Funktionen im Bindegewebe. Hier werden Parallelen zur Wirkungsweise von Silicea erkennbar: Silicea optimiert die Funktionalität des interstitiellen Systems der Grundregulation (und damit die Voraussetzungen des Klärstroms), während Calc. sulf. die Resorption von Überschußsäften und Schärfen in die Lymphgefäße und den lymphatischen Klärstrom anregt. Diese Wirkung basiert auf dem Schwefel-Anion, dessen Wirkungsansatz in jeder Kombination stark eliminationsfördernd ist. • Calc. sulf. wird vor allem bei chronifizierten Katarrhen eingesetzt. Dabei regt die Schwefel-Komponente die Wärmeprozesse als Voraussetzung einer aktiven Überwindung an. Auch rheumatische Erkrankungen, die durch Vikariation eines katarrhalischen Prozesses von einer Oberfläche auf die serösen Häute der Gelenke entstanden sind, gehören in den Indikationsbereich des Mittels.
Gewebe- und Organbezug mit Indikationsbeispielen	*Oberflächen:* • Chronische Katarrhe auf hyperplastischer Schleimhaut mit dickem, eiterähnlichen Sekret, das sich leicht löst. (Zähe, schwer lösliche Sekrete: Kalium chlor. oder Kalium bichromicum u.a.m.) ►

Calcium sulfuricum	
◄	• Schleimhautpolypen • Hauteiterungen mit gelben Krusten • Abszesse (es sollte Abflussmöglichkeit des Eiters bestehen, evtl. erst Silicea oder Myristica verabreichen) *Atemwege:* • Eitriger Auswurf *Bewegungsapparat:* • Chronischer Gelenkrheumatismus • Rheumatische Neuralgie (bes. Ischias)
Schmerzqualität, Empfindungen, Modalitäten	• Unspezifisch
Säftebezug	• Phlegma, auch mit SG-Schärfen
Konstitution	• Katarrhalisch-rheumatische Konstitution • Lymphatisch-hyperplastische Konstitution • Lymphatisch-hypoplastische Konstitution
Häufig verwendete Potenzstufe/Regelpotenz	• D12
Darreichungsformen	• Biochemisches Mittel Nr. 12 (Tabletten) • Homöopathische Potenzen mit entsprechender Galenik • Spagyrische Zubereitungen
Ähnlich wirkende Mittel	• Silicea

Carbo vegetabilis	
Ausgangssubstanz	• Holzkohle (Buche oder Birke)
Wirkungsprofil	• Das Mittel hat Ähnlichkeit mit der Wirkung von Kalium sulfuricum. • Im Zentrum steht eine eingeschränkte Energie- und Nährstoffversorgung der Gewebe aufgrund mangelhafter Oxidation. Carbo vegetabilis unterstützt die Fähigkeit der Gewebe, die Verwertung der zugeführten Nährstoffe (inkl. Sauerstoff) im Gewebe so zu verbessern, dass deren funktionelle Leistungsfähigkeit auch bei eingeschränkter Menge und Qualität der Nahrungssäfte erhalten und sogar optimiert werden kann. Humoralmedizinisch wird darin die Optimierung der dritten Coctio erkennbar. Bei diesem Mittel stehen die pathophysiologischen Wirkungen der Melancholera bzw. schwarzgalliger Schärfen im Zentrum, die nicht adäquat eliminiert werden können. Dies kommt in deutlich reduzierter Lebenskraft zum Ausdruck, wovon besonders die Kreislauf- und Atemtätigkeit betroffen sind. Das manifestiert sich in sehr bedrohlicher Symptomatik dieser Systeme: Adynamie und Stagnation des Blutflusses bis zu Kollapszuständen oder gravierende Atemnot sind Extreme dieser Pathophysiologie. ►

Carbo vegetabilis	
◄	Die durch melancholische Schärfen induzierte Stagnation des Säfteflusses prägt die konstitutionelle Situation und die Krankheitszustände dieses Mittels, die auch für Malignosen verantwortlich sein kann. Es passt v.a. für alte Menschen, aber auch für solche, die sich von einer Krankheit bisher nicht wieder vollständig erholt haben. • Es besteht Herz- und Kreislaufschwäche mit kaum fühlbarem Puls, flacher Atmung und Zyanose. Charakteristisch für Carbo vegetabilis ist Lufthunger: Der Patient geht ans Fenster, das immer geöffnet sein muss. Wenn das nicht möglich ist, lässt er sich frische Luft zufächeln. Starkes Brennen auf der Brust. • Ein weiterer Bereich, in dem die fehlende physiologische Wärme zum Tragen kommt, ist die unzureichende Nahrungsassimilation im Magen-Darm-Trakt, die sich in Meteorismus und anderen Symptomen der insuffizienten Coctio zeigt, was im Sinne eines Roemheld-Syndroms zusätzlicher Störfaktor für Kreislauf- und Atmungsorgane ist. • Es besteht Neigung zu Sickerblutungen aus jeder Schleimhaut. • Der Brennschmerz aller Ausscheidungen lässt erkennen, dass auf diesem Wege stark reizende Schärfen kompensatorisch ausgeschieden werden.
Psychische Charakteristika	• Das Denken ist verlangsamt, die Betroffenen sind aber reizbar und ärgerlich und haben Angst
Gewebe- und Organbezug mit Indikationsbeispielen	*Nervensystem:* • Das ZNS wird durch mangelhafte Ernährung in Mitleidenschaft gezogen: Allgemeine Schwäche und Tonusmangel, schon morgens Müdigkeit und Zittern. Schwächeanfälle nach geringer Anstrengung *Oberflächen:* • Katarrhe mit Blutungsneigung und Bildung von torpiden Geschwüren, typisch ist Brennschmerz • „Vorhandene Entzündungen neigen zu harter dunkelroter Schwellung mit schlechter Reaktion und zu fauliger gangränöser Zersetzung“ (Mezger) • Übelriechende Ausscheidungen • Furunkulose und weitere Hauteiterungen • Kalter Schweiß • Bereits geheilte Geschwüre brechen wieder auf • Marmorierte Haut als Zeichen kapillarer Durchblutungsstörungen *Herz-Kreislauf-System:* • Siehe oben • Venöse Stauungen und Varizen, möchte Beine hochlegen • Hämorrhagische Diathese: Häufiges Nasenbluten bei blassem Gesicht ►

Carbo vegetabilis	
◂	*Verdauungssystem:* • Gastrokardiales Syndrom (Roemheld) • Gastritis → Ulcus ventriculi oder duodeni, Enteritis mit Dyspepsie • Brenn- und Säuregefühl im Magen. Fett, Milch und Alkohol wird nicht vertragen, macht Blähungen • Wundheit des Afters mit Brennschmerz, Abgang von Schleim, Hämorrhoiden *Geschlechtsorgane:* • Frau: Zyklus zu kurz, dickes, schlecht riechendes Blut • Fluor scharf und wundmachend • Aphten an den Schamlippen
Schmerzqualität, Empfindungen, Modalitäten	• Brennschmerz, dabei aber innerliches Frieren und kalte Extremitäten • Jeder Abgang von Luft aus Magen und Darm verbessert die Beschwerden
Säftebezug	• Säfteoptimierend durch Ableitung übermäßiger melancholischer Säfte, v.a. Schärfen
Konstitution	• Melanchologene Konstitution
Häufig verwendete Potenzstufe/Regelpotenz	• D4/D6
Ähnlich wirkende Mittel	• Arsenicum album • Kalium sulfuricum • Kreosotum
Sonstiges	• Holzkohle in materieller Form ist ein bewährtes Mittel bei Durchfallerkrankungen, die durch Mikroben oder Toxine hervorgerufen werden. Die Kohle bindet pathogene Substanzen im Darmlumen und fördert damit deren Ausscheidung, ohne dass sie von der Mukosa resorbiert werden. Holz- oder speziell Birkenkohle (Carbo betulae) wird von mehreren Herstellern in Kapsel- oder Tablettenform angeboten.

Chininum arsenicosum	
Ausgangssubstanz	• Chininarsenit
Wirkungsprofil	• Chinin, das wichtigste Alkaloid der Chinarinde, ist in diesem Mittel mit Arsen kombiniert. Beide Komponenten wirken in potenzierter Galenik tonisierend und aktivieren den anabolen Stoffwechsel. Im homöopathischen Mittelbild finden sich viele Parallelen zu China. In der symptomorientierten Therapie wird Chininum arsenicosum daher bei sehr geschwächten, kachektischen und müden Kranken mit starker Schweißbildung bei Fieberzuständen angewendet. Ein solcher Zustand entsteht bei und nach schweren Krankheiten, v.a. nach Verlust von Körpersäften (Durchfall, Schweiß, Blutung, Muttermilch, Eiter...) und durch lang dauerndes Fieber. Die Erschöpfung wird durch Schlaf, Ruhepausen und Essen nicht verbessert. Es besteht Überempfindlichkeit gegenüber Sinnesreizen und leichter Berührung, während kräftiger Druck als erleichternd empfunden wird. • In der Konstitutionstherapie bewährt sich Chininum arsenicosum bei chronischen Formen der Anämie[5], v.a. in den Fällen, in denen die übliche Substitution mit stofflichen Eisen-Präparaten keinen oder nur kurzfristigen Erfolg bringt. • Es zeigen sich viele Symptome einer gestörten Coctio, die auf Magenschwäche basieren: Magenschmerzen und Durchfälle nach dem Essen, besonders von Eiern. Damit liegt ein wichtiger Wirkungsmechanismus von Chininum arsenicosum auf der Optimierung der Magenfunktionen, deren zentrale Bedeutung für die substanzielle Blutbildung in jedem Medizinsystem bekannt sind. • Auch bei Erschöpfungszuständen, die in Folge einer thyreotoxischen Situation (Mb. Basedow) auftreten.
Gewebe- und Organbezug mit Indikationsbeispielen	*Nervensystem:* • Körperliche und nervliche Schwäche, wie oben beschrieben • Kachexie und Anorexie • Periodisch wiederkehrende Neuralgien *Herz – Kreislauf – Blut:* • Konstitutionelle, chronische Anämie, auch durch Blutverlust • Kreislaufschwäche mit Herzklopfen und Atemnot bei geringer Anstrengung, ausgelöst durch schwere Krankheiten und/oder Säfteverlust • Verlangt nach frischer Luft (vgl. Carbo vegetabilis) • Kalte Extremitäten *Verdauungssystem:* • Kalter, schlaffer Magen mit Dyspepsie, v.a. Diarrhoe *Atmungssystem:* • Periodisch wiederkehrende asthmatische Zustände mit starker Erschöpfung

5 Unter Anämie versteht man in der TEN nicht nur die labortechnisch bestätigten Defizite des roten Blutbildes und der Eisenparameter, sondern man orientiert sich (systemkonform) an der Pathophysiologie bzw. Symptomatik: Ein Patient, der die typischen Symptome einer Anämie hat, muss als Anämiker behandelt werden.

Chininum arsenicosum	
Säftebezug	• Säfteoptimierung: Unterstützt die Sanguifikation
Konstitution	• Anämische Konstitution • Atonisch-asthenische Konstitution
Häufig verwendete Potenzstufe/Regelpotenz	• D4/D6
Ähnlich wirkende Mittel	• Chininum ferro-citricum (Bei der Anwendung in D3, die von Broy empfohlen wird, kommt als zusätzliches Wirkungsprinzip eine Eisen-Komponente hinzu, die zusätzlich tonisiert und neben der ‚Ferrum-Information‘ auch eine geringe Menge Eisen in substanzieller Form zur Unterstützung der Hämoglobin-Synthese bereitstellt) • Carbo vegetabilis • Kalium arsenicosum

Clematis	
Botanische Bezeichnung	• Clematis recta – Aufrechte Waldrebe
Wirkungsprofil	• Clematis wird aufgrund ihrer starken Reizwirkung auf Haut und Schleimhäute bei Kontakt mit dem Pflanzensaft nur in potenzierter Galenik verwendet. Ihre Toxizität ist ein Spiegelbild der Symptomatik, bei deren Auftreten im Krankheitsfall Clematis eingesetzt wird. • Clematis ist ein Akut- und Konstitutionsmittel bei Manifestationen einer Skrofulose, bei der massive gelbgallige Schärfen die Symptomatik von Ersatzausscheidungsprozessen prägen. Besonders betroffen sind Haut, Schleimhäute der oberen Atemwege und des Urogenitalsystems sowie das Lymphsystem selbst. Darüber hinaus gehören Vikariationen dieser Krankheitsprozesse auf die Gelenke zum Wirkungsprofil von Clematis.
Gewebe- und Organbezug mit Indikationsbeispielen	*Haut:* • Papulöse, pustulöse Effloreszenzen, die stark jucken, brennen oder anderweitig schmerzhaft sind (z.B. akute Phase des Zoster) • Schmerzhafte Ulzera mit reizendem Sekret *Schleimhäute:* • Katarrhe mit starker Reizung der betroffenen Areale: Rötung, Bläschen. Die Sekrete sind stark reizend und wundmachend (z.B. Herpes labialis) *Augen:* • Entsprechende Reizung von Konjunktiven und Lidern *Urogenitaltrakt:* • Häufiger Harndrang mit Brennen und Stechen in Blase und Harnröhre. Übelriechender Urin, der in kleinem, unterbrochenem Strahl fließt. (Zystitis, Reizblase [=abakterielle Ausscheidungs-Zystitis für Schärfen], Uretritis) ▸

Clematis	
◂	• Schleimiger Ausfluss aus der Harnröhre (auch bei Folgen unterdrückter Gonorrhoe) • Hoden vergrößert und druckempfindlich, Schmerz strahlt in die Samenstränge (vgl. Rhododendron) • Vaginitis, reizender Fluor vaginalis • Adnexitis • Herpes genitalis *Lymphsystem:* • Lymphdrüsen am Hals, im Nacken und in der Leiste schmerzhaft geschwollen, auch im Abdomen, aber dort nicht palpabel • Hyperplasie aller Tonsillen *Bewegungssystem:* • Rheumatische Schmerzen in Gelenken und Weichteilen, auch neuralgisch • Rheumatische Krankheiten nach unterdrückter Gonorrhoe
Schmerzqualität, Empfindungen, Modalitäten	• Brennend, stechend, neuralgisch
Säftebezug	• Säfteoptimierend: Bei cholerisch verunreinigtem Phlegma
Konstitution	• Katarrhalisch-rheumatische Konstitution • Lymphatisch-hyperplastische Konstitution • Nephrogene Konstitution • Skrofulose (exsudative Phase)
Häufig verwendete Potenzstufe/Regelpotenz	• D4/D6
Ähnlich wirkende Mittel	• Haut: Ranunculus bulbosus

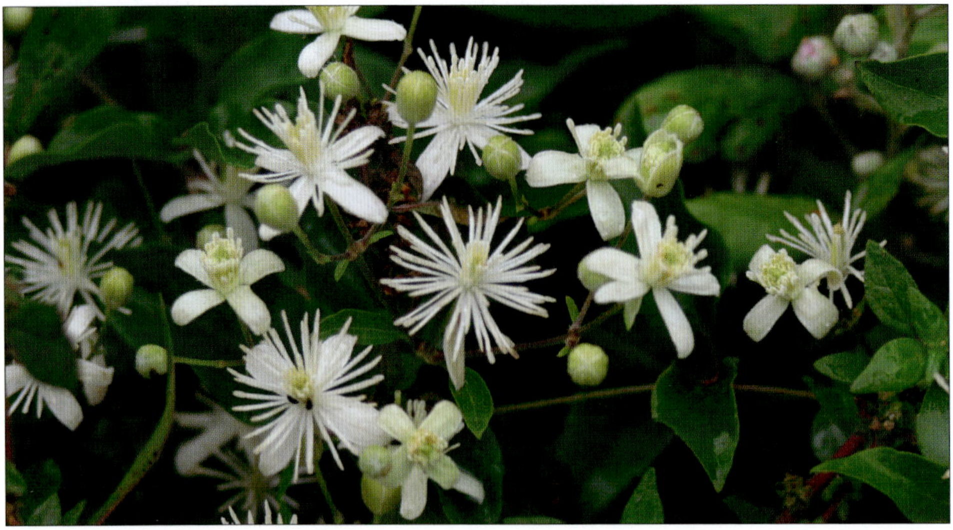

Clematis

Coccus cacti	
Ausgangssubstanz	• Die gesamte weibliche Cochenille-Laus (Dactylopius coccus), eine auf Kakteen lebende südamerikanische Läuse-Art, die den ungiftigen, intensiv roten Farbstoff Karmin enthält. Dieser wurde und wird als Lebensmittelfarbe (E120) und zum Färben von Stoffen sowie für Lippenstifte verwendet (wird heute allerdings meist synthetisch hergestellt).
Wirkungsprofil	• Von Rademacher als wichtiges organspezifisches Mittel für die Nieren empfohlen, sowohl in der Akut- als auch Konstitutionstherapie. • Im homöopathischen Mittelbild werden darüber hinaus katarrhalische Zustände im Atem- und Verdauungssystem beschrieben. Diese sind als Ersatzausscheidungen für nierenpflichtige Schärfen zu sehen, die aufgrund der konstitutionell geschwächten Nieren nicht ausreichend eliminiert werden.
Gewebe- und Organbezug mit Indikationsbeispielen	*Urosystem:* • Wirksam bei entzündlichen Krankheiten des Nierenparenchyms, des Pyelons und der ableitenden Harnwege, inkl. Blase. Nierensteinleiden mit allen entsprechenden Symptomen (bes. Urat- und Oxalatsteine). Kältegefühl des Rückens über den Nieren. • Abfluss-Störungen des Harnleiters (Stauung) mit kolikartigen Schmerzen im Rücken oder in die gleichseitige Leiste ausstrahlend. • Azide Diathese (Renale Eliminationsschwäche) • Entweder geringe Mengen sauren Urins (scharf und brennend) oder große Menge schwach konzentrieren Harns. Kann auch schleimig und blutig sein. • Brennende oder stechende Schmerzen in der Harnröhre. *Atmungssystem:* • Zäher, fadenziehender Schleim • Krampf- oder Kitzelhusten, der durch kalte Luft und Getränke besser wird • Morgens Husten bis zum Erbrechen, auch ausgelöst durch Zähneputzen • Asthmatische Zustände *Verdauungssystem:* • Katarrhe des Magens und Darms mit Krampfschmerzen und Übelkeit, auch ausgelöst durch Zähneputzen
Säftebezug	• Säfteableitend auf nierenpflichtige Säfte und Schärfen
Konstitution	• Nephrogene Konstitution
Häufig verwendete Potenzstufe/Regelpotenz	• D4/D6
Ähnlich wirkende Mittel	• Clematis • Sarsaparilla • Berberis

Colchicum	
Botanische Bezeichnung	• Colchicum autumnale – Herbstzeitlose
Wirkungsprofil	• Die Wirkungen von Colchicum entsprechen den Vergiftungserscheinungen, die v.a. durch das Alkaloid Colchicin hervorgerufen werden: Schädigung des Kapillarsystems, wodurch heftige ödematöse Entzündungen mit Blutungen ausgelöst werden. Besonders betroffen sind das Verdauungssystem, das Herz (v.a. Perikard), die Nieren und die Gelenke. • Die Katarrhe dienen der Ersatzausscheidung der übermäßigen gelbgalligen Schärfen, hier repräsentiert durch Harnsäure.
Gewebe- und Organbezug mit Indikationsbeispielen	*Herz-Kreislauf-System:* • Kollapsneigung • Herzenge mit Stechen und starkem Herzklopfen *Verdauungssystem:* • Heftige Darmkatarrhe, auch ulzerös, mit Blutungsneigung. Dabei heftige Krämpfe und schmerzhafter Stuhlzwang (Tenesmen) • Übelriechende, wässrig-blutige Durchfälle mit glasigem Schleim • Mb. Crohn, Colitis ulcerosa • Brennen oder Kältegefühl im Magen mit Schmerzen • Verlangen nach bestimmten Speisen, aber Übelkeit, wenn er sie isst ➔ heftiges Erbrechen von Speisen, Schleim und Galle *Urosystem:* • Nephritis nach Infekten oder durch Harnsäure (Gichtniere) • Wenig Urin, stark gefärbt, blutig • Vermehrte Säureausscheidung *Bewegungssystem:* • Gichtige Schmerzen in Muskeln und Gelenken, Steifigkeit • Sehr berührungs- und bewegungsempfindlich • Bewährte Indikation dieses Mittels sind harnsäure-bedingte Arthritiden, sowohl akut als auch in chronischen Fällen zur Konstitutionstherapie
Schmerzqualität, Empfindungen, Modalitäten	• Alle Krankheitszustände sind charakterisiert durch Erschöpfung und massive Schwächezustände, bis zum Kollaps
Säftebezug	• Säfteableitend: GG-Schärfen, gelbgallige Aspekte der Harnsäure
Konstitution	• Azide Diathese • Katarrhalisch-rheumatische Konstitution
Häufig verwendete Potenzstufe/Regelpotenz	• D4/D6
Ähnlich wirkende Mittel	• Natrium phosphoricum • Lithium chloratum

Colocynthis	
Botanische Bezeichnung	• Citrullus colocynthis – Koloquinte (nordafrikanisches Kürbisgewächs)
Wirkungsprofil	• Colocynthis ist ein wichtiges Mittel für alle aktuellen und konstitutionellen Manifestationen der spasmophilen Diathese, wenn diese die glatte Muskulatur der Hohlorgane betreffen. • Ein weiteres Indikationsgebiet sind neuralgische Schmerzen. • Der Kranke ist unruhig, ungeduldig, reizbar, ärgerlich und hat große Angst • Aus humoralmedizinischer Sicht ist Colocynthis ein Mittel zur Dämpfung übermäßiger Cholera oder gelbgalliger Schärfen
Gewebe- und Organbezug mit Indikationsbeispielen	*Verdauungssystem:* • Krampfschmerzen in Magen und Darm, Meteorismus mit lauten Darmgeräuschen. Patient krümmt sich zusammen, presst Fäuste in den Bauch. Modalitäten siehe unten. • Spastische Gallenwegsdyskinesie ➜ Steinkolik *Kopf:* • Spannungskopfschmerzen • Neuralgien im Kopfbereich (Trigeminus, Occipitalis) *Urogenitalsystem:* • Alle Entzündungen mit Krampfschmerzen • Nierenkolik mit und ohne Stein • Ovarial-, Hodenneuralgien • Dysmenorrhoe *Bewegungssystem:* • Krampfschmerzen (jeder Lokalisation), mit Zucken, Gefühl von verkürzten Muskeln oder Zusammenschnürungsgefühl • Neuralgien (bes. Ischias) • Arthritiden mit Spastik
Schmerzqualität, Empfindungen, Modalitäten	• Charakteristisch sind Krampfschmerzen im Abdomen, bei denen sich der Kranke in Embryonalstellung zusammenkrümmt, was Linderung verschafft. Auch Druck, Liegen auf dem schmerzhaften Körperteil, Abgang von Blähungen und Wärme bessert die Schmerzen • Verschlechterung der Schmerzen nachts, durch Ärger oder Erschütterung wie z.B. durch Husten oder Niesen
Säftebezug	• Säfteoptimierend: Bei übermäßiger Cholera, GG-Schärfen
Konstitution	• Spasmophile Diathese
Häufig verwendete Potenzstufe/Regelpotenz	• D4/D6
Ähnlich wirkende Mittel	• Dioscorea • Magnesium phosphoricum • Potentilla anserina

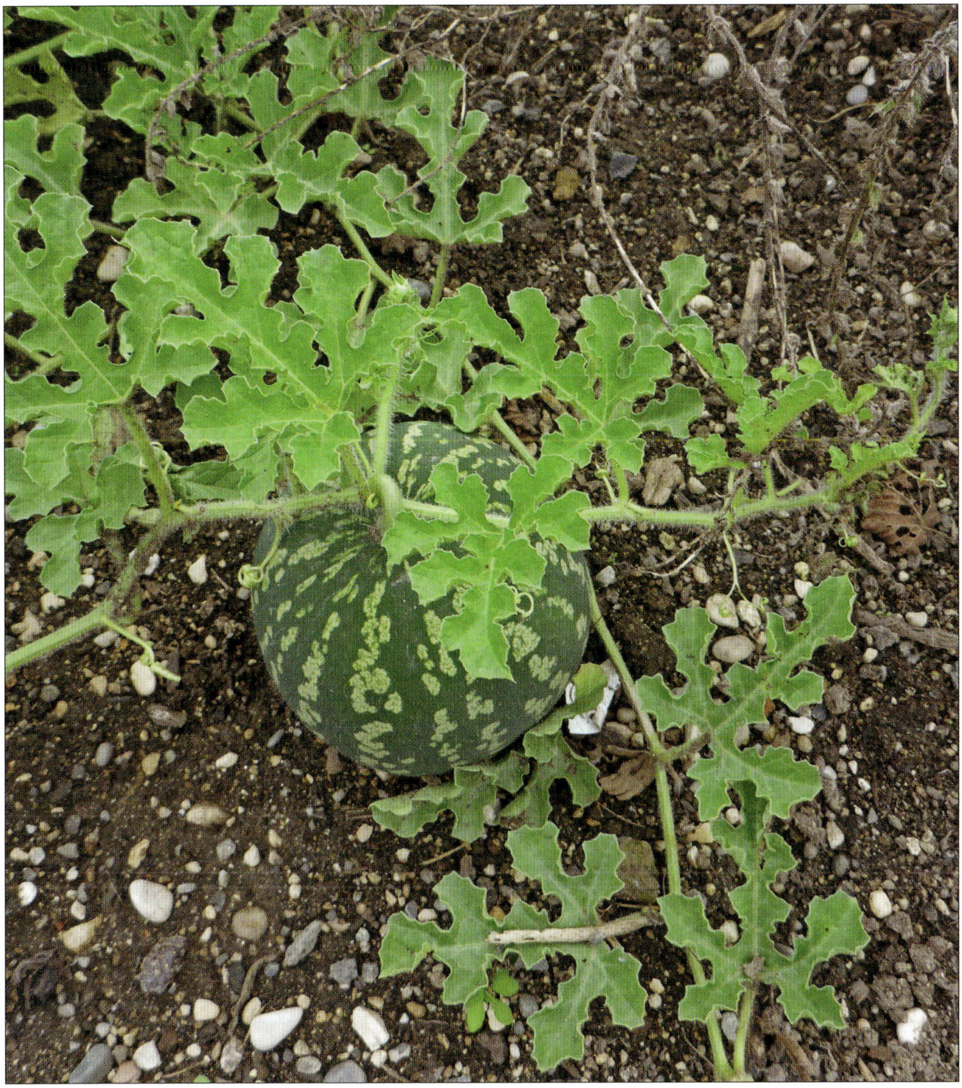

Colocynthis

Conium	
Botanische Bezeichnung	• Conium maculatum – Gefleckter Schierling
Wirkungsprofil	• Die tödliche Giftwirkung des Schierlings bei der Hinrichtung von Sokrates im Jahr 399 v. Chr. wurde von Platon wie folgt beschrieben: „Eine von den Beinen aufsteigende Lähmung, die schlussendlich die Atemmuskulatur erfasst und den Betroffenen bei vollem Bewusstsein ersticken lässt". Diese und weitere Symptome der Vergiftung prägen das Arzneimittelbild von Conium, das nur in homöopathischen Potenzierung über D4 als Heilmittel verwendbar ist. • Charakteristische pathophysiologische Elemente dieses Mittels sind Atrophie, Verhärtung (Sklerose) und Kristallose. Alle Aspekte zeigen die humorale Qualität der Trockenheit und die meisten Krankheitsprozesse sind von Kälte geprägt. Daraus wird erkennbar, dass Conium ein Mittel für Menschen ist, deren Konstitution und Krankheitsprozesse melancholischer Natur sind, was auch in einem kleinen, schwachen und langsamen Puls erkennbar wird. Conium ist meist im Senium und bei vorzeitig gealterten Menschen angezeigt. • Es zeigt seine Wirkungen vor allem in folgenden Systemen: Nervensystem, Drüsensystem (Lymph- und endokrine Drüsen) und Genitalorgane. *Charakteristika von Conium:* • Schwindel bei jeder Veränderung der Position, auch im Liegen (Lageschwindel) • Motorische Koordinationsstörungen, z.B. Gangunsicherheit • Allgemeine Schwäche und Muskelschwäche mit Zittern • Skrofulöse Verhärtung von Lymphdrüsen • Tumore als Folge stumpfer Verletzungen • Palliativ bei malignen Tumoren
Psychische Charakteristika	• Melancholische Stimmung, traurig, missmutig, antriebslos • Menschenscheu und introvertiert
Gewebe- und Organbezug mit Indikationsbeispielen	*Nervensystem/Psyche:* • Denk- und Konzentrationsstörungen mit kognitiver Schwäche • Schwindel (siehe oben), arteriosklerotischer Schwindel • Schwäche v.a. der Beinmuskulatur mit Zittern, bis zu klonischen Krämpfen • Kongestiver Kopfschmerz • Überempfindlichkeit gegen alle sensorischen Reize *Lymphsystem:* • Harte Schwellungen und Entzündung von Lymphknoten (skrofulöse Drüsenschwellung) *Atmungssystem:* • Trockene, leicht blutende Schleimhäute • Kitzelhusten, von einer bestimmten kleinen Stelle im Hals ausgehend, bes. nachts und im Liegen ▸

Conium	
◂	*Verdauungssystem:* • Sodbrennen, Magenschmerzen, Blähungen. Alles besser nach Essen (Leitsymptom) • Durchfall oder Verstopfung (trockener Darm). Schwächezittern nach dem Stuhlgang *Urogenitalorgane:* • Störungen der Sexualfunktionen in Folge von „Disharmonie im Nerven- und Gemütsleben" (Mezger). Sowohl sexuelle Über- als auch Unterreizung führen zu Impotenz. Umgekehrt kann sexuelle Unzufriedenheit auch zu Ängsten, Hypochondrie und Veränderungen im sozialen Verhalten führen • Harnentleerung unterbrochen *Schilddrüse:* • Schwächephase bei ausgebrannter Hyperthyreose / Mb. Basedow • Harte Struma
Schmerzqualität, Empfindungen, Modalitäten	• Verschlimmerung der Symptome durch geistige und körperliche Anstrengung, in Ruhe, durch Kälte • Besserung durch Essen
Säftebezug	• Säfteoptimierend: Bei melancholischer Dyskrasie und Skrofulose mit SG-Schärfen (teilweise auch GG)
Konstitution	• Melanchologene Konstitution • Lymphatisch-hypoplastische Konstitution
Häufig verwendete Potenzstufe/Regelpotenz	• D4/D6
Ähnlich wirkende Mittel	• Argentum nitricum • Acidum nitricum

Cuprum arsenicosum	
Ausgangssubstanz	• Kupferarsenat
Wirkungsprofil	• Broy: „Das Mittel sollte immer gewählt werden, wenn Anzeichen, die für Arsen sprechen, von Spasmen (aller Art) begleitet sind.“ • Bezüglich der Wirkungen von Arsen sei auf die Monografien von Arsenicum album und Kalium arsenicosum verwiesen. • Leitsymptomatik: Große Schwäche mit Krämpfen • Ein Konstitutionsmittel für Menschen mit melanchologene Konstitution: Es besteht stark reduziertes physiologisches Wärmeprinzip durch Retention von SG-Metaboliten. Dennoch neigen die Patienten zu vielgestaltigen spastischen Zuständen. Darin wird erkennbar, dass auch GG-Schärfen an der Pathophysiologie beteiligt sind – also eine Kakochymie mit sowohl melanchholischen als auch cholerischen Qualitäten besteht. • Die Symptomatik der Oberflächenorgane basiert auf Ersatzausscheidungen dieser Schärfen.
Gewebe- und Organbezug mit Indikationsbeispielen	*Allgemein:* • Kältegefühl • Körperliche und geistige Erschöpfung, ausgelöst durch Überanstrengung • Atemnot, Zyanose *Nervensystem/Psyche:* • Schlaflosigkeit durch Unruhe und Ängsten • Neuralgien verschiedener Nerven • Epileptoide Zustände *Oberflächen:* • Kalter klebriger Schweiß • Pustulöse Ekzeme mit seröser Absonderung • Chronische Katarrhe der Atemwege mit Spastik (Asthma, obstruktive Bronchitis) *Herz-Kreislauf-Blut:* • Tachykarde Herzinsuffizienz, Palpitationen, Extrasystolen, Beklemmungsgefühl • Spastische Gefäßkrankheiten (z.B. Raynaud-Syndrom) • Varikosis (Krampfadern), Thrombophlebitis mit entsprechenden Folgen *Verdauungssystem:* • Stark hyperkinetische Symptomatik: Koliken, spastische Durchfälle und Brechdurchfälle (schwere Gastroenteritis) • Stuhlzwang • Neuralgien im Bauchraum (Abdominalmigräne) • Katarrhe der Gallenwege, des Darms und Magens mit Krämpfen • Hepatosen ▸

Cuprum arsenicosum	
◄	*Urosystem:* • Spastische Zustände der Harnwege (Tenesmen) • Glomerulonephritis ➔ Nephrosen, auch Urämie, Eklampsie • Sklerose der Art. renalis ➔ Rezidivierendes Nasenbluten als Entlastungsreaktion *Bewegungsapparat:* • Krämpfe in jedem Muskelbereich möglich
Schmerzqualität, Empfindungen, Modalitäten	• Unspezifisch
Säftebezug	• Kakochymie mit GG und SG Schärfen
Konstitution	• Melanchologene Konstitution • Spasmophile Diathese
Häufig verwendete Potenzstufe/Regelpotenz	• D6
Darreichungsformen	• Biochemisches Mittel Nr. 19 (Tabletten) • Homöopathische Potenzen in entsprechender Galenik
Ähnlich wirkende Mittel	• Kalium arsenicosum • Magnesium phosphoricum

Cypripedium	
Botanische Bezeichnung	• Cypripedium pubescens (heute: Cypripedium calceolus var. pubescens) – Frauenschuh
Wirkungsprofil	• Dieses ‚kleine', relativ selten verwendete Mittel wird hier beschrieben, weil damit wiederholt sehr positive Erfahrungen bei Verschiebungen im Tag-Nacht-Rhythmus gemacht wurden. Besonders Kinder wachen mitten in der Nacht auf, sind putzmunter und wecken Eltern und Geschwister, weil sie jetzt spielen oder andere Dinge unternehmen wollen. Typisch für das Mittel ist, dass die Kinder nachts weinen oder schreien, um auf sich aufmerksam zu machen. Sie tun es aber nicht, weil sie sich unwohl fühlen oder quengelig sind. Sie sind gut gelaunt und voller Tatendrang – nur eben zu einer für die Mitmenschen inakzeptablen Zeit. • Solche Zustände treten häufig im Verlauf der Zahnung auf. • In vielen Fällen reicht es, über wenige Tage abends 5 Kügelchen in der D4 zu geben, um den Rhythmus zu ‚normalisieren'. Ist das erreicht, sollte das Mittel wieder abgesetzt werden. • Auch bei Demenzkranken mit vergleichbaren Problemen wurden mit Cypripedium Verbesserungen gesehen. ►

Cypripedium	
◂	• Ein weiterer Wirkungsbereich ist die Haut. Blasen und Pusteln bilden sich auf stark gereizter und juckender Haut. Bei nervlich sehr belasteten und überreizten Kindern wurden gute Erfolge bei Neurodermitis mit der beschriebenen Gesamtsituation gemacht.
Gewebe- und Organbezug mit Indikationsbeispielen	*Nervensystem:* • Nervliche Überreizung mit Erschöpfungsphase • Schlafstörungen durch Gedankenflut (wie nach Kaffee oder Schwarztee) • Körperliche Unruhe
Säftebezug	• Säfteoptimierend: Bei GG-Schärfen
Konstitution	• Neurogene Konstitution
Häufig verwendete Potenzstufe/Regelpotenz	• D4/D6
Ähnlich wirkende Mittel	• Hyoscyamus (Nervensystem) • Rhus toxicodendron (Haut)

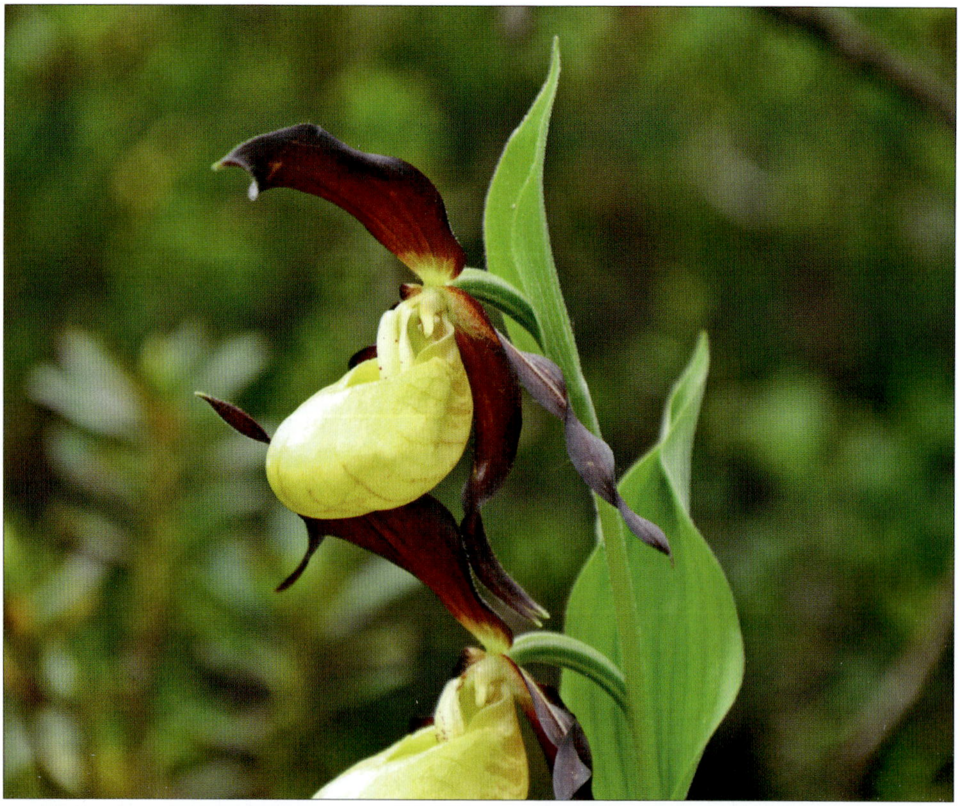

Cypripedium

Dioscorea	
Botanische Bezeichnung	• Dioscorea villosa – Yamswurzel
Wirkungsprofil	• Ein Akut- und Konstitutionsmittel bei vielen Manifestationen der spasmophilen Diathese sowie rheumatische und neuralgische Schmerzzustände • Häufig den Ort wechselnde akute Krampfschmerzen, ausstrahlend in alle Richtungen. Der Dioscorea-Schmerz ist konstant mit anfallsweiser krampfartiger Steigerung. (Differenzierung: Colocynthis und Belladonna sind in den Krampfpausen schmerzfrei)
Gewebe- und Organbezug mit Indikationsbeispielen	*Kopf:* • Neuralgische Schmerzen in allen Bereichen • Dumpfe Kopfschmerzen *Verdauungssystem:* • Konstanter dumpfer Schmerz über dem Magen oder um den Nabel herum, mit scharfen kolikartigen Schmerzattacken • Kolikartiger Meteorismus, anfallsweise, wird durch Luftabgang nicht gebessert • Bauchschmerzen verlagern sich plötzlich in andere Körperregionen (z.B. Zehen und Finger) • Scharfe Schmerzen schießen von der Leber bzw. Gallenblase in Richtung der rechten Brustwarze (Gallenkoliken) • Morgens beim Aufstehen Durchfall mit starken kolikartigen Blähungen. Darmentleerung verbessert die Beschwerden nicht, erzeugen aber Erschöpfung *Genitalorgane:* • Männer: Sexuelle Überreizung mit nächtelanger Erektion und unbeabsichtigten Ergüssen, was Schwäche und Erschöpfung verursacht (sexuelle Neurasthenie) • Frauen: Dysmenorrhoe, ausstrahlend • Beide: Unangenehm riechender Schweiß an den Genitalien *Bewegungssystem:* • Ortwechselnde rheumatische Schmerzen jeder Lokalisation
Schmerzqualität, Empfindungen, Modalitäten	• Spastisch, stechend, neuralgisch, durch Druck auf Schmerzstelle besser • Besserung der Schmerzen durch Druck und Aufrechtstehen sowie Bewegung im Freien • Verschlimmerung in Ruhe und durch Zusammenkrümmen (Bei Colocynthis: Besserung durch Druck und Zusammenkrümmen sowie Ruhe. Bei Belladonna: Schmerz durch Druck schlimmer)
Säftebezug	• Säfteoptimierend: Bei cholerischer Dyskrasie oder GG-Schärfen
Konstitution	• Spasmophile Diathese
Häufig verwendete Potenzstufe/Regelpotenz	• D4/D6

Dioscorea	
Ähnlich wirkende Mittel	• Colocynthis • Belladonna • Nux vomica

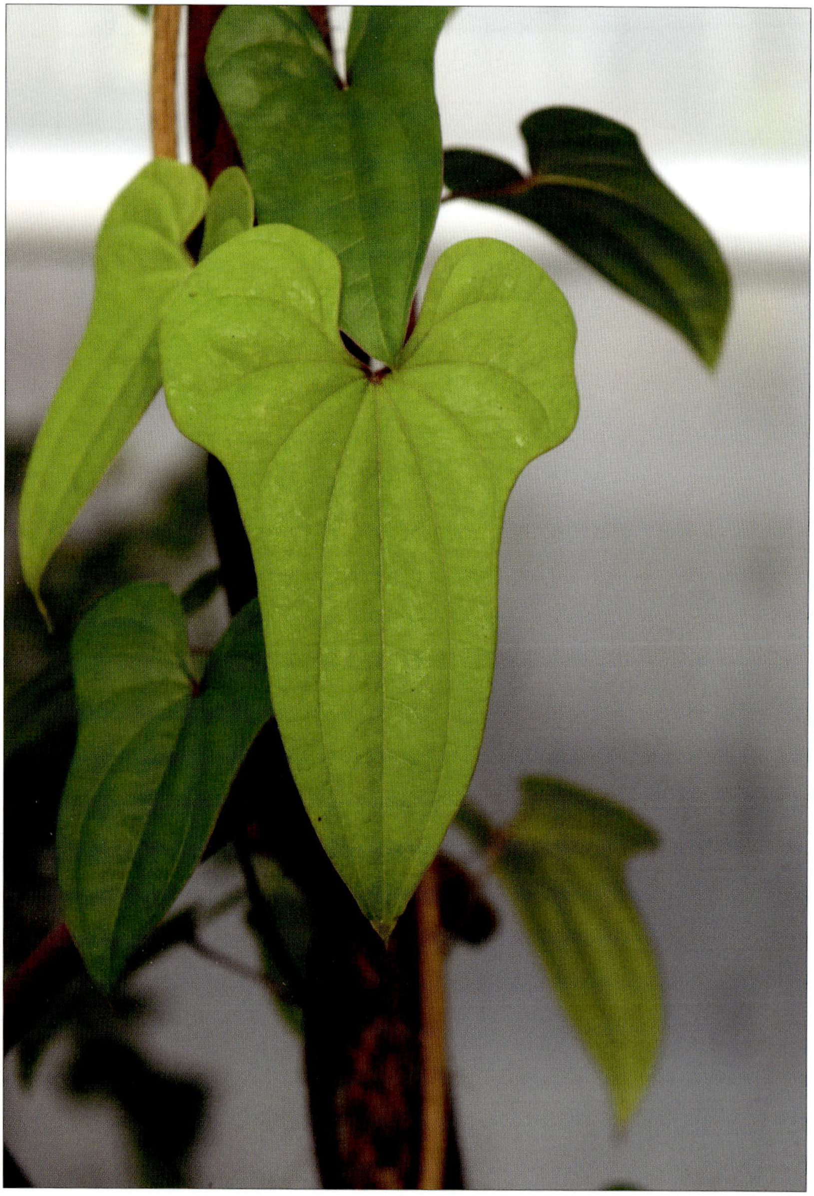

Yams

<table>
<tr><th colspan="2">Ferrum phosphoricum</th></tr>
<tr><td>Ausgangssubstanz</td><td>• Eisenphosphat</td></tr>
<tr><td>Wirkungsprofil</td><td>• Regulation der Blutdynamik (Wärmeprinzip)
• Tonusregulation der Muskulatur (glatt und quergestreift)
• Mittel der ersten Entzündungsphase (initiale Hyperämie)
• Besonderheit: Ferrum phos. kann durch Wahl der Potenzstufe sowohl bei hyperkinetischen (D12) als auch hypokinetischen (D3) Zuständen eingesetzt werden.</td></tr>
<tr><td>Psychische Charakteristika</td><td>• Wie auf der körperlichen Ebene, besteht auch im seelischen Bereich mangelnde Widerstandskraft und Anpassungsfähigkeit gegenüber belastenden Einflüssen. Jeder Reiz führt zu Aufregung oder emotionaler Verstimmung, die sich häufig in Ängstlichkeit und Niedergeschlagenheit manifestiert.</td></tr>
<tr><td>Gewebe- und Organbezug mit Indikationsbeispielen</td><td>• Allgemeine Schwäche
Blutsystem:
hyperkinetisch:
• Kongestion
• Gefäßspasmus
• Tachykardie
• Palpitationen
hypokinetisch:
• Erschlaffung → Plethora
• Bradykardie
• Myokardinsuffizienz
• Anämie
Verdauungssystem:
hyperkinetisch:
• Magen-, Darmspasmen
• Durchfall
• Spastische Obstipation
• Erbrechen
• Gallenkrämpfe
hypokinetisch:
• Schlaffer Magen
• Durchfall (Leaky gut syndrome)
• Schlaffe Obstipation
Entzündungen, jedes Organ:
hyperkinetisch:
• Akute Entzündung, noch ohne Sekretion (trockener Reizzustand)
• Fieber
hypokinetisch:
• Chronische Entzündung
▸</td></tr>
</table>

Ferrum phosphoricum	
◂	*Bewegungsmuskulatur:* hyperkinetisch: • Schmerzhafte Spasmen mit Steifheit hypokinetisch: • Tonusmangel bis zur schlaffen Lähmung *Verletzungen (in D12):* • Frische Verletzungen (vgl. Arnica, Bellis perennis) • Quetschung • Blutung • Alle Folgen von Überlastung
Schmerzqualität, Empfindungen, Modalitäten	• Bei akuter Entzündung: Hitze, Juckreiz, Kratzen im Rachen • Krampfschmerzen (hyperkinetisch) • Lähmungsgefühl, Kälte (hypokinetisch)
Säftebezug	• Säfteoptimierend: Reguliert die Sanguisqualität bzgl. Wärmeprinzip
Konstitution	• Sanguinogene Konstitution • Plethorische Konstitution (D3) • Atonisch-asthenische Konstitution • Hämangiotische Konstitution • Spasmophile Diathese (D12)
Häufig verwendete Potenzstufe/Regelpotenz	• D3: Erwärmende, tonisierende Wirkung • D12: Kühlende, detonisierende Wirkung
Darreichungsformen	• Biochemisches Mittel Nr. 3 (Tabletten) und weitere Galenika
Ähnlich wirkende Mittel	• Aconitum • Belladonna • Arnica montana

Ferrum sulfuricum	
Ausgangssubstanz	• Eisensulfat
Wirkungsprofil	• Das Mittel kombiniert die bei Ferrum phosphoricum beschriebenen Wirkung des Eisens mit den ausscheidungsfördernden und dynamisierenden Aspekten des Schwefels. • In diesem Sinne kann das Mittel bei Ferrum phosphoricum-Zuständen verwendet werden, wenn eine zusätzliche Unterstützung der eliminatorischen Prozesse sinnvoll ist. • Ferrum bewährt sich in der D3 (evtl. D4) vor allem zur Prophylaxe, aber auch zur Behandlung manifester Anämie in der Schwangerschaft. Im Gegensatz zu den meisten Eisen-Substitutionspräparaten erzeugt Ferrum sulfuricum keine Übelkeit und auch keine Verstopfung. Dies ist der Sulfur-Komponente zu verdanken, die auf physiologische Weise die Peristaltik aktiviert. • In der D3 ist noch eine stofflich relevante Menge Eisen in dem Mittel enthalten, so dass ein vermehrter stofflicher Bedarf gedeckt wird, aber durch die potenzierte Zubereitung gleichzeitig die informativen Impulse vorhanden sind, um den Eisenhaushalt und -stoffwechsel funktionell zu optimieren. • Ebenfalls bewährt hat sich die Anwendung von Ferrum sulfuricum D3 (evtl. D4) in der Konstitutionstherapie der anämischen Konstitution, kombiniert mit Magen- und Milz-tonisierenden Pflanzen.
Säftebezug	• Säfteoptimierend auf die Sanguis-Qualität • Säfteableitend bei Schärfen
Konstitution	• Anämische Konstitution
Häufig verwendete Potenzstufe/Regelpotenz	• D3/D4
Ähnlich wirkende Mittel	• Ferrum phosphoricum • Chininum arsenicosum

Formica rufa	
Ausgangssubstanz	• Rote Waldameise • Die gesamte Ameise wird zur Herstellung der Urtinktur verwendet.
Wirkungsprofil	• Formica rufa gehört zu den sogenannten ‚Umstimmungsmitteln' der TEN. Diese Mittel verfolgen das Ziel, unsinnige pathologische Reaktionsmuster (Siehe Kap. 11.2.2 in Band 1) so zu verändern, dass ihre pathologische Bedeutung reduziert oder sogar in eine heilungsfördernde Richtung modifiziert wird. • In diesem Sinne wird Formica rufa bei folgenden Zuständen angewendet: Rheumatische Krankheiten, Allergien, chronische Katarrhe und Ekzeme.
Gewebe- und Organbezug mit Indikationsbeispielen	*Oberflächen:* • Chronisch hyperplastische Katarrhe, Polypen, auch als Manifestation einer allergischen Diathese • Urtikaria, juckend, brennend *Bewegungssystem:* • Gichtige und rheumatische Arthritiden mit Schwäche der Beine • Steife Gelenke mit Bewegungseinschränkung. Schmerzen schlimmer bei Bewegung • Knoten an den Gelenken • Neuralgische Schmerzen • Rheumatische Schmerzen entstehen schnell und zusammen mit Unruhe
Schmerzqualität, Empfindungen, Modalitäten	• Besserung der Schmerzen durch Druck, Reiben und Wärme • Verschlechterung durch Bewegung und Kälte
Säftebezug	• Säfteoptimierend: Bei cholerisch verunreinigtem Phlegma
Konstitution	• Katarrhalisch-rheumatische Konstitution • Azide Diathese • Allergische Diathese • Skrofulose
Häufig verwendete Potenzstufe/Regelpotenz	• D4/D6
Darreichungsformen	• Dilution • Tabletten • Globuli • Injektion (Bewährt sich gut in Kombination mit Eigenblut)
Ähnlich wirkende Mittel	• Acidum formicicum (Ameisensäure) kann alternativ verwendet werden.

Gelsemium	
Botanische Bezeichnung	• Gelsemium sempervirens – Gelber Jasmin
Wirkungsprofil	• Der Wirkungsbereich von Gelsemium wird von ausgeprägter Erschöpfung mit Benommenheit, Schläfrigkeit und Tonusmangel der Muskulatur bis zur Lähmung geprägt. Hinzu kommen heftige kongestive Zustände in den Kopf und das Gehirn, wodurch das Gesicht dunkelrote Farbe bekommt und heftige migräneartige Kopfschmerzen entstehen, die sich bei jeder Bewegung verschlechtern und mit Schwindel einhergehen. • Ein solcher Zustand entsteht häufig bei schweren fieberhaften Infekten (z.B. Influenza). Deshalb wird Gelsemium oft zu pauschal als „Grippemittel" mit Kopf- und Gliederschmerzen empfohlen. Es wird den Krankheitsverlauf und die Symptomatik aber nur positiv beeinflussen, wenn die typischen „Rahmenbedingungen" bestehen. • Man erkennt in der Gelsemium-Symptomatik die Wirkung pathologischer Hitze, die kongestive Gefäßfehlregulationen verursacht, dabei besteht aber gleichzeitig ein Defizit an physiologischer Wärme.
Gewebe- und Organbezug mit Indikationsbeispielen	*Nervensystem/Psyche:* • Zu Beginn der Krankheit intensive Schwäche und Abgeschlagenheit mit Benommenheit, später Erregungsphasen mit Reizbarkeit auf sensorische und seelische Reize, auch Panikzustände • Beschwerden entstehen nach aufregenden Ereignissen wie Prüfungen, Theaterauftritten... (Bei Argentum nitricum entstehen die Symptome vor dem Ereignis) • Benommenheit mit auffälligem Schlafbedürfnis, Schlaf wie betäubt mit Albträumen • Dumpfe, kongestive Kopfschmerzen im ganzen Kopf oder Hinterkopf, von steifem Nacken aufsteigend, dabei Sehstörungen • Jede Bewegung wird gemieden. Kopfschmerzen werden besser nach Miktion von viel schwach konzentriertem Urin • Lähmung der Augenmuskeln (Doppeltsehen, mangelhafte Akkomodation) und hängende Lider. Schmerzen im Augapfel • Gesicht gerötet, sieht wie betrunken aus. Zucken der Gesichtsmuskulatur, Zunge zittert beim Herausstrecken, Sprechstörungen wegen Lähmung der Zunge, Schluckstörungen *Verdauungssystem:* • Magenschmerzen bei zittriger Schwäche • Broy: „Das Mittel ist immer einen Versuch wert, wenn andere versagen." *Bewegungssystem:* • Kraftlosigkeit der Muskeln mit Zittern und Zucken, bis hin zur vollständigen Lähmung • Gefühl, als ob Strom durch die Glieder fließt • Neuralgische Schmerzen *Genitalorgane:* Frau: • Dysmenorrhoe, in den Rücken ausstrahlend ▸

Gelsemium	
◂	• Kopfkongestionen, ausgelöst durch Unterdrückung der Menstruation (Hormonelle Kontrazeption!) • Ineffiziente Krampfwehen Mann: • Samenergüsse ohne Erektion, danach lähmende Schwäche und depressive Verstimmung
Schmerzqualität, Empfindungen, Modalitäten	• Auslösung oder Verschlimmerung von Symptomen durch Aufregung, Angst, Schreck usw. • Folgen von übermäßiger Sonne, Sommerhitze und feucht-warmer Wärme
Säftebezug	• Säfteoptimierend: Bei übermäßiger Gelbgalle und meist cholerischen Schärfen
Konstitution	• Neurogene Konstitution • Hämangiotische Konstitution • Gastrische Konstitution
Häufig verwendete Potenzstufe/Regelpotenz	• D4/D6
Ähnlich wirkende Mittel	• Ignatia • Belladonna • Aconitum

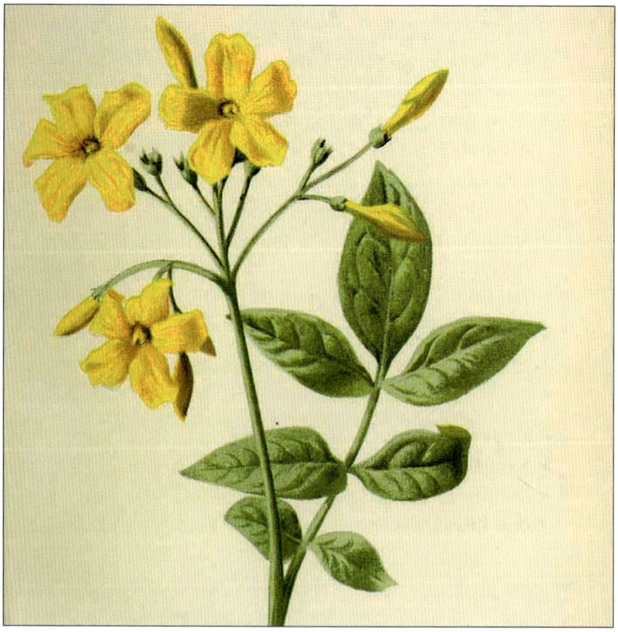

Gelsemium

Graphites	
Ausgangssubstanz	• Reissblei
Wirkungsprofil	• Die Anwendung des Mittels orientiert sich stark am entsprechenden Typus, dessen wichtigstes Merkmal Trägheit in allen Bereichen ist. Als ‚Eselsbrücke' können (orthographisch nicht ganz korrekt) die fünf ‚f' dienen: Faul, frostig, fett, fresssüchtig und verstopft. • Die Verbrennungsprozesse sind reduziert, was sich in Übergewicht, reduzierter Wärmeproduktion, aber auch in geistiger Einschränkung, Trägheit und Unfähigkeit zu Entschlüssen zeigt. Man findet alle Merkmale des phlegmatischen Temperaments und entsprechend auch in der konstitutionellen Situation. • Die seelischen Merkmale sind von Traurigkeit und Niedergeschlagenheit geprägt. • Das Mittelbild von Graphites zeigt große Übereinstimmung mit dem Krankheitsbild der Hypothyreose. Das Mittel hat eine organotrope Beziehung zur Schilddrüse und kann deren Funktionen stimulieren • Graphites deckt viele Hautsymptome mit typischen Merkmalen (siehe unten) ab. Es gilt als Mittel bei „unheilbaren Ekzemen" • Die gesamte Symptomatik lässt erkennen, dass ein gravierender Mangel an physiologischer Wärme besteht, aber Schärfen sowohl cholerischer als auch melancholischer Qualität vorhanden sind, die über die Oberflächen kompensatorisch ausgeschieden werden. Besonders deutlich wird dies in der Symptomatik des Verdauungssystems. Graphites ist ein Mittel für extrem torpide Formen der Skrofulose
Gewebe- und Organbezug mit Indikationsbeispielen	*Oberflächen:* • Trockene, schuppige Effloreszenzen mit Fissuren, v.a. am Übergang von Haut zu Schleimhaut (Lippen, After, Analfalte, Scheide, Lidränder, Ohren) • Rhagaden, Wundheit, Juckreiz am After. Blutende, brennende Hämorrhoiden • Schlecht riechende, dicke, honiggelbe Exkrete bei Ekzemen • Rezidivierendes Erysipel. Jede Verletzung neigt zu Eiterung • Nässendes Ekzem hinter den Ohren und im Gehörgang • Ödematös gerötete Blepharitis mit Schuppen in den Wimpern • Psoriasis (Leitsymptome müssen passen) • Alle Schleimhäute reagieren auf Kälte leicht mit hyperplastischen Katarrhen. Patient verträgt keine Zugluft *Verdauungssystem:* • Heißhunger und Gier auf Essen, aber Abneigung gegen Fleisch und Salziges • Sodbrennen mit Aufstoßen, dabei Heißhunger. Magenschmerzen werden besser durch Essen ▸

Graphites	
	• Viel Aufstoßen und Erbrechen von Speisen. Trinkt viel, um das Hitzegefühl im Magen zu kühlen • Starker Meteorismus mit Abgang von übelriechenden Winden • Atonische Obstipation mit geringem Stuhldrang. Harter, klumpiger Stuhl, auch mit Schleim. Stechender Schmerz bei Defäkation. Stuhl riecht übel *Genitalorgane:* Frau: • Hypo- bis Amenorrhoe • Starker Fluor, scharf und reizend • Brustwarzen rissig und wund Mann: • Geringe oder sehr starke sexuelle Aktivität. Hodenatrophie Beide: • Wundheit oder Ekzem im Schritt
Säftebezug	• Säfteoptimierend: Bei sehr kaltem, schärfenbelastetem Phlegma (GG und SG)
Konstitution	• Melanchologene Konstitution • Lymphatisch-hypoplastische Konstitution • Endokrin-vegetative Konstitution • Psorische Konstitution
Häufig verwendete Potenzstufe/Regelpotenz	• D4/D6
Ähnlich wirkende Mittel	• Barium carbonicum • Carbo vegetabilis • Ammonium carbonicum

Gratiola	
Botanische Bezeichnung	• Gratiola officinalis – Gottesgnadenkraut
Wirkungsprofil	• Die Pflanze wurde früher als starkes Abführmittel und zu Abtreibungen verwendet. Ihre Wirkung beruht auf der Erzeugung kongestiver Zustände im Abdomen und Becken. Daher verwendet man Gratiola als potenziertes Mittel bei entsprechenden kongestiven Krankheitszuständen mit katarrhalischen Ersatzausscheidungen. • „Nux vomica-Symptome bei Frauen sind oft durch Gratiola zu behandeln." (Boericke) • Chronische Katarrhe, v.a. im Magen-Darm-Trakt und Genitalsystem • Die Kranken haben übertriebenen Stolz und Überheblichkeit
Gewebe- und Organbezug mit Indikationsbeispielen	*Nervensystem/Psyche:* • Kopfschmerzen durch Kongestion, dabei reduziertes Sehvermögen • Gefühl, als ob der Kopf zusammengezogen und zu klein ist • Schwindel bei und nach dem Essen • Schlafstörungen • Hypochondrische Züge *Verdauungssystem:* • Insuffiziente Coctio mit schmerzhafter Auftreibung des Magens. Nach dem Essen bleibt Hunger- und Leeregefühl im Bauchraum bestehen • Hartnäckige Magengeschwüre • Kolikschmerzen nach dem Abendessen in der Nacht • Durchfall von schaumigem, grünem Wasser. Entleerung heftig, aber ohne Schmerzen. Auch Verstopfung möglich • Ausscheidungsgastritis für Harnsäure *Genitalsystem:* • Menstruation zu früh und zu lang mit starker Blutung • Fluor, auch bei Infekten (z.B. Gonorrhoe) • Die Frau ist sexuell sehr interessiert und aktiv
Säftebezug	• Säfteableitend bei gelbgalligen Schärfen
Konstitution	• Katarrhalisch-rheumatische Konstitution
Häufig verwendete Potenzstufe/Regelpotenz	• D4/D6
Ähnlich wirkende Mittel	• Nux vomica

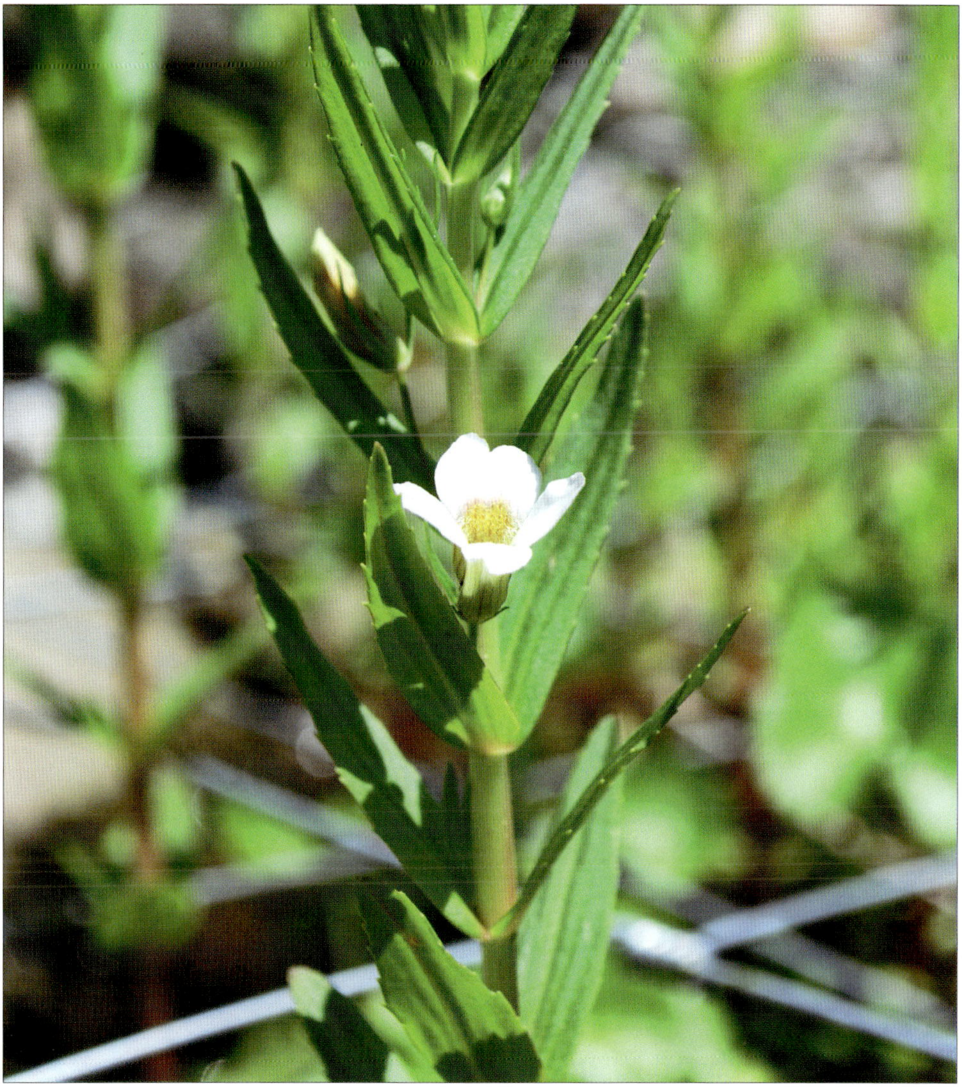

Gratiola

Helleborus	
Botanische Bezeichnung	• Helleborus niger – Christwurz oder Schwarze Nieswurz, Christrose
Wirkungsprofil	• Ein Mittel mit Wirkung auf Gehirn und sonstiges Nervensystem, bes. des Abdomens sowie des Herzens. • Wichtige Merkmale für den Einsatz von Helleborus sind allgemeine, muskuläre, kardiale oder renale Schwäche, die mit Ödemen in den Beinen und in Körperhöhlen verbunden sind (kardiale und renale Ödeme). • Paracelsus empfiehlt Helleborus zur vorbeugenden Behandlung von Alterserkrankungen ab dem 60. Lebensjahr. • Es ist ein Mittel für schwere Krankheiten, wird in der anthroposophisch orientierten Heilkunde auch zur Behandlung der entsprechenden Begleitsymptome bei Malignosen eingesetzt. • Die humoralen Qualitäten der Pflanze Helleborus sind warm 3 und trocken 3. Das Mittel bewirkt durch Aktivierung der physiologischen Wärme die Elimination von Schärfen und in Kombination mit seinen trocknenden Qualitäten die Auflösung von Phlegma-Stagnation.
Psychische Charakteristika	• Melancholische Phasen wechseln mit starker Erregung (Ruhelosigkeit, Umherlaufen, Wut) • Kann und will keine adäquaten Antworten geben
Gewebe- und Organbezug mit Indikationsbeispielen	*Nervensystem/Psyche:* • Stark reduzierte Vitalität, Schwächezustände des Gehirns, der Sinnesorgane und der Muskulatur • Es besteht Denk- und Merkschwäche • Schläfrigkeit → Schlafsucht. Plötzliche Schreie im Schlaf • Der Kranke zupft an seinen Kleidern oder seinem Körper herum • Fähigkeiten zu sehen, hören und riechen sind stark eingeschränkt oder übersteigert • Kongestive Kopfschmerzen, pulsierend, stechend, ziehend. Gefühl, als ob Gehirn zu groß wäre • Im Bett wird der Kopf hin- und hergeworfen • Ödematöse Meningitis *Herz-Kreislaufsystem:* • Zu Beginn der Krankheit schneller und starker Puls, später langsam, klein und unregelmäßig • Kollapsneigung mit kaltem Schweiß und allgemeiner Kälte • Herzmuskelschwäche (Helleborus hat digitalisähnliche Wirkung) *Atmungssystem:* • Schweres Atmen mit Erstickungsgefühl • Lungenödem • Stauungskatarrh in den Bronchien *Haut:* • Wässrige Schwellungen, auch mit Juckreiz (Urtikaria) • Haut blass, mit bläulichen Flecken • Angioneurotisches Ödem ►

Helleborus	
◂	*Verdauungssystem:* • Übelkeit und Erbrechen mit Speichelfluss • Drücken, Brennen, Wundheitsgefühl im Magen mit Auftreibung • Starke Durchfälle mit Schleim und Blut (Colitis) • Unkontrollierter Abgang von gallertartigem, weißem Schleim *Urosystem:* • Nierenentzündung (auch nach Infekten), dünner oder stark konzentrierter Urin, auch mit Blut, Sediment wie Kaffeesatz • Starker Harndrang *Bewegungssystem:* • Konvulsionen und Zuckungen in allen Muskeln • Extremitäten sind entweder gelähmt oder (wie automatisch) ständig in Bewegung, auch im Wechsel
Säftebezug	• Säfteoptimierend bei kalter, stagnierender Feuchtigkeit mit GG- oder SG-Schärfen • Säftebewegend auf die Feuchtigkeit
Konstitution	• Hydrogenoide Konstitution
Häufig verwendete Potenzstufe/Regelpotenz	• D4/D6
Sonstiges	• Der deutsche Name Nieswurz entstand dadurch, dass die Wurzel von Helleborus zu Niespulver zermörsert wurde. Niespulver wurden der Humorallehre entsprechend dazu verwendet, durch Erzeugung des Niesreizes die Elimination von stagnierendem Phlegma im Gehirn zu aktivieren, dessen physiologisches Eliminationsfeld die Nasenschleimhaut ist. • Aufgrund der Toxizität der Pflanze ist Helleborus-Niespulver heute nicht mehr erlaubt.

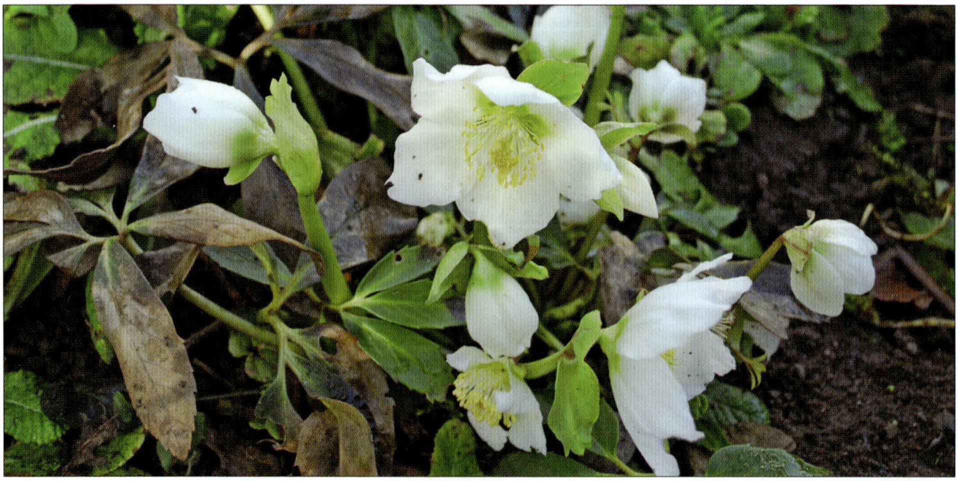

Helleborus

Hyoscyamus	
Botanische Bezeichnung	• Hyoscyamus niger – Bilsenkraut
Wirkungsprofil	• Hyoscyamus ist ein wichtiges Konstitutionsmittel für die neurogene Konstitution, besonders im Kindesalter. Es reduziert übersteigerte Sensibilität und Unruhe bis hin zu manischen Zuständen und wirkt Krampfneigung entgegen. • Die praktische Erfahrung zeigt, dass Hyoscyamus in vielen Fällen hilft, unvollständige oder überstürzt ablaufende Entwicklungen des Nervensystems bei Kindern und Jugendlichen zu korrigieren, die heute häufig als ADHS bezeichnet werden. • Für die Verschreibung von Hyoscyamus muss die Symptomatik nicht die volle ‚Dramatik' des homöopathischen Mittelbildes haben. Man kann das Mittel sehr erfolgreich bei den unten beschriebenen Symptomen und Krankheitsprozessen einsetzen. • Bilsenkraut wurde früher als Analgetikum und Narkotikum verwendet, worin eine stark kühlende Wirkung der Pflanze erkennbar wird. • Humoralmedizinisch erkennt man im Wirkungsprofil von Hyoscyamus in potenzierter Form die nervalen Aspekte der erethischen Skrofulose, bei der gelbgallige Schärfen die gesamte Symptomatik prägen.
Psychische Charakteristika	• Starke Übererregung, auch mit Verwirrungszuständen und Aggression. Dabei Schwäche und geistige Erschöpfung (Neurasthenie), aber auch Bewusstseinsverlust • Der Kranke murmelt vor sich hin oder redet viel unangemessenes Zeug, ist albern und obszön, auch exhibitionistisch • Schlaflosigkeit, weil das Gehirn nicht zur Ruhe kommt. Aufschrecken im Schlaf mit Schreien. Albträume • Eifersucht (auch bei Kindern, z.B. einem jüngeren Geschwister gegenüber)
Gewebe- und Organbezug mit Indikationsbeispielen	*Nervensystem:* • Epileptoide Zustände • Singultus • Augen: Mydriasis, übersteigerte Augenbewegungen oder Lähmung der Augenmuskulatur (Doppeltsehen) *Oberflächen:* • Schleimhäute trocken mit entsprechenden Reizsymptomen *Atmungssystem:* • Trockener Reizhusten, schlimmer beim Hinlegen und nachts oder nach Essen • Beklemmungsgefühl im Thorax, auch hysterisch *Verdauungssystem:* • Globusgefühl im Hals • Schlucken schwierig durch Trockenheit der Schleimhäute • Koliken und krampfartige Schmerzen im Abdomen • Stuhlinkontinenz ▸

Hyoscyamus	
◂	*Urogenitalsystem:* • Blasenkrämpfe, Miktion ist entweder nicht ohne Pressen möglich oder Urin geht unfreiwillig ab (nervliche Harninkontinenz) • Enuresis nocturna *Bewegungssystem:* • Krämpfe und Zucken jeder Muskulatur (glatt- und quergestreift) • Rigidität der Skelettmuskulatur • Neuralgische Schmerzen
Säftebezug	• Säfteoptimierend: Bei cholerischer Dyskrasie und GG-Schärfen
Konstitution	• Neurogene Konstitution • Spasmophile Diathese • Erethische Skrofulose
Häufig verwendete Potenzstufe/Regelpotenz	• D4/D6
Ähnliche Mittel	• Belladonna • Anacardium • Stramonium • Gelsemium
Sonstiges	• Hyoscyamus wurde in der mittelalterlichen Medizin als starkes Analgetikum, Narkotikum und Spasmolytikum (bes. bei Asthma bronchiale) verwendet. Aufgrund des hohen Gehaltes an verschiedenen Alkaloiden (u.a. Hyoscyamin, Atropin, Scopolamin, Apoatropin, Cuskhygrin) wird Hyoscyamus heilkundlich nur in potenzierter Form ab D4 verwendet. • Bereits 15 Samenkörner (Größe wie Mohnsamen) sind (gemäß Roth–Daunderer–Kormann) für kleine Kinder tödlich. • Hyoscyamus besitzt stark psychotrope Wirkungen, wegen der die Pflanze im Mittelalter u.a. in sogenannten „Hexensalben" zur Erweiterung der spirituellen Wahrnehmung verwendet wurde. Da ihr Potenzial in diesem Bereich bedrohlich groß ist, wird vor unbedarftem Ausprobieren dringend gewarnt. Empfehlenswerte weiterführende Literatur hierzu: Wolf-Dieter Storl; Götterpflanze Bilsenkraut, Nachtschatten Verlag (2000)

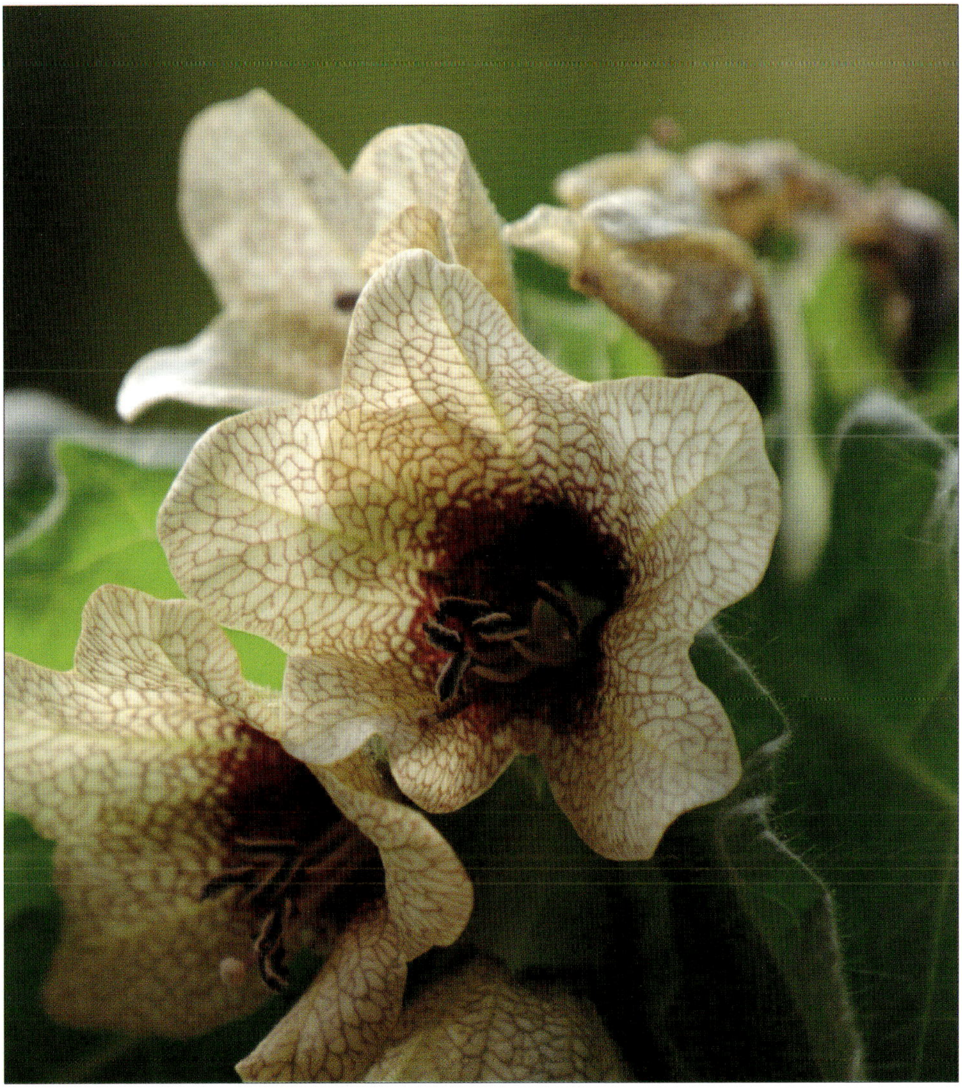

Hyoscyamus

Kalium aluminium sulfuricum	
Ausgangssubstanz	• Kalialaun, Alumen • Kaliumaluminiumsulfat
Wirkungsprofil	• Die Aluminium-Komponente prägt die Wirkung des Mittels, das die Permeabilität der Zellmembranen optimiert und auf diese Weise den Wasser- und Elektrolytaustausch zwischen den Zellen und dem Interstitium normalisiert. Störungen in diesem Bereich führen zu Ernährungsstörungen der Gewebe und verminderter Reaktionsfähigkeit, was viele sehr unterschiedliche Symptome nach sich ziehen kann, die nach humoralmedizinischer Betrachtung die kalten und trockenen Qualitäten der Schwarzgalle besitzen. Dieses Mittel wirkt in solchen Fällen befeuchtend und die dritte Coctio fördernd. • Veränderungen im Turgor bedingen u.a. Tonusstörungen v.a. der glatten Muskulatur des Verdauungstraktes, was pathophysiologischer Hintergrund vieler Krankheitserscheinungen ist, bei denen dieses Mittel eingesetzt wird. • Kalium aluminium sulfuricum wird, wie Silicea und Calcium fluoratum, zu den Bindegewebemitteln gezählt, und entspricht in seiner Wirkung dem Alumen der Homöopathie. • Der zu diesem Mittel kompatible Menschentypus ist abgemagert, kalt und trocken, also von melancholischem Temperament. Die Irritabilität ist deutlich herabgesetzt. Es ist ein Mittel für die Geriatrie.
Gewebe- und Organbezug mit Indikationsbeispielen	*Nervensystem/Psyche:* • Demenz • Störungen in Koordination (z.B. Gangunsicherheit) und Urteilsvermögen • Parästhesien und andere Sensibilitätsstörungen • Schwindelzustände • Tinnitus • Muskellähmungen (meist schlaff) • Erschöpfungszustände des ZNS *Oberflächen:* • Trockenheit von Haut und Schleimhäuten ist charakteristisches Merkmal, unabhängig von der Lokalisation • Trockener Husten mit zähem Sekret • Bei Katarrhen auch gelbe, schleimige Sekrete • Haut trocken und spröde, rissig. Sehr kälteempfindlich • Alterspruritus • Verstärkte Hornbildung (Hyperkeratose) *Atemsystem:* • Katarrhe s.o. • Lungenemphysem ▸

Kalium aluminium sulfuricum	
◄	*Verdauungssystem:* • Trockenheit in Mund, Hals und Darm • Meteorismus aufgrund Tonusschwäche des Darms • Sehr geringer Stuhldrang wegen Atonie des Mastdarms, Stuhlentleerung nur mit großen Anstrengungen, auch bei weichem Stuhl • Afterblutung nach Stuhlgang wegen Fissuren oder Hämorrhoiden *Urosystem:* • Blasenschwäche, Harninkontinenz
Schmerzqualität, Empfindungen, Modalitäten	• Taubheits-, Lähmungsgefühl • Trockenheit • Verschlechterung der Beschwerden: Morgens und bei Kälte • Besserung: Durch leichte Bewegung und Wärme
Säftebezug	• Säfteoptimierend: Bei melancholischer Dyskrasie und SG-Schärfen
Konstitution	• Melanchologene Konstitution • Mesenchymal-hypoplastische Konstitution • Lymphatisch-hypoplastische Konstitution
Häufig verwendete Potenzstufe/Regelpotenz	• D6
Darreichungsformen	• Biochemisches Mittel Nr. 20 (Tabletten) und weitere Galenika
Ähnlich wirkende Mittel	• Alumen • Natrium muriaticum (Trockenheit) • Silicea

Kalium arsenicosum	
Ausgangssubstanz	• Kaliumarsenit
Wirkungsprofil	• Das Wirkungsprofil von Kalium arsenicosum deckt sich fast vollständig mit dem von Arsenicum album. Es wird daher auf die Monografie von Arsenicum album verwiesen. • Broy postuliert für Kalium arsenicosum eine deutlichere Arsenwirkung als bei Arsenicum album.
Gewebe- und Organbezug mit Indikationsbeispielen	• Siehe Arsenicum album
Schmerzqualität, Empfindungen, Modalitäten	• Siehe Arsenicum album

Kalium arsenicosum	
Säftebezug	• Säfteoptimierend: Bei gravierendem Sanguis-Defizit und GG- und SG-Schärfen • Bei melancholischer Dyskrasie
Konstitution	• Melanchologene Konstitution • Atonisch-asthenische Konstitution • Oxygenoide Konstitution (in der Phase defizitärer Energiereserven)
Häufig verwendete Potenzstufe/Regelpotenz	• D6-12 (Auch langfristige Einnahme unproblematisch)
Darreichungsformen	• Biochemisches Mittel Nr. 13 (Tabletten) und sonstige Galenika
Ähnlich wirkende Mittel	• Arsenicum album • Cuprum arsenicosum • Arsenum jodatum

Kalium bichromicum	
Ausgangssubstanz	• Kaliumbichromat, Kaliumdichromat
Wirkungsprofil	• Kalium bichromicum ist ein Mittel bei torpider Skrofulose mit gewebedestruktivem Charakter, der besonders in chronischen Katarrhen mit klebrigem, zähem, fadenziehendem Schleim (sehr fibrinhaltig) sowie Geschwüren der Haut und der Schleimhäute erkennbar wird. • Humoralmedizinisch sind darin neben kalter Feuchtigkeit melancholische Aspekte, besonders Schärfen, zu erkennen, was sich auch darin zeigt, dass die entsprechenden Menschen an einer Schwäche leiden, die an Lähmung grenzt, zu Anämie neigen und kein Fieber erzeugen. Weitere entsprechende Merkmale sind degenerative Organerkrankungen wie Leberzirrhose und Nephrosen.
Gewebe- und Organbezug mit Indikationsbeispielen	*Nervensystem/Kopf:* • Schmerzen in den Knochen des Kopfes • Kopfschmerzen durch Sinusitis *Oberflächen/Lymphsystem:* • Chronische Katarrhe, trocken und rau, mit zähen, fadenziehenden Sekreten, die schwer auszuscheiden sind • Haut-Ulzera, die tiefere Gewebe betreffen können und wie ausgestanzt aussehen • Knoten- und blasenförmige Hauteffloreszenzen • Chronische Tonsillitis mit übelriechenden Mandelpfröpfen oder -steinen ▶

Kalium bichromicum	
◄	*Augen:* • Katarrh der Schleimhäute mit zähem, gelbem Schleim • Keratitis mit Ulzera und Bläschen. Auffällig ist der geringe Schmerz *Ohren:* • Chronischer Tubenkatarrh und Mukothympanon mit zähem, schwer löslichem Schleim, bei und nach Katarrhen der Kopfschleimhäute *Atmungssystem:* • Rhinitis und Sinusitis mit verstopfter Nase, zähem, fadenziehendem Schleim, der auch Pfröpfe und Krusten bildet und sich schwer löst. Geruchssinn reduziert • Schmerzhafter Druck über der Nasenwurzel, stärker bei Schleimstockung • Geschwüre der Nasenschleimhaut, wie ausgestanzt, die das Nasenseptum perforieren können. Dabei übler Geruch aus der Nase • Nasenbluten • Zäher Schleim im Kehlkopf → Heiserkeit, Räusperzwang • Haargefühl im Kehlkopf • Husten mit reichlichem, zähem, fadenziehendem Sputum *Verdauungssystem:* • Zunge vergrößert mit Zahneindrücken, glatte Oberfläche oder rissig • Landkartenzunge (Zungendiagnose. Kommt außerdem vor bei: Arsenicum album, Natrium muriaticum und Taraxacum) • Gefühl eines Haares im Rachen • Ulzeröse Entzündung der Schleimhaut in Mund, Rachen und des Zahnfleisches. Stomatitis aphtosa • Gastritis, bis hin zu Magen- und Duodenalgeschwüren (bei Gastroskopie sichtbar: Scharf ausgestanzt) • Großer Durst, aber die Beschwerden werden durch Trinken von Wasser schlimmer, aber nach Essen besser • Ulzeröse Enteritis oder Colitis • Morgendlicher Durchfall mit gelartigem Stuhl, starker Stuhldrang • Gefühl eines Pfropfes im After *Urogenitalsystem:* • Nephritis, Nephrose mit entsprechenden Urinbefunden Frau: • Ödematöse Entzündung der Schleimhäute mit Geschwüren und Pusteln • Ulzera am Muttermund • Fluor, zäh und fadenziehend Mann: • Jucken, Schmerzen, Geschwüre am Penis ►

Kalium bichromicum	
◄	*Bewegungsapparat:* • Schmerzen, auch neuralgisch, in allen Bereichen, die rasch auftreten und wieder verschwinden und den Ort wechseln. • Schmerzen mit Steifheitsgefühl in den Gelenken und Muskeln • Gelenkknacken • Anfälle von Lumbalgie • Achillodynie beim Laufen mit Schwellung der Sehne
Schmerzqualität, Empfindungen, Modalitäten	• Sehr kälteempfindlich, die Symptome verschlechtern sich durch Kälte • Besserung der Beschwerden durch Wärme und an der frischen Luft. Rheumatische Schmerzen werden bei Bewegung besser
Säftebezug	• Säfteoptimierend: Bei kalter Feuchtigkeit mit schwarzgalligen Verunreinigungen und melancholischer Dyskrasie
Konstitution	• Katarrhalisch-rheumatische Konstitution • Melanchologene Konstitution
Häufig verwendete Potenzstufe/Regelpotenz	• D6
Ähnlich wirkende Mittel	• Mercurius solubilis • Kalium chloratum • Kalium aluminium sulfuricum

Kalium bromatum	
Ausgangssubstanz	• Kaliumbromid
Wirkungsprofil	• Dieses Mittel kombiniert die stabilisierende Wirkung des Kaliums auf die Nervenfunktionen mit dem dämpfenden Wirkungsprinzip des Broms auf vegetative, sensorische und sensible nervliche Prozesse. „Kalium bromatum vermindert Reizaufnahme und Sinneserregbarkeit.“ (Broy) • Weiteres Wirkungsgebiet ist die Stabilisierung der Funktionen von Drüsen des Lymph-, Hormon- und Verdauungssystems. Damit gehört Kalium bromatum zu den Konstitutionsmitteln bei torpider und erethischer Skrofulose, besonders in der Kinderheilkunde. Es deckt auch viele typische skrofulöse Haut- und Schleimhautsymptomatiken ab. • Das Mittel wirkt beruhigend und ausgleichend bei nervös-phobischen Personen mit Tendenz zu manisch-depressiven Zuständen und der Symptomatik der spasmophilen Diathese. • Bei der Diagnostik sind pathophysiologische Zusammenhänge mit entgleisten Schilddrüsenfunktionen zu beachten (Kontrolle der thyreotropen Laborparameter, zumindest T3/T4 und TSH). Erkrankungen dieses Organs werden in der TEN der Skrofulose zugeordnet.

Kalium bromatum	
Gewebe- und Organbezug mit Indikationsbeispielen	*Nervensystem/Psyche:* • Innerliche Nervosität, motorische Unruhezustände von Armen und Beinen (z.B. restless legs syndrome) • Ängstlichkeit → Angstneurose • Schreckhaftigkeit • Schlafstörungen mit Unruhe, Zähneknirschen • Enuresis als Folge seelischer Belastungen • Neuralgien • Spastische Kopfschmerzen, Migräne • Konzentrations- und Gedächtnisschwäche *Oberflächen/Lymphsystem:* • Hyperplasie von Schleimhäuten, Lymphknoten, Schilddrüse • Chronische Katarrhe im HNO-Bereich, nur geringes Fieber • Kalium bromatum verhindert Ausweitung eines Katarrhs des Nasen-Rachenraums auf Nasennebenhöhlen und Tuba eustachii • Katarrhe sind meist trocken, außer Darmkatarrhe (s.u.) • Erkrankungen auf der Haut mit eitrigen Pusteln (z.B. Akne vulg., Furunkulose) *Schilddrüse:* • Vergrößerung mit hyperthyreotischer Entgleisung • Auch Hashimoto-Thyreoiditis in hyperthyreotischer Phase oder autonome Knoten *Atmungssystem:* • Trockene Katarrhe, Schleimhautreizung (s.o.) • Nervöses Asthma • Hyperkinetische Atemtätigkeit (auch psychogen) • Keuchhusten *Verdauungssystem:* • Hyperkinetische Gastrointestinalsyndrome (z.B. Reizdarm) • Spastischer Magendruck • Nervöses Erbrechen, auch mit viel Schleim • Hyperemesis gravidarum • Breiiger Stuhl, wässriger Durchfall
Schmerzqualität, Empfindungen, Modalitäten	• Unspezifisch, aber Aktivität bessert Beschwerden • Ruhe und starke Wärme verstärkt Symptome
Säftebezug	• Säfteoptimierend: Bei GG-kakochymen Zuständen
Konstitution	• Neurogene Konstitution • Lymphatisch-hyperplastische Konstitution • Spasmophile Diathese • Erethische und torpide Skrofulose

Kalium bromatum	
Häufig verwendete Potenzstufe/Regelpotenz	• D6 Wirkungsschwerpunkt auf Kalium (Torpide Pathophysiologie) • D3 (evtl. D4) Wirkungsschwerpunkt auf Brom (Erethische Pathophysiologie)
Darreichungsformen	• Biochemisches Mittel Nr. 14 (Tabletten) und weitere Galenika

Kalium chloratum	
Ausgangssubstanz	• Kaliumchlorid
Wirkungsprofil	• Mittel bei jedem zähen, schwer löslichen Schleim, auf Schleimhäuten, aber auch im Lymphsystem • „Hält Fibrin in Lösung“ (Faserstoff) • Mittel der zweiten Entzündungsphase mit zähem, schwer löslichem, glasigem, weißem oder weiß-grauem Exsudat
Gewebe- und Organbezug mit Indikationsbeispielen	*Alle Schleimhäute:* • Akute oder subakute Katarrhe mit o.g. Schleimqualität *Bewährte Indikationen:* • Rhinitis mit Geruchsverlust • Sinusitis • Tubenkatarrh mit Paukenerguss • Husten mit o.g. Schleimqualität • Konjunktivitis *Haut:* • Ausschläge mit o.g. Exsudat, das beim Eintrocknen einen mehlartigen Belag erzeugt • Blasenbildung *Verdauungstrakt:* • Schleimiger Durchfall • Schleimiges Erbrechen *Urotrakt:* • Schleimhaltiger Urin (Schlieren im kalten Urin)
Schmerzqualität, Empfindungen, Modalitäten	• Keine Charakteristika
Säftebezug	• Säfteoptimierend: Erwärmt kalte Feuchtigkeit, auch mit SG-Verunreinigung

Kalium chloratum	
Konstitution	• Lymphatisch-hyperplastische Konstitution • Lymphatisch-hypoplastische Konstitution • Katarrhalisch-rheumatische Konstitution • Skrofulose (torpide und erethische) • Exsudative Diathese
Häufig verwendete Potenzstufe/Regelpotenz	• D6
Darreichungsformen	• Biochemisches Mittel Nr. 4 (Tabletten) und weitere Galenika
Ähnlich wirkende Mittel	• Kalium bichromicum • Sambucus niger

Kalium jodatum	
Ausgangssubstanz	• Kaliumjodid
Wirkungsprofil	• Die Wirkung dieses Mittels wird durch die Jod-Komponente geprägt. Damit wird ein organotroper Bezug zur Schilddrüse erkennbar, die quasi als organische ‚Schnittstelle' gesehen werden kann, über welche das energetisch-informative Wärmeprinzip auf die stoffliche Ebene des hormonellen Systems übermittelt werden. Auf diese Weise werden die energieverbrauchenden oxidativen Prozesse geregelt, die sich in der Bilanz zwischen Energiegewinnung und -verbrauch widerspiegeln. Ein Ungleichgewicht, bei dem der Energieverbrauch das Maß der Energiegewinnung übersteigt[6], ist über längere Zeit nicht mit dem Leben vereinbar und daher immer ein hoch pathogener Zustand, der umso gravierender ist, je geringer die individuellen Energiereserven der betroffenen Person sind. • Diese Pathophysiologie ist einer der zentralen Wirkungsansätze von Kalium jodatum in der Konstitutionstherapie. Das Mittel dämpft übersteigerte Oxidation und unterstützt damit eine ausgeglichene Energiebilanz des Gesamtorganismus – als entscheidende Voraussetzung sowohl für die konstitutionelle Stabilität als auch für jeden Überwindungs- und Heilungsprozess. • Fast alle Indikationen und Symptome, die in der Literatur zur Behandlung mit Kalium jodatum angegeben werden, sind direkt oder indirekt Folgeerscheinungen des ‚überhitzten' Stoffwechselgeschehens oder aber einer negativen Energiebilanz des Organismus. Durch übersteigerten Gewebestoffwechsel entstehen im Übermaß Schärfen, die selbst Reizzustände auslösen bzw. über katarrhalische oder ekzematische Ersatzausscheidungen eliminiert werden, was jeweils entsprechende Symptome hervorruft. ▸

6 Dieser Mechanismus ist das pathophysiologische Thema der oxygenoiden Konstitution, die aufgrund der sehr zentralen Bedeutung bei der Entstehung von Krankheiten stets Priorität in der Konstitutionstherapie haben sollte.

Kalium jodatum	
◄	• Hyperkinetische Symptome sind Folge der übermäßigen Wärme, während hypokinetische Symptome Zeichen dafür sind, dass die Energiereserven aktuell defizitär sind. Das führt u.a. dazu, dass die für die Coctio notwendige physiologische Wärme nicht zur Verfügung steht. Dieser Pathomechanismus erklärt z.B. die Adipositas, die aus der Ablagerung kalter, nicht verwertbarer Feuchtigkeit resultiert. • Die Kalium-Komponente lässt den Wirkungsbezug zum Nervensystem erkennen.
Gewebe- und Organbezug mit Indikationsbeispielen	*Allgemein:* • Hitzegefühl, nächtliche Schweißausbrüche • Bei Kindern Entwicklungsverzögerungen in vielen Bereichen • Abmagerung – aber auch Adipositas (s.o.) *Nervensystem/Psyche:* • Ruhelos und reizbar mit Schwäche • Großes Schlafbedürfnis • Kongestive Zustände des Kopfes (Wallungen, Kopfschmerzen) • Neuralgie (Ischias, Trigeminus) *Herz – Kreislauf – Blut:* • Hyperkinetische Syndrome: Palpitation, tachykarde Arrhythmie mit Herzschwäche • Kongestionen und andere Störungen der Gefäßdynamik: Hyper- oder hypoton • Druck- und Angstgefühle am Herz *Oberflächen/Lymphsystem/Drüsen:* • Hypertrophie von Lymphknoten, auch verhärtet (bindegewebige Degeneration) • Struma parenchymatosa mit hypo- oder hyperthyreotischer Entgleisung • Mammatumore (benigne und maligne) • Prostataadenom/-karzinom • Patienten sind sehr anfällig für „Erkältungen". • Katarrhe mit stark reizenden, wässrigen, aber auch eitrigen Sekreten. • Alle Schleimhäute können betroffen sein, bes. häufig HNO-Bereich und Augen (skrofulöse Entzündungen wie chronische Blepharitis oder Konjunktivitis) • Häufig: Ödematöse Hyperplasie der Schleimhäute • Katarrhe auch ohne Sekretion • Chronische Ekzeme in allen Varianten, Ulzera *Atmungssystem:* • Katarrhe s.o. • Asthma bronchiale mit wässrigem Sekret, Erstickungsangst ►

Kalium jodatum	
◄	*Bewegungsapparat:* • Periostitis • Entzündungen an Insertionsstellen von Sehnen (z.B. Epicondylitis humeri, Periarthritis humeroscapularis) • Gelenkergüsse • Rheumatische Schmerzen im Rücken und in Beinen/Füßen
Schmerzqualität, Empfindungen, Modalitäten	• Unspezifisch • Reizung der Austrittsorte von Exsudaten
Säftebezug	• Säfteoptimierend: Bei überhitzem Sanguis (cholerische Dyskrasie) und GG-Schärfen
Konstitution	• Oxygenoide Konstitution (Kalium jodatum ist hierbei eines der Hauptmittel) • Katarrhalisch-rheumatische Konstitution • Lymphatisch-hyperplastische Konstitution • Lymphatisch-hypoplastische Konstitution • Erethische Skrofulose • Exsudative Diathese
Häufig verwendete Potenzstufe/Regelpotenz	• D6
Darreichungsformen	• Biochemisches Mittel Nr. 15 (Tabletten) und weitere Galenika
Ähnlich wirkende Mittel	• Jodum • Calcium jodatum

Kalium phosphoricum	
Ausgangssubstanz	• Saures Monokaliumphosphat • Phosphorsaures Kalium
Wirkungsprofil	• „Gewebeerhaltungsmittel“: Bei jeder Gewebeschädigung, auch prophylaktisch • Stabilisiert Nervenfunktionen in allen Bereichen, mit besonderem Bezug zum Sympathikus • Verbessert die Ernährung der Gewebe (Dritte Coctio)

Kalium phosphoricum	
Gewebe- und Organbezug mit Indikationsbeispielen	*Allgemein:* • Schwäche, Erschöpfung • Postoperative Unterstützung bei Malignosen *Gehirn:* • Seelische Verstimmung mit Ängsten und Depressionen • Reizbare Schwäche, Neurasthenie (z.B. Schreckhaftigkeit) • Konzentrations- und Merkschwäche • Antriebslosigkeit → Lethargie • Überforderungsgefühl • Schlafstörungen • Hypochondrie • Hysterie • Kopfschmerzen durch Überforderung *Motorische Nervenfunktionen:* • Muskelschwäche → Parese • Vegetative Nervenfunktionen • Vasomotorische Störungen • Gestörte Gewebeernährung → Ulzera *Sensorik:* • Sehschwäche • Hörschwäche, Geräusche im Ohr • Neuralgien *Blutsystem:* • Hyper- oder hypokinetische Anpassungsstörungen • Herzschwäche *Verdauungssystem:* • Dyspeptische Symptome durch Erschöpfung und Kochungsschwäche *Uro-Genitalsystem:* • Libidoschwäche, große Schwäche nach Sex • Harninkontinenz, Enuresis
Schmerzqualität, Empfindungen, Modalitäten	• Schmerzen mit Schwäche- und Lähmungsgefühl • Neuralgische Schmerzen
Säftebezug	• Säfteoptimierend auf die Nährsäfte (Phlegma und Sanguis), auch bei melancholischer Dyskrasie und SG-Schärfen
Konstitution	• Neurogene Konstitution • Atonisch-asthenische Konstitution • Melanchologene Konstitution
Häufig verwendete Potenzstufe/Regelpotenz	• D6

Kalium phosphoricum	
Darreichungsformen	• Biochemisches Mittel Nr. 5 (Tabletten) und weitere Galenika
Ähnlich wirkende Mittel	• Acidum phosphoricum • Arsenicum album • Ginseng

Kalium sulfuricum	
Ausgangssubstanz	• Kaliumsulfat
Wirkungsprofil	• Aktiviert die Sauerstoffwirkung und die Versorgung der Gewebe mit Nährsäften, d. h. es optimiert die 3. Coctio. • Aktiviert die Elimination von Metaboliten aus den Zellen ins Interstitium • Alle Beschwerden bessern sich an frischer Luft • Mittel der dritten Entzündungsphase mit leicht löslichen, gelben Sekreten
Gewebe- und Organbezug mit Indikationsbeispielen	*Allgemein:* • Müdigkeit, Abgeschlagenheit, Schweregefühl, bes. in geschlossenen Räumen, in der Wärme und abends • Kältegefühl *Schleimhäute:* • Endphase akuter Katarrhe mit leicht löslichen, gelben Sekreten *Haut:* • Schuppige Abschilferung, gelblich, psoriatiform • Klebrige, gelbe Sekrete
Schmerzqualität, Empfindungen, Modalitäten	• Keine Charakteristika
Säftebezug	• Säfteoptimierend: Bei GG- und SG-Schärfen
Konstitution	• Lymphatisch-hypoplastische Konstitution • Index • • Skrofulose
Häufig verwendete Potenzstufe/Regelpotenz	• D6
Darreichungsformen	• Biochemisches Mittel Nr. 6 (Tabletten) • Dilution • Globuli • Spagyrische Zubereitungen
Ähnlich wirkende Mittel	• Carbo vegetabilis

Lithium chloratum (Syn.: Lithium muriaticum)	
Ausgangssubstanz	• Lithiumchlorid, Chlorlithium • Lithium muriaticum
Wirkungsprofil	• Das Mittel aktiviert die Ausscheidung von Endprodukten aus dem Eiweiß- und Purinstoffwechsel (Kerneiweiße), insbesondere Harnsäure und Harnstoff, aber auch anderer Metaboliten, deren Retention belastend für Lymph- und Nervensystem ist. • Darüber hinaus zeigt es in niedrigen Potenzen antidepressive Wirkungen. In der schulmedizinischen Psychiatrie wird Lithium zur Dauermedikation von manisch-depressiven Psychosen verwendet. • Die verschiedenen Wirkungsbereiche lassen erkennen, dass Lithium chloratum die schwarzgalligen (kalt/trockenen) Aspekte der Urat-Diathese anspricht. Im Zentrum stehen daher die subakuten bis chronisch-degenerativen Formen der Gelenk- und Eingeweidegicht. (Natr. phosph. und Natr. sulf. decken eher die gelbgalligen Aspekte ab). • Die unten beschriebenen Symptome und Indikationen repräsentieren vor allem die pathophysiologischen Wirkungen harnsaurer Schärfen auf Gelenke, Nervensystem, Herz-Kreislauf-System. Die Krankheitserscheinungen des Lymph- und Oberflächensystems lassen kompensatorische Ausscheidungsprozesse erkennen.
Gewebe- und Organbezug mit Indikationsbeispielen	*Nervensystem/Psyche:* • Depression • Unruhe, Angstzustände • Säure-Kopfschmerz, Kopfschmerzen mit Nervosität • Schmerzen und Trockenheit der Augen *Bewegungsapparat:* • Chronische Arthritis urica, bes. der kleinen Gelenke, evtl. mit Rötung, im fortgeschrittenen Stadium Gelenkdeformation. Einsteifung von Gelenken und Muskulatur (Lähmungsgefühl) • „Fibromyalgie“ • Ablagerung von Harnsäure-Tophi (Kristallose) *Verdauungssystem:* • Spastische Schmerzen im Abdomen, Völlegefühl, Druckempfindlichkeit, starke Gasbildung (Ausscheidungs-Gastritis) *Herz-Kreislauf-System:* • Herzklopfen, -stechen, Oppressionsgefühl • Kongestive und/oder plethorische Gefäßfehlregulation • Arteriosklerose ►

Lithium chloratum (Syn.: Lithium muriaticum)	
◄	*Urosystem:* • Nephrolithiasis, Nierengrieß (Kristallose als Resultat trockener humoraler Qualität) • Uratische Nephropathie (Gichtniere) • Pyelitis, Urethritis • Rezidiv. Zystitis, Reizblase (Kompensatorische Ausscheidungsprozesse über Schleimhaut der ableitenden Harnwege) • Konzentrierter, scharfer, unangenehm riechender Urin mit Ziegelmehlsediment *Oberflächen:* • Ausscheidungskatarrhe auf allen Schleimhäuten möglich • Juckende, trockene Ekzeme
Schmerzqualität, Empfindungen, Modalitäten	• Unspezifisch • Besserung der Beschwerden während und nach der Menstruation, durch starke Harnausscheidung, durch Bewegung • Verschlechterung durch Ruhe und Kälte
Säftebezug	• Säfteoptimierend: Bei melancholischer Dyskrasie und SG-Schärfen • Das Mittel wirkt befeuchtend
Konstitution	• Harnsaure (azide) Diathese • Melanchologene Konstitution
Häufig verwendete Potenzstufe/Regelpotenz	• D3/D4 (depressive Zustände) • ansonsten D6 zur Konstitutionstherapie
Darreichungsformen	• Biochemisches Mittel Nr. 16 (Tabletten) und weitere Galenika
Ähnlich wirkende Mittel	• Natrium phosphoricum • Natrium bicarbonicum • Colchicum

Luffa	
Botanische Bezeichnung	• Luffa operculata – Kürbisschwamm oder Luffaschwamm
Wirkungsprofil	• Luffa ist ein ‚kleines' Mittel mit organotroper Wirkung auf die Nasen- und Nebenhöhlenschleimhäute bei katarrhalischen Krankheiten verschiedener pathophysiologischer Hintergründe. • Das Mittel wird vorwiegend zur symptomorientierten Therapie eingesetzt. Als Konstitutionsmittel zeigt es lediglich bei allergischer Diathese gewisse Wirkungen, muss aber durch weitere Konstitutionsmittel ergänzt werden.
Gewebe- und Organbezug mit Indikationsbeispielen	*Nasenschleimhaut:* • Hyperplastische Rhinitis, die die Nasenatmung einschränkt. Je nach Sekretion wählt man unterschiedliche Potenzen, wie unten dargestellt • Die Patienten schnarchen nachts und klagen über eingeschränktes Geruchsvermögen • Akute Zustände von Heuschnupfen, aber auch Infekt-Katarrhe oder konstitutionelle Manifestationen einer lymphatisch-hyperplastischen Konstitution (lymphatische Hyperplasie) *Nasen-Nebenhöhlen:* • Behinderung des Sekretabflusses durch hyperplastische Katarrhe der Nase, die sich in die Nebenhöhlen ausweiten *Tuba eustachii:* • Chronischer Tubenkatarrh als Erweiterung einer hyperplastischen Rhinitis
Säftebezug	• Säftebewegend bei stagnierender Feuchtigkeit
Konstitution	*Nur unterstützend bei:* • Lymphatisch-hyperplastischer Konstitution • Katarrhalisch-rheumatischer Konstitution • Allergischer Diathese
Häufig verwendete Potenzstufe/Regelpotenz	• D4 aktiviert die Sekretion • D6 reguliert die Sekretion • D12 hemmt die Sekretion
Ähnliche Mittel	• Apis • Kalium chloratum
Sonstiges	• Luffa wird häufig in Fertigpräparaten als „Heuschnupfenmittel" angeboten und beworben. Das ist zwar nicht grundsätzlich falsch, deckt aber nur die symptomatische Therapie ab. Die bei allen Manifestationen der allergischen Diathese deutlich wichtigere konstitutionelle Therapiesäule fehlt dabei und muss ergänzt werden. • Das Gleiche gilt für Nasensprays mit Luffa als Wirkstoff.

Lycopodium	
Botanische Bezeichnung	• Lycopodium clavatum – Keulen-Bärlapp • Die Pflanze wird seit Jahrhunderten in der Heilkunde verwendet. Dabei wurden früher das Kraut und die Sporen eingesetzt; aufgrund der Toxizität, die dem Curare-Gift ähnlich ist, ist die Verwendung des Krautes heute nicht mehr üblich. Lycopodium wird in der Homöopathie und in der TEN nur noch als potenziertes Mittel verwendet, das aus den Bärlapp-Sporen hergestellt wird.
Wirkungsprofil	• Lycopodium gehört mit seinem sehr breiten Wirkungsprofil zu den Polychresten der Homöopathie und hat aufgrund seines gut erkennbaren humoralen Wirkungsansatz auch große Bedeutung in der Konstitutionstherapie der TEN. • Das Mittel zeigt seine Wirkungen vor allem im Leber-Galle-System, den Nieren und am Lymphsystem. • Chronische Leberleiden, bei denen sowohl die assimilatorischen Funktionen (2. Coctio) (was zu minderwertiger Qualität des Nahrungssaftes führt) als auch die eliminatorische Leistung für die Ausscheidung gelbgalliger Schärfen eingeschränkt ist. Entsprechend der Konstitution können auch melancholische Schärfen beteiligt sein. • Die Leberschwäche betrifft auch die Ausscheidung von Harnsäure über die Nieren, deren Ausscheidung nur bei adäquater Vorbereitung der Leber optimal erfolgen kann. Bei SG-Schärfen ist auch die Milz pathophysiologisch beteiligt. • „Chronische Zustände infolge Selbstvergiftung durch Stoffwechselprodukte, insbesondere Harnsäure" (Mezger) • Plethorische Zustände, besonders im Pfortadersystem, aber auch der Venen im Becken und in den Beinen. • Uratbedingte Leiden: Gelenk- und Organgicht (‚unentwickelte' Gicht) • Die übermäßige Säure bedingt, kombiniert mit Defiziten bei der Coctio, eine pathogene Belastung des Lymphsystems, was sich in diversen skrofulösen Manifestationen zeigt.
Habitus und psychische Charakteristika	• Defizite in der zweiten Coctio führen zu Ernährungsstörungen, die sich besonders als Abmagerung in der oberen Körperhälfte zeigen, während die untere Hälfte durch Stauung und Stagnation des Säfteflusses massiver wirkt, so dass sich gesamthaft ein ‚birnenförmiger' Habitus ergibt. • Faltige, tonus- und turgorarme, blass-gelbliche Gesichtshaut mit halonierten Augen. Der Mensch sieht älter aus, als er ist. *Die psychischen Merkmale sind oft wegweisend für die Verordnung von Lycopodium:* • Ein wacher, klarer, rationaler Geist mit hoher Intelligenz. Erst bei fortgeschrittener Krankheit entstehen auch hierbei Defizite, wie Wortfindungsstörungen und kognitive Defizite. • Das Selbstbewusstsein wirkt zwar nach außen sehr stark, evtl. sogar übertrieben, ist aber in der eigenen Wahrnehmung schwach. Das aber wird nach außen durch sehr forsches, aufbrausendes, auch diktatorisches Verhalten mehr oder weniger erfolgreich kaschiert (kontrollierte ▶

Lycopodium	
◂	Reizbarkeit). Widerspruch wird nicht geduldet, erzeugt Jähzorn – aber nur Personen gegenüber, die dem Lycopodium-Menschen in der sozialen Hierarchie untergeordnet sind. Vorgesetzten gegenüber verhält er sich eher unterwürfig. „Radfahrer-Verhalten“: Nach oben buckeln, nach unten treten. • Das kann sich schon bei Kindern darin zeigen, dass sie bei ‚Autoritäten‘ brav, freundlich und angepasst sind, anderen Kindern (v.a. kleineren) gegenüber aber ziemlich gemein und hinterhältig sein können. • Lycopodium-Menschen sind auf verschiedenen Ebenen sehr konservativ. Sie haben Probleme, sich mit Veränderungen zu arrangieren, sind misstrauisch allem Neuen gegenüber und sehr unflexibel in ihrem Denken und Handeln. • Sie leben in der latenten Angst, den an sie gestellten (oder auch selbst auferlegten) Anforderungen nicht gerecht zu werden. Wenn das tatsächlich eintritt, sind immer andere daran schuld. • Sie sind nicht gern allein, fühlen sich nur in ihrem ‚Netzwerk‘ sicher und erfolgreich, orientieren sich bei ihren Beziehungen daran, ob sie vorteilhaft für sie sind. • Sobald es ihnen nicht gut geht, ziehen sie sich zurück, um diesen Zustand vor anderen zu verbergen, weinen nur heimlich. • Für das Selbstwertgefühl ist es ihnen wichtig, prominente Personen (VIPs) zu kennen und sich damit zu schmücken. Eine typische Aussage, die sofort an Lycopodium denken lassen sollte, wäre etwa: „Letzten Sonntag, als Prof. Dr. Grunzler, der Chefarzt der Chirurgie, bei uns zum Kaffeetrinken war – wissen Sie, ich kenne Rolf schon seit Jahren...“ • Viele Politiker/innen zeigen typische Verhaltensmerkmale von Lycopodium (= „Lügt-am-Podium“)
Gewebe- und Organbezug mit Indikationsbeispielen	*Oberflächen/Lymphsystem:* • Chronischer hyperplastischer Katarrh der Nasenschleimhaut mit zähem, gelb-grünem Sekret, reizend und schlecht riechend • Verstopfte Nase → Mundatmung • Konjunktivitis, stark gerötet mit Eiter-Absonderung • Neigung zu Eiterung im ganzen Körper, z.B. Abszesse der Tonsillen, Lymphdrüsen, Zahnwurzeln/Kiefer • Schwellung von Halslymphknoten und Speicheldrüsen • Chronische Ekzeme (=Ersatzausscheidungen) mit Schrunden, Schorfen, Eiterpusteln. Schorfiges Ekzem der Kopfhaut • Akne • Juckreiz am ganzen Körper • Variköse Ulzera *Atmungssystem:* • Chronischer Bronchialkatarrh → Pneumonie; keuchende, schwere Atmung (obstruktiv) mit Druck auf Thorax • Starker Husten, besonders nachts mit übel riechendem, gelb-grünem, eitrigen Auswurf, der salzig schmeckt ▸

Lycopodium	
◄	*Verdauungssystem:* • Chronische Gastritis, Ausscheidungsgastritis • Trotz Heißhunger hört der Patient nach einigen Bissen auf, zu essen, weil Völlegefühl und Leberdruck entsteht und starke Blähungen den Bauch auftreiben (Leitsymptom). Unwohlsein durch Druck der Kleidung oder des Gürtels. Druck und Schmerzen in der Lebergegend • Kurz nach dem Essen wieder Hungergefühl • Extremes Schlafbedürfnis nach dem Essen • Zungenbelag weiß oder gelb, Schwellung der Zunge mit Brenngefühl (Zungendiagnostisch interessant) • Aphten und Blasen auf Mundschleimhaut und Zunge • Lockere Zähne, die sich zu lang anfühlen • Hals wie zugeschnürt, kann nichts schlucken. Essen und Getränke kommen durch die Nase wieder zurück • Sodbrennen, saures Aufstoßen, saures Erbrechen • Spastische Verstopfung mit harten, großvolumigen Stühlen • Gefühl, als ob der Darm nicht vollständig entleert wird • Schmerzhafte Hämorrhoiden mit anhaltendem Krampf im After nach dem Stuhlgang • Auch weiche, dyspeptische Stühle mit viel Gasen, zu Beginn der Defäkation hart *Leber-Galle-System:* • Diverse Leberfunktionsstörungen und -krankheiten, wie oben beschrieben • Kristallose ➔ Gallensteine mit Dyskinesie und Koliken *Urogenitalsystem:* • Trotz starkem Harndrang dauert der Beginn der Miktion lang oder das Wasserlassen ist unterbrochen wegen Spasmus in der Harnröhre. Brennschmerz in der Harnröhre während und nach Miktion • Rezidivierende Nierensteine oder -grieß mit starken Koliken. • Reichlicher, konzentrierter Urin mit Ziegelmehlsediment, scharf riechend Frau: • Hypermenorrhoe, auch Zwischenblutungen (Kompensation der Beckenplethora) • Menstruationsblut und Fluor sind reizend, erzeugen Brennen • Vaginalschleimhaut trocken, daher Schmerzen beim Sex Mann: • Übersteigerte Libido • Impotenz bei bestehender Libido • Prostatahyperplasie (Folge der Plethora) *Bewegungssystem:* • Gichtige und rheumatische Leiden mit Schmerzen in allen Bereichen, Schwäche- und Zerschlagenheitsgefühl mit Krämpfen, Zucken, Zittern und Gefühl des Einschlafens • Brennen zwischen den Schulterblättern • Rheumatische Schmerzen besser durch Bewegung, schlechter in Ruhe

Lycopodium	
Schmerzqualität, Empfindungen, Modalitäten	• Verträgt keine Kälte • Verlangen nach warmen Speisen, kaltes Essen verschlechtert die Symptomatik • Verschlechterung der Symptome zwischen 16 und 20 Uhr
Säftebezug	• Säfteoptimierend: Bei kalter Feuchtigkeit mit GG- und SG-Schärfen
Konstitution	• Cologene Konstitution • Plethorische Konstitution • Melanchologene Konstitution • Azide Diathese
Häufig verwendete Potenzstufe/Regelpotenz	• D4/D6
Ähnliche Mittel	• Natrium sulfuricum • Natrium phosphoricum • Chelidonium • Podophyllum

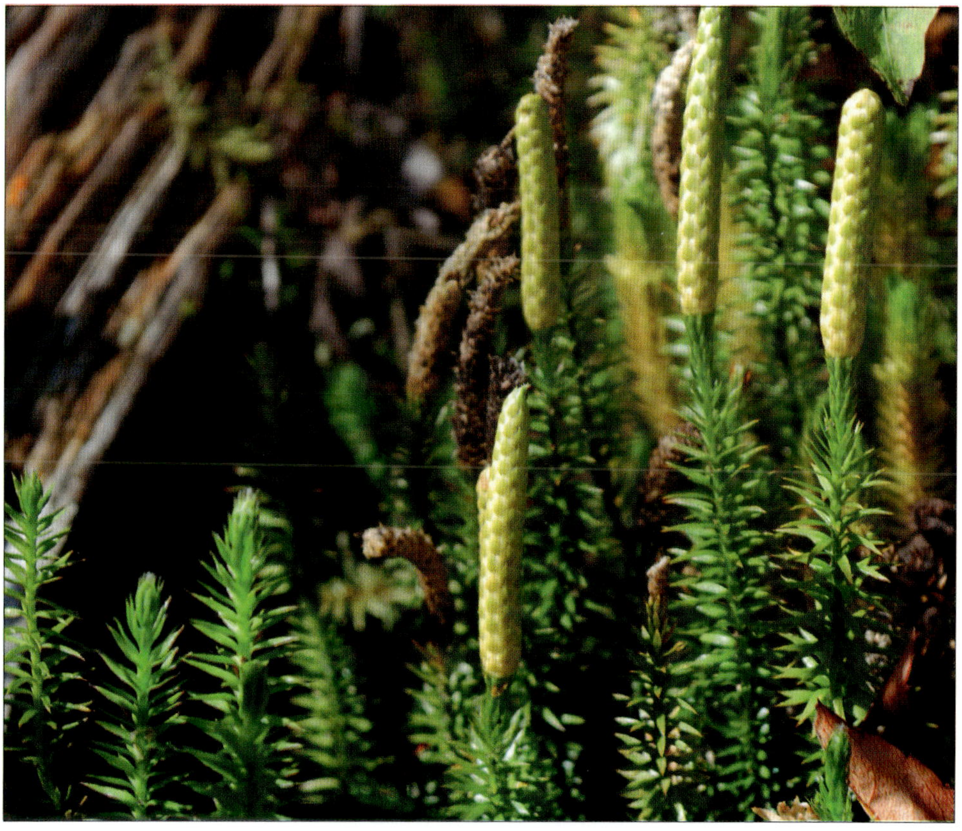

Lycopodium

Magnesium phosphoricum	
Ausgangssubstanz	• Magnesiumphosphat
Wirkungsprofil	• Wichtiges Mittel bei akuter Spasmophilie und Nervenüberreizung • Hyperkinetische Zustände v.a. glatter Muskulatur, aber auch im Bewegungsapparat. • Überreizungszustände bei erethischer Skrofulose. • Schwerpunkt des Mittels liegt auf der symptomatischen Wirkung bei akuten Beschwerden.
Gewebe- und Organbezug mit Indikationsbeispielen	*Hyperkinetische Zustände bis zur Spastik in der glatten Muskulatur sämtlicher Hohlorgane:* • Globusgefühl, Schluckauf (Singultus) • Spastik der Atemwege und Lunge, krampfhafter Reizhusten • Magen-Darmkrämpfe; Reizdarm-Syndrom • Spastische Obstipation • Gallenwegsdyskinesie → Gallenkolik • Nieren-, Harnwegs- und Blasenkolik, spast. Harnverhaltung • Dysmenorrhoe • Stenokardie • Arterielle Gefäßspasmen (z.B. Raynaud-Syndrom) *Bewegungsapparat:* • Muskelverspannung • Tonische und klonische Myopathie • Spastisch bedingte Gelenksdyslokation • Auch bei Lähmungserscheinungen indiziert *Nervensystem:* • Kongestive und spastische Kopfschmerzen • Tremor jeder Genese • Neuralgische Schmerzen jeder Lokalisation • Unruhezustände • Ein- und Durchschlafstörungen • Manische Zustände • Zuckungen der Augenlider • Nystagmus
Schmerzqualität, Empfindungen, Modalitäten	• Krampfartig • Einschießend • Intermittierend • Schnell entstehende, heftige Schmerzen
Säftebezug	• Säfteoptimierend: Cholerische Dyskrasie und GG-Schärfen

Magnesium phosphoricum	
Konstitution	• Spasmophile Diathese • Cologene Konstitution • Gastrische Konstitution • Neurogene Konstitution • Azide Diathese
Häufig verwendete Potenzstufe/Regelpotenz	• D6
Darreichungsformen	• Biochemisches Mittel Nr. 7 (Tabletten) und weitere Galenika
Ähnlich wirkende Mittel	• Colocynthis • Belladonna • Dioscorea • Zincum chlorat. • Cuprum metall.

Mandragora	
Botanische Bezeichnung	• Mandragora officinarum – Alraune • Kommt im gesamten Mittelmeerraum häufig vor.
Wirkungsprofil	• Die humorale Wirkung von Mandragora ist stark kühlend und trocknend (Kühl 3 / Trocken 2), was aber in der potenzierten Zubereitung abgemildert ist. • Mandragora kühlt übermäßige Wärme des Sanguis, die sich vor allem in einer übersteigerten Dynamik von Blutgefäßen und Herz manifestiert. Sie wird bei Personen mit sanguinogener Konstitution (gleichmäßig braune Iriden) verwendet, wenn eine hyperkinetische Dynamik des Blutsystems besteht, die sich in den unten beschriebenen Symptomen und Krankheitsprozessen zeigt.
Psychische Charakteristika	• Mandragora-Menschen versuchen, ihr Gefühlsleben immer unter Kontrolle zu halten, weil sie Angst haben, von ihren Gefühlen überwältigt zu werden. Das gilt für negative Emotionen wie für positive. Daher haben sie Schwierigkeiten, sich emotional auf andere Menschen einzulassen, was auch Liebesbeziehungen verhindert. Die Schwierigkeiten, eigene Bedürfnisse wahrzunehmen und zu artikulieren, wird in der Sexualität besonders deutlich. • Sie ziehen sich gerne zurück, sind eher schweigsam und weinen häufig. • Eigene Wut und eigener Zorn wird zwar wahrgenommen, aber nicht heraus gelassen.

Mandragora	
Gewebe- und Organbezug mit Indikationsbeispielen	*Nervensystem:* • Nervliche Überreizung, Unruhezustände • Depression mit Angstzuständen, auch manisch-depressive Zustände • Schlaflosigkeit durch innere Unruhe • Mb. Parkinson und ähnliche Symptomatik • Epileptoide Zustände • Kongestive, berstende Kopfschmerzen und Schwindel • Taubheit, die den ganzen Körper ergreifen kann • Krampfneigung aller Hohlorgane *Herz-Kreislauf-System:* • Tachykarde Zustände, Palpitationen • Spastische Angina pectoris • Spastische Gefäßneurosen (z.B. Raynaud-Syndrom) mit Parästhesien *Atmungssystem:* • Plötzlich auftretender heftiger Husten *Verdauungssystem:* • Spastische Zustände des Magens mit Schmerzen 1 bis 2 Stunden nach dem Essen • Spastischer Meteorismus und Obstipation • Darmkrämpfe, v.a. nachts • Alle Schmerzen im Abdomen bessern sich beim Zurückbeugen *Urogenitalsystem:* • Blasenkrämpfe (nervlich und psychogen) *Bewegungssystem:* • Rheumatische Schmerzen, auch neuralgische
Schmerzqualität, Empfindungen, Modalitäten	• Besserung der Beschwerden durch Essen, im Liegen, beim Zurückbeugen • Verschlechterung nachts, durch fette Speisen
Säftebezug	• Säfteoptimierend: Bei cholerischer Dyskrasie und GG-Schärfen
Konstitution	• Sanguinogene Konstitution • Spasmophile Diathese
Häufig verwendete Potenzstufe	• D6

Mandragora	
Sonstiges	• Die Alraune wurde in der mittelalterlichen Medizin als Analgetikum, Narkotikum und Schlafmittel verwendet, was aber aufgrund der toxischen Alkaloide Scopolamin und Hyoscyamin nicht ungefährlich ist. Daher wird sie zu heilkundlichen Zwecken heute nur in potenzierter Form ab D4 verwendet. • Als „Hexenkraut“ wurde sie aufgrund ihrer psychoaktiven, auch halluzinogenen und aphrodisierenden Wirkung zu rituellen Zwecken verwendet. • Die Dosierung der Alraune hat starken Einfluss auf deren Wirkung. Kleine Dosen haben aktivierende, starke Dosen hemmende, bis blockierende Wirkung auf das Nervensystem – bis zu Bewusstlosigkeit und Tod.

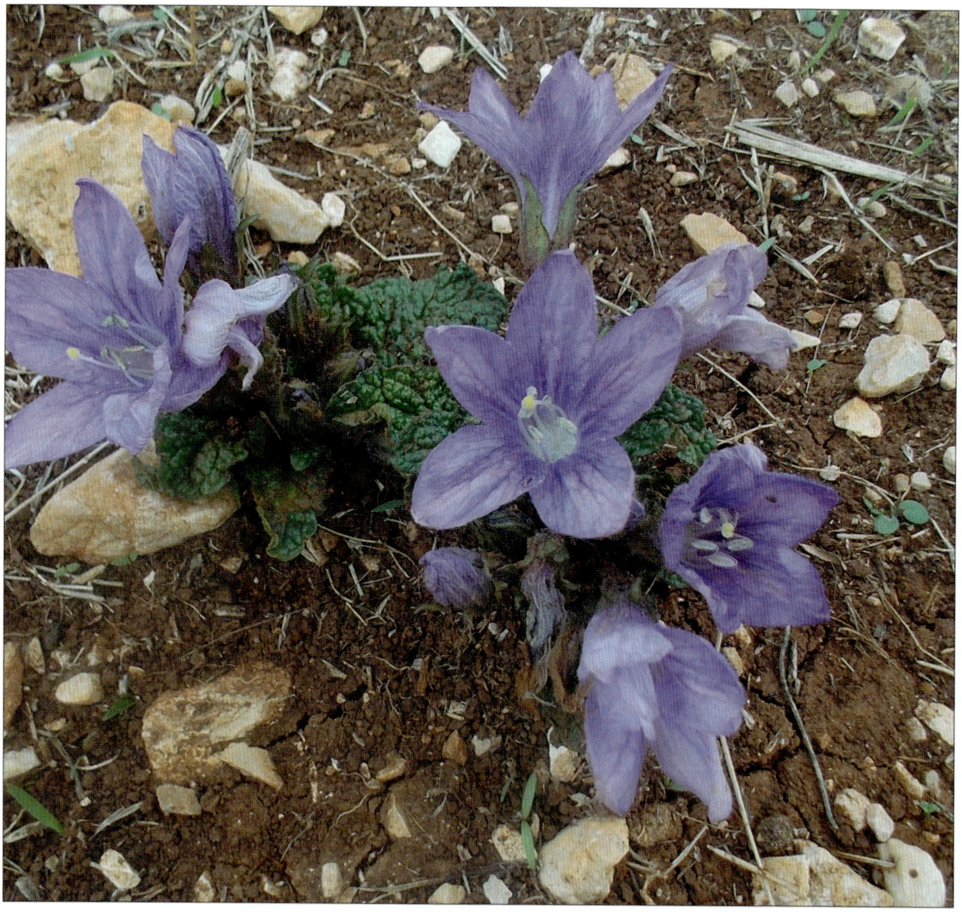

Mandragora

Manganum sulfuricum	
Ausgangssubstanz	• Mangansulfat
Wirkungsprofil	• Das Mittel hat zentralen Bezug zum Blutsystem: Es fördert dessen physiologische Funktionen, die oxidativen Stoffwechselprozesse und den Blutumlauf, unterstützt die funktionellen Aspekte des Ferrums bei der substanziellen Blutbildung und bei der Tonisierung der Blutgefäße. • Anämische Zustände (mangelhafte Sanguis-Qualität) mit daraus resultierenden Folgeerscheinungen sind der ‚rote Faden' der Mittelwirkung. • Manganum sulfuricum unterstützt das Knochenwachstum und die Reproduktions-Funktionen (bei Fertilitätsstörungen).
Gewebe- und Organbezug mit Indikationsbeispielen	*Allgemein:* • Erschöpfung, Müdigkeit. Wohlbefinden nur bei geistiger und körperlicher Ruhe, ansonsten Überforderung *Herz – Kreislauf – Blut:* • Anämie, Chlorose, allgemein schlechte Blutqualität (Dyskrasie) • Plethora: Besonders Darm, Leber und Milz betreffend • Kongestionen: Hitzewallungen, Herzklopfen *Nervensystem:* • Neurasthenie • Gleichgewichts- und Koordinationsstörungen der Motorik • Neurologische Krankheiten mit Taubhcitsgefühl, Muskelschwäche und Zittern • Kongestives Druckgefühl in den Augen *Bewegungsapparat:* • Fehlbildungen der Knochen, Osteoporose • Wandernde Gelenk- und Muskelschmerzen, rheumatisch und gichtig *Oberflächen:* • Trockene Mundschleimhaut • Chronisch-rezidivierende Katarrhe von Nase, Nebenhöhlen, Tuba eustachii (Ohrenschmerzen und Schwerhörigkeit), Kehlkopf (chronische Heiserkeit bei starker Belastung der Stimme), Trachea und Bronchien. Sekret gelb – grün • Chronische, trockene, juckende Ekzeme • Wundheilungsstörungen bei Anämie *Verdauungssystem:* • Atonie auch in Magen und Darm, inkl. Gefäßsystem → Obstipation und Meteorismus
Schmerzqualität, Empfindungen, Modalitäten	• Besserung der Beschwerden an frischer Luft • Verschlechterung bei Wetterwechsel zu nass-kalt
Säftebezug	• Säfteoptimierend: Verbessert Sanguisqualität und -bildung

Manganum sulfuricum	
Konstitution	• Anämische Konstitution • Atonisch-asthenische Konstitution • Plethorische Konstitution
Häufig verwendete Potenzstufe/Regelpotenz	• D6
Darreichungsformen	• Biochemisches Mittel Nr. 17 (Tabletten) und weitere Galenika
Ähnlich wirkende Mittel	• Ferrum phosphoricum • Urtica dioica

Mercurius solubilis	
Ausgangssubstanz	• Quecksilber in kolloidaler Form
Wirkungsprofil	• Analog zu den chronischen Vergiftungserscheinungen durch Quecksilber hat das Mittel besondere Beziehungen zum Nervensystem und dem Lymphsystem, zu dessen funktionellem Bereich das gesamte Haut- und Schleimhautsystem gehört. Die Krankheitserscheinungen, bei denen Mercurius zum Einsatz kommt, sind charakterisiert durch Ineffizienz der Abwehrprozesse in den Oberflächenorganen (Eiterungen) mit Gewebedestruktion (Ulzera, Nekrosen), die bedingt sind durch Blockade der physiologischen Wärme und gleichzeitig der nährenden Feuchtigkeit. Die für das Mittel typischen Schleimhautschwellungen zeigen aber, dass Feuchtigkeit mit unphysiologisch kalter Qualität durchaus vermehrt sein kann, was sich in entsprechenden Ausscheidungsprozessen auf den Oberflächen zeigt. Diese Merkmale repräsentieren die Pathophysiologie der torpiden Skrofulose mit massiver Verunreinigung durch schwarzgallige, in geringerem Maß auch gelbgallige Schärfen. • Typische Merkmale für Mercurius sind eitrige, geschwürige Entzündungen von Schleimhäuten, besonders am Beginn und Ende des Verdauungssystems, ähnliche Symptome auf der Haut und in den Lymphorganen. Viele Krankheitsprozesse gehen mit fortschreitender Gewebezerstörung einher. • Alle Ausscheidungen sind scharf, auch blutig, bei fortgeschrittener Krankheit mild, schleimig-eitrig.
Psychische Charakteristika	• Unruhige, hastige Erregung der Nerven mit Gereiztheit und Ängsten, die die Willenskraft blockieren. Der Mercurius-Typ hat exaltiertes Verhalten mit verwirrten Gedanken und Konzentrationsstörungen. Er hat Angst, den Verstand zu verlieren. Bei fortgeschrittener Krankheit wird der Geist träge und es entwickelt sich Lebensmüdigkeit mit Suizidabsichten.

Mercurius solubilis	
Gewebe- und Organbezug mit Indikationsbeispielen	*Nervensystem/Sinnesorgane:* • Kongestive Kopfschmerzen mit Gefühl wie bandagiert • Neuralgische Schmerzen am Kopf • Blepharitis mit Schwellung und scharfen Tränen, schleimig-eitrig, geschwürig • Konjunktivitis und Keratitis, ulzerös, eitrig • Starke Lichtempfindlichkeit • Otitis media und externa, stark geschwollen mit Fluss von blutigem, übelriechendem Eiter. Schwerhörigkeit *Lymphsystem/Drüsen:* • Mandeln eitrig entzündet, geschwürig • Lymphknoten an Kopf und Hals geschwollen, auch geschwürige Lymphadenitis • Appendizitis • Sämtliche Drüsen im Körper neigen zu entzündlichen Schwellungen mit Eiterung *Haut:* • Alle ekzematösen Krankheiten mit Schwellung, Ulzerationen und eitrig-blutigen Exkreten • Starkes, schlecht riechendes Schwitzen bei geringstem Anlass, besonders nachts. Schweiß färbt die Wäsche gelb-schmutzig *Atmungssystem:* • Trockenes Kratzen im Hals mit Heiserkeit • Trockener Reizhusten mit stechenden Schmerzen im Thorax, Auswurf schleimig, blutig, salzig *Verdauungssystem:* • Intensiver Speichelfluss mit übelriechendem Mundgeruch • Parodontose mit geschwollenem, geschwürigem, blutendem Zahnfleisch, lockeren kariösen Zähnen, sehr schmerzhaft. Zähne fallen aus • Zunge geschwollen mit Zahneindrücken, schmutziger, weiß-gelblicher Belag • Alle Schleimhäute im Mund und Rachenraum entzündlich geschwollen, bläulich gefärbt mit Geschwüren, eiternd oder blutend • Uvula geschwollen und verlängert • Schmerzen beim Schlucken wegen Trockenheit, aber Schluckzwang wegen starkem Speichelfluss • Akute Gastritis und Enteritis mit Brennen und Übelkeit, Verlangen nach kalten Speisen • Stechende oder drückende Schmerzen im Abdomen, Rumoren • Häufige Stuhlentleerung mit immer wiederkehrendem Drang, dabei Abgang von scharfem Schleim oder Blut. Tenesmen • After wird durch Stuhlgang wund, Hämorrhoiden treten heraus und nässen, sind wund ▸

Mercurius solubilis	
◂	*Urogenitalsystem:* • Blasen- und Harnröhrenentzündung mit blutig-eitrigem Schleim, auch Gonorrhoe • Schmerzhaftes Wasserlassen, dabei gehen nur Tropfen ab Männer: • Verlust von Libido und Potenz Frauen: • Geschwollene Schleimhäute mit scharfem, eitrigen Fluor • Geschwollene Brüste *Bewegungssystem:* • Rheumatische, reißende Schmerzen mit Steifheit in allen Teilen • Krämpfe, Zittern, Zucken • Unkontrollierte, ataktische Bewegungen • Muss sich dauernd bewegen und die Position ändern
Schmerzqualität, Empfindungen, Modalitäten	• Kälteempfindlichkeit, kann von außen nicht erwärmt werden, friert auch im Bett und an der Heizung, dabei aber heftiges Schwitzen
Säftebezug	• Säfteoptimierend: Bei kalter Feuchtigkeit, die vorwiegend mit melancholischen, aber teilweise auch cholerischen Schärfen verunreinigt ist
Konstitution	• Katarrhalisch-rheumatische Konstitution • Melanchologene Konstitution • Torpide Skrofulose
Häufig verwendete Potenzstufe	• D6 – 12 (CH: ab D9)
Sonstiges	• Neben Mercurius solubilis werden in der Homöopathie weitere Quecksilber-Zubereitungen verwendet (M. corrosivus, M. cyanatus, M. dulcis [Kalomel], M. jodatus flavus, M. jodatus, M. sulfuricus), die alle die oben beschriebenen humoralen Wirkungsprinzipien zeigen, aber im homöopathischen Mittelbild jeweils spezifische Besonderheiten in der Symptomatik zeigen. Es wird auf die einschlägige Literatur der homöopathischen Mittelbilder verwiesen. • Die Symptomatik von Mercurius hat Ähnlichkeit mit der Syphilis. Daher wurde Quecksilber in stofflicher Form innerlich und äußerlich bei der Behandlung dieser Krankheit eingesetzt. Nach dem, was heute über die teilweise irreversible, chronische Toxizität dieses Stoffes bekannt ist, muss man davon ausgehen, dass die Betroffenen eher an der Therapie als an der Krankheit verstarben.

Natrium bicarbonicum	
Ausgangssubstanz	• Natriumbicarbonat, Backpulver
Wirkungsprofil	• Das Mittel fördert die Bindung und Ausscheidung von Säuren, bes. des Kohlendioxids, dessen Abatmung über die Lunge damit unterstützt wird. Damit ist es ein Universalmittel bei allen Manifestationen der aziden Diathese. • Besonderer Bezug besteht zum gastrointestinalen Nervensystem und zum Gallensystem, wo es hyperkinetische Zustände dämpft. • Darüber hinaus kommt es bei allen gichtigen Krankheiten in Frage. Es reduziert die Bildung von Harnsäure und unterstützt deren Bindung und Elimination.
Gewebe- und Organbezug mit Indikationsbeispielen	*Allgemein:* • Das Mittel passt zu ‚gastrischen' Typen, die bei Überreizung mit hyperkinetischen Magensymptomen reagieren, mit Tendenz zu Hypochondrie. • Adipositas • Diabetes mellitus und andere chronische Stoffwechselstörungen mit azider Diathese *Verdauungssystem:* • Saurer Reflux und Aufstoßen, Brennschmerz im Magen und anderen Abdominalorganen. • Saures Erbrechen und saure Diarrhoe • In der Schwangerschaft Erbrechen und sonstige Magenprobleme • Spastische, kolikartige Schmerzen der Gallenwege und -blase, auch bei Cholelithiasis *Bewegungsapparat:* • Rheumatische und gichtige Gelenk- und Weichteilerkrankungen (z.B. „Fibromyalgie")
Säftebezug	• Säfteoptimierend: Bei GG- und SG-Schärfen
Konstitution	• Azide Diathese • Gastrische Konstitution • Cologene Konstitution
Häufig verwendete Potenzstufe/Regelpotenz	• D6
Darreichungsformen	• Biochemisches Mittel Nr. 23 (Tabletten) und weitere Galenika
Ähnlich wirkende Mittel	• Natrium phosphoricum • Lithium chloratum • Berberis

Natrium chloratum (Syn.: Natrium muriaticum)	
Ausgangssubstanz	• Natriumchlorid, Kochsalz
Wirkungsprofil	• Obwohl Kochsalz in ‚stofflicher' Form häufig sogar im Übermaß mit der Nahrung aufgenommen wird, kann es in potenzierter Zubereitung pathologische Störungen in den Natrium-gesteuerten osmotischen Grundfunktionen korrigieren. Für dieses Mittel typisch ist großes Verlangen nach Salz, was eine bestehende konstitutionelle Labilität im Wasser-/Natriumhaushalt zusätzlich verstärken kann. • Fehlerhafte osmotische Funktionen sind zentrales Element in der Pathophysiologie vieler unterschiedlicher Krankheitszustände bei diesem Mittel. Da dies auch das pathophysiologische Thema der hydrogenoiden Konstitution ist, gehört Natrium muriaticum zu deren wichtigsten Konstitutionsmitteln. • Der Wirkungsansatz von Natrium muriaticum lässt sich mit „Störungen im Wasserhaushalt" zusammenfassen, die sich sowohl in einem ‚Zuviel' an Feuchtigkeit im Interstitium und den Fließsystemen manifestieren (Hyperplasie, Ödeme, feuchte Ausscheidungen) als auch mit einem ‚Zuwenig' (Atrophie, Starre, trockene Oberflächen). • Die gestörten osmotischen Funktionen bedingen Stagnation der Feuchtigkeitsbewegung zwischen Interstitium und den Parenchymzellen, was einerseits die Versorgung mit Nährsäften (‚Nährstrom') einschränkt und andererseits eine Überfrachtung der Fließsysteme mit kalter Feuchtigkeit bedingt. Das führt zur ‚Verwässerung' des Blutes (Hydrämie), was sich in anämischer Symptomatik (Chlorose) zeigt. Weitere typische systemische Folge der Pathophysiologie ist die Elimination retendierter interstitieller Schärfen via katarrhalischen bzw. ekzematischen Ersatzausscheidungen. Viele für Natrium muriaticum typische Symptome basieren auf diesem Pathomechanismus. • Der Natrium-Überschuss im Interstitium führt zu intrazellulärem Wassermangel, was die Zellteilung und damit die Geweberegeneration hemmt. • Typisch für Natrium muriaticum ist salziger Geschmack im Mund. Auch Schleim, der ausgehustet oder geräuspert wird, schmeckt salzig. • Die Absonderungen bei Natrium muriaticum-Zuständen sind glasig-durchsichtig und von wässrig-schleimiger Konsistenz. • Betroffen können auch die serösen Häute sein, was sich in gichtig-rheumatischer Symptomatik zeigt oder als wässrige Ergüsse in Kammern der serösen Häute. • Humoralmedizinisch gesehen ist Natrium muriaticum ein wichtiges Mittel bei stagnierender kalter Feuchtigkeit. Es fehlt physiologische Wärme, wodurch sowohl die Coctio insuffizient ist als auch die Bewegung der Körperflüssigkeiten unzureichend angeregt wird. Folge ist vermehrter Anfall gelb- oder schwarzgalliger Schärfen (je nach Konstitution), die zudem nur unzureichend eliminiert werden können. Hoher Hautturgor (Flüssigkeitsspannung) der Haut, was sich besonders in aufgedunsenem Gesicht zeigt. Allgemeines Kälteempfinden, kalte Gliedmaßen und Rücken sind weitere Symptome dieser humoralen Situation. Der Energiemangel kommt auch in Müdigkeit, Abgeschlagenheit und großem Schlafbedürfnis zum Ausdruck. Er bedingt auch große Empfindlichkeit gegenüber exo- und endogenen Einflüssen aller Art (Anpassungsproblematik).

Natrium chloratum (Syn.: Natrium muriaticum)	
Psychische Charakteristika	• Es bestehen depressive Verstimmungen. Der Patient weint nur, wenn er allein ist. • In der Homöopathie ist Natrium muriaticum ein Mittel für die Behandlung von krankhaften Folgeerscheinungen nach Kummer-Erlebnissen oder Trauer. Diese Indikation kann auch für die TEN-Therapie hilfreich sein. Welche Symptomatik nach der seelischen Traumatisierung auftritt, ist dabei unerheblich. Natrium muriaticum wird dann eingesetzt, wenn die emotionale Problematik chronifiziert ist, d.h. das auslösende Ereignis bereits lang in der Vergangenheit liegt. Der Patient möchte nicht getröstet werden. Das Mittel wird in solchen Fällen aber weder die Gefühlssymptomatik noch die Folgeerscheinungen des Ereignisses direkt beseitigen, aber die aktive und konstruktive Überwindung der seelischen Belastung mit dem Ziel unterstützen, das traumatische Erlebnis so in das Leben und die Gefühlswelt des Betroffenen zu integrieren, dass auch die Folgeerscheinungen ausheilen können oder zumindest therapeutisch besser ansprechbar werden.
Gewebe- und Organbezug mit Indikationsbeispielen	*Schleimhäute allgemein:* • Feuchte Hypertrophie, aber auch trockene Atrophie (bes. im Alter) • Katarrhe mit glasigen Exsudaten • Fließschnupfen mit starkem Niesen *Verdauungstrakt:* • Starker blasiger Speichelfluss, Mundtrockenheit • Risse in Mundwinkeln, Lippen, Zunge; Landkartenzunge • Wässrig-schleimiges Erbrechen • Wässrig-schleimiger Durchfall (die Pathophysiologie dieser Ersatzausscheidung wird heute als leaky gut syndrome interpretiert) • Obstipation durch Trockenheit der Darmschleimhaut • Unstillbarer Durst • Schwitzen beim Essen *Haut:* • Trockene Ekzeme, weiße Schuppen • Blasen mit wässrigem Inhalt, Fieberblasen • Fettige, ölige Haut • Anämische Blässe *Kopf:* • Pulsierende, hämmernde Kopfschmerzen, innerliches Druckgefühl mit Übelkeit und Erbrechen • Anämische Kopfschmerzen • Feuchte Augen mit brennendem Tränenfluss, geschwollene Lider • Tränenfluss beim Husten • Trockene Augen (in Kombination mit Mercurialis perennis Augentropfen und innerlich) • Ohrgeräusche durch Plethora ►

Natrium chloratum (Syn.: Natrium muriaticum)	
◄	*Urogenitaltrakt:* • Harninkontinenz durch Schwellung oder Atrophie der Schleimhaut des Blasenhalses (bes. beim Laufen oder Husten) • Starke Menstruationsblutung • Scharfer Fluor albus • Trockenheit der Scheide
Schmerzqualität, Empfindungen, Modalitäten	• Kältegefühl • Schwellungsschmerz • Trockenheitsgefühl • Schwächegefühl
Säftebezug	• Säfteoptimierend: Kalte Feuchtigkeit mit Verunreinigung durch GG- und SG-Schärfen • Säftebewegend: Bei ausgeprägter Stagnation des Säfteflusses
Konstitution	• Hydrogenoide Konstitution • Katarrhalisch-rheumatische Konstitution • Anämische Konstitution
Häufig verwendete Potenzstufe/Regelpotenz	• D6
Darreichungsformen	• Biochemisches Mittel Nr. 8 (Tabletten) und weitere Galenika
Ähnlich wirkende Mittel	• Apis

Natrium phosphoricum	
Ausgangssubstanz	• Dinatriumphosphat
Wirkungsprofil	• Die Hauptwirkung des Mittels liegt in der Lösung von Säuren als Voraussetzung für deren Elimination. Damit kommt es zum Einsatz bei latenter Azidose mit deren vielfältigen Manifestationen und Prozessen der Ersatzausscheidung. Im Zentrum steht dabei Harnsäure, weshalb Natr. phosph. ein wichtiges Mittel zur konstitutionellen und symptomorientierten Behandlung der Uratdiathese (Harnsauren Diathese) ist. Die Wirkung bezieht sich darüber hinaus aber auf sämtliche anderen sauren Metaboliten. Diese werden humoralmedizinisch als Schärfen interpretiert, die, entsprechend der Konstitution des Betroffenen, gelb- oder schwarzgallige Reaktionsmuster des Organismus aktivieren. • Ein weiteres Wirkungsgebiet ist Skrofulose mit ausgeprägter Säuresymptomatik, also v.a. die erethische Skrofulose.

Natrium phosphoricum	
Gewebe- und Organbezug mit Indikationsbeispielen	*Bewegungsapparat:* • Akute und chronische gichtige Arthritiden und Periarthritiden (sog. „entwickelte Gicht") • Epikondylitis und weitere Entzündungen des Sehnenansatzes am Knochen (Insertionstendinopathie) Die Säuren blockieren in diesem Fall die Ausheilung einer Überbelastung • Bewegungssteifigkeit, z.B. Muskelkater • Schwellung und Steifheit der Finger und Fingergelenke, besonders morgens. *Blutgefäße:* • Arterielle Hypertonie, kongestive Zustände • Venöse Erschlaffung → Plethora, Venosität • Lymphatische Insuffizienz durch Detonisierung der Lymphgefäße *Nervensystem:* • Unruhezustände, Schlaflosigkeit *Verdauungstrakt:* • Dyspepsie, Unverträglichkeit von Fett • Saurer, grünlicher Durchfall • Saures Aufstoßen und Erbrechen, Sodbrennen • Krampfzustände im Abdomen *Schleimhäute:* • Ausscheidungskatarrhe in allen Bereichen, alle Ausscheidungen sind sauer • Skrofulöse Katarrhe *Haut:* • Skrofulöse Ekzeme, z.B. Akne • Gelbe Beläge, Blasen mit gelbem Inhalt • Juckreiz, bes. um die Knöchel • Uratknoten
Schmerzqualität, Empfindungen, Modalitäten	• Schwellungs- Spannungs- und Müdigkeitsgefühl • Brennschmerz
Säftebezug	• Säfteoptimierend: Mit Schärfen verunreinigte Feuchtigkeit. Die Schärfen haben entsprechend der Konstitution des Patienten gelb- oder schwarzgallige Qualität.
Konstitution	• Azide Diathese • Erethische Skrofulose • Hydrogenoide Konstitution mit azider Diathese
Häufig verwendete Potenzstufe/Regelpotenz	• D6
Darreichungsformen	• Biochemisches Mittel Nr. 9 (Tabletten) und weitere Galenika

Natrium phosphoricum	
Ähnlich wirkende Mittel	• Colchicum • Lithium chloratum • Natrium bicarbonicum

Natrium sulfuricum	
Ausgangssubstanz	• Natriumsulfat, Glaubersalz
Wirkungsprofil	• Natrium als wichtigster interstitieller Elektrolyt ist hier mit der eliminationsfördernden Wirkung des Schwefels kombiniert. Damit wirkt es, was die osmotischen Funktionen betrifft, ähnlich wie Natrium muriaticum, aktiviert aber konträr zu diesem die Elimination von Überschusssäften und Schärfen aus dem Interstitium via Lymph- und Venensystem („Klärstrom"). Damit fördert Natr. sulf. die Ausscheidung von dissimilatorischen Stoffwechsel-Endprodukten mit der interstitiellen Flüssigkeit. • Das Mittel ist daher bei hydrogenoider Pathophysiologie indiziert, die durch übermäßigen Wassergehalt, primär von Lymphe und Blut (Hydrämie) und sekundär des Gewebes (Ödeme) geprägt ist. • Es beseitigt nicht nur die Stagnation in der Flüssigkeitsbewegung, sondern fördert gleichzeitig die Elimination der Schärfen über die entsprechenden Ausscheidungsorgane. Deren Symptomatik – die sich aus der beschriebenen Pathophysiologie ergibt – ist häufig wegweisend für den Einsatz dieses Mittels, das sich sehr vorteilhaft mit synergistisch wirkenden Pflanzen kombinieren lässt.
Gewebe- und Organbezug mit Indikationsbeispielen	*Verdauungssystem:* • Zunge gelb-grünlich belegt, bitterer Mundgeschmack • Stauung des Gallenflusses • Verminderte Gallenproduktion • Gallensteine • Obstipation (entsprechend der Konstitution atonisch oder spastisch) • Meteorismus • Exkretorische Pankreasschwäche *Nieren:* • Unzureichende Harnproduktion *Milz:* • Unterstützung der feuchtigkeitsbewegenden Funktionen der Milz ►

Natrium sulfuricum	
◀	*Oberflächen (Ersatzausscheidungen):* • Ödematöse Entzündungen der Haut • Blasen, gefüllt mit gelblicher Flüssigkeit • Nässende Ekzeme • Hyperplastische Wucherungen (Warzen, Kondylome, Fibrome u.ä.) • Katarrhe mit gelb-grünlicher Sekretion In der Literatur wird eine unterstützende Wirkung bei der Behandlung von Leukämie beschrieben
Schmerzqualität, Empfindungen, Modalitäten	• Alle Beschwerden verschlechtern sich bei kaltem, feuchtem Klima, bzw. Wetterwechsel in diese Richtung
Säftebezug	• Säfteableitend auf Überschußsäfte und Schärfen (vorwiegend GG) • Säftebewegend: Bei stagnierender Feuchtigkeit ➔ in Summation säfteoptimierend
Konstitution	• Hydrogenoide Konstitution • Plethorische Konstitution
Häufig verwendete Potenzstufe/Regelpotenz	• D6
Darreichungsformen	• Biochemisches Mittel Nr. 10 (Tabletten) und weitere Galenika
Ähnlich wirkende Mittel	• Taraxacum • Podophyllum

Nux vomica	
Botanische Bezeichnung	• Strychnos nux-vomica – Brechnussbaum
Wirkungsprofil	• Die Konstitution und die Symptomatik, bei der Nux vomica angezeigt ist, wird geprägt von übermäßiger Cholera bzw. gelbgalligen Schärfen. Deshalb ist das Mittel auch eines der wichtigsten, in potenzierter Zubereitung verwendeten Konstitutionsmittel für die cologene Konstitution. • Nux vomica deckt in vielen Bereichen Krankheitserscheinungen ab, die auf die leistungs- und gewinnorientierte Lebensweise der heutigen Zeit zurückzuführen sind, und gehört deshalb zu den Polychresten der Arzneitherapie. • Der Nux vomica-Typ entspricht dem cholerischen Temperament, wie es in Kap. 6 in Band 1 beschrieben ist und im Folgenden differenziert wird. • Der Ehrgeiz und der Tatendrang eines Nux vomica-Menschen lässt sich langfristig nicht mit den eingeschränkten Energiereserven (Feuchtigkeitsdefizit) seines dominanten Kardinalsaftes vereinbaren. ‚Schwächen' kann er sich selbst aber nicht zugestehen, bzw. sie passen nicht in seine ▶

Nux vomica	
◄	Lebensphilosophie. Also wird er versuchen, Überforderungszustände mit Stimulanzien entgegen zu wirken. Kaffee, Nikotin, Alkohol, Kokain und diverse andere Drogen, aber auch aktivierende Medikamente unterdrücken zwar eine Zeitlang die Folgen der Schwäche, führen aber noch weiter in das energetische Defizit, bis schlussendlich Krankheiten entstehen. Meist kommt der Patient erst in einem solchen Zustand in die TEN-Praxis und oft wurde der Zustand durch Gabe von diversen ‚Stärkungsmitteln' weiter kompliziert. • Darüber hinaus ist Nux vomica ein bewährtes Mittel, um Folgen von Fehlbehandlungen (egal, durch welche Therapierichtung) aufzufangen. • Folgen von Drogen, Arzneimittelmissbrauch und gravierender Fehlernährung (akut oder langfristig) sind typische Zustände für den Einsatz von Nux vomica. • Ein charakteristisches pathophysiologisches Merkmal sind hyperkinetisch-spasmophile Zustände der Hohlorgane.
Psychische Charakteristika	• Der Nux vomica-Typ ist ein reizbarer Mensch mit Neigung zu Wutausbrüchen und Jähzorn, v.a. bei Widerspruch. Er beharrt eigensinnig und stur auf dem, was er für richtig hält. Kritisiert alles, was andere machen. Keiner kann seinen Ansprüchen gerecht werden. Regt sich sich über Lappalien auf. Der Nux vomica-Mensch ist sehr materialistisch orientiert und darin maßlos, wovon sein Lebensstil geprägt wird. Viele seiner Symptome und Krankheitsprozesse sind Folgen der Eigenart, immer wieder das Maß seiner individuellen Anpassungs- und Widerstandsfähigkeit zu überschreiten, was er aber nicht akzeptieren kann. Dadurch ist er ziemlich beratungsresistent und bevorzugt Behandlungsansätze, die zwar schnell die Symptome beseitigen, aber keine Änderungen seiner Lebens- und Denkweise verlangen. Damit gerät er früher oder später in eine Pathologie, bei der aufgrund der konstitutionell fehlenden Feuchtigkeit die Energiereserven erschöpft sind, was sich auch auf der psychischen Ebene zeigt: Er entwickelt Ängste, deren Skala von allgemeiner Ängstlichkeit bis zu heftigen Phobien gehen kann. Und er kann Merkmale der Hypochondrie entwickeln, auch mit Tendenzen zum Lebensüberdruss. • Die auf der körperlichen Ebene typische Spasmophilie zeigt ihre Analogien im seelisch-geistigen Bereich.
Gewebe- und Organbezug mit Indikationsbeispielen	*Nervensystem/Sinnesorgane:* • Kongestive Kopfschmerzen, besonders morgens und nach geistiger Arbeit. Kopfschmerzen mit Übelkeit und Erbrechen • Benommenheit mit Schwindel und Schwanken, wie betrunken. Kurze Bewusstseinsverluste • Kopfschmerzen und ‚Kater' nach Alkoholabusus[7] oder nach Sonnenbestrahlung ►

7 Es ist in solchen Fällen aber nicht zu erwarten, dass die Symptome des Alkoholmissbrauchs nach Einnahme von Nux vomica einfach verschwinden. Es wurde berichtet, dass Menschen in entsprechendem Zustand nach der Einnahme von Nux vomica innerhalb weniger Minuten so dekompensierten, dass sie in den folgenden Stunden nur noch liegen und schlafen konnten. Wahrscheinlich ist das der einzig ‚naturgemäße' Weg der ‚Heilung' in dieser Situation...

Nux vomica	
◄	• Überempfindlichkeit gegenüber sämtlichen sensorischen Reizen • Neuralgische Schmerzen am Kopf und im Gesicht mit Zucken *Atmungssystem:* • Trockenheit der Nase oder Fließschnupfen mit Juckreiz. Nase ist nachts verstopft. Nasenbluten mit Kopfkongestionen • Trockener Husten mit Brennen im Hals und Kehlkopf • Symptome können Folgen von Alkohol- und Nikotinmissbrauch sein *Verdauungssystem:* • Verdorbener Magen nach Alkohol und sonstigen Drogen • Akute und chronische Gastritis mit Auftreibung und Gefühl eines Steins im Magen. Möchte aufstoßen, was aber wegen Spasmus des Ösophagus und Magens nicht funktioniert. Sodbrennen, bitteres oder saures Aufstoßen • Patient isst gern fettig und verträgt es auch (gegensätzlich: Pulsatilla) • Spastischer Meteorismus • Spastische Obstipation: Trotz Stuhldrang keine Defäkation möglich • Hämorrhoiden mit Spastik im After • Gallenwegsdyskinesien, mit oder ohne Steine → Gallenkolik • Plethora im Pfortadersystem *Urogenitalsystem:* • Spastische Zystitis oder Reizblase mit vergeblichem Harndrang, Spasmen des Sphinkters • Nierenkolik mit oder ohne Stein Frau: • Dysmenorrhoe mit Schmerzen im Kreuz • Menstruationsblutung zu stark und zu lang • Spastisches Drängen des Uterus nach unten Beide: • Sexuelle Erregung durch geringe Reize *Bewegungssystem:* • Muskelkrämpfe und verspannte Muskulatur am ganzen Körper • Parästhesien
Schmerzqualität, Empfindungen, Modalitäten	• Beschwerden schlimmer nach Essen • Hartnäckiges Kältegefühl mit Röte und Hitze im Kopf • Frieren und Hitzegefühl wechselweise • Erkältet sich leicht
Säftebezug	• Säfteoptimierend: Bei cholerischer Dyskrasie und gelbgalligen Schärfen • Säftebewegend: Bei plethorischen Zuständen, v.a. im Abdomen • Säfteableitend: Bei GG-Schärfen

Nux vomica	
Konstitution	• Sanguinogene Konstitution • Cologene Konstitution • Gastrische Konstitution • Plethorische Konstitution • Spasmophile Diathese mit Manifestation in den Hohlorganen
Häufig verwendete Potenzstufe	• D6 – D12
Ähnlich wirkende Mittel	• Sulfur • Lycopodium • Fumaria

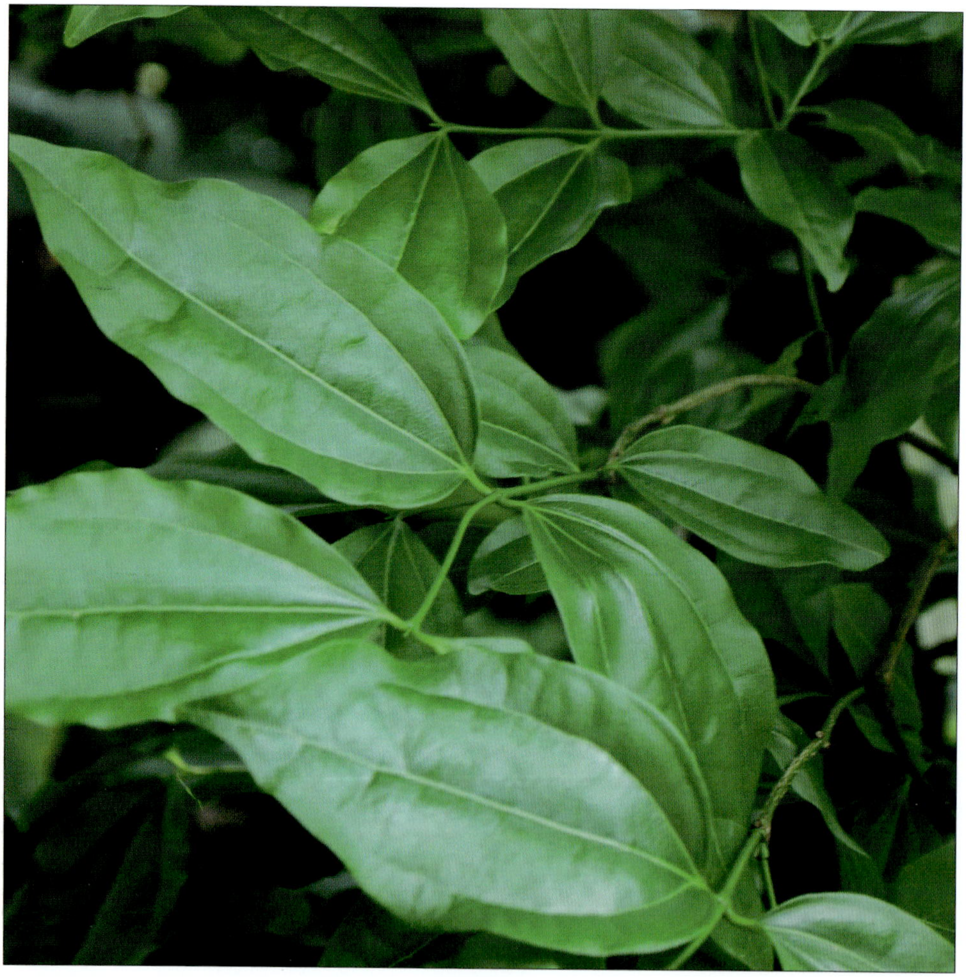

Nux vomica

Phosphorus	
Ausgangssubstanz	• Gelber Phosphor
Wirkungsprofil	• Das Wirkungsprinzip, das in allen Mitteln mit Phosphor-Komponente mehr oder weniger deutlich besteht, wird in dem Bild eines Feuerwerks erkennbar, dessen wichtigster chemischer Bestandteil Phosphor ist: Schnelle, plötzliche Freisetzung von Energie (schnelle Bewegung, helles Licht), die aber nur kurz aktiv ist und rasch erschöpft in sich zusammenfällt. In der Denkweise der Humoralmedizin entspricht das einem sehr aktiven Wärmeprinzip, dem aber nur wenig Feuchtigkeit als Energiereserve zur Verfügung steht. • Krankheitszustände, bei denen Phosphor angezeigt ist, zeigen die Pathophysiologie eines zerstörerisch gesteigerten Stoffwechselgeschehens, was sich v.a. in akuten Entzündungen, aber auch hyperkinetischen Zuständen des Blutsystems (u.a. Blutungen) sowie Folgeerscheinungen davon zeigt. Ein wichtiges Merkmal ist daher das plötzliche, heftige Auftreten der Symptomatik, die sich schnell ändern kann und rasch in eine degenerative Phase übergeht, besonders als fettige Degeneration. • Der Phosphor-Typus ist groß und abgemagert schlank, mit engem Thorax und dünner, durchscheinender Haut und halonierten Augen sowie allgemeiner, krankhafter Blässe.
Psychische Charakteristika	• Ausgeprägte nervöse Schwäche (Neurasthenie), deren Symptomatik zwischen Ekstase mit Selbstüberschätzung und wahnhaften Vorstellungen und Niedergeschlagenheit, Angst vor unrealistischer Bedrohung und plötzlicher Ohnmacht schwanken kann.
Gewebe- und Organbezug mit Indikationsbeispielen	*Nervensystem/Sinnesorgane:* • Überempfindlichkeit gegenüber äußeren Einflüssen: Alle sensorischen Wahrnehmungen, Musik, Gewitter, Elektrizität (Elektrosmog). Umgekehrt kann auch auffällige Unsensibilität bestehen • Chronische Kongestionen zum Kopf. Hitzegefühl über die Wirbelsäule in den Kopf steigend • Brennende Schmerzen, Neuralgie • *Augen:* Nebelsehen, schwarze Punkte schwimmen im Sehfeld • Teilweiser Sehverlust nach Rauchen (vgl. Nux vomica) • Ungerechtfertigte Müdigkeit der Augen • Schielen mit Doppelsehen durch Lähmung der Augenmuskeln • Makuladegeneration • *Ohren:* Schwerhörigkeit oder Überempfindlichkeit, Geräusche erzeugen Widerhall • *Nase:* Geruchsüberempfindlichkeit, nimmt nicht existierende, faulige Gerüche wahr • *Schlaf:* Kurze Schlafphasen, dazwischen Erwachen • Senile Schlaflosigkeit ▶

Phosphorus	
◄	*Herz-Kreislauf-System:* • Heftige Palpitationen beim Liegen auf linker Seite • Puls schnell, klein und weich • Herzdilatation • Hyperkinetische Kreislaufsyndrome, Kongestionen und Blutungen aufgrund übermäßiger Blutwärme • Ineffizientes Fieber mit fehlendem Durst, aber Hunger *Atmungssystem:* • Nasenbluten statt Menstruation (kompensatorische, bzw. vikariierende Blutung) • Chronische Katarrhe, auch mit Polypen, meist mit geringen Blutungen • Starke Schmerzen im Kehlkopf, kann deshalb nicht sprechen. Heiserkeit • Harter, trockener Reizhusten durch kalte Luft, Nervosität, Sprechen oder Lachen mit Kongestion in den Lungen. Brenn- und Schweregefühl im Thorax • Blut im Sputum, rostfarben, eitrig *Verdauungssystem:* • Zahnfleisch geschwollen, geschwürig, blutend • Zunge rot, glatt und trocken oder mit dünnem, weißen Belag und roten Pünktchen • Nach Zahnextraktion anhaltende Blutung • Brennen in Mund, Rachen und Speiseröhre • Aufstoßen nach dem Essen, viel Luft, mit unverdauter Nahrung • Wasser wird kurz nach Trinken erbrochen • Akute oder chronische Gastritis mit Brenngefühl • Im ganzen Abdomen Gefühl von Schwäche und Leere • Leberkongestion, akute Hepatitis, Hepatosen (Fettleber) • Stinkender Stuhl und Blähungen • Harte Stühle, die nur schwer ausgeschieden werden können • Schwächegefühl nach Defäkation • Schwächender, schmerzloser Durchfall mit grünem Schleim • Blutung aus dem Darm, blutende Hämorrhoiden *Urogenitalsystem:* • Akute Nieren- und Harnwegsentzündung mit Blut im Urin Mann: • Heftige Libido mit erotischen Träumen, aber Impotenz Frau: • Menstruation zu früh, geringe Blutung, aber zu lang dauernd • Reichlicher Fluor statt Menstruation oder andere Vikariationen • Starke Libido ►

Phosphorus	
◀	*Haut:* • Selbst kleine Wunden bluten stark • Leicht entstehende Hämatome *Bewegungssystem:* • Brennende Schmerzen im Rücken, wie abgebrochen • Hitze zwischen Scapulae • Aufsteigendes Lähmungsgefühl von Zehen bzw. Fingern ausgehend • Muskelschwäche mit Zittern, bereits bei kleiner Anstrengung • Plötzliches Nachlassen der Gelenkkraft
Schmerzqualität, Empfindungen, Modalitäten	• Verlangen nach sehr kaltem Wasser • Besserung der Beschwerden in der Dunkelheit, Liegen rechts, Kälte in jeder Form • Verschlechterung durch körperliche und geistige Anstrengung, warme Getränke und Nahrung, Wetterwechsel, Liegen auf der schmerzhaften oder linken Seite, bei Gewitter
Säftebezug	• Säfteoptimierend: Bei überwärmtem Sanguis (cholerische Kakochymie) und GG-Schärfen
Konstitution	• Neurogene Konstitution • Atonisch-asthenische Konstitution • Hämorrhagische Diathese
Häufig verwendete Potenzstufe	• D6 – D12
Ähnlich wirkende Mittel	• Calcium phosphoricum • Calcium hypophosphoricum

Phytolacca	
Botanische Bezeichnung	• Phytolacca decandra (Syn.: P. americana) – Kermesbeere
Wirkungsprofil	• Die Kermesbeere ist eine Pflanze, die ursprünglich aus der nordamerikanischen Heilpflanzenkunde stammt und in der TEN in potenzierter Form angewendet wird. Phytolacca wird bei Krankheiten folgender Organsysteme angewendet: – Sämtliche Schleimhäute des Kopfes und des Halses sowie die damit assoziierten Lymphgewebe. Dabei hohes Fieber mit Frösteln und Kältegefühl am ganzen Körper, kalter Schweiß, Hitzegefühl nur am Kopf. – Drüsen: Lymphdrüsen, Speichel- und Tränendrüsen, Brüste und Hoden – Bewegungsapparat: Gelenke, Muskeln, Nerven. ▶

Phytolacca	
◄	• Pathophysiologisch stehen kongestive Zustände im Vordergrund, die zu hochakuten Entzündungen, besonders des Lymph- und Schleimhautsystems in Kopf und Hals führen. • Phytolacca wirkt daher im Endeffekt kühlend auf gelbgallige Zustände, indem es die Galle- und Urinausscheidung anregt. • Phytolacca ist ein Mittel für fokal bedingte Krankheiten, v.a. wenn eine Herdwirkung von den Tonsillen und/oder dem Kopfschleimhautsystem (auch Zahngranulome u.ä.) ausgeht und dadurch Sekundärerkrankungen, besonders des rheumatischen Formenkreises ausgelöst werden (Fokaltoxikosen). Diesen Zusammenhängen kommt in der heutigen Rheumatologie viel zu wenig Beachtung zu.
Psychische Charakteristika	• Phytolacca-Menschen sind reizbar und unruhig. Wenn sie erkranken, entsteht rasch Erschöpfung, die sie gegenüber allem, auch dem eigenen Leben gegenüber gleichgültig und apathisch werden lässt. Man sieht ihnen auch äußerlich an, wie unwohl, krank und erschöpft sie sich fühlen. Dennoch können sie heftig ausfällig werden und die Bezugspersonen beschimpfen und beleidigen, wenn sie sich in ihrer Situation überfordert fühlen.
Gewebe- und Organbezug mit Indikationsbeispielen	*Schleimhäute/Lymphsystem:* • Charakteristisch sind schnell entstehende, akute Katarrhe im Lymphsystem des Kopfes: Rhinitis, Angina tonsillaris, Pharyngitis follicularis, Otitis media, Laryngitis. Typisch ist die dunkelrote Färbung der Schleimhaut, grau-weiße Beläge, dicker, zäher, schlecht löslicher Schleim, evtl. auch Ulzera der Pharyngealschleimhaut. Es besteht gereiztes Engegefühl im Hals und beim Schlucken schießende Schmerzen von den Tonsillen oder vom Zungengrund, entlang der ebenfalls entzündeten Tuba eustachii bis in die Ohren • Der Kranke kann keine warmen Speisen oder Getränke schlucken, in Fällen starker Angina kann gar nichts geschluckt werden • Gefühl glühender Hitze im Rachen und in der Speiseröhre • Bei Schnupfen fließt der Schleim aus einem Nasenloch oder hinten durch den Rachen • Bei Laryngitis völliger Stimmverlust • Ständiger Reiz zu Räuspern, was aber die Symptome nicht lindert • Entzündung der Speicheldrüsen mit Schwellung, auch bei Mumps mit entsprechenden Symptomen • Hartnäckiger trockener Kitzelhusten, bes. nachts • Schmerzen beim Husten hinter dem Sternum *Haut:* • Roter Ausschlag, scharlachförmig (auch bei manifestem Scharlach) • Blasige, eitrige, auch schuppende Effloreszenzen mit starkem Juckreiz • Wenn Hautsymptome im Verlauf oder in Folge einer katarrhalischen Krankheit im Kopflymphsystem auftreten ►

Phytolacca	
◄	*Verdauungssystem:* • Entzündung der Schleimhäute von Magen und Darm mit Schmerzen in Oberbauch und Lebergegend, die sich beim Liegen auf der rechten Seite verstärken • Durchfall mit grünem, schleimigem, auch blutigem Stuhl *Urogenitalsystem:* • Schwellung von Hoden oder Nebenhoden mit Schmerzen, die über das Perineum in den Penis ziehen *Brüste:* • Mastitis bei Stillenden mit Milchstau und Verhärtung der Brust • Brustwarzen sind wund und schrundig. Beim Stillen zieht der Schmerz von der Mamille in den ganzen Körper • Brustdrüsenabszess (dunkelrote Färbung der Brust) • Unterstützung beim Abstillen (zur Reduzierung der Milchbildung) (Bewährte Indikation bei allen stillbedingten Krankheiten der Brust: Phytolacca D12) • Harte, empfindliche Schwellung der Brüste vor und während der Menstruation • Mammatumore (benigne und maligne) *Bewegungssystem:* • Rheumatische Schmerzen im Rücken und allen anderen Gelenken und Muskeln („Fibromyalgie") mit Ruhelosigkeit. Hat das Bedürfnis, sich zu bewegen, obwohl die Schmerzen dadurch schlimmer werden • Schmerzen wechseln den Ort • Akute Polyarthritis nach Angina oder sonstigen Infekten • Heftige Krämpfe der Muskulatur mit Starre (tetanoid), Zucken der Arme • Ischialgie auf der Außenseite des Beines • Schmerzen wie Stromschlag • Schmerzen der Knochenhaut • Schmerzen in den Fersen (Achillodynie), aber auch im restlichen Fuß und in den Knöcheln
Schmerzqualität, Empfindungen, Modalitäten	• Kann nichts Warmes schlucken. Kalte Speisen oder Getränke verbessern die lokale Symptomatik • Allgemeine Besserung der Symptomatik durch Ruhe, Wärme und bei trockenem Wetter • Verschlechterung bei feuchtem, kaltem Wetter, Nasswerden, bei Nacht und durch Bewegung
Säftebezug	• Säfteoptimierend: Bei mit gelbgalligen Schärfen verunreinigter Feuchtigkeit
Konstitution	• Katarrhalisch-rheumatische Konstitution • Skrofulose (v.a. erethische Phasen)

Phytolacca	
Häufig verwendete Potenzstufe	• D4 – D6 • In Fällen, in denen die Milchproduktion der Brüste reduziert werden muss, D12 verwenden.

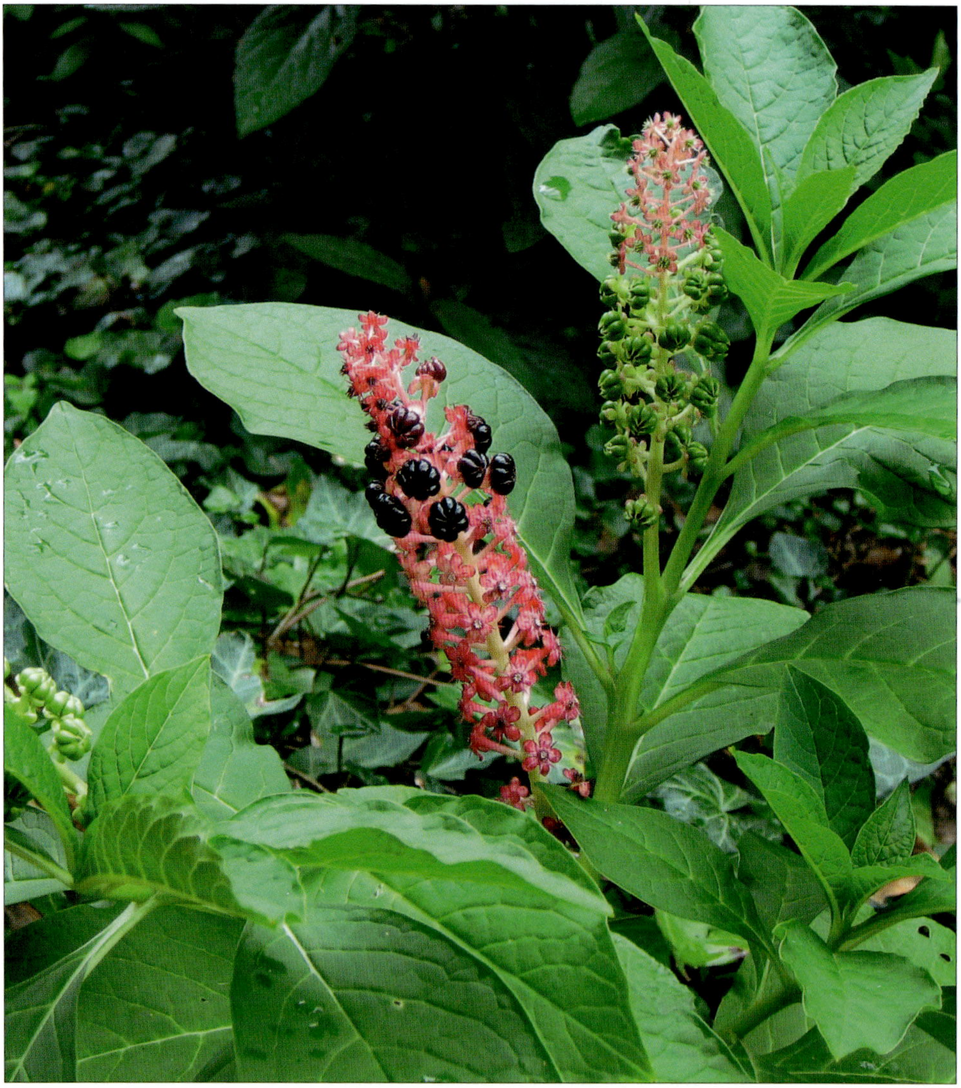

Phytolacca

Podophyllum	
Botanische Bezeichnung	• Podophyllum pelatum – Fußblatt, Maiapfel
Wirkungsprofil	• Podophyllum ist ein bewährtes und häufig verwendetes Konstitutionsmittel bei chologener Konstitution, also für Personen, deren temperamentsmäßige und konstitutionelle Situation von übermäßig gebildeter, aber aufgrund von Leber- und Gallenstauung nicht adäquat eliminierter Cholera bzw. von gelbgalligen Schärfen geprägt ist. In diesen Fällen kann und soll Podophyllum als Konstitutionsmittel über mehrere Monate gegeben werden, auch wenn die unten beschriebenen Akutsymptome nicht vorhanden sind. • Das Mittel fördert die Elimination gelbgalliger Säfte über die Aktivierung der physiologischen Ausscheidungswege (Leber-Galle-System) und hat damit im Endeffekt kühlende Eigenschaften. • Viele der unten beschriebenen Symptome sind entweder Resultate der unphysiologischen Hitze oder kompensatorische Ersatzausscheidungen der unzureichenden Gallenelimination (v.a. die charakteristische Durchfall-Symptomatik).
Psychische Charakteristika	• Es bestehen die typischen Merkmale des cholerischen Temperamentes. • Nachts Zähneknirschen • Bei Krankheit kann tiefe Niedergeschlagenheit auftreten, mit dem Gefühl so krank zu sein, dass man daran stirbt. Der Patient kann v.a. bei Fieber sehr mittcilungsbedürftig sein und viel reden. • Er hat Bewusstseins- und sonstige Gehirnleistungsstörungen bis zum Delirium.
Gewebe- und Organbezug mit Indikationsbeispielen	*Nervensystem:* • Dumpfe Kopfschmerzen, besonders hinter der Stirn, morgens, als Folge oder im Wechsel mit Durchfall • Schwindelgefühl, als ob der Kranke nach vorne fällt *Herz-Kreislauf-System:* • Hyperkinese des Herzens mit pectanginösen Beschwerden und dem andauernden Bedürfnis, tief Luft zu holen • Plethorische Zustände im Venensystem *Verdauungssystem:* • Schmerzen im Kiefer mit Bedürfnis, auf das Zahnfleisch zu drücken. Zahnungsbeschwerden bei Kindern, oft mit Durchfällen, Brennen auf der Zunge, eitriger, fauliger Geschmack • Wundheitsgefühl und Schmerzen beim Schlucken, besonders von Flüssigkeit. Hat keinen Appetit, aber Durst auf kaltes Wasser in großen Portionen (vgl. Bryonia) • Saures Aufstoßen und Erbrechen mit Hitzegefühl und Übelkeit. Es wird heißer, schaumiger Schleim erbrochen, der auch Blut enthalten kann • Heftige Krämpfe im Abdomen, so dass der Patient vor Schmerz schreit. Linderung durch Zusammenkrümmen (vgl. Colocynthis) • Der Druck von Kleidung wird nicht ertragen ►

Podophyllum	
◄	• Empfindung von Leere im Bauch mit elendem, schwachem Gefühl • Meteorismus mit lauten, wandernden Geräuschen im Bauch, Schmerzen im Lebergebiet • Es tut gut, wenn der schmerzende Teil des Bauches gerieben wird • Leitsymptome des Mittels: Heftige Durchfälle mit plötzlichem, imperativem Stuhldrang, so dass der Patient Not hat, die Toilette zu erreichen. Ungewöhnlich große Mengen an extrem übelriechendem, wässrigem Stuhl, der mit kräftigem Druck spritzend, aber schmerzlos entleert wird • Auch Verstopfung mit hartem, trockenem Stuhl, auch im Wechsel mit Durchfällen • Nach Durchfall große Erschöpfung *Genitalsystem:* • Uteruskrämpfe, aber keine Menstruationsblutung • Schmerzen von Uterus oder re. Ovar ziehen vom Colon ascendens nach oben • Prolaps der Gebärmutter oder des Afters (auch mit Hämorrhoiden) nach der Geburt, in der Schwangerschaft oder durch Überanstrengung *Bewegungssystem:* • Schmerzen im Bereich der rechten Scapula und im LWS- oder Ileosakralbereich. Neuralgische Schmerzen von der Hüfte zum Knie
Schmerzqualität, Empfindungen, Modalitäten	• Die Beschwerden sind früh morgens oder bei heißem Wetter besonders stark • Zahnungsbeschwerden
Säftebezug	• Säfteoptimierend: Bei übermäßiger Cholera und gelbgalligen Schärfen • Säfteableitend: GG-Säfte
Konstitution	• Cologene Konstitution • Gastrische Konstitution
Häufig verwendete Potenzstufe	• D4 – D6 (CH: ab D7)
Ähnlich wirkende Mittel	• Nux vomica • Chelidonium • Fumaria • Berberis • Natrium sulfuricum
Sonstiges	• Die abdominelle Symptomatik kann auch Folge einer Lebensmittel-Intoleranz sein (hyperkinetische Folgen einer insuffizienten Coctio).

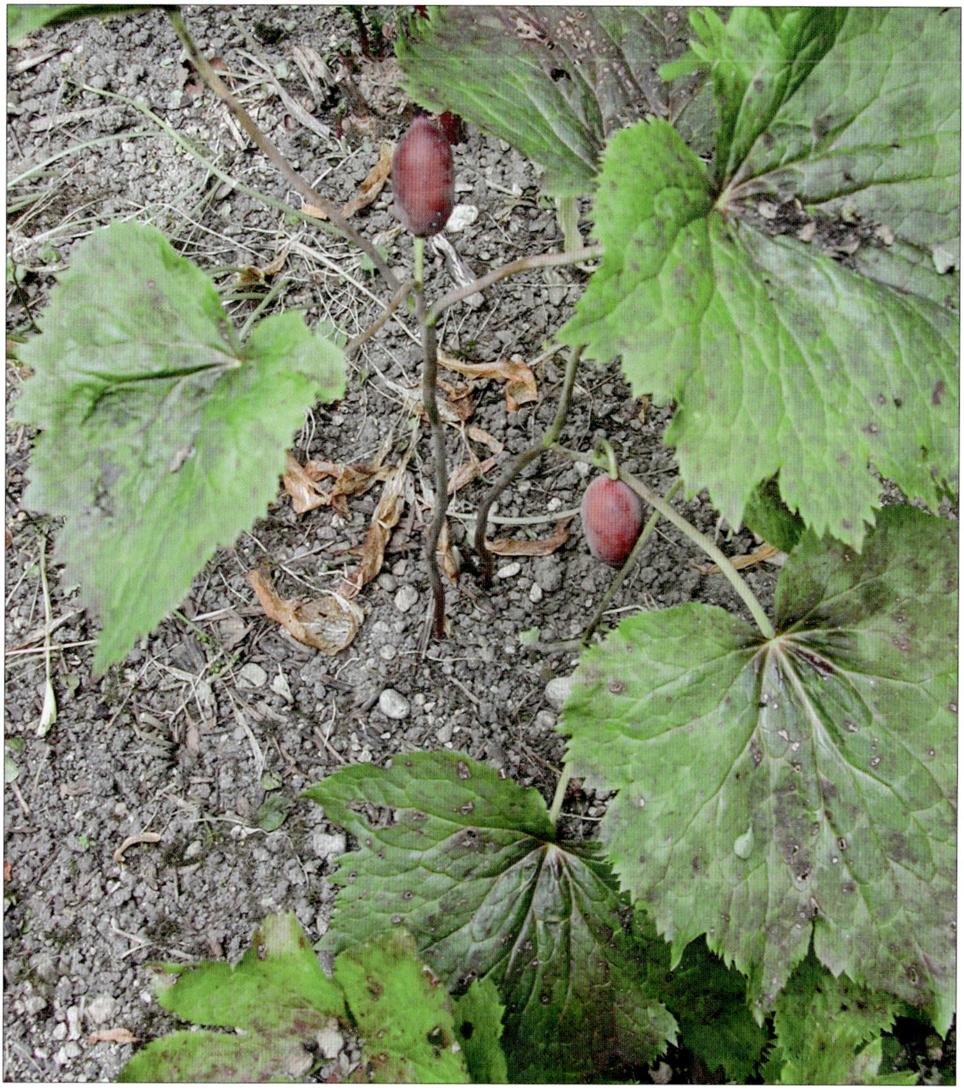

Podophyllum

Psorinum (Psoricum)	
Ausgangssubstanz	• Inhalt von Krätzebläschen
Wirkungsprofil/Typus	• Psorinum ist ein Konstitutionsmittel, das die systemischen Folgen unterdrückter ekzematischer Reaktionen der Haut heilen kann, die sich in den vielfältigen Manifestationen der torpiden Skrofulose zeigen können. Es besteht gravierender Mangel an physiologischer Wärme, was sich sowohl in der für das Mittel typischen Kälteempfindlichkeit zeigt als auch in schwachen, ineffizienten Immunreaktionen und der Unfähigkeit, die Schärfen über die physiologischen Ausscheidungsorgane zu eliminieren, weshalb Ersatzausscheidungen entstehen. • Psorinum kann mit seiner erwärmenden Wirkung die blockierte Reaktionsfähigkeit des Organismus wieder aktivieren (vgl. Sulfur, der aber immer warm ist). • Die Kälteempfindlichkeit führt dazu, dass der Patient jeden Luftzug meidet, weil er sonst krank wird. Zieht sogar im Sommer auffällig warme Kleider an, besonders der Kopf muss warm gehalten werden. • Die Haut des Psorinum-Patienten wirkt ungewaschen, schmutzig und ist stark fettig. Der starke, unangenehme Körpergeruch hält sich auch nach Waschen, was bestehende Ekzeme und den Juckreiz verschlimmert. Es besteht heftiger Juckreiz, der Kranke kratzt sich blutig. • Obwohl großer Hunger besteht, ist der Mensch schlecht genährt und abgemagert.
Psychische Charakteristika	• Die seelische Situation zeigt ausgeprägte und anhaltende Melancholie mit Hoffnungslosigkeit in Bezug auf die Zukunft und die Gesundheit, beschäftigt sich viel mit dem Tod, auch mit suizidalen Tendenzen. Der Mensch hat häufig eine starke religiöse Fixierung, in der er Halt und Unterstützung sucht. Es bestehen viele Ängste, die mit Unruhe verbunden sind: Angst, nicht wieder gesund zu werden, Angst zu versagen und von Anderen nicht anerkannt zu werden, Angst vor Geistern. Die Ängste sind nachts und in Dunkelheit besonders intensiv.
Gewebe- und Organbezug mit Indikationsbeispielen	*Nervensystem:* • Dumpfes, müdes Gefühl im Kopf, besonders durch geistige Anstrengung. Besserung durch Nasenbluten und nach dem Essen • Schlafstörungen durch Juckreiz *Augen:* • Chronisch rezidivierende katarrhalische Erkrankungen des Auges und seiner Adnexen *Ohren:* • Chronisches Laufohr mit borkiger, stinkender Absonderung • Skrofulöses Ekzem um das Ohr *Oberflächen/Lymphsystem:* • Chronische Ekzeme mit krustenbildenden Pusteln u.ä., mit eitrigem Inhalt und starkem Juckreiz ▸

Psorinum (Psoricum)	
◄	• Panaritium • Nachtschweiße bei und nach Krankheiten persistierend • Chronische Katarrhe auf allen Schleimhäuten mit zähem Schleim, auch eitrig • Alle Ausscheidungen sind übelriechend • Schwellung und Entzündung der Lymphdrüsen im Kopfbereich, die sehr berührungsempfindlich sind • Rezidivierende, schmerzhafte Tonsillitis mit übelriechendem Schleim und Speichel. Käsiger, klumpiger Schleim wird geräuspert *Atmungssystem:* • Chronisch rezidivierende Katarrhe, die von der Haut vikariieren • Verstopfte Nase mit zähem Schleim oder häufiges Niesen mit wässrigem Sekret • Asthma bronchiale, allergische Rhinitis (Heuschnupfen) • Beim Husten Schmerzen wie von Geschwüren hinter dem Sternum *Verdauungssystem:* • Zunge trocken, Zungenspitze rot, wie verbrannt • Paradontose mit lockeren Zähnen • Häufig starker Hunger, isst auch in der Nacht • Aufstoßen wie faule Eier • Schwangerschaftserbrechen (bei passender Gesamtsymptomatik) • Flüssig-schleimiger, blutiger, übelriechender Stuhl • Harter Stuhl mit Blut, Hämorrhoiden • Obstipation skrofulöser Kinder *Genitalsystem:* • Mann: Libidoverlust • Frau: Klumpiger Fluor, übelriechend. Dabei Schwächegefühl und Rückenschmerzen
Schmerzqualität, Empfindungen, Modalitäten	• Alle Ausscheidungen riechen extrem unangenehm. • Jede Form von Kälte ist unangenehm, löst Krankheiten aus und verschlechtert deren Symptomatik.
Säftebezug	• Säfteoptimierend: Bei kalter Feuchtigkeit, die v.a. mit SG-Schärfen verunreinigt ist
Konstitution	• Psorische Konstitution • Melanchologene Konstitution • Torpide Skrofulose
Erhältliche Potenzstufen:	Aufgrund der problematischen rechtlichen Situation in Deutschland, ist Psorinum (wie viele andere Nosoden auch) nur im Ausland zu beziehen (A, CH, GB). Dies sind die tiefsten Potenzen bei remedia.at: • Psorinum D12 Glob. • Psorinum D15 Dil. • Psorinum C9 Glob. oder Dil. ►

Psorinum (Psoricum)	
◂	Bei Spagyros CH: • Psorinum C12 In GB ist Psorinum unter www.helios.co.uk/shop/psorinum zu bestellen. Diese Angaben sind Ergebnis einer kurzen Internet-Recherche und daher sicher nicht vollständig!
Ähnlich wirkende Mittel	• Sulfur
Sonstiges	• Die Namensgebung der Psorischen Konstitution basiert auf der Psora der Hahnemann'schen Miasmenlehre. Deren Merkmale decken sich weitgehend mit der torpiden Skrofulose. Es werden in diesem Bereich also, entsprechend der jeweils zugrunde liegenden Lehre und Terminologie, unterschiedliche Begriffe für die gleiche Pathophysiologie und Reaktionsmuster verwendet, was manchmal etwas Verwirrung stiftet...

Pulsatilla	
Botanische Bezeichnung	• Pulsatilla pratensis – Küchenschelle, Kuhschelle
Wirkungsprofil	• Pulsatilla ist ein Polychrest, vorwiegend in der Frauenheilkunde, kann aber natürlich auch bei Männern mit den mittelspezifischen Kriterien angewendet werden. • Der Pulsatilla-Typus entspricht den ‚feuchten' Temperamenten Sanguinisch und Phlegmatisch, mit ausgeprägt femininen Merkmalen (auch bei Männern). Phlegmatische und plethorische Zustände sind die pathophysiologischen Hintergründe sowohl der konstitutionellen als auch der aktuellen Krankheitssituation, wobei die passiven Stauungen des Blut- und Lymphsystems besonders das Becken betreffen, dessen Organe sehr sensibel mit den Pulsatilla-typischen Symptomen darauf reagieren. Pulsatilla fehlt physiologische Wärme, was sich u.a. durch Kältegefühl, besonders der Extremitäten zeigt. Diese Kälte bessert sich durch aktive Bewegung an der frischen Luft. Wärme von außen ist weniger hilfreich, weil sie den venösen Gefäßtonus weiter reduziert. Heiße Sommertage schwächen den Pulsatilla-Menschen und reduzieren seine Spannkraft zusätzlich, führen zu nervöser Reizung. • Kompensatorische Ausscheidungen über Haut und Schleimhäute sind häufige Krankheitsprozesse. • Es ist ein Mittel der fruchtbaren Phase der Frau, also zwischen Pubertät und Klimakterium. Die Beeinflussung der Organe und Funktionen, die mit Fortpflanzung zu tun haben, ist zentraler Wirkungsansatz von Pulsatilla. Sie ist ein wichtiges Mittel bei Entwicklungsstörungen in der Pubertät, bei Empfängnis und Schwangerschaft sowie zu Beginn des Klimakteriums. Aus endokrinologischer Sicht besteht Instabilität in der regulativen Achse zwischen dem hypophysär-hypothalamischen System und den Gonaden (vgl. Agnus castus). • Ein typisches Merkmal von Pulsatilla ist die ständige Veränderung sämtlicher Symptome.

Pulsatilla	
Psychische Charakteristika	• Pulsatilla-Menschen sind meist warmherzig, sanft und umgänglich, können aber auch launisch und gereizt sein. Typisch ist die ausgeprägte Emotionalität, die sich einerseits in liebevoller Empathie, andererseits aber auch Traurigkeit mit Neigung zu Weinen und depressiver Verstimmung zeigen kann. Typisches Merkmal hierbei ist, dass die Menschen sich gerne trösten lassen, für jede Zuwendung dankbar sind und Vorschläge (auch in Bezug auf die Therapie) gerne annehmen, aber auch leicht beeinflussbar sind. Sowohl die Stimmungslage als auch der Gesundheitszustand verändern sich schnell. • Im Wesen der Pulsatilla-Frau hat das Thema ‚Vermehrung' großen Stellenwert. Daher ist sie allen erotischen Aspekten sehr zugeneigt und liebt Sex. Auch das Wohl der Familie liegt ihr sehr am Herzen.
Gewebe- und Organbezug mit Indikationsbeispielen	*Nervensystem:* • Stauungskopfschmerzen, oft in Zusammenhang mit der Menstruation, dabei Stimmungsschwankungen (z.B. PMS) • Schlafstörungen: Schläft schlecht ein und wacht schnell wieder auf. Ängste mit Unruhe und Schweiß *Oberflächen:* • Katarrhe aller Schleimhäute mit milden, sahneartigen Sekreten (phlegmatische Ersatzausscheidungen). Mittelspezifische Besonderheit: Die Katarrhe werden zwar häufig durch Kälte ausgelöst, ihre Symptomatik bessert sich aber an kühler, frischer Luft • Urtikarielle Ausschläge, variköse Ulzera, masernartige Ausschläge (Pulsatilla ist ein Hauptmittel bei Masern) • Pubertätsakne *Augen:* • Konjunktivitis, Gerstenkörner, Blepharitis, Tränenabfluss-Störungen mit Pulsatilla-typischer Sekret-Qualität *Ohren* • Otitis media und externa mit Pulsatilla-typischen Absonderungen (Häufiges Mittel bei rezidivierender Otitis bei Kleinkindern, wenn sie sehr weinerlich sind) • Tubenkatarrh mit Schwerhörigkeit. Stechende Ohrenschmerzen *Atmungssystem:* • Schnupfen oder Sinusitis mit Pulsatilla-typischer Sekret-Qualität und Modalitäten. Nasenverstopfung mit wechselnden Seiten • Heiserkeit, Kratzen und Kitzeln im Kehlkopf • Trockener Husten, schlimmer im Liegen, besser im Sitzen oder Auswurf mit Pulsatilla-typischer Sekret-Qualität und Modalitäten • Hinterkopfschmerzen beim Husten • Harnabgang beim Husten *Verdauungssystem:* • Durstlosigkeit, besonders bei Fieber • Magen mit wechselhafter Besaftung ▸

Pulsatilla	
◄	• Heftiges Aufstoßen, Übelkeit, Erbrechen von bitter schmeckendem Schleim. Völlegefühl mit Magen- und Darm-Koliken. Diese Symptome treten besonders nach humoral kalten Speisen und Fett auf. • Gastrische Kopfschmerzen • Wechsel zwischen Verstopfung und Durchfällen, sehr unterschiedliche Stühle • Hämorrhoiden, auch blutend mit stechenden Schmerzen *Urogenitalsystem:* • Harninkontinenz beim Gehen, Husten, nachts • Enuresis • Blasenkatarrh mit Brennen und Ziehen in der Harnröhre bei und nach der Miktion Frau: • Hypomenorrhoe: Blutung verzögert und zu schwach. Menstruation ändert sich in jeder Beziehung ständig • Fluor albus, besonders in der Pubertät, mild, reichlich • Spannen der Brüste vor der Menstruation • Beim Stillen zu wenig Milch, Milchstauung, Mastitis • Unfruchtbarkeit (Pulsatilla ist häufiges Mittel bei unerfülltem Kinderwunsch) • In Schwangerschaft: Unterstützend bei Lagaanomalie des Fetus • Geburt: Wehenschwäche, Krampfwehen Mann: • Entzündung von Hoden, Nebenhoden, Prostata mit mildem, sahnigem Sekret aus Harnröhre *Bewegungsapparat:* • Schmerzen und Steifheit im Nacken und LWS/Ileosakralbereich, ziehen in die Beine • Schwere- und Müdigkeitsgefühl in den Beinen (Muskeln und Gelenke), dabei gestaute Venen sichtbar • Schmerzen wechseln Ort und Art • Bewegung und häufiger Wechsel der Lage verbessern die Beschwerden • Der Schmerz verstärkt sich, wenn die betroffenen Teile herab hängen (das verstärkt die Stagnation im Blutfluss) • Schmerzen beginnen in Ruhe, verstärken sich zu Beginn der Bewegung, werden aber bei fortgesetzter Bewegung besser
Schmerzqualität, Empfindungen, Modalitäten	• Typisch ist Kälteempfindlichkeit und Frieren mit dem Bedürfnis, sich an frischer Luft zu bewegen, was alle Beschwerden bessert. Wärme verschlechtert die Symptomatik – trotz des Wärmemangels • Verschlechterung der Beschwerden durch Hitze, im warmen Raum, nach dem Essen fetter und ‚kalter‘ Nahrung ►

Pulsatilla	
◂	• Verschlechterung der Symptomatik vor und nach Menstruation • Besserung im Freien und durch Bewegung • Alle Symptome neigen dazu, sich dauernd zu verändern
Säftebezug	• Säfteoptimierend: Bei übermäßigem Phlegma, aber wenig Schärfenbelastung
Konstitution	• Katarrhalisch-rheumatische Konstitution • Plethorische Konstitution • Endokrin-vegetative Konstitution • Neurogene Konstitution
Übliche Potenzstufen:	• D4 – D6
Ähnlich wirkende Mittel	• Kalium sulfuricum • Millefolium

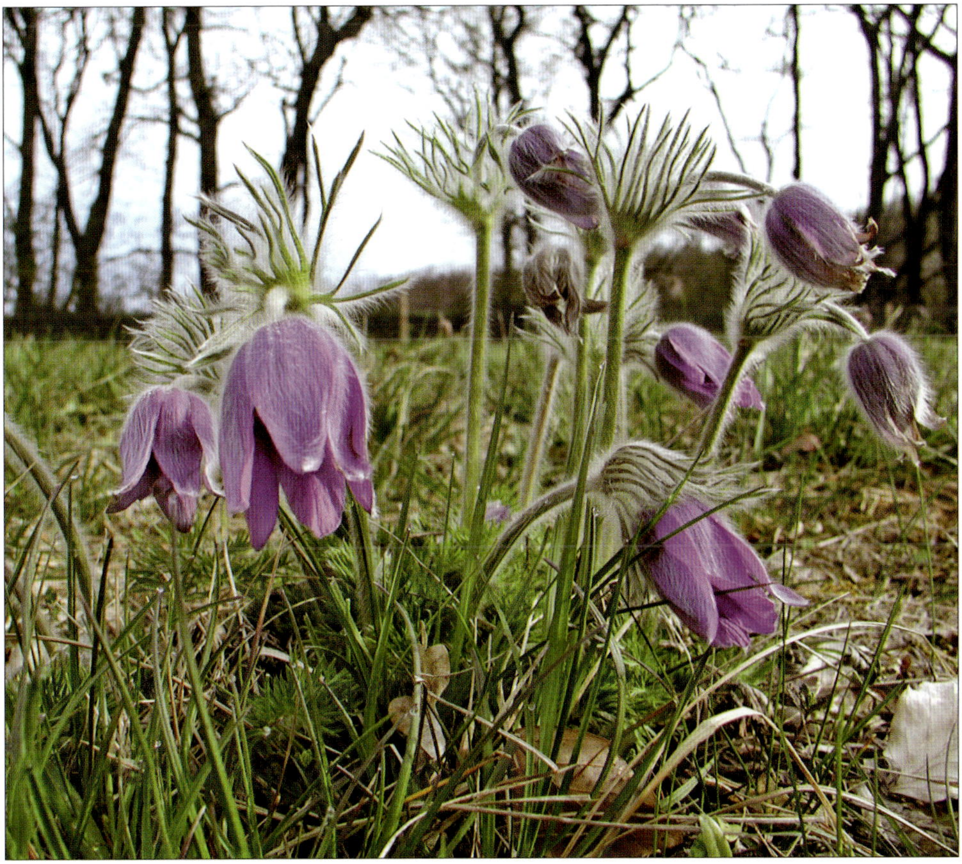

Pulsatilla

Rhododendron	
Botanische Bezeichnung	• Rhododendron chrysantum – Sibirische Schneerose • Die Urtinktur wird aus den Blättern gewonnen
Wirkungsprofil	• Das Mittel hat seine Wirkungsschwerpunkte bei gichtig-rheumatischen Beschwerden von Gelenken und Weichteilen sowie bei Erkrankungen der männlichen Genitalorgane. Typisch sind neuralgische Schmerzen. • Die Beschwerden entstehen oder verstärken sich im Sommer, bei starken Wetterwechseln zu kalter Nässe, vor Sturm oder Gewitter. • Rhododendron ist vorwiegend ein Akutmittel, kann aber bei den u. g. Konstitutionen auch als Konstitutionsmittel eingesetzt werden, wenn entsprechende Symptome und Krankheitsprozesse immer wieder auftreten. • Humoralmedizinisch steht stagnierende Feuchtigkeit mit gelbgalliger Kakochymie im Zentrum des Wirkungsprofils.
Psychische Charakteristika	• Die Patienten sind nervös und unruhig, machen einen etwas verwirrten, chaotischen Eindruck. Sie können sich nicht konzentrieren, sind vergesslich und machen daher viele Fehler bei der Arbeit. Sie sind geräuschempfindlich, deshalb haben sie Angst vor Gewittern, v.a. dem Donner, außerdem vor Sturm („Witterungsneurosen“). • Wenn sie Schmerzen haben oder es ihnen sonst nicht gut geht, ziehen sie sich zurück, wollen allein sein, nicht einmal angesehen oder berührt werden.
Gewebe- und Organbezug mit Indikationsbeispielen	*Nervensystem:* • Schwindel und Gangunsicherheit • Stechender, neuralgischer Kopfschmerz, auch in den Augen • Trigeminusneuralgie, die die Zähne mit ergreift und durch Wärme und Essen besser wird. Ausgelöst durch Alkohol und die rhododendron-typischen Faktoren feuchtes Wetter, Gewitter, Sturm • Tinnitus: Geräusche vor dem Ohr, Wasserrauschen *Urogenital-System:* Frau: • Ausgebliebene Menstruationsblutung wird reaktiviert Mann: • Hoden- und Nebenhodenentzündung: Sehr schmerzhafte Schwellung, wie gequetscht oder hochgezogen. Schmerzen ziehen in die Leiste, in den Bauch und zum After • Samenstrangneuralgie (siehe auch unten bei Sonstiges) *Bewegungsapparat:* • Rheumatisch-gichtige Schmerzen der Gelenke und der periartikulären Gewebe • Wetteraktive Arthritiden • Interkostalneuralgie, Pleuritis-Schmerzen • Schmerzen und Parästhesien vom Unterarm in die Finger und vom Unterschenkel in die Zehen • Alle Symptome mit Rhododendron-typischen Auslösern und Modalitäten

Rhododendron	
Schmerzqualität, Empfindungen, Modalitäten	• Auslösung und Verstärkung der Symptomatik bei Wetterwechsel zu Feucht-kalt, bei Föhn, Gewitter und Sturm • Besserung nach dem Sturm/Gewitter, nach Essen • Der Schmerz wechselt die Seiten
Säftebezug	• Säfteoptimierend: Bei stagnierender Feuchtigkeit mit gelbgalligen Schärfen
Konstitution	• Katarrhalisch-rheumatische Konstitution • Hydrogenoide Konstitution • Azide Diathese
Übliche Potenzstufen:	• D4 – D6
Ähnlich wirkende Mittel	• Dulcamara • Ammonium carbonicum
Sonstiges	• Schmerzen im Samenleiter, die nach Vasektomie bestehen bleiben und wetterempfindlich sind, sprechen gut und schnell auf Rhododendron an.

Rhus toxicodendron	
Botanische Bezeichnung	• Toxicodendron pubescens – Giftsumach
Wirkungsprofil	• Rhus toxicodendron ist ein häufig verordnetes Mittel bei rheumatischen Krankheiten, Neuralgien sowie katarrhalische und ekzematische Krankheiten, wenn sie den beschriebenen Kriterien entsprechen. Es dient vorwiegend der Behandlung aktueller Beschwerden, die konstitutionelle Wirkung ist wenig ausgeprägt. • Es ist eines der wichtigsten Mittel bei Überanstrengung und stumpfen Verletzungen von Gelenken, Muskeln, Bändern und Sehnen, bei denen der Schmerz in Ruhe schlimmer wird, sich aber durch Bewegung verbessert, evtl. nachdem ein Anlaufschmerz überwunden werden musste. Diese Modalität ist absolut hinweisend auf Rhus toxicodendron. • Die Hautsymptomatik entspricht den Reizzuständen der Haut nach Kontakt mit dem Saft des Giftsumachs. Sie ist ähnlich wie bei Clematis.
Psychische Charakteristika	• Menschen, die dieses Mittel benötigen, sind melancholisch, aber ruhelos und haben starken Bewegungsdrang. Können nicht im Bett liegen bleiben • Schlechter Schlaf mit Albträumen • Bei Fieber geistige Verwirrung und Benommenheit (‚typhöses Fieber')
Gewebe- und Organbezug mit Indikationsbeispielen	*Nervensystem:* • Kopfschmerzen, als ob der Kopf platzt • Schwappendes Gefühl im Kopf beim Bücken und Laufen • Neuralgien am ganzen Kopf, auch in die Zähne ausstrahlend ▶

Rhus toxicodendron	
◄	*Augen:* • Katarrhe mit scharfen, eitrigen Sekreten und starker Schwellung der Lider. Lichtscheu *Ohren:* • Neuralgische Schmerzen, Tinnitus *Lymphsystem:* • Leisten-Lymphdrüsen schmerzhaft geschwollen *Haut:* • Erysipelartige Entzündung • Blasen, Pusteln, Quaddeln. Herpesartige Ausschläge • Intensiver Juckreiz • Herpes zoster (Rhus toxicodendron ist hierbei ein Hauptmittel der Akutphase mit Hauteffloreszenzen) • Haut schmerzhaft geschwollen, im Gesicht können die Augen zuschwellen *Atmungssystem:* • Wundmachender Schleim aus der Nase, auch ohne Schnupfen • Heftiger, trockener Reizhusten mit Schmerzen in der Brust • Grippebronchitis, Pneumonie • Bereits schwache Kälte löst Hustenanfall aus *Verdauungssystem:* • Trockene Zunge mit braunem Belag, wundes Gefühl mit roter Zungenspitze (rotes Dreieck ➔ Zungendiagnose) • Trockenes Wundheitsgefühl der Mund-, Rachen- und Halsschleimhaut mit Schluckschmerzen und starkem Durst • Akute Gastritis mit Meteorismus • Wässrig-schleimige Durchfälle mit üblem Geruch, auch mit Blut. • Verstopfung mit dauerndem Stuhldrang, aber keine Defäkation möglich *Urogenital-System:* • Urin fühlt sich heiß an, trüber Urin mit gesteigertem Harndrang • Stechen in der Harnröhre bei Miktion Frau: • Ausbleibende Menstruation wird reaktiviert • Beißender Schmerz in der Scheide bei Regelblutung Mann: • Erektionen mit Harndrang *Bewegungsapparat:* • Gelenk- und Muskelrheuma mit Müdigkeit und Lähmungsgefühl in den betroffenen Organen • Wirbelsäulen-Syndrome und Schmerzzustände in den Extremitäten, häufig mit Parästhesien. Gefühl in den Füßen, als ob der Kranke auf Nadeln läuft • Gelenke wie zerschlagen, Muskeln fühlen sich zu kurz an ►

Rhus toxicodendron	
◂	• Ischias-Neuralgie • Allen Symptomen ist die Rhus toxicodendron-typische Modalität der Verbesserung bei Bewegung eigen • Die Schmerzen veranlassen den Patienten, sich ständig zu bewegen
Modalitäten	• Die Krankheiten sind Folge von Überanstrengung, nasser Kälte, Infektionen • Verschlimmerung in Ruhe, bei Nacht und bei Kälte. Sehr kälteempfindlich • Besserung der Schmerzen durch Bewegung (Anlaufschmerz). Dies ist ein Leitsymptom für Rhus toxicodendron • Besserung bei warmem, trockenen Wetter und warmen Anwendungen, Reiben
Säftebezug	• Säfteoptimierend: Bei gelbgalligen Schärfen
Konstitution	• Katarrhalisch-rheumatische Konstitution
Übliche Potenzstufen:	• D4 – D6 • Bei Versagen der niedrigen Potenzen empfiehlt Stauffer die C30 (laut Mezger)
Ähnlich wirkende Mittel	• Arnica • Clematis
Sonstiges	• Rhus toxicodendron gehört, neben Arnica und Hypericum in jede Sport-Apotheke.

Scilla maritima	
Botanische Bezeichnung	• Drimia maritima – Weiße Meerzwiebel, Echte Meerzwiebel
Humorales Wirkungsprofil	• Seit Hippokrates wird die Meerzwiebel als Diuretikum zur Elimination stagnierender Feuchtigkeit verwendet bei Ödemen, Aszites, Hydrops. Lonicerus erwähnt u.a. ihre Wirkung bei Verstopfung der Leber und Milz, sowie Wasser- und Gelbsucht. Nach Rademacher ist sie eine der wichtigsten Milzpflanzen, wobei in diesem Zusammenhang die Bewegung der Feuchtigkeit (v.a. im Bauchraum) im Zentrum der Mittelwirkung steht. Funktionsschwäche der Milz führt daher nicht nur zur Retention von Melancholera oder schwarzgalligen Schärfen, sondern auch zur Einschränkung der Feuchtigkeitsbewegung, woraus einerseits Ernährungsstörungen (➜ Energiedefizit-Syndrome) und andererseits Ödeme und Organschwellungen resultieren. • An diesem Pathomechanismus setzt Scilla maritima an. Sie optimiert durch Aktivierung der Milz die genannten Fehlfunktionen und ist ein Spezifikum bei Feuchtigkeitsüberschuss, verunreinigt mit melancholischen Schärfen und bei Ödemen durch schwarzgallig induzierte Herzinsuffizienz. • Die in der Phytotherapie postulierte stärkende Wirkung bei Herzinsuffizienz mit kardialen Ödemen kann also als Sekundäreffekt der Milztonisierung gesehen werden.

Scilla maritima	
Geschmack und Qualitäten	• Bitter und scharf. Darin wird die tonisierende, hitzig erwärmende Wirkung erkennbar. • warm 2 / trocken 2-3
Gewebe- und Organbezug mit Indikationsbeispielen	• Tonisierung bei Herzinsuffizienz mit Ödemen • Ödeme, Aszites (Lonicerus: Milzwassersucht und allgemeine Wassersucht) • Milzschwellung (Splenomegalie) • Emmenagoge Wirkung bei Hypo- oder Amenorrhoe • Expektorans bei chronischem Husten und Asthma bronchiale (Konsensus Milz–Lunge)
Säftebezug	• Stagnierendes Phlegma mit schwarzgalliger Kakochymie
Konstitution	• Melanchologene Konstitution • Hydrogenoide Konstitution • Plethorische Konstitution • Scilla ist konstitutionstherapeutisch indiziert bei Kombinationen der genannten Konstitutionen, sowie bei irisdiagnostisch erkennbarer Milzinsuffizienz bzw. SG-Schärfen bei Patienten mit Feuchtigkeitsstauungen und -retention in der Symptomatik.
Häufig verwendete Potenzstufe	• Scilla maritima D4 • Aufgrund der Toxizität der Pflanze ist Scilla nicht mehr als Tinktur oder Urtinktur rezeptfrei erhältlich. Daher nur noch Anwendung in Niedrigpotenzen.
Besonderheiten	• Die Pflanze ist giftig! Wurde früher als Rattengift verwendet

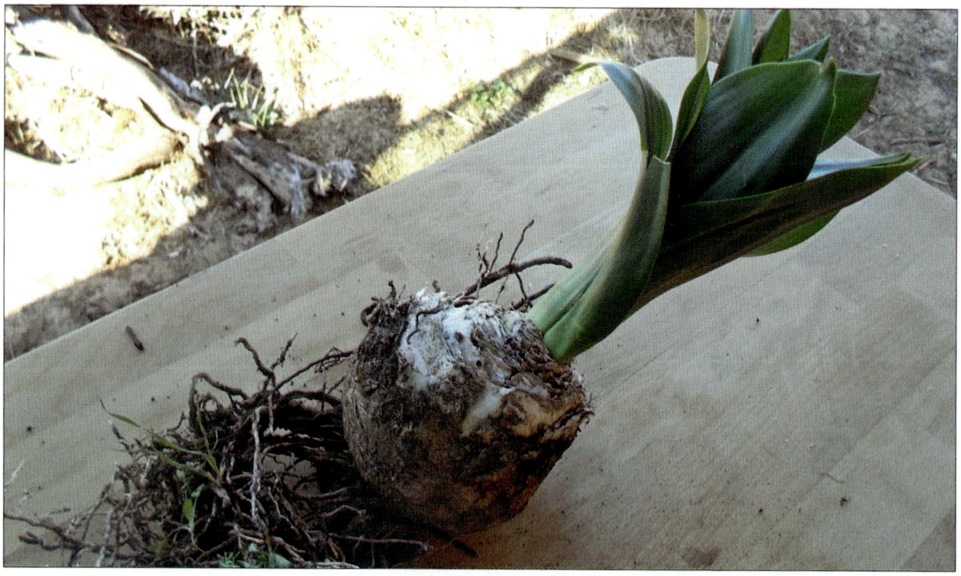

Scilla maritima

Sepia	
Ausgangssubstanz	• Inhalt des Tintenbeutels des Tintenfisches Sepia officinalis
Wirkungsprofil/Typus	• Sepia ist ein wichtiges Mittel für die Konstitutionstherapie, besonders in der Frauenheilkunde. Es hat Parallelen mit Pulsatilla (plethorische Pathophysiologie), ist aber bzgl. des Temperamentes und der psychischen Symptomatik ein cholerischer, in manchen Bereichen auch melancholischer Kontrapunkt dazu. Ein Schwerpunkt von Sepia liegt bei Zuständen während und nach dem Klimakterium, es kann aber auch in der Schwangerschaft notwendig sein. • Das Mittel hat korrigierende und stabilisierende Wirkungen im gonadotropen Hormonsystem und auf die Genitalorgane. • Der Sepia-Typus ist häufig brünett, herb, schlank und hager mit geringem Tonus der Muskulatur, was schon in der Haltung erkennbar wird. Die Gesichtsfarbe hat fahles, gelbliches Kolorit, häufig besteht eine Verstärkung der gelben Farbe über der Nase und braune Flecken auf der Haut. • Der Kranke friert leicht, hat kalte Hände und Füße oder kalte Hände und heiße Füße, was auch wechseln kann. • Die humorale Situation des Sepia-Menschen ist von fehlender physiologischer Wärme und Feuchtigkeit geprägt, wodurch die Energiereserven begrenzt sind. Diese Situation erklärt viele Sepia-typische Symptome sowohl im psychischen als auch physischen Bereich.
Psychische Charakteristika	• Der Sepia-Mensch ist perfektionistisch, verantwortungs- und gerechtigkeitsbewußt, wirkt aber emotional verschlossen und ‚cool'. Sowohl die seelisch-geistigen als auch die körperlichen Funktionen sind stark eingeschränkt, weil die dafür notwendige Energie fehlt. • Sie entwickelt Gleichgültigkeit gegenüber den Menschen, denen sie am nächsten steht: Partner, Kinder und auch gegenüber ihren beruflichen Aufgaben. Trotzdem versucht sie, allem möglichst gerecht zu werden, aber sie empfindet keine Freude oder Genugtuung darüber. Sie nimmt den Stillstand bei sich selbst wahr und ist darüber ‚genervt', leicht gekränkt und evtl. auch depressiv. Sie ist sehr traurig und weint, wenn sie über ihre Beschwerden spricht. Obwohl ihr alles zuviel ist, fürchtet sie sich vor Einsamkeit. Ihre humorale Trockenheit kann sich auch als Geiz manifestieren. • Es besteht ausgeprägte Abneigung gegen jede sexuelle Aktivität
Gewebe- und Organbezug mit Indikationsbeispielen	*Nervensystem:* • Empfindlichkeit gegenüber äußeren Einflüssen, da bereits überreizt • Heftige, stoßende Kopfschmerzen bei Beginn der Menstruationsblutung • Gefühl, als ob im Kopf etwas rollt • Symptomatik der TIA (Apoplexiegefahr) *Haut:* • Nässende Ekzeme mit Bläschen und Eiterpusteln • Herpesartige Effloreszenzen an Mund und Nase • Übelriechender Schweiß, besonders unter den Armen (Leitsymptom!), an den Füßen und Genitalien ►

Sepia	
◂	*Herz-Kreislauf-System:* • Starkes, wiederkehrendes Herzklopfen, das in allen Arterien spürbar ist • Plethorische Stauungen, besonders im Becken und im Pfortadersystem. Gefühl, prall gefüllter Venen • Hämorrhoiden mit Blutung beim Stuhlgang • Hitzewallungen mit zittrigem Gefühl und viel Schweiß *Atmungssystem:* • Chronischer Nasenkatarrh, retronasal, dickflüssige, grüne Sekrete, die Pfröpfe und Krusten bilden. Sekret muss auch herunter geräuspert und durch den Mund ausgespuckt werden • Trockener Husten, der erschöpft und vom Magen auszugehen scheint, dabei salziger Geschmack und wie von faulen Eiern. • Atembeklemmung, besonders nach Schlaf, rasche Bewegung verbessert • Kitzelhusten vom Kehlkopf oder aus den Bronchien *Verdauungssystem:* • Weiße Zunge mit salzigem oder eitrigem Geschmack. Zunge bekommt während Menstruation normale Oberfläche • Geschwollene, rissige Unterlippe • Leeregefühl des Magens bessert sich durch Essen nicht • Überempfindlichkeit gegen Geruch von Speisen, Übelkeit auch beim Sehen von Essen • Übelkeit morgens vor dem Frühstück • Verträgt keine Milch. Widerwillen gegen fettige Speisen • Verlangen nach sauren und eingelegten Speisen • Meteorismus mit Schwellung des Abdomens • Lebergebiet ist schmerzhaft, aber Liegen auf der rechten Seite bessert die Beschwerden • Gefühl, die Bauchorgane drängen nach unten • Verstopfung mit harten, großen Stühlen, die sich wie eine Kugel anfühlen. Stuhlzwang • Auch weicher Stuhl kann nur schwer ausgeschieden werden, weil die Kraft fehlt • Dauernde, unkontrollierbare Ausscheidungen aus dem After • Schmerzen aus Rektum und Vagina schießen nach oben *Urogenital-System:* • Chronische Zystitis mit Harninkontinenz, besonders kurz nach dem Einschlafen • Gefühl, als ob die Blase nach unten drängt Frau: • Atonische Beckenbodensenkung: Gefühl, als ob die Beckenorgane nach unten drängen und aus der Scheide herausfallen → manifester Uterusprolaps • Sie muss die Beine kreuzen oder mit der Hand gegen die Vulva drücken, um Prolaps zu vermeiden ▸

Sepia	
◄	• Menstruation entweder zu früh mit schwacher Blutung oder zu spät mit starker Blutung (häufiger). Blut erzeugt Haut- und Schleimhautreizungen • Scharfe Dysmenorrhoe mit Ausstrahlung nach oben. • Fluor gelb-grün mit Juckreiz • Trockene Scheide → Schmerzen beim Sex • Myom mit Hypermenorrhoe • Neigung zu Fehlgeburt durch Uterusschwäche und plethorische Stauungen Mann: • Sexuelle Überreizung, später Libidoverlust • Prostatahypertrophie, chronische Prostatitis, Epididymitis
Modalitäten	• Besserung der Beschwerden durch: Bewegung, Druck, Wärme und warme Anwendungen, nach Schlaf. • Verschlechterung: Morgens und abends durch Feuchtigkeit, nach Schweißausbruch
Säftebezug	• Säfteoptimierend: Bei vorwiegend melancholischen Zuständen und GG-Schärfen
Konstitution	• Plethorische Konstitution • Endokrin-vegetative Konstitution
Übliche Potenzstufen:	• D4 – D6
Ähnlich wirkende Mittel	• Podophyllum • Natrium sulfuricum
Sonstiges	• Bei allen Beschwerden, die in Folge eines Abortes oder nach einer Entbindung auftreten, sollte an Sepia gedacht werden.

Silicea	
Ausgangssubstanz	• Siliziumdioxid, Feuerstein, Quarz, Kieselerde
Wirkungsprofil	• Mittel zur Unterstützung sämtlicher Grundfunktionen des Bindegewebes im Sinne der interstitiellen Grundregulation nach Pischinger, mit Schwerpunkt auf der Konstitutionstherapie: – Schafft die Voraussetzungen zur Elimination der Überschusssäfte und Schärfen durch Aktivierung der lymphatischen Resorption zwecks Klärung der Transitstrecke. Damit verbessert das Mittel im Sinne der Assimilationslehre auch die dritte Coctio und optimiert die Energieversorgung des Gewebes entscheidend. ►

Silicea	
◂	– Sämtliche im Folgenden genannten Wirkungen (konstitutionell und allgemein bei der symptomorientierten Anwendung) sind als Ergebnisse dieser Assimilationsoptimierung zu werten. – Stabilisiert die vegetativen Regulationsmechanismen (hormonell und nerval) – Stabilisiert die immunologischen Leistungen des Interstitiums • Stabilisiert die mechanischen Leistungen der Faserstrukturen in Bezug auf Haltekraft (Kollagen) und Elastizität (Elastin) → Form- und Strukturgebung • Ein wichtiges Einsatzgebiet von Silicea sind Eiterungen. Das Mittel fördert entweder deren Öffnung nach außen oder die Resorption des Eiters durch die Lymphgefäße • Silicea fördert Heilungsprozesse, bes. bei alten, schwer heilenden innerlichen und äußerlichen Wunden • Humoralmedizinisch wichtig ist die Fähigkeit des Mittels, unterdrückte Hautausscheidungen zu reaktivieren: Achsel- und Fußschweiß • Ein typisches Silicea-Merkmal ist Mangel an physiologischer Wärme. Deshalb: Ausgeprägtes Kälteempfinden, Frieren, kalte Extremitäten, Abneigung gegen Zugluft. Patient sucht Wärme. • Neurasthenische Zustände in Folge des Energiemangels
Gewebe- und Organbezug mit Indikationsbeispielen	*Allgemein:* • Geringe Energiereserven, schnelle Erschöpfung, Ängstlichkeit • Sehr empfindlich gegen alle Störeinflüsse • Silicea gehört zu den Skrofulose-Mitteln (Aktivierung der Skrofulose u.a. durch Impfungen) *Haut:* • Hauteiterungen, Furunkel, Abszesse (bes. rezidivierende) • Fissuren • Fisteln • chron. Ulzera • Fingernägel deformiert • Starke Narbenbildung (Keloide) • Haarausfall, Haarqualität schlecht *Mechanische Bindegewebsschwäche:* • Organsenkung z.B. Senkmagen, Senkniere, Uterus- und Blasensenkung (Beckenboden), Plattfüße • Dilatation z.B. Varikosis, Hämorrhoiden, Magendilatation, Herzdilatation, Divertikulose, Lungenemphysem • Hernien z.B. Hiatushernie im Diaphragma, Leistenbruch, Nabelbruch, Rektusdiastase, Diskushernie • Allgemeine Sehnen- und Bänderschwäche mit Rupturgefahr
Schmerzqualität, Empfindungen, Modalitäten	• Kälteempfindung, Schmerzen werden durch Kälte ausgelöst bzw. verstärkt

Silicea	
Säftebezug	• Säfteoptimierend: Auf die physiologische Qualität des Phlegmas
Konstitution	• Mesenchymal-hypoplastische Konstitution • Atonisch-asthenische Konstitution • Hydrogenoide Konstitution
Häufig verwendete Potenzstufe/Regelpotenz	• D12
Darreichungsformen	• Biochemisches Mittel Nr. 11 (Tabletten) • Dilution • Globuli • Spagyrische Zubereitungen
Ähnlich wirkende Mittel	• Aqua silicata (Sehr wirksame Silicea-Zubereitung, aber als Einzelmittel nicht mehr lieferbar, z.B. in Aqua silicata Komplex [69] Nestmann) • Equisetum • Calc. silicicum • Calc. sulfur.

Sulfur	
Ausgangssubstanz	• Elementarer Schwefel
Wirkungsprofil/Typus	• In Band 1 dieses Buches wurde in verschiedenen Kapiteln und Zusammenhängen sowohl die systemische Bedeutung der Unterdrückung aktiver Abwehrprozesse (v.a. der akuten Entzündung) als auch die pathophysiologische Bedeutung reduzierter Elimination von Überfluss-Säften und Schärfen ausführlich behandelt. Dies sind Bereiche, bei deren Behandlung Schwefel zentrale Bedeutung hat – gerade im Zeitalter einer Medizin, die Symptomunterdrückung mit Heilung verwechselt. • Sulfur ist daher gerade in der heutigen Zeit ein wichtiges Polychrest. Die Sulfur anzeigenden Symptome und ihre Pathophysiologie haben sich aber gegenüber den Angaben in der älteren homöopathischen Literatur deutlich verändert. Während Sulfur früher vorwiegend aufgrund der ‚eigenen' konstitutionellen Situation des Patienten verschrieben wurde, sind es heute in erster Linie die konstitutionell prägenden Folgen unterdrückender Behandlungsstrategien, die Sulfur notwendig machen. • Die Sulfur-Krankheiten und -Symptome sind aus humoralmedizinischer Sicht Folge fehlender (oder unterdrückter) physiologischer Wärme und Feuchtigkeit, aber reichlich gelbgalliger Schärfen, deren physiologische Ausscheidung über verschiedene Mechanismen blockiert ist, dafür aber Ersatzausscheidungen in vielen Varianten bestehen. Ein Kernelement der Sulfur-Wirkung ist die Auflösung blockierter physiologischer Prozesse. ▸

Sulfur	
◄	• Wie man in entsprechenden Regionen riechen kann, tritt bei jeder vulkanischen Aktivität Schwefel auf verschiedenen Wegen und in vielfältigen Verbindungen an die Oberfläche. Man kann sich daher der Wirkungsweise des Schwefels metaphorisch nähern, indem man ihn als Repräsentant des vulkanischen Prinzips sieht: Im Inneren der Erde gestaute Hitze und unter hohem Druck stehende Materiemassen schaffen sich eruptionsartig Ausgänge an die Oberfläche, was die inneren ‚Stauungen' entlastet. • Dieses Wirkungsprinzip entfaltet potenzierter Sulfur bei aktuellen Krankheiten und konstitutionellen Zuständen, bei denen die physiologische Elimination ausscheidungspflichtiger Säfte defizitär abläuft und/oder die Fähigkeit zur Aktivierung von Wärmeprozessen für die Überwindung und Heilung von Krankheiten blockiert ist. Sulfur ist das wichtigste Mittel zur Aktivierung und Reaktivierung humoraler Wärme und damit Dynamik der Stoffwechsel-, Heilungs- und Eliminationsprozesse. Aber diese prinzipiell sinnvollen Wirkungen kommen durch Sulfur nicht ‚sanft' in Gang, sondern ‚eruptiv' (zentrifugal von innen nach außen), d. h. es muss mit heftiger Erstverschlimmerung bestehender Symptome und/oder mit dem Wiederaufflackern längst vergessener, aber eben nicht ausgeheilter Krankheiten auf den Oberflächenorganen gerechnet werden. Da die Reaktionen auf das Mittel in ihrer Art und Intensität nicht vorhersehbar sind, aber für den Patienten sehr belastend sein können, sollte der Behandler Sulfur mit entsprechendem Respekt verordnen. Zu Beginn einer Therapie bewährt es sich, mit Salzen zu arbeiten, die Sulfur als Anion enthalten (Natrium sulfuricum, Kalium sulfuricum, Calcium sulfuricum). Bei diesen Mitteln ist die Sulfur-Wirkung zwar vorhanden, aber deutlich milder. • Nach etwa vier Wochen kann häufig zu Sulfur gewechselt werden. • Nach Broy werden im Organismus alle ausscheidungspflichtigen Stoffe mit einem Sulfur-Molekül als solche ‚markiert'. Die Sulfur-Information des Arzneimittels unterstützt die Eliminationsorgane darin, ihre Ausscheidungen zu verstärken, was auch in Versuchen bestätigt wurde. • Schwefel ist als Bestandteil der Aminosäure Cystein an der Synthese vieler Eiweiße beteiligt. Störungen im Schwefel-Haushalt führen daher zu Problemen im Substanzaufbau des Körpers, was sich einerseits in dem Sulfur-typischen hageren Habitus und andererseits in reduzierter Regeneration kranker Gewebe zeigt. • Ein weiterer Wirkungsansatz von Sulfur ist die Tonisierung der Venen und Lymphgefäße, womit es plethorischer Stagnation im Säftefluß entgegen wirkt und damit die Voraussetzung schafft, die Metaboliten aus dem Gewebe zu entfernen und den Eliminationsorganen zuzuführen. • Sulfur hat besonderen Wirkungsbezug zum Venensystem des Kopfes, des Abdomens, dem Pfortadersystem und den Venen der unteren Extremitäten. Die lymphatische Entstauung betrifft v.a. Schleimhäute und Haut. Damit gehört auch die Skrofulose, insbesondere deren katarrhalischen und ekzematischen Ersatzausscheidungen zum Anwendungsgebiet von Sulfur. ►

Sulfur	
◄	• Darüber hinaus wirkt der Schwefel auf die Verdauungsorgane und das Leber-Galle-System, wobei sowohl die plethorischen als auch skrofulösen Aspekte pathophysiologisch relevant sind. • Der in der homöopathischen Literatur meist erwähnte Sulfur-Typ ist schlank, hager und hat eine schlechte Haltung, bedingt durch mangelnden Tonus. Es gibt aber auch einen polaren Typ: Robust bis adipös mit rotem Kopf und Tendenz zur Hypertonie. • Die Haut wirkt schmutzig, ungewaschen, ungepflegt, die Haare sind struppig, wirr und fettig, die Kopfhaut brennt und juckt. Dies liegt daran, dass die Sulfur-Haut mit unangenehmen, juckenden Gefühlen auf Wasser reagiert, weshalb der Mensch Wasserkontakt meidet. • Der Sulfur-Mensch legt wenig Wert auf seine äußere Erscheinung, sie ist ihm nicht wichtig oder es gefällt ihm, dass seine Erscheinung nicht den üblichen Vorstellungen entspricht. Das kann sich darin zeigen, Lumpen für schöne Kleidung zu halten (ein häufig zitiertes Sulfur-Klischee), zeigt sich aber heute viel häufiger an Kleinigkeiten, wie einem kleinen Essensfleck auf dem Hemd, einer farblich nicht passenden Krawatte, ungeputzten Schuhen oder Ähnlichem. Sein Stil und seine Lebensphilosophie sind sehr individuell, was ihm wichtig ist.
Psychische Charakteristika	• Der Sulfur-Mensch hat entweder cholerische oder melancholische Wesenszüge. Er ist vergesslich, aber sehr intelligent und interessiert an philosophischen Aspekten, kann sich aber bis zum Fanatismus bzgl. einer Lehre, Religion, Lifestyle o.ä. fixieren. Sein Umfeld ist unordentlich und unorganisiert, aber der Sulfuriker kommt in seinem Chaos bestens klar, weiß immer, wo die ihm wichtigen Dinge zu finden sind. • Er ist entweder sehr aktiv und ständig unterwegs oder extrem faul und träge, tut nur das, was sich nicht vermeiden lässt. Ist auf sich selbst und seine Bedürfnisse fixiert, nimmt wenig Rücksicht auf Andere. Geld und andere materielle Werte interessieren ihn entweder wenig oder er ist im Gegenteil stark daran orientiert, versucht das aber zu kaschieren. • Er schläft morgens gern lang, erwacht aber gegen 3 Uhr und schläft schwer wieder ein. Deshalb ist er morgens nicht ausgeschlafen. Sein Schlaf ist sehr flach, er wacht wegen jedem Geräusch auf
Gewebe- und Organbezug mit Indikationsbeispielen	*Nervensystem:* • Plethorische Kopfschmerzen, oft am Scheitel mit dumpfen Denkstörungen und Brenngefühl, schlimmer durch Bücken, Stehen und nach Essen • Brennende, stechende Neuralgien *Augen:* • Blepharitis mit starker Rötung • Konjunktivitis mit scharfen, brennenden Sekreten und Lichtscheu ►

Sulfur	
◄	*Blutsystem:* • Konstitutionelle Plethora im gesamten Venensystem, die im arteriellen Schenkel reflektorisch zu Kongestionen (z.B. Wallungen) führen kann (hämangiotische Reaktionsmuster). Besonders betroffen ist das Pfortadersystem, was zu diversen Funktionsstörungen im Verdauungs- sowie Leber- und Gallensystem führt • Hämorrhoiden, juckend, brennend, gerötet, blutend • Varikosis an den Beinen: Die Füße sind oft kalt, werden bei Erwärmung aber so heiß, dass sie brennen. Dann werden die Beine nachts aufgedeckt. Variköses Ekzem, auch Ulkus • Wadenkrämpfe *Oberflächen:* • Folgen unterdrückter Katarrhe und Ekzeme (werden durch Sulfur reaktiviert) • Alle Ausscheidungen jucken und brennen, die Austrittsorte sind gerötet • Trockene, psoriatiforme oder seborrhoische Ekzeme, Rhagaden • Schlechte Wundheilung, es entstehen leicht Eiterungen, auch Furunkulose, Akne oder Erysipel • Viel Schweiß, der übel riecht • Starker Juckreiz, der durch Wasserkontakt schlimmer wird
Gewebe- und Organbezug mit Indikationsbeispielen	*Atmungssystem:* • Schnupfen mit scharfem Sekret ➜ Rötung der Nasenlöcher • Nasenbluten • Pharyngitis, Laryngitis mit Heiserkeit und Brennen • Entweder trockener Husten oder mit dickem eitrigen Sputum, das übel riecht • Beklemmungsgefühl beim Atmen mit Stechen und Wundheitsgefühl *Verdauungssystem:* • Weiß belegte Zunge, übler Mundgeruch mit bitterem Geschmack (➜ Hinweis auf kalten Magen) • Entzündung der Mund- und Rachenschleimhaut mit Brennen und großem Durst • Lippenbläschen (rezidivierender Herpes labialis) • Verlangen nach Süßigkeiten und Alkoholika, die aber nicht vertragen werden und Druck und Sodbrennen erzeugen. • Hunger mit flauem Gefühl im Magen um 11 Uhr • Plethorische Leber- und Gallenstörungen • Verstopfung mit Durchfällen wechselnd • Verstopfung mit häufigem Stuhldrang, der aber nicht zur Defäkation führt • Durchfall treibt den Kranken morgens aus dem Bett. Stuhl ist brennend und scharf, rötet den After und die Hämorrhoiden • Stuhl stinkt stark, der Geruch scheint sich lange zu halten ►

Sulfur	
◄	*Urogenital-System:* • Übelriechender Harn, Stechen und Brennen in der Harnröhre • Starker Harndrang mit Inkontinenz oder bei Miktion muss gepresst werden Frau: • Menstruationsblutung lang und stark, zu früh oder zu spät • Blut scharf und wundmachend, dunkel • Reizender, brennender Fluor albus Mann: • Chronisch rezidivierende Prostatitis • Ejaculatio präcox • Erektionen und Ergüsse ohne emotionale Empfindungen
Modalitäten	• Besserung der Beschwerden bei trockenem, warmem Wetter, liegen auf der rechten Seite • Verschlechterung durch Stehen, in Ruhe, durch Wasserkontakt, Wärme des Bettes, Alkoholika, ca. um 11 Uhr
Säftebezug	• Säfteoptimierend: Bei kalter stagnierender Feuchtigkeit, aber pathophysiologisch überwiegend cholerischen Schärfen. • Auch bei melancholischen Zustände, die aber nicht stabil kalt sind, sondern noch cholerische Phasen haben. • Säftebewegend: Bei plethorischen Zuständen • Säfteableitend: Über physiologische oder kompensatorische Ausscheidungswege.
Konstitution	• Plethorische Konstitution • Psorische Konstitution • Melanchologene Konstitution • Skrofulose
Übliche Potenzstufen:	• D4 – D12
Ähnlich wirkende Mittel	• Psorinum • Natrium sulfuricum • Kalium sulfuricum

Thuja	
Botanische Bezeichnung	• Thuja occidentalis – Abendländischer Lebensbaum
Wirkungsprofil/Typus	• Das ‚Lymphmittel' Thuja gehört zu den wichtigsten Konstitutionsmitteln bei Skrofulose, besonders der torpiden Form, wenn die im Folgenden beschriebenen Leitkriterien erfüllt sind. • Typisch ist das hypertrophe Prinzip der Krankheiten: Chronische Schwellung und Gewebevermehrung, v.a. auf den Oberflächenorganen (Akute Hyperplasie: Apis u.a.). Immer wenn ein Gewebe langfristig über das normale Maß vergrößert ist (z.B. Tonsillen- oder Schleimhauthyperplasie) oder Gewebe über die Basisfläche hinaus wuchert (z.B. Warzen, Polypen), sollte Thuja in die Mittelwahl einbezogen werden. Das gilt natürlich auch für Tumore aller Art, bei Malignosen zumindest adjuvant. • Das nächste Leitkriterium von Thuja ist die große Empfindlichkeit des Patienten auf kalte Feuchtigkeit. Das bezieht sich auf klimatische Bedingungen, besonders Wetterwechsel von warm auf kalt-feucht, auch im Wechsel der Jahreszeiten. Darüber hinaus kann auch der Aufenthalt des Menschen in der Nähe eines Süßwasser-Sees oder Moores dazu beitragen, dass Beschwerden oder Krankheiten entweder ausgelöst werden oder sich bereits bestehende Beschwerden verschlechtern bzw. komplizieren (Aufenthalt am Meer hat weniger negativen Einfluss). Damit ist Thuja auch wichtiges Konstitutionsmittel bei der hydrogenoiden Konstitution, der sowohl ein Übermaß an unphysiologisch kalter Feuchtigkeit zugrunde liegt als auch ein Mangel an physiologischer Wärme. Das verhindert nicht nur die optimale Metamorphose der Säfte, sondern auch deren Bewegung. Die daraus resultierende Feuchtigkeits-Stagnation ist wichtiges Merkmal von Thuja. • Das Mittel ist zudem angezeigt bei Krankheitsprozessen, die in Folge nicht ausgeheilter bzw. unterdrückter Infektionen entstehen. In der homöopathischen Literatur wird hierzu häufig die Gonorrhoe erwähnt, die in der heutigen Zeit aber eine untergeordnete Rolle spielt. Heute stecken hinter dieser Pathophysiologie vor allem antibiotisch unterdrückte Infekte und die Impfungen (Siehe Kapitel 10). Thuja gehört daher zu den Mitteln, die zur Behandlung von unerwünschten Reaktionen nach Impfungen empfohlen werden[8]. • Die Beschwerden eines Thuja-Patienten werden besser, wenn unterdrückte Absonderungen wieder reaktiviert werden. ▸

8 Thuja ist, wie oben beschrieben, ein Mittel, mit dem Impfbelastungen und -schäden behandelt werden. Es wird gelegentlich sogar vor Durchführung einer Impfung ‚prophylaktisch' mit dem Ziel gegeben, unerwünschte Folgen zu verhindern. Dies kann nur als unseriöse Methode zur Beruhigung impfkritischer Eltern gesehen werden. Eine einmal durchgeführte Impfung ist mit keinem Mittel und keiner sonstigen Behandlungsmethode rückgängig zu machen oder völlig zu neutralisieren. Thuja kann in Fällen, in denen eine Impfung die Skrofulose aktiviert hat, helfen, die konstitutionelle Situation so zu stabilisieren, dass das Kind die Störwirkung der Impfung wieder kompensieren kann. Aber das setzt eine komplexe, individuell konzipierte Konstitutionstherapie voraus, in der Thuja ein Element sein kann. Mit der pauschal durchgeführten Gabe einiger Globuli Thuja C30 allein ist das sicher nicht zu erreichen.

Thuja	
◄	• Thuja ist auch ein Mittel bei allen fokal bedingten Krankheiten: v.a. chronische Krankheiten von Tonsillen und Zähnen bedingen rheumatische Erkrankungen. • Allgemeines Kältegefühl und kalte Extremitäten sind typisch für Thuja. Trotzdem fühlen die Menschen sich an der frischen Luft besser. • Humoralmedizinisch lässt das Wirkungsprofil von Thuja erkennen, dass es die physiologische Wärme aktiviert. Dies steigert die energetische Qualität der Feuchtigkeit, regt ihre Bewegung an und löst damit Stagnationen auf. Gleichzeitig fördert Thuja die Elimination von Schärfen über die physiologischen Ausscheidungsorgane, womit die kompensatorischen Ausscheidungsreaktionen auf den Oberflächen ‚überflüssig' werden.
Psychische Charakteristika	• Die psychischen Merkmale von Thuja sind recht unspezifisch. Sie werden aber durch Wärmedefizit, Mangel an Energiereserven und der individuellen Schärfen-Situation geprägt. • Depressive Verstimmung, bis zum Überdruss am Leben. • Das ‚Übermaß' kann aber auch auf der seelischen Ebene erkennbar werden, z.B. durch Suchterscheinungen: Alkohol und sonstige Drogen, Arbeitssucht, Esssucht, Sexsucht u.a. • Er ist laut, eifersüchtig und streitet häufig, v.a. mit nahestehenden Personen. Bei Fremden eher distanziertes, kontrolliertes, abschätzendes Verhalten. • Tendenz zum Einzelgänger: Zieht sich zurück, meidet Berührungen und Sprechen. • Reagiert sehr gefühlsbetont, weint z.B. bei Musik. • Unrealistische, wahnhafte Vorstellungen und Ängste (Beispiele: Nimmt nicht vorhandene Personen wahr; Körperteile lösen sich auf oder zerbrechen; extrakorporale Zustände; er hat etwas Lebendiges im Bauch; religiöse Zwänge; unrealistische Selbsteinschätzung...) • Thuja-Menschen suchen Orientierung für ihr Leben in Leitbildern, z.B. durch Religionsgemeinschaften (Sekten), politische Parteien...
Gewebe- und Organbezug mit Indikationsbeispielen	• Nahezu alle Symptome und Krankheitsprozesse gehören zum skrofulösen Formenkreis! *Nervensystem:* • Denk- und Konzentrationsschwäche • Schwindel, auch in Ruhe • Kongestive Kopfschmerzen am Scheitel und in linker Schläfe, als ob ein Nagel stecken würde, auch neuralgisch, ausgelöst durch Schwarztee • Gesicht und Kopf müssen warm gehalten werden *Augen:* • Neuralgische Schmerzen bei diversen Entzündungen, chronisch-rezidivierend, hyperplastisch: Konjunktivitis mit Bläschen (Phlyktänen), Iridozyklitis, Skleritis, Blepharitis, Hordeolum, Warzen u.ä. an den Lidern ►

Thuja	
◂	*Ohren:* • Otitis media und externa, hyperplastisch mit Eiterfluss • Polypen. Knacken im Ohr beim Schlucken (Mukothympanon) *Oberflächen:* • Hyperplastische Katarrhe aller Schleimhäute, die später auch atrophisch werden können • Wundheitsgefühl, gereizte Rötung • Polypen auf jeder Schleimhaut • Nässende, schuppige Ekzeme, psoriatiform • Bläschen, Pusteln • Ausschläge nur an Körperstellen, die von Kleidung bedeckt sind • Warzen, Kondylome, Mollusken (Dellwarzen) u.ä. • Hyperkeratosen • Gesichtshaut sieht schmutzig aus, seborrhoisch • Spröde, rissige, leicht brechende Nägel, psoriatiform • Haare sehr trocken, fallen aus, werden früh grau • Haut berührungsempfindlich • Übelriechender Schweiß, v.a. an Füssen und Genitalien *Lymphsystem:* • Hyperplastische Tonsillen und Lymphdrüsen • Hyperplasie der Lymphdrüsen des Darms und Mesenteriums (‚Bauchskrofulose'), die sich bei Kindern und Jugendlichen häufig durch verdauungsunabhängige Bauchschmerzen zeigt • Rezidivierende Appendix-Reizungen, chronische Appendizitis *Atmungssystem:* • Hyperplastische Katarrhe aller Schleimhäute • Polypen in Nase, Nebenhöhlen, Kehlkopf, Trachea, Bronchien • Dickschleimige, grüne, eitrige Sekrete, auch mit Blut • Ulzera in der Nasenhöhle • Asthma bronchiale bei kalt-feuchtem Wetter *Verdauungssystem:* • Schleimhaut von Mund, Rachen und Zunge geschwollen, wund, auch mit Bläschen • Fettunverträglichkeit → Dyspeptische Beschwerden • Meteorismus mit lauten, merkwürdigen Darmgeräuschen • Verstopfung mit hartem Stuhl, sehr schmerzhaft im Enddarm • Starker Durchfall nach dem Frühstück • Hämorrhoiden, Afterrhagaden, juckend, brennend, übelriechende Absonderungen ▸

Thuja	
◄	*Urogenitalsystem:* • Häufiger Harndrang, aber Gefühl, als ob Blase nicht leer wird • Brennschmerz bei Miktion, dabei Frösteln • Jucken und Brennen in Harnröhre, dünne grüne Sekrete Frau: • Schwellung der Schamlippen, wund und juckend • Gelb-grüner Ausfluss • Entzündungen im gesamten Genitalsystem • Kondylome, Warzen, Polypen • Neigung zu Fehlgeburten • Starkes Schwitzen vor der Menstruation Mann: • Prostatahypertrophie mit allen typischen Symptomen • Eichel wund, geschwürig • Erektionen durch Reizung in der Harnröhre *Bewegungsapparat:* • Neuralgische, brennende, stechende Schmerzen in Gelenken und Muskulatur • Chronischer Gelenk- und Weichteilrheumatismus (‚Fibromyalgie') • Sehnenscheidenentzündung, Karpaltunnelsyndrom, Schleimbeutelentzündung (alle haben hyperplastische Pathophysiologie) • Die Schmerzen beginnen plötzlich und klingen schnell wieder ab
Modalitäten	• Besserung der Beschwerden durch Wärme bzw. warme Anwendungen. • Besserung durch Reaktivierung unterdrückter Ausscheidungen • Verschlimmerung durch Kälte und Nässe, von 16 bis 4 Uhr. • Rheumatische Schmerzen sind in Ruhe besser, alle anderen Beschwerden sind besser bei Bewegung
Säftebezug	• Säfteoptimierend: Bei kalter Feuchtigkeit mit starker, häufig gelbgalliger Verunreinigung • Säftebewegend: Kalte Feuchtigkeit • Säfteableitend: Über physiologische Ausscheidungsorgane
Konstitution	• Lymphatisch-hyperplastische Konstitution • Hydrogenoide Konstitution • Katarrhalisch-rheumatische Konstitution • Skrofulose, bes. die torpide Form
Übliche Potenzstufen:	• D4 – D6 • Thuja Ø oder Thujae Tct. zur externen Anwendung auf Warzen in Kombination mit einer Konstitutionstherapie
Ähnlich wirkende Mittel	• Natrium sulfuricum • Natrium muriaticum • Aranea diadema • Acidum nitricum

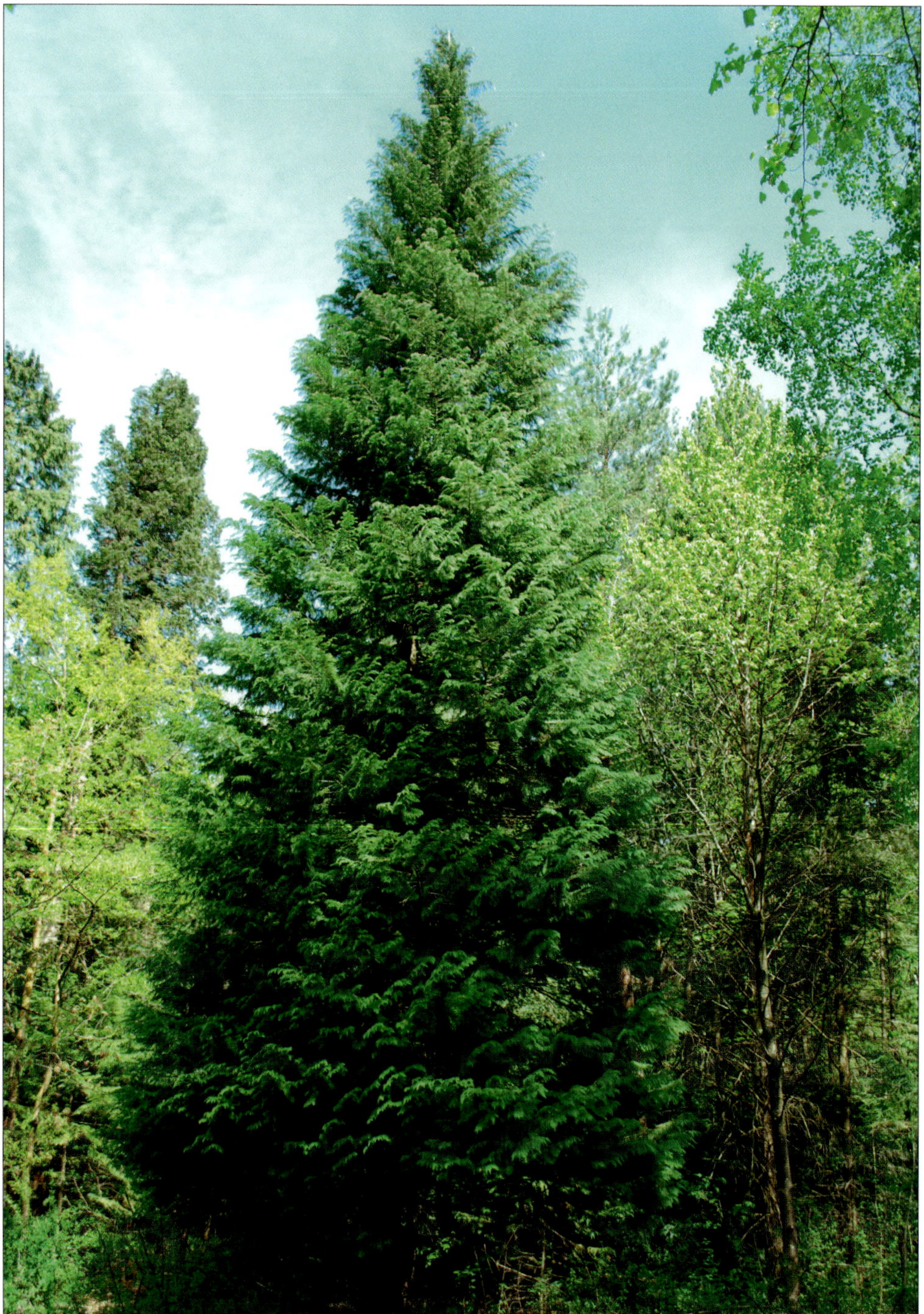

Thuja

Zincum chloratum	
Ausgangssubstanz	• Zinkchlorid
Wirkungsprofil	• Hemm/Mair: „Es begünstigt die anabole Phase des Nervenstoffwechsels und damit die Erholungsfähigkeit und Entgiftung der Nervenzellen." • Ein Umstimmungsmittel (Alterans) mit Schwerpunktwirkung auf das Nervensystem „zur Herabstimmung der anormalen Nerventätigkeit bei gesteigerter Sensibilität. Rademacher bezeichnete Zink als „metallisches Opium" (gem. Broy). Im Zentrum der Pathophysiologie steht Hyperkinese verschiedener Organsysteme, die durch Reizzustände des zentralen und vegetativen Nervensystems ausgelöst werden. Neben Symptomen auf der Stimmungs- und Verhaltensebene basieren viele Krankheitserscheinungen auf Hyperkinese der Muskulatur der Hohlorgane. • Zincum chloratum wirkt nervenberuhigend und schmerzlindernd, speziell bei Neuralgien und Hyperkinetik/Spastik innerer Organe. • Weiteres Einsatzgebiet sind hormonell bedingte Entwicklungsstörungen und andere Erkrankungen auf hormoneller Basis (z.B. Diabetes mellitus, Zyklusstörungen) • Das Mittel stärkt die nervliche Funktions- und Leistungsfähigkeit. • Humoralmedizinisch ist in der mit Zincum chloratum behandelten Symptomatik die Wirkung gelbgalliger Schärfen auf der Basis unphysiologisch kalter Feuchtigkeit erkennbar.
Gewebe- und Organbezug mit Indikationsbeispielen	*Nervensystem/Psyche:* • Nervosität, Reizbarkeit, starke Stimmungsschwankungen zwischen Wutausbrüchen und Melancholie • Reduzierte nervliche Belastbarkeit (Neurasthenie) • Hypochondrie • Adjuvant bei Anorexia nervosa und Bulimie • Neuralgien jeder Lokalisation • Muskelunruhe, -krämpfe, -zuckungen • Unruhe und Kribbeln in den Beinen, bes. nachts • Motorische Koordinationsstörungen • Hypersensible Sensorik: Licht-, Geräusch-, Geruchsempfindlichkeit, Überempfindlichkeit der Haut • Kopfschmerzen durch geistige Anstrengung • Bei Kindern: Fieberkrämpfe, Zahnungskrämpfe, Zahnungshusten, nervöses Erbrechen • Adjuvant bei chronischen neurologischen Krankheiten, wie z.B. Epilepsie, Enzephalomyelitis disseminata (MS), Mb. Parkinson, ALS *Herz – Kreislauf – Blut:* • Hyperkinetisches Herz-Kreislauf-Syndrom: Tachykardie, Palpitation, kongestive Zustände, aber auch plethorische Stauungen *Atmungssystem:* • Spastische Zustände der tiefen Atemwege (obstruktiv) • Hyperkinetische Atmung (Tachypnoe) ▸

Zincum chloratum	
◄	*Oberflächen:* • Reizzustände auf Schleimhäuten, symptomatisch steht aber die Hyperkinese der muskulären Anteile in Vordergrund • Hyper- und Parästhesien der Haut, Juckreiz bes. nachts • Verstärktes Schwitzen • Förderung der Wundheilung *Verdauungssystem:* • Hyperkinetisches Gastrointestinalsyndrom • Spastische Obstipation wechselt mit Durchfällen • Globussyndrom *Urogenitalsystem:* • Blasenkrämpfe, Schmerzen und Brennen beim Wasserlassen • Häufiger Harndrang • Lähmung des Blasensphinkters → Harninkontinenz • Dysmenorrhoe, Hypo- bis Amenorrhoe • Prämenstruelles Syndrom, Ovarialneuralgie • Neurasthenische Zustände im Klimakterium • Hodenneuralgie, auch persistierende Schmerzen nach Vasektomie (vgl. Rhododendron) • Prostatismus (nervlich bedingt verlangsamte Miktion)
Schmerzqualität, Empfindungen, Modalitäten	• Schmerzen im Zusammenhang mit Nervenreizung • Besserung der Beschwerden durch sanfte Bewegung und frische Luft • Verschlechterung durch Ruhe, Hitze
Säftebezug	• Säfteoptimierend: Bei kalter Feuchtigkeit mit GG-Schärfen
Konstitution	• Neurogene Konstitution • Hämangiotische Konstitution • Spasmophile Diathese • Allergische Diathese • Erethische Skrofulose
Häufig verwendete Potenzstufe/Regelpotenz	• D6
Darreichungsformen	• Biochemisches Mittel Nr. 21 (Tabletten) und weitere Galenika
Ähnlich wirkende Mittel	• Hypericum • Hyoscyamus • Kalium bromatum • Zincum valerianicum

Zincum valerianicum	
Ausgangssubstanz	• Zinkisovalerianat
Wirkungsprofil	• Die grundsätzlichen Wirkungsansätze decken sich mit Zincum chloratum und sind dort beschrieben. • Hier zusätzlich die Charakteristika von Zincum valerianicum
Psychische Charakteristika	• Sehr unruhige, nervöse, überempfindliche, aber geschwächte Menschen mit Tendenz zu Hysterie und spastischen sowie neuralgischen Schmerzen. • Es bestehen hartnäckige Schlafstörungen mit unten genannten Begleiterscheinungen.
Gewebe- und Organbezug mit Indikationsbeispielen	*Nervensystem:* • Kopfschmerzen durch zu viel Sonnenbestrahlung • Starke, bohrend-stechende Kopfschmerzen, die immer wiederkehren • Schlaflosigkeit durch Kopfschmerz • Neuralgien, häufig linke Gesichtshälfte • Hartnäckige Schlaflosigkeit, auch bei Kindern • Unruhe im Bett, besonders der Beine (restless legs syndrome) • Kann Beine nicht still halten, muss sie immer bewegen, Zucken der Beine • Zähneknirschen • Hartnäckiger Schluckauf • Epileptoide Zustände • Kältegefühl mit Frösteln nach geistiger Aufregung oder Anstrengung *Herz-Kreislauf-System:* • Pektanginöse Beschwerden bei Aufregung *Verdauungssystem:* • Beim Versuch zu essen entsteht das Gefühl, ersticken zu müssen • Blähungskrämpfe im Oberbauch • Kolitis mit spastischen Schmerzen und Schleimstuhl *Urogenitalsystem:* • Während und nach der Menstruation: Neuralgische Schmerzen in den Eierstöcken oder Uterusspasmen, die die Beine hinab ziehen *Bewegungsapparat:* • Schmerzen ziehen vom Becken den Rücken herauf • Wenn kalte Körperteile sich erwärmen, entsteht brennendes Gefühl • Spastisch-neuralgische Schmerzen im Nacken- und Lendenbereich
Modalitäten	• Unspezifisch.
Säftebezug	• Säfteoptimierend: Bei kalter Feuchtigkeit mit cholerischen Schärfen
Konstitution	• Neurogene Konstitution • Spasmophile Diathese

Zincum valerianicum	
Übliche Potenzstufen:	• D4 – D6
Ähnlich wirkende Mittel	• Zincum chloratum • Zincum metallicum • Hyoscyamus

HEILPFLANZENREGISTER

DEUTSCHE PFLANZENNAMEN

Die Indizierung nach den rezepturrelevanten lateinischen Mittelbezeichnungen ist im Inhaltsverzeichnis ersichtlich.

HEILPFLANZENREGISTER		
Deutsche Bezeichnung	**lateinische Bezeichnung**	Seite
Cayennepfeffer	Capsicum frutescens	83
Chinarindenbaum	Cinchona pubescens	100
Eberraute	Artemisia abrotanum	50
Efeu	Hedera helix	165
Eibisch	Althaea officinalis	38
Eiche	Quercus robur	251
Eisenkraut	Verbena officinalis	314
Engelwurz	Angelica archangelica	40
Enzian	Gentiana lutea	143
Erdrauch	Fumaria officinalis	136
Faulbaum	Frangula alnus	134
Fenchel	Foeniculum vulgare	132
Flohsamenwegerich	Plantago psyllium	239
Frauenmantel	Alchemilla vulgaris	28
Gänseblümchen	Bellis perennis	65
Gänsefingerkraut	Potentilla anserina	241
Gelbwurz	Curcuma xanthorrhiza	112
Ginkgo	Ginkgo biloba	148
Goldrute	Solidago virgaurea	287
Grindelie	Grindelia robusta	158
Gundelrebe	Glechoma hederacea	151
Hafer	Avena sativa	62
Hauhechel	Ononis spinosa	216
Heckenrose	Rosa canina	253
Heidelbeere	Vaccinium myrtillus	310
Herzgespann	Leonurus cardiaca	187
Heublumen	Graminis flos	156
Hirschzungenfarn	Asplenium scolopendrium	59
Hirtentäschel	Capsella bursa-pastoris	81

HEILPFLANZENREGISTER		
Deutsche Bezeichnung	**lateinische Bezeichnung**	Seite
Sonnenhut	Echinacea purpurea	120
Sonnentau	Drosera rotundifolia	118
Spitzwegerich	Plantago lanceolata	236
Steinklee	Melilotus officinalis	203
Stiefmütterchen	Viola tricolor	317
Storchschnabel	Geranium robertianum	146
Süßholz	Glycyrrhiza glabra	154
Taigawurz	Eleutherococcus senticosus	122
Taubnessel	Lamium album	182
Tausendgüldenkraut	Centaurium erythraea	89
Teufelskralle	Harpagophytum procumbens	163
Thymian	Thymus vulgaris	297
Traubensilberkerze	Cimicifuga racemosa	98
Vergissmeinnicht	Myosotis arvensis	210
Wacholder	Juniperus communis	179
Waldmeister	Galium odoratum	139
Walnuss	Juglans regia	177
Wegwarte	Cichorium intybus	96
Weinraute	Ruta graveolens	260
Weinrebe	Vitis vinifera	323
Weißdorn	Crataegus laevigata	110
Wermut	Artemisia absinthium	53
Zaubernuss	Hamamelis virginiana	160
Zimtbaum	Cinnamomum zeylanicum	102
Zwiebel	Allium cepa	30

HEILMITTEL-SUBSTANZEN

Substanz	Verwandte Begriffe	Seiten in Band 1	Band 2
Achillea millefolium	Schafgarbe, Millefolii herba, Schafgarbenkraut	81, 121, 147, 198, 200, 256, 264, 265, 284, 298, 299, 300, 306, 311, 313	16
Acidum phosphoricum		161, 200	346
Aconitum		200	348
Acorus calamus	Kalmus, Calami rhizoma, Kalmusrhizom	117, 160, 198, 263, 264, 274, 280, 283, 296, 298, 299, 300, 306, 307, 308, 309, 311, 312, 313, 314, 319, 320	19
Aesculus hippocastanum	Rosskastanie, Hippocastani semen, Rosskastaniensamen	44, 298, 300, 309, 347	22
Agaricus		–	350
Agrimonia eupatorium	Agrimonia, Odermennig, Agrimoniae herba, Odermennigkraut	132, 150, 268, 300, 327	24
Agropyron repens	Quecke, Graminis rhizoma, Queckenrhizom	134, 299	26
Alchemilla vulgaris	Frauenmantel, Alchemilla, Alchemillae herba, Frauenmantelkraut	140, 199, 295, 300, 306, 307, 311, 313	28
Allium cepa	Zwiebel, Allii cepae bulbus	292, 295, 299, 344, 351, 373	30
Allium sativum	Knoblauch, Allii sativi bulbus, Knoblauchzwiebel	298, 299, 300, 350, 373	33
Aloe vera	Aloe, Aloegel	128, 140, 279, 285, 295, 299, 300, 309	35
Althaea officinalis	Eibisch, Althaeae radix, Eibischwurzel	141, 274, 280, 293, 298, 299, 300, 304, 306, 307, 308, 309, 311, 313	38
Ambra		–	353
Ammonium carbonicum		161, 198	355
Anacardium		–	357
Angelica archangelica	Engelwurz, Erzengelwurz, Angelicae radix	106, 140, 141, 160, 264, 280, 287, 292, 299, 300, 306, 307, 308, 309, 312, 313, 358	40

Substanz	Verwandte Begriffe	Seiten in Band 1	Band 2
Antimonium crudum		161, 199, 200	359
Apis mellifica		115, 201, 287	361
Aqua silicata		141, 199	485
Arctostaphyllos uva-ursi	Bärentraube, Uva ursi folium, Bärentraubenblätter	203, 300	43
Argentum nitricum		–	362
Armoracia rusticana	Meerrettich, Armoraciae radix, Meerrettichwurzel	291, 299, 304, 313, 343, 351, 373	45
Arnica montana	Arnica, Arnika, Arnicae flos, Arnikablüten	121, 200, 300, 306, 307	47
Arsenicum album		–	364
Arsenum jodatum		151, 200, 201	367
Artemisia abrotanum	Eberraute, Abrotani herba, Eberrautenkraut	115, 149, 160, 198, 263, 300, 308	50
Artemisia absinthium	Wermut, Absinthii herba, Wermutkraut	188, 285, 298, 299, 300, 307, 309, 312, 314	53
Artemisia vulgaris	Beifuss, Artemisae herba, Beifusskraut	103, 140, 285, 300, 308, 311, 314, 390	56
Asa foetida		132	368
Asplenium scolopendrium	Hirschzungenfarn, Scolopendri herba, Hirschzungenfarnkraut	103, 120, 121, 198, 299, 312	59
Aurum chloratum	Gold	198, 288, 331	–
Aurum metallicum		–	370
Avena sativa	Hafer, Avenae herba, Haferkraut	299, 300, 312, 345	62
Barium carbonicum		117, 161, 201	372
Barium jodatum		198	374
Belladonna		200, 201	375
Bellis perennis	Gänseblümchen, Bellidis flos/herba, Gänseblümchenblüte/-kraut	150, 299, 300	65
Berberis vulgaris	Berberitze, Berberidis fructus, Berberidis radix, Berberitzenbeere, Berberitzenrinde	103, 131, 132, 134, 151, 199, 201, 299, 300, 310, 318	68
Betula pendula	Birke, Betulae folium, Birkenblatt	134, 199, 201, 279, 299, 300, 314	71

Substanz	Verwandte Begriffe	Seiten in Band 1	Band 2
Borago officinalis	Borretsch, Boraginis herba, Borretschkraut	31, 198, 268, 300, 312, 350	73
Brassica nigra	Senf, Sinapsis semen, Senfsamen	207, 298, 299, 300, 351, 373	76
Bryonia		132, 198	378
Calcium carbonicum		115, 151, 161, 198, 319	381
Calcium fluoratum		–	384
Calcium hypophosphoricum		161	386
Calcium jodatum		200	387
Calcium phosphoricum		161	388
Calcium silicicum		141, 199	389
Calcium sulfuratum		–	390
Calcium sulfuricum		106, 111, 199, 315	391, 485
Calendula officinalis	Ringelblume, Calendulae flos, Ringelblumenblüte	150, 160, 274, 287, 299, 300, 319, 320	78
Capsella bursa pastoris	Hirtentäschel, Bursae pastoris herba, Hirtentäschelkraut	121, 200, 300, 306, 307	81
Capsicum frutescens	Paprika, Cayenne, Chili, Capsici fructus, Paprikafrucht	293, 296, 299, 300, 343, 350, 351, 354, 373	83
Carbo vegetabilis		198	392
Carum carvi	Kümmel, Carvi fructus, Kümmelfrucht	160, 198, 263, 299, 314, 315, 350	85
Ceanothus americanus	Säckelblume, Ceanothi folium, Säckelblumenblatt	268	87
Centaurium erythraea	Tausendgüldenkraut, Centaurii herba	160, 265, 280, 283, 298, 300, 311, 312, 313	89
Cetraria islandica	Isländisch Moos, Islandicus lichen	299, 300	92
Chelidonium majus	Schöllkraut, Chelidonii herba	82, 131, 198, 200, 285, 299, 300, 314	94
Chininum arsenicosum		201	395
Cichorium intybus	Wegwarte, Cichorii radix/herba, Wegwartenwurzel/-kraut	198	96
Cimicifuga racemosa	Traubensilberkerze, Cimicifugae rhizoma, Traubensilberkerzenrhizom	299, 300	98

Substanz	Verwandte Begriffe	Seiten in Band 1	Band 2
Cinchona pubescens	China, Cinchonae cortex, Chinarinde, Chinarindenbaum	45, 114, 200, 300	100
Cinnamomum zeylanicum	Zimtbaum, Cinnamomi cortex, Zimtrinde	299, 300, 351, 357	102
Clematis		151	396
Cnicus benedictus	Kardobenediktenkraut, Centaurea benedicta, Cnici benedicti herba, Cardui benedicti herba	200, 201, 274, 300, 319	104
Coccus cacti		–	398
Colchicum		201	399
Colocynthis		201	400
Conium maculatum		116, 117	402
Convallaria majalis	Maiglöckchen, Convallariae herba, Maiglöckchenkraut	299	107
Crataegus laevigata	Weißdorn, Crataegi folium cum flore, Weissdornblatt und -blüte	121, 200, 298, 299, 300, 301, 313	110
Cuprum arsenicosum		–	404
Curcuma xanthorrhiza	Gelbwurz, Curcumae rhizoma, Gelbwurzrhizom	190, 203, 299, 300	112
Cynara scolymus	Artischocke, Cynarae folium, Artischockenblatt	131, 299, 300, 311, 342, 358	114
Cypripedium		–	405
Cytisus scoparius	Besenginster, Cytisis scoparii herba, Besenginsterkraut	300	116
Dioscorea		–	407
Drosera rotundifolia	Sonnentau, Droserae herba, Sonnentaukraut	299, 304	118
Echinacea purpurea	Sonnenhut purpurner, Echinaceae herba, Sonnenhutkraut	299, 300	120
Eleutherococcus senticosus	Taigawurz, Eleutherococci radix, Taigawurzel	97, 117, 198, 200, 201, 274, 280, 299, 307, 312, 316, 317	122
Equisetum arvense	Schachtelhalm, Equiseti herba, Schachtelhalmkraut	134, 141, 199, 293, 298, 299, 300, 301	124
Euphrasia rostkoviana	Augentrost, Euphrasiae herba, Augentrostkraut	150, 160, 299, 308	127

Substanz	Verwandte Begriffe	Seiten in Band 1	Band 2
Ferrum phosphoricum		287	409
Ferrum sulfuricum		201	411
Filipendula ulmaria	Mädesüss, Spiraeae flos/herba (neu: Filipendulae herba), Mädesüssblüte/-kraut	125, 285, 299, 300, 307, 311	130
Foeniculum vulgare	Fenchel, Foeniculi fructus, Fenchelfrucht	11, 127, 128, 198, 263, 274, 285, 299, 301, 304, 307, 308, 309, 313, 314, 315, 319, 320, 342, 350	132
Formica rufa		201, 331	412
Frangula alnus	Faulbaum, Frangulae cortex, Faulbaumrinde	127, 128, 285, 299, 300, 311, 314	134
Fumaria officinalis	Erdrauch, Fumariae herba, Erdrauchkraut	103, 131, 198, 202, 268, 285, 300, 306, 310, 312	136
Galium verum/aparine	Echtes Labkraut/Klettenlabkraut, Galii herba, Labkraut	150, 201, 299, 300, 310, 311, 327	141
Galium odoratum	Waldmeister, Galii odoratae herba, Waldmeisterkraut	299	139
Gelsemium		–	413
Gentiana lutea	Enzian, Gentianae radix, Enzianwurzel	298, 300, 358	143
Geranium robertianum	Storchschnabel, Geranii herba, Storchschnabelkraut	115, 150, 160, 198, 201, 300	146
Ginkgo biloba	Ginkgo, Ginkgo folium, Ginkgoblatt	97, 284, 300, 307, 312, 313	148
Glechoma hederacea	Gundelrebe, Hederae terrestris herba, Gundelrebenkraut	150, 160, 300, 312, 315	151
Glycyrrhiza glabra	Süßholz, Liquiritiae radix, Süßholzwurzel	11, 127, 128, 200, 280, 299, 304, 307, 310, 320	154
Graminis flos	Heublumen	299	156
Graphites		200	415
Gratiola		200, 256	417
Grindelia robusta	Grindelie, Grindeliae herba, Grindelienkraut	200, 268, 284, 300	158
Hamamelis virginiana	Zaubernuss, Hamamelidis folium/cortex, Hamamelisblatt/-rinde	296, 300, 311, 337	160
Harpagophytum procumbens	Teufelskralle, Harpagophyti radix, Teufelskrallenwurzel	300	163

Substanz	Verwandte Begriffe	Seiten in Band 1	Band 2
Hedera helix	Efeu, Hederae folium, Efeublatt	299,300	165
Helleborus niger		296	419
Hippophae rhamnoides	Sanddorn, Hippophae fructus, Sanddornbeere	274, 299, 300	167
Humulus lupulus	Hopfen, Lupuli strobulus (neu: Lupuli flos), Hopfenzapfen (Hopfenblüte)	300	169
Hyoscyamus		199	421
Hypericum perforatum	Johanniskraut, Hyperici herba	199, 274, 294, 298, 300, 312, 313, 346	171
Inula helenium	Alant, Helenii rhizoma, Alantrhizom	11, 141, 294, 299, 300, 304	174
Juglans regia	Walnuss, Juglandis folium, Walnussblatt	147, 151, 160, 198, 285, 300, 315, 320, 347	177
Juniperus communis	Wacholder, Juniperi fructus (neu: Juniperi pseudo-fructus), Wacholderfrucht	134, 199	179
Kalium aluminium sulfuricum		–	424
Kalium arsenicosum		–	425
Kalium bichromicum		–	426
Kalium bromatum		–	428
Kalium chloratum		201, 285, 319	430
Kalium jodatum		200	431
Kalium phosphoricum		–	433
Kalium sulfuricum		106, 111, 129	435
Lamium album	Taubnessel, Lamii flos/herba, Taubnesselblüte/-kraut	199, 299, 300	182
Lavandula officinalis	Lavendel, Lavandulae flos, Lavendelblüte	201, 299, 300, 301, 307, 311, 313	184
Leonurus cardiaca	Herzgespann, Leonuri herba, Herzgespannkraut	200, 300	187
Levisticum officinale	Liebstöckel, Levistici radix, Liebstöckelwurzel	134, 140, 199, 299, 300, 350	189
Linaria vulgaris	Leinkraut, Linariae herba	200, 299	192
Linum usitatissimum	Lein, Lini semen, Leinsamen	298, 299, 300, 320	194

Substanz	Verwandte Begriffe	Seiten in Band 1	Band 2
Lithium chloratum		–	436
Luffa		201	438
Lycopodium		132, 202, 319	439
Magnesium phosphoricum		201	443
Malva silvestris	Malve, Malvae flos/folium, Malvenblüte/-blatt	299, 300, 304, 308, 309, 311	196
Mandragora	Alraune	198, 306	444
Manganum sulfuricum		–	447
Marrubium vulgare	Andorn, Marubii herba, Andornkraut	–	198
Matricaria recutita	Kamille, Matricariae flos, Kamillenblüte	198, 200, 201, 263, 299, 300, 307, 311, 319	200
Melilotus officinalis	Steinklee, Meliloti herba, Steinkleekraut	82, 121, 200, 285, 298, 299, 300, 307, 313	203
Melissa officinalis	Melisse, Melissae folium, Melissenblatt	199, 263, 299, 307, 312, 313, 320	205
Mentha piperita	Pfefferminze, Menthae folium, Pfefferminzeblatt	–	208
Mercurius solubilis		–	448
Myosotis arvensis	Vergissmeinnicht, Myosotis herba, Vergissmeinnichtkraut	150, 160	210
Natrium bicarbonium		–	451
Natrium muriaticum = Natrium chloratum		199	452
Natrium phosphoricum		201	454
Natrium sulfuricum		103, 106, 111, 129, 132, 147, 285	456
Nux vomica		132, 198, 200, 256	457
Oenothera biennis	Nachtkerze, Oenotherae semen, Nachtkerzensamen	–	212
Olea europaea	Olivenbaum, Oleae folium, Olivenblatt	–	214
Ononis spinosa	Hauhechel, Ononidis radix, Hauhechelwurzel	134, 199, 201, 285, 299, 300	216
Oxalis acetosella	Sauerklee, Oxalidis herba, Sauerkleekraut	132, 299, 300, 331	218

Substanz	Verwandte Begriffe	Seiten in Band 1	Band 2
Passiflora incarnata	Passionsblume, Passiflorae herba, Passionsblumenkraut	199, 274, 300, 316, 317	220
Pelargonium sidoides/reniforme	Kap-Pelargonie, Pelargonii radix, Pelargonienwurzel	115, 150, 198	222
Petasites hybridus	Pestwurz, Petasitidis rhizoma, Pestwurzrhizom	201, 274, 294, 300, 313	225
Peucedanum ostruthium	Meisterwurz, Imperatoriae rhizoma, Meisterwurzrhizom	106, 160, 200, 266, 299, 308	228
Phosphorus		161	461
Phytolacca		151, 199	463
Pimpinella anisum	Anis, Anisi fructus, Anisfrucht	298, 299, 300, 304, 309, 315, 350	230
Pimpinella major	große Bibernelle, Pimpinellae radix, Bibernellwurzel	201, 299	232
Pimpinella saxifraga	kleine Bibernelle, Bibernelle, Pimpinellae radix, Bibernellwurzel	201, 299	232
Piper methysticum	Rauschpfeffer/Kava-kava, Kava-kava rhizoma, Kavarhizom	299, 300	234
Plantago lanceolata	Spitzwegerich, Plantaginis folium, Spitzwegerichblatt	31, 141, 293, 294, 299, 300, 304, 315	236
Plantago psyllium	Flohsamenwegerich, Psylli semen, Flohsamen	–	239
Podophyllum		132	467
Potentilla anserina	Gänsefingerkraut, Potentillae herba	198, 201, 300	241
Potentilla erecta	Blutwurz, Tormentillae rhizoma, Blutwurzrhizom	298, 300, 307, 313	243
Primula veris	Schlüsselblume, Primulae flos/radix, Schlüsselblumenblüte/-wurzel	150, 200, 299, 300, 314	245
Psorinum		201	470
Pulmonaria officinalis	Lungenkraut, Pulmonariae herba	11, 141, 299, 300	247
Pulsatilla		140, 199	472
Quassia amara	Bitterholz, Quassiae lignum	132, 300	249
Quercus robur	Eiche, Quercus cortex, Eichenrinde	31, 271, 298, 300, 307	251
Rhododendron		–	476

Substanz	Verwandte Begriffe	Seiten in Band 1	Band 2
Rhus toxicodendron		–	477
Rosa canina	Heckenrose, Cynosbati fructus (neu: Rosae pseudo-fructus), Hagebutte	–	253
Rosmarinus officinalis	Salvia rosmarinus, Rosmarin, Rosmarini folium, Rosmarinblatt	121, 140, 299, 306, 307, 309, 311, 312, 313	255
Ruscus aculeatus	Mäusedorn, Rusci aculeati rhizoma, Mäusedornrhizom	299, 300	258
Ruta graveolens	Weinraute, Rutae herba, Weinrautenkraut	140, 299, 300	260
Salix alba	Silberweide, Salicis cortex, Weidenrinde	279, 296, 300, 306, 307, 310, 311, 313	262
Salvia officinalis	Salbei, Salviae folium, Salbeiblatt	135, 160, 299, 300, 304, 351	264
Sambucus nigra	Schwarzer Holunder, Sambuci flos, Holunderblüte	125, 150, 285, 299, 300, 308, 309	266
Sanicula europaea	Sanikel, Saniculae herba, Sanikelkraut	299, 300	269
Scilla maritima	Weiße Meerzwiebel, Drimia maritima	–	479
Scrophularia nodosa	Knotige Braunwurz, Scrophulariae radix/herba, Braunwurzwurzel/-kraut	147, 150, 159, 160, 198, 199, 201, 284, 299, 300, 308, 309, 315	271
Senna alexandrina	Alexandrinische Senna, Sennae fructus/folium, Sennesfrucht/-blatt	127, 128, 140, 285, 299, 300, 314	274
Sepia		–	481
Serenoa repens	Sägepalme, Sabal fructus, Sägepalmenfrucht	299, 300	277
Silicea		117, 141, 199, 217	483
Silybum marianum	Mariendistel, Cardui mariae fructus, Mariendistelfrucht	97, 121, 200, 274, 292, 300, 313, 319	279
Smilax officinalis	Sarsaparille, Sarsaparillae radix, Sarsaparillewurzel	150, 199, 287	282
Solanum dulcamara	Bittersüsser Nachtschatten, Dulcamarae stipites, Bittersüsstängel	299, 300, 420	284
Solidago virgaurea	Goldrute, Solidaginis herba, Goldrutenkraut	134, 199, 299, 300, 313	287

Substanz	Verwandte Begriffe	Seiten in Band 1	Band 2
Sulfur		106, 111, 121, 200, 201, 287	485
Symphytum officinale	Beinwell, Symphyti radix, Beinwellwurzel	291, 299, 300	290
Taraxacum officinale	Löwenzahn, Taraxaci radix/herba, Löwenzahnwurzel/-kraut	103, 131, 198, 200, 202, 285, 292, 295, 296, 299, 300, 309, 310, 318	292
Thuja		115, 151, 159, 198, 199, 285	490
Thymus serpyllum	Quendel, Serpylli herba, Quendelkraut	198, 299, 300, 311	295
Thymus vulgaris	Thymian, Thymi herba/folium, Thymiankraut/-blatt	31, 285, 293, 298, 299, 300, 303, 304, 307, 308, 309, 311, 312, 351	297
Tilia platyphyllos	Linde, Tiliae flos, Lindenblüte	103, 125, 299, 300, 311, 314	299
Tropaeolum majus	Kapuzinerkresse, Tropaeoli herba, Kapuzinerkressenkraut	106, 299, 304	301
Tussilago farfara	Huflattich, Farfarae folium/flos, Huflattichblatt/-blüte	141, 199, 285, 294, 299, 300, 304, 310, 311, 312, 313, 390	304
Urtica dioica	Brennnessel, Urticae folium, Brennnesselblatt	134, 140, 201, 279, 285, 299, 300, 306, 309, 311, 318, 320, 372	307
Vaccinium myrtillus	Heidelbeere, Myrtilli fructus, Heidelbeerfrucht	298, 299, 300, 347	310
Valeriana officinialis	Baldrian, Valerianae radix, Baldrianwurzel	299, 300, 311	312
Verbena officinalis	Eisenkraut, Verbenae herba	300, 306	314
Viola tricolor	Wildes Stiefmütterchen, Violae tricoloris herba, Stiefmütterchenkraut	150, 299, 300, 315	317
Viscum album	Mistel, Visci albi herba, Mistelkraut	271, 272, 273, 299, 307, 311	319
Vitex agnus-castus	Mönchspfeffer, Agni casti Fructus, Mönchspfefferfrüchte	198, 199, 299	321
Vitis vinifera	Weinrebe, Vitis viniferae folium, Weinrebenblatt	300	323
Zincum chloratum		–	495
Zincum valerianicum		311	497
Zingiber officinale	Ingwer, Zingiber rhizoma, Ingwerrhizom	106, 117, 198, 291, 293, 296, 299, 300, 304, 307, 312, 350, 373	325

INDEX BAND 1

INDEX BAND 2